ホメオスタシスとその破綻	ホメオスタシスとは　血圧調節機能 体温調節機能　体液調節機能
呼吸機能とその破綻	呼吸器の解剖生理と機能障害
循環機能とその破綻	循環器の解剖生理と機能障害
摂食・嚥下機能とその破綻	摂食・嚥下のしくみと機能障害
栄養吸収・代謝機能とその破綻	消化器の解剖生理と機能障害
排泄機能とその破綻	①排便機能●排便のための解剖生理と機能障害 ②排尿機能●排尿のための解剖生理と機能障害
運動機能とその破綻	運動器の解剖生理と機能障害
運動調節機能とその破綻	神経系の解剖生理と機能障害
感覚機能とその破綻	感覚器の解剖生理と機能障害
高次脳機能とその破綻	高次脳機能のしくみと機能障害
内部環境調節機能とその破綻	内分泌機能●内分泌器官の解剖生理と機能障害
生体防御機能とその破綻	①皮膚●皮膚の解剖生理と機能障害 ②免疫・リンパ系●免疫系のしくみと機能障害
生殖機能とその破綻	生殖器の解剖生理と機能障害

フィジカルアセスメントの根拠がわかる！

機能障害からみた
からだのメカニズム

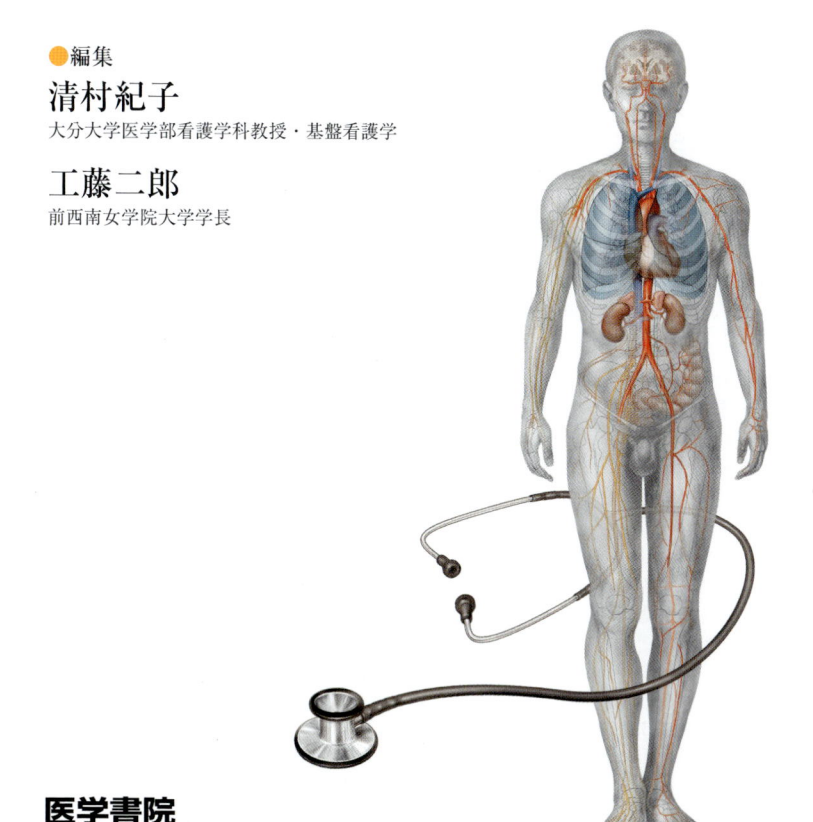

●編集

清村紀子
大分大学医学部看護学科教授・基盤看護学

工藤二郎
前西南女学院大学学長

医学書院

> **ご注意**
>
> 本書に記載されている治療法や看護ケアに関しては，出版時点における最新の情報に基づき，正確を期するよう，著者，編集者ならびに出版社は，それぞれ最善の努力を払っています．しかし，医学，医療の進歩から見て，記載された内容があらゆる点において正確かつ完全であると保証するものではありません．
>
> したがって，看護実践への活用にあたっては，常に最新のデータに当たり，本書に記載された内容が正確であるか，読者御自身で細心の注意を払われることを要望いたします．本書記載の治療法・医薬品がその後の医学研究ならびに医療の進歩により本書発行後に変更された場合，その治療法・医薬品による不測の事故に対して，著者，編集者，ならびに出版社は，その責を負いかねます．
>
> 株式会社　医学書院

フィジカルアセスメントの根拠がわかる！
機能障害からみた からだのメカニズム

発　行　2014年 3月 1日　第1版第1刷 ©
　　　　2022年 2月 1日　第1版第3刷

編　集　清村紀子・工藤二郎

発行者　株式会社　医学書院
　　　　代表取締役　金原　俊
　　　　〒113-8719　東京都文京区本郷 1-28-23
　　　　電話　03-3817-5600（社内案内）

印刷・製本　山口北州印刷

本書の複製権・翻訳権・上映権・譲渡権・貸与権・公衆送信権（送信可能化権を含む）は株式会社医学書院が保有します．

ISBN978-4-260-01622-3

本書を無断で複製する行為（複写，スキャン，デジタルデータ化など）は，「私的使用のための複製」など著作権法上の限られた例外を除き禁じられています．大学，病院，診療所，企業などにおいて，業務上使用する目的（診療，研究活動を含む）で上記の行為を行うことは，その使用範囲が内部的であっても，私的使用には該当せず，違法です．また私的使用に該当する場合であっても，代行業者等の第三者に依頼して上記の行為を行うことは違法となります．

JCOPY 〈出版者著作権管理機構　委託出版物〉
本書の無断複製は著作権法上での例外を除き禁じられています．複製される場合は，そのつど事前に，出版者著作権管理機構（電話 03-5244-5088，FAX 03-5244-5089，info@jcopy.or.jp）の許諾を得てください．

はじめに

　解剖生理学は，看護を学ぶための基礎となる科目です．同時に，初学者にとって，最初に立ちはだかる大きな壁でもあります．難解な専門用語や恐ろしく膨大な知識量に加え，"なぜ解剖生理学が看護実践に必要なのか"について理解できていないレディネスの乏しさが，学生にとって「難解な科目」第1位に解剖生理学を押し上げ，入学後の最初の高いハードルとなっています．多くの学生は，からだの機能やそれに見合った巧みなからだの構造を理解するに至らないまま，単位認定試験に向けてがむしゃらに，筋肉・ホルモン・消化酵素などの専門用語を覚えることだけに全力を尽くしています．しかし，記憶は薄れていくものです．苦労して単位を取得したとしても，試験対策のための短期記憶による知識はもろく，このことが臨床実習での"解剖生理学の知識と看護がつながらない"状況を生み，それは就職してからも改善されることはありません．このため，臨床看護師にとって「学び直したい科目」第1位はいつも解剖生理学で，このNo.1の座は今も昔もゆるぎないものです．

　一方，同じ医療職であっても，解剖生理学が不得意な医師はいません．仮に，医師がからだに関する知識を十分に持ちあわせていないとすると，疾病の診断・治療・評価は不可能です．医療が密接なチームで行われ，高度化・専門化される時代にあり，もはや"看護職は慢性的に解剖生理学が苦手"と言ってはいられない状況になりつつあることを，我々は本気で自覚しなければならないと実感しています．

　"看護職は慢性的に解剖生理学が苦手"である最大の要因は，看護基礎教育課程における解剖生理学の講義時間の絶対的不足に起因しますが，"解剖生理学の知識と看護がつながらない"最大の理由は，解剖生理学と看護学との枠組みの違いにあると考えています．看護基礎教育課程のカリキュラムは，概ね専門基礎科目，基礎看護学，疾病学，成人看護学，と段階を踏んで進んでいきます．解剖生理学や病理学といった専門基礎科目や疾病学は医学モデル（器官系統別知識体系）に準拠します．一方，看護学に関連した科目は，成人看護学や老年看護学といった成長・発達段階，急性期・慢性期といった健康レベル，あるいは活動の場によって区分され，かつそれぞれに見合った看護モデルや看護の枠組みで知識が教授されます．

　こうして異なる枠組みで教授された解剖生理学と看護学の知識を実践で活用するには，改めて1つ1つの知識を集めなおし，統合しなければなりません．この知識を統合する作業は困難を極め，結果的に苦労して覚えた知識は実践に活用できないまま，知識と実践の乖離(かいり)だけが広がっているのではないかと感じています．どんなに複雑な病態であっても，看護職の適切な判断と行動にまず必要なのは，基本的なからだの構

造や機能に関する知識です．極端に言えば，疾病を知らなくても，正常な人体の構造と機能さえ理解していれば，正常な機能が障害されるとどんな支障をきたすかを考えることができ，それはそのまま何をどうケアすればよいのかといった臨床判断にもつながります．

　本書は，知識と看護実践の乖離を埋めるべく，①ヒトのからだを13の機能で捉え，②正常な機能に関連する解剖生理学の知識を整理した上で，③13の機能の破綻としての疾患・病態とその症状・徴候出現のメカニズムを解説する，という思考に沿った構成とし，からだの中で何が起こっているのか理解するための道筋を提供しています．ヒトのからだを機能として捉えると，その機能が破綻した状態として疾患・病態との関連性を見出すことが容易となり，つながりをもって対象を見つめるという思考プロセスをたどることができます．各章は，正常なからだの機能について知識を整理した後，機能障害としての主要な疾患・病態をピックアップしてその症状・徴候とともに解説しています．特に，正常なからだの機能についての知識の整理は，解剖生理学の専門書に引けを取らない吟味された内容によって構成されています．機能の破綻によって出現した症状・徴候を捉えるために必要となる，インタビューやフィジカルイグザミネーションといったフィジカルアセスメント技術項目や検査項目については，姉妹書『根拠と急変対応からみた フィジカルアセスメント』と連動させて記述しています．フィジカルアセスメントの実際については姉妹書で詳説していますので，ご活用いただけたら幸いです．

　本書は，企画段階から約5年間の歳月を経て完成しました．5年間は決して短い年月ではありませんが，正確な知識を誠実にクリティークして皆様にお届けするのに，必要な時間だったと感じており，またそれによって読者の皆様からの信頼にお応えできる良書になったと確信しております．執筆者の先生方には微細にわたって内容を吟味・確認していただき，また多くのリクエストにお応えいただきまして心より感謝申し上げます．先生方のご尽力の成果である本書が，対象のいのちを護り，生活を支援する多くの学生・看護職の方々にとって，知識と看護実践をつなぐための1冊になることを切に願っております．

　最後になりますが，本書発刊にあたって，企画から編集に至る過程で様々に助言と支援をいただきました医学書院看護出版部の皆様に心より感謝いたします．

2014年1月

清村紀子
工藤二郎

編集

清村	紀子	大分大学医学部看護学科教授・基盤看護学
工藤	二郎	前西南女学院大学学長

執筆・執筆協力（五十音順）

宇野	久光	前日本赤十字広島看護大学看護学部看護学科教授・専門基礎
大田	明英	国際医療福祉大学大学院医学研究科教授・リウマチ・膠原病学
小野	元	聖マリアンナ医科大学准教授・脳神経外科学
梶原	江美	福岡看護大学看護学部看護学科准教授・基礎看護学
兼岡	秀俊	福岡和白病院膠原病内科部長
木下	裕光	筑波技術大学保健科学部保健学科教授・理学療法学専攻
清村	紀子	大分大学医学部看護学科教授・基盤看護学
内藤	誠二	原三信病院名誉院長
南里	宏樹	西南女学院大学保健福祉学部栄養学科
濱﨑	勲重	前産業医科大学産業保健学部教授・臨床病態学

目次

はじめに ……………………………………………………………………………… iii
本書の構成と使い方 ………………………………………………………………… x

第1章　ホメオスタシスとその破綻

1．ホメオスタシスとは ……………………………………………… 清村紀子　2
　A．生命活動と日常生活動作 …………………………………………………… 2
　B．内部環境とホメオスタシス ………………………………………………… 2
　C．ホメオスタシスの調節 ……………………………………………………… 2
　D．ホメオスタシスを維持するための主要な要素 …………………………… 3
2．血圧調節機能 ……………………………………………………… 清村紀子　8
　A．血圧：概論 …………………………………………………………………… 8
　B．血圧調節の仕組み …………………………………………………………… 12
3．体温調節機能 ……………………………………………………… 清村紀子　16
　A．体温：概論 …………………………………………………………………… 16
　B．体温調節の仕組み …………………………………………………………… 18
4．体液調節機能 ……………………………………………………… 兼岡秀俊　23
　A．体液調節機能とは …………………………………………………………… 23
　B．糸球体での濾過 ……………………………………………………………… 26
　C．尿細管での再吸収と分泌 …………………………………………………… 27
　D．ホルモンによる調節 ………………………………………………………… 29
　E．体液調節機能障害の症候 …………………………………………………… 30

第2章　呼吸機能とその破綻

呼吸器の解剖生理と機能障害 ……………………………………… 清村紀子　34
　A．呼吸とは ……………………………………………………………………… 34
　B．呼吸の調節機構 ……………………………………………………………… 36
　C．換気（呼吸運動） …………………………………………………………… 40
　D．ガス交換とガスの運搬 ……………………………………………………… 50
　E．肺の循環と血流 ……………………………………………………………… 56

第3章　循環機能とその破綻

循環器の解剖生理と機能障害 ……………………………………… 清村紀子　62
　A．循環とは ……………………………………………………………………… 62
　B．循環の調節機構 ……………………………………………………………… 68
　C．心臓のポンプ機能 …………………………………………………………… 72
　D．血液の流れ …………………………………………………………………… 94

第4章　摂食・嚥下機能とその破綻

摂食・嚥下のしくみと機能障害　　　　　　　　　　　　南里宏樹　104
- A．摂食・嚥下とは　104
- B．摂食・嚥下に関わる器官　104
- C．嚥下を制御する神経調節　108
- D．摂食・嚥下運動に関わる筋群の働き　113
- E．摂食・嚥下過程の進行　116

第5章　栄養吸収・代謝機能とその破綻

消化器の解剖生理と機能障害　　　　　　　　　　　　南里宏樹　126
- A．栄養素の消化・吸収とは　126
- B．食物の移送（消化管の運動と神経性調節）　127
- C．消化機能　134
- D．吸収機能　147
- E．栄養素を代謝する機能　161

第6章　排泄機能とその破綻

■1 排便機能
排便のための解剖生理と機能障害　　　　　　　　　　清村紀子　170
- A．便を排泄するための構造　170
- B．便の生成　172
- C．便の移送　181
- D．排便の調節機構　188

■2 排尿機能
排尿のための解剖生理と機能障害　　　　　　　　　　内藤誠二　192
- A．尿を排泄するための構造　192
- B．尿の生成と体液調節　194
- C．蓄尿機能　196
- D．排尿機能　199

第7章　運動機能とその破綻

運動器の解剖生理と機能障害　　　　　　　　　　　　木下裕光　202
- A．運動とは　202
- B．からだを支える骨格　206
- C．しなやかな動きを生み出すための関節　209
- D．関節を補強する靱帯　212

E．動くことのできる筋組織……………………………………………… 212
　　F．筋収縮のメカニズムと神経支配……………………………………… 215

第8章　運動調節機能とその破綻

神経系の解剖生理と機能障害……………………………………清村紀子 220
　　A．神経系……………………………………………………………………… 220
　　B．中枢神経での運動の制御とプログラムの構築……………………… 229
　　C．運動ニューロンによる運動指令の伝導と伝達……………………… 238

第9章　感覚機能とその破綻

感覚器の解剖生理と機能障害……………………………………梶原江美 252
　　A．感覚とは…………………………………………………………………… 252
　　B．体性感覚受容器——感覚受容器による刺激の受容と感覚ニューロン
　　　　による情報の伝導……………………………………………………… 255
　　C-1．視覚〈見る〉——特殊感覚受容器による刺激の受容と感覚ニューロ
　　　　ンによる情報の伝導…………………………………………………… 261
　　C-2．聴覚〈聞く〉——特殊感覚受容器による刺激の受容と感覚ニューロ
　　　　ンによる情報の伝導…………………………………………………… 270
　　C-3．平衡覚〈バランスをとる〉——特殊感覚受容器による刺激の受容と
　　　　感覚ニューロンによる情報の伝導…………………………………… 274
　　C-4．味覚〈味わう〉——特殊感覚受容器による刺激の受容と感覚ニュー
　　　　ロンによる情報の伝導………………………………………………… 277
　　C-5．嗅覚〈嗅ぐ〉——特殊感覚受容器による刺激の受容と感覚ニューロ
　　　　ンによる情報の伝導…………………………………………………… 278
　　D．内臓感覚〈ホメオスタシスを維持する〉……………………………… 279

第10章　高次脳機能とその破綻

高次脳機能のしくみと機能障害……………………………………小野　元 284
　　A．高次脳機能とは…………………………………………………………… 284
　　B．高次脳機能障害の主要症状……………………………………………… 287

第11章　内部環境調節機能とその破綻

*ここでは内分泌機能について解説する．内部環境の調節に働くその他の機能（体液調節機能，血圧調節機能，体温調節機能）については，第1章を参照

■ 内分泌機能
内分泌器官の解剖生理と機能障害……………………………………清村紀子　296
- A．内分泌機能…………………………………………………………………296
- B．ホルモン……………………………………………………………………298
- C．視床下部-下垂体系…………………………………………………………302
- D．内分泌器官…………………………………………………………………311

第12章　生体防御機能とその破綻

1 皮膚
皮膚の解剖生理と機能障害……………………………………………兼岡秀俊　336
- A．皮膚とは……………………………………………………………………336
- B．皮膚付属器とは……………………………………………………………339
- C．皮膚の障害とフィジカルアセスメント…………………………………340

2 免疫・リンパ系
免疫系のしくみと機能障害……………………………………………大田明英　352
- A．免疫系の概要………………………………………………………………352
- B．細胞性免疫と液性免疫……………………………………………………356
- C．リンパ系……………………………………………………………………357
- D．免疫・リンパ系の機能障害とフィジカルアセスメント………………358

第13章　生殖機能とその破綻

生殖器の解剖生理と機能障害…………………………………………濱﨑勲重　366
- A．生殖と女性生殖器…………………………………………………………366
- B．生命をつなぐための準備機能（性周期）………………………………372
- C．感染防御機構………………………………………………………………381
- D．生命を育む機能……………………………………………………………386

索引………………………………………………………………………………………390

本書の構成と使い方

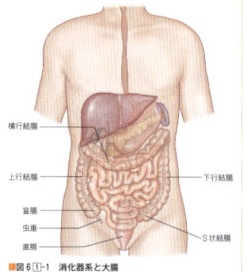

本書は，からだの機能で分類した13の章からなります．各章ごとに，その機能に関連する解剖生理と機能障害について解説しています．

- 第1章　ホメオスタシスとその破綻
- 第2章　呼吸機能とその破綻
- 第3章　循環機能とその破綻
- 第4章　摂食・嚥下機能とその破綻
- 第5章　栄養吸収・代謝機能とその破綻
- 第6章　排泄機能とその破綻
- 第7章　運動機能とその破綻
- 第8章　運動調節機能とその破綻
- 第9章　感覚機能とその破綻
- 第10章　高次脳機能とその破綻
- 第11章　内部環境調節機能とその破綻
- 第12章　生体防御機能とその破綻
- 第13章　生殖機能とその破綻

豊富なイラストで解剖生理がよくわかる

「memo」で知識をレベルアップ！

本書の構成と使い方

　機能の破綻によって起こる疾患・病態を取り上げ，どのようなメカニズムで疾患・病態が生じるのか，どのような症状や徴候に着目するのかをわかりやすく解説しました．
　また，それらの症状や徴候を捉えるのに必要なアセスメントの技術や検査項目を右側に➡で示しました．"どんな機能障害のサインを，どんなアセスメント方法で把握できるのか"を知ることで，知識を実践につなげることができます．

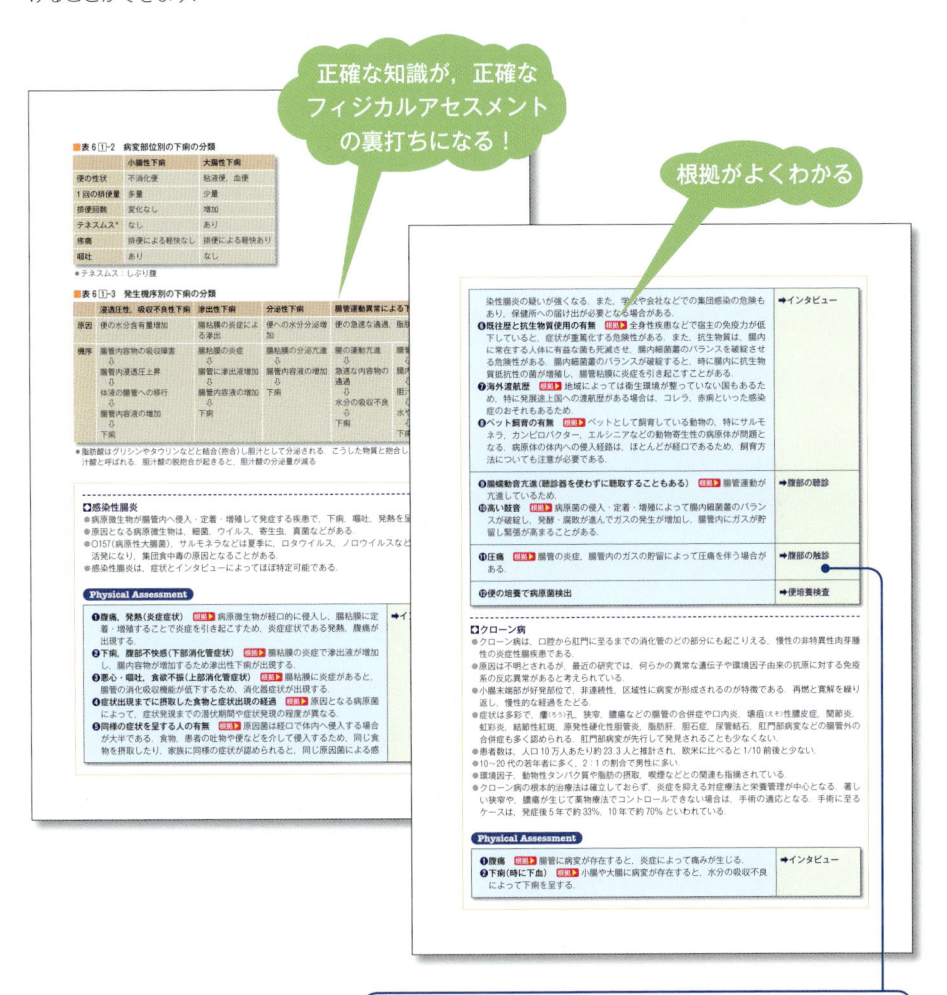

> 正確な知識が，正確なフィジカルアセスメントの裏打ちになる！

> 根拠がよくわかる

advance ➡ こうしたアセスメントの実際は，姉妹書『根拠と急変対応からみた　フィジカルアセスメント』に詳説されています．個々の手技については，姉妹書を参照してください．➡マークの項目は姉妹書にある項目に対応しています．

xi

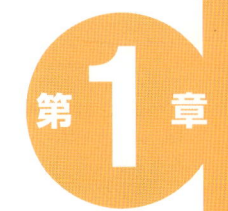

第1章 ホメオスタシスとその破綻

[ホメオスタシスとは]
[血圧調節機能]
[体温調節機能]
[体液調節機能]

体内環境の恒常性を維持する

生体は，生命活動に適した安定的な内部環境(ホメオスタシス)を維持するために様々な調節機能をもつ．神経系や内分泌系の働きによって体液の量や組成，体温，血圧などが調節され，ホメオスタシスに大きな乱れがないよう制御されている．

1 ホメオスタシスとは

清村紀子

A. 生命活動と日常生活動作

　生命は，生物を構成する機能的最小単位である細胞レベルの代謝によって維持されている．代謝とは，体外から取り込んだ物質を体内で活用できる物質に変換し，エネルギーを得る物理的・化学的な過程を意味する．
　代謝に必要不可欠な栄養素や酸素は，体内で産生できないため体外から取り込む必要があり，かつ代謝の結果として生じた代謝産物は，もはや生体内では不要であるため，からだの内から外へと廃棄する必要がある．代謝は，からだの内と外とのやりとりの中で繰り広げられ，こうしたやりとりは，呼吸，食事，排泄，運動といった日常生活動作によって成り立つ．看護は，日常生活動作を支援することを通して，まさに生命活動を支えている．

B. 内部環境とホメオスタシス

　生物には，外部環境と内部環境の2つの環境が存在する．外部環境は，皮膚で隔てられたからだを取りまく環境で，物理的・化学的な要素を含む自然環境と，ヒトが織りなす社会的環境などを指している．内部環境という概念は，フランスの生理学者C.ベルナール(1813～1878)により提唱されたもので，細胞や組織を直接取りまく環境，すなわち細胞を満たす細胞外液によって保持される環境を意味する．
　アメリカの生理学者W.B.キャノン(1871～1945)は，ベルナールの内部環境の考え方を発展させ，ホメオスタシスの概念を提唱した．ホメオスタシス(homeostasis)は，「同一」あるいは「類似」を意味するhomeoと，「平衡」あるいは「持続」を意味するstasisという2つのギリシャ語を語源とし，一般的に「内部環境の恒常性」と訳される．
　内部環境の安定的な状態にズレが生じると，主に生じたズレとは逆方向の反応によって補正される．結果として内部環境に生じたズレは，ごくわずかな幅の中での変動にとどめられる．内部環境は，動的平衡の中で安定的な状態(ホメオスタシス)が維持されている．
　代謝における物質や水分のやりとりは，〔細胞⇔間質液(細胞外液)⇔血管〕の間で行われ，必ず細胞外液を介する．細胞外液(＝内部環境)は，細胞の代謝活動に適した状態を提供しなければならず，ホメオスタシスは細胞の代謝活動を維持する(生きている)ための必要かつ絶対条件である．ホメオスタシスは，主として自律神経系と内分泌系の負のフィードバックによる調節を受け，各器官が有機的に連関することで成し遂げられる．
　ホメオスタシスを維持するための主要な要素として，①体液の組成，②体温，③血圧，などが挙げられる(図1①-1)．

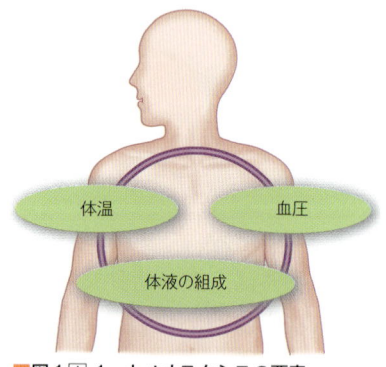

■図1①-1　ホメオスタシスの要素

C. ホメオスタシスの調節

　内部環境を安定的に保つためのホメオスタシスの制御は，主に神経系，内分泌系が担っている．神経

系，内分泌系は，単独もしくは連動的に作用することによって，必要な補正手段を提供し，ホメオスタシスに著しい乱れが生じないよう制御している．

内部環境に関する情報は，常に受容器（センサー）によってモニターされ，調節システムに送られる（入力）．調節システムは，送られてきた情報について，あらかじめ設定された状態（設定状態：セットポイント）からの逸脱がないかを判断し，必要時逸脱状態を補正するような変化を効果器にもたらす（出力）．受容器からの情報は，継続的に調節システムへと入力されるため，補正のための出力は，設定状態に回復するまで持続的に発信される．このように，1つのシステムにおいて出力の一部を入力に戻して出力を制御することを「フィードバック」と呼ぶ．

フィードバックのシステムには，正のフィードバック（ポジティブ・フィードバック）と負のフィードバック（ネガティブ・フィードバック）がある．ホメオスタシスの調節の多くは，出力結果が入力を抑制するよう制御するネガティブ・フィードバックによるものである（図1①-2）．

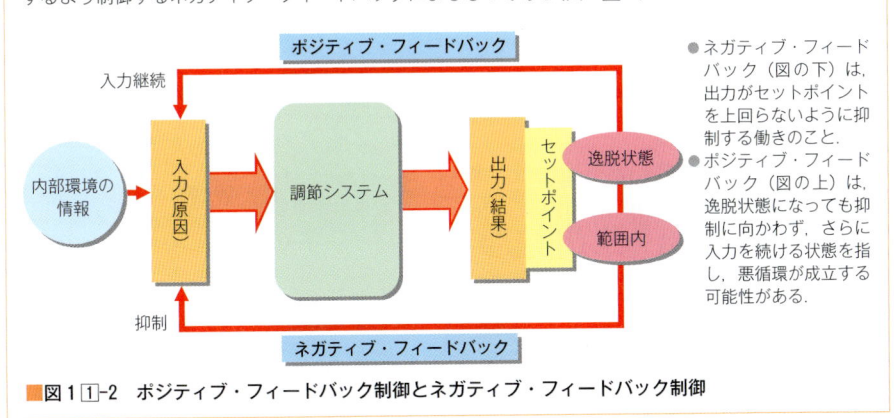

■ 図1①-2　ポジティブ・フィードバック制御とネガティブ・フィードバック制御

D. ホメオスタシスを維持するための主要な要素

1. 体液の組成

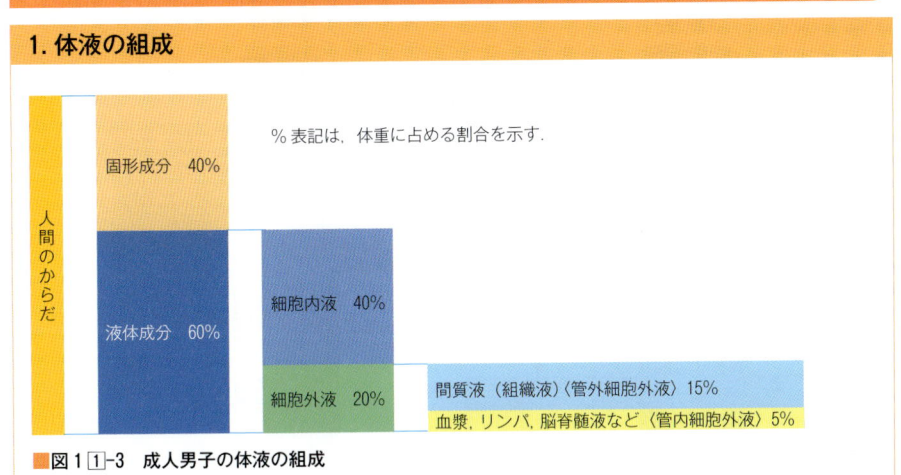

■ 図1①-3　成人男子の体液の組成

私たちのからだの約60％は液体成分からなる（図1①-3）．体内にある液体成分を体液と呼び，体液の分布する場所とその量はホメオスタシスにおいて重要である．

1) 体液の量と体液の移動

- 体内に入ってくる水分量と体外へ出ていく水分量は，ほぼ同量であるため，体液の総量は一定に保たれている（図1 ①-4）．
- 体液は，からだの中で常に移動しており，体液の移動には膠（こう）質浸透圧と血圧が重要な役割を果たす（図1 ①-5）．
- 膠質浸透圧とは，血液中に存在するタンパク質などの高分子が血管内へ水を引き込む力で，低タンパク血症などの病態は例外として，ほぼ25 mmHgで一定しているといってよい．
- 血圧は体液の移動に関していえば，血管から水を押し出す力を意味し，末梢での血圧は，動脈側で35 mmHg，静脈側で15 mmHgと違いがある．
- 動脈側では，膠質浸透圧より10 mmHg程度高い血圧によって，血漿成分が血管外へ押し出される（濾過）．
- 静脈側では血圧より10 mmHg程度高い膠質浸透圧によって，間質液が血管内へ引き込まれ（再吸収），血漿成分として体循環へと戻る（図1 ①-5）．
- 低タンパク血症では膠質浸透圧が低下するため，間質液を血管内へ引き戻すことができず，細胞間質

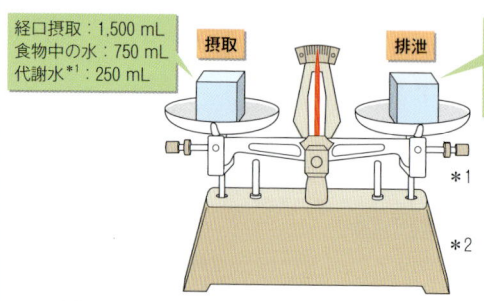

摂取	排泄
経口摂取：1,500 mL 食物中の水：750 mL 代謝水[*1]：250 mL	尿：1,500 mL 肺（不感蒸泄[*2]） 皮膚（不感蒸泄） 700～900 mL 便：100 mL

[*1] 代謝水：タンパク質，糖質，脂肪などの栄養素が体内で酸化（燃焼）されることによって生じる水分．燃焼水ともいう．

[*2] 不感蒸泄：生体からの水分蒸発のうち，発汗以外の，肺と皮膚から無意識下にたえず蒸発している水分．

■図1 ①-4　1日の水分摂取量と排泄量

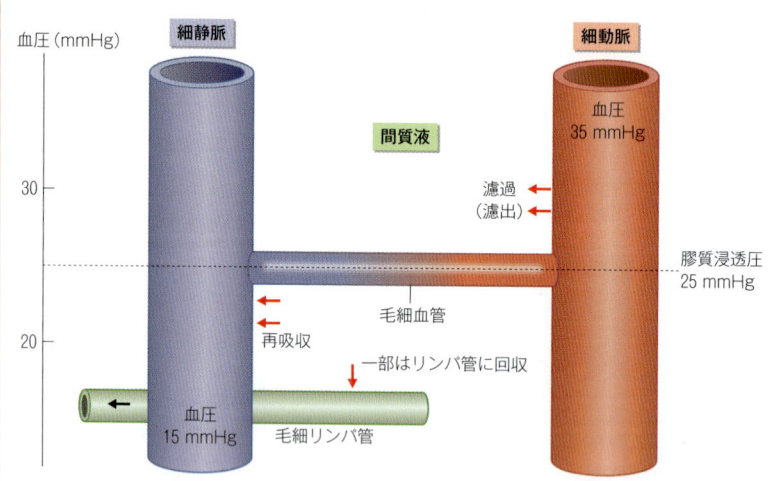

動脈側では膠質浸透圧より高い血圧によって血漿成分が血管外へ押し出され（濾過（濾出）），静脈側では血圧より高い膠質浸透圧によって間質液が血管内に引き込まれる（再吸収）．血管外に出た血漿成分（水）の一部はリンパ管に入ってリンパ（液）となる．

■図1 ①-5　体液の移動

に余剰な水分が貯留し浮腫を呈する．
- 右心不全に伴う静脈圧の上昇は，間質液を回収すべき静脈側でも血圧によって血漿が血管外へ押し出されるために浮腫となる．
- リンパ管もまた，間質液を回収して循環に戻すための重要な役割を担っている．
- 体液の移動を可能にしているのは，膠質浸透圧・血圧の関係のほかに，毛細血管や毛細リンパ管の壁が有窓性（多数の小さな孔がある）で，かつ非常に薄く，水や物質の移動が容易な構造になっていることも関係している．

2）電解質

- 電解質とは，溶媒（水など）に溶ける物質（溶質）の中で，溶媒に溶けると荷電をもったイオンに解離する物質をいう．
- 体液に含まれる電解質は，浸透圧やpH（水素イオン指数），さらに細胞膜の電気的活動に基づく神経細胞や筋細胞の機能に重要な影響を及ぼしている．
- ナトリウム(Na)，カリウム(K)，塩素(Cl)，マグネシウム(Mg)，炭酸(H_2CO_3)，リン酸(H_3PO_4)，硫酸(H_2SO_4)などが体内における重要な電解質である．
- 電解質は，体液中ではイオン（例：Na^+，K^+，Cl^-など）の形で存在している．
- 体液中の電解質組成は，細胞外液（血漿と間質液）と細胞内液で大きく異なるが，いずれも陽イオンと陰イオンのバランスが同等な状態で恒常性が保たれている．
- 海水と細胞外液の電解質組成が極めて類似していることは，太古において生物が海中で生まれ，そして生きてきたであろう事実を如実に物語っている（図1 1-6）．

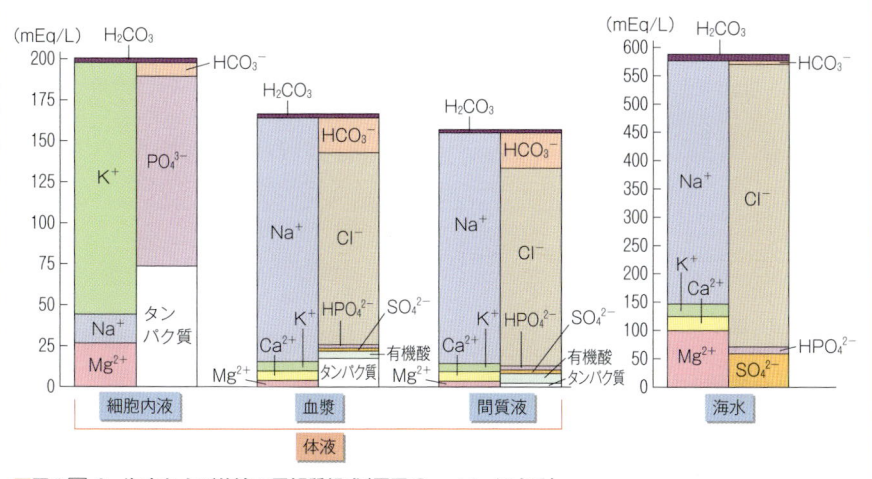

図1 1-6 海水および体液の電解質組成（原図Gambleによる）
菱沼典子：看護形態機能学 第3版, p.8, 図1-4, 日本看護協会出版会, 2011

3）血液のpH

- 体内での生理反応の多くは化学反応によって成り立ち，そこには多くの酵素（触媒作用をもつ物質で，本体はタンパク質）が関与する（「第1章 ホメオスタシスとその破綻 ３体温調節機能A.1」参照）．
- 酵素が機能する環境として，pHと温度は，特に重要な要素である．
- pHは，物質の酸性，アルカリ性の度合いを示し，0～14までの値で表記される．
- pH7を中性とし，7より低い場合を酸性，7より高い場合をアルカリ性と表現する．
- 生命活動を維持できる最適の血漿pHは7.35～7.45と，非常に範囲が狭く，pH6.8未満，およびpH7.8以上では生命維持は困難とされている．

■表1 [1]-1　酸塩基平衡異常の4つの基本型

pH	pH変化の原因	分類
pH低下	HCO_3^- ↓	代謝性アシドーシス
	$Paco_2$ ↑	呼吸性アシドーシス
pH上昇	HCO_3^- ↑	代謝性アルカローシス
	$Paco_2$ ↓	呼吸性アルカローシス

- 生体の生理反応に適したpHでは，酸と塩基がバランスよく保たれている（酸塩基平衡）．
- 酸とは水素イオンを手放す物質で，塩基とは水素イオンを受け取る物質をいう（ブレンステッドの定義）．例えば，塩酸（HCl）は，化学的分解でH^+とCl^-となり，H^+を手放すことができるため酸である（$HCl \rightarrow H^+ + Cl^-$）．一方，$HCO_3^-$（重炭酸イオン）は$H_2O$（水）と反応すると，$H_2CO_3$（炭酸）と$OH^-$（水酸化イオン）になる．$HCO_3^-$は，$H_2O$から$H^+$を受け取るため塩基である（$HCO_3^- + H_2O \rightarrow H_2CO_3 + OH^-$）．
- 血液の酸と塩基のバランスが崩れ，pHが7.35より酸性に傾いた状態をアシドーシス，7.45よりもアルカリ性に傾いた状態をアルカローシスという．
- HCO_3^-の増減に伴うpHの異常を代謝性アシドーシス，代謝性アルカローシスと呼び，CO_2の増減に伴うpHの異常を呼吸性アシドーシス，呼吸性アルカローシスと呼ぶ（表1 [1]-1）．
- 酸塩基平衡を維持するための調節システムを緩衝作用といい，大きく①呼吸による調節（酸性物質の蓄積・排泄），②腎臓による調節（塩基性物質の蓄積・排泄），③血液・体液の緩衝系（炭酸-重炭酸緩衝系，ヘモグロビン緩衝系，タンパク質緩衝系，リン酸緩衝系）によるものがあり，この中でも特に炭酸-重炭酸緩衝系が重要である．
- 炭酸-重炭酸緩衝系では，いずれかの物質が増減すると，図1 [1]-7の平衡式に従って，その変化を打ち消す方向に化学反応が進み，H^+とCO_2を相互に交換している．こうした反応を代償作用という．

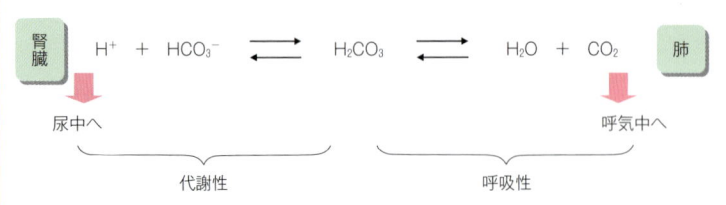

腎臓　$H^+ + HCO_3^- \rightleftharpoons H_2CO_3 \rightleftharpoons H_2O + CO_2$　肺

尿中へ　　　　　　　　　　　　　　　　　　呼気中へ
　　　　代謝性　　　　　　　　　　　呼吸性

■図1 [1]-7　炭酸-重炭酸緩衝系

4）動脈血酸素分圧（血液の酸素含有量）

- 細胞個々が生きるためには酸素が必要であり，またエネルギーを産生するにも酸素が必要である．
- 酸素は体内で産生できず，かつ蓄積できないために常時呼吸をすることによって外界から取り込まれている．
- 細胞に酸素を供給するのは動脈血で，動脈血中の酸素分圧（PaO_2）は約100 mmHgである．
- 動脈血酸素分圧が低下した状態を低酸素血症といい，PaO_2が60 mmHg以下になると呼吸不全に至る．

5）血糖値（血液のグルコース含有量）

- 食物として体内に取り込んだ糖質（炭水化物）は，小腸での膜消化（腸上皮細胞の膜表面（刷子縁）の酵素による消化）によってグルコース（ブドウ糖）にまで分解される．
- ブドウ糖は，細胞質の解糖系を経て，ミトコンドリア内のクエン酸回路・電子伝達系へと運ばれる過程で，好気的代謝によってATP（アデノシン三リン酸）へと生まれ変わる．
- ATPは，細胞での生理反応および生体として生きていくためのエネルギー源として活用される．

- クエン酸回路以降は脂質代謝およびアミノ酸代謝の最終的な共通経路でもある.
- 血漿中に含まれるブドウ糖の量を血糖値といい，空腹時でも 70～100 mg/dL（静脈血）に保たれている.
- ブドウ糖はグリコーゲンという形で肝臓に備蓄することが可能なため，ある程度の期間であれば絶食しても，血漿中のブドウ糖量に応じてグリコーゲンの分解が促進されるため，血糖値は極端に低下しない.
- 例えば，血糖値が下がると，膵臓から分泌されたグルカゴンが，グリコーゲンの分解を促進してブドウ糖を血液中へと供給する. 一方，血糖値が上がると，膵臓から分泌されたインスリンが，グリコーゲンの合成を促進し，血液中のブドウ糖量を減少させる.
- 血液中のブドウ糖量が低下した状態を低血糖と呼び，血糖値が 50 mg/dL 以下になると，発汗や手のふるえ，動悸，頻脈，血圧低下などの低血糖症状が出現する.
- 血液中のブドウ糖量が上昇した状態を高血糖と呼び，血糖値が 160～180 mg/dL 以上になると，尿細管での再吸収の閾値を超えるため，尿中に糖が排泄されるようになる.
- 神経細胞ではエネルギー源として多量のブドウ糖が利用される. 低血糖になると，神経細胞はエネルギーが不足し，意識がもうろうとするなどの症状が出現する.

2. 体温

　細菌やウイルスの侵入，もしくは外傷に伴う炎症が起こると，内因性発熱物質の働きで体温調節中枢の設定温度（セットポイント）が上がる. 上昇した設定温度に達するまで，体内では体熱が産生されることになる.

　こうした反応はある種の生体防御反応でもあり，設定温度に達しない状態での解熱薬の使用は効果的でないばかりでなく，生体防御反応を阻害する危険性もある.

　体温調節中枢は視床下部にあり，通常 36～37℃ にセットポイントが設定されている. 体温調節中枢は，熱の産生と放散がつり合った体熱平衡を維持することで，体温を安定して保てるよう機能している（図1 1-8）.

　体内での生理反応に適した環境要素として温度（体温）は重要で，恒温動物である私たち人間の最適温度は 36～37℃ である. 体温は，生体リズムに同調して日内変動し，一般的に代謝の少ない明け方が最も低く，代謝が活発な夕方が最も高く，その変動幅は 0.5～0.7℃ 程度である.

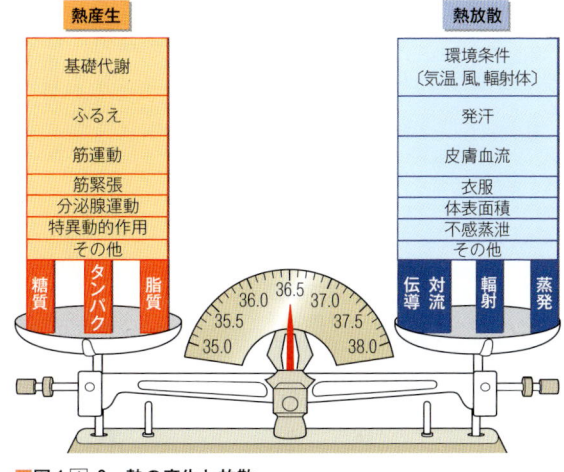

図1 1-8　熱の産生と放散

3. 血圧

　血圧は，血液流動の原動力である循環動態を客観的に捉える重要な指標の1つである. 血液は管内細胞外液である血漿を全身に運ぶ媒体で，全身へ細胞外液を供給する役割を担うと同時に，血液が血管の中を流れることで生じる圧力は，体液の移動にも貢献している.

　ホメオスタシスに関していえば，血圧は，全身への血液供給状態を示すとともに，体液の移動状態を示す重要な指標である.

2 血圧調節機能

清村紀子

A. 血圧：概論

1. 内部環境としての血圧

　心臓が拍出した血液は，血流となって，閉鎖された系を形成する血管内を流れる．この際，血管壁にかかる圧力を血圧という．
　血圧は，①心臓の拍出量，②末梢血管抵抗，③循環血液量，④血液の粘稠（ねんちゅう）度，⑤血管の弾性などによって影響を受けるため，循環動態を示す重要な指標の1つといえる．血液の循環が安定して維持されること，それはすなわち細胞や組織への酸素・栄養素の安定的供給を示しており，生命活動を維持するために必要な内部環境を恒常的に提供することを意味している．加えて，血圧は，腎臓での濾過や毛細血管領域で膠（こう）質浸透圧と連動して水の出入りを規定するなど，細胞外液の移動に深く関わる．

2. 血圧（動脈圧）

　血圧には大きく分けて動脈圧，静脈圧，毛細血管圧があるが，一般的に血圧というと動脈圧を指す．動脈圧は末梢にいくにつれて徐々に低くなる（図1 2-1）．特に，心臓から遠い細動脈での血圧の低下は顕著であるため，血管抵抗が極めて大きくなる．
　動脈圧は，心周期によって変動する．心室が収縮して血液が拍出されると最も高くなり，この値を収縮期血圧（最高血圧）といい，130 mmHg未満が正常血圧とされる．逆に，心室が拡張し収縮を開始する直前に最も低くなり，この値を拡張期血圧（最低血圧）といい，85 mmHg未満が正常血圧とされる（「高血圧治療ガイドライン2009」による）．
　収縮期血圧と拡張期血圧の差を脈圧と呼び，血圧変動の振幅を示す．心周期中の血圧の平均を平均血圧といい，便宜上，収縮期血圧と拡張期血圧の平均値が用いられる．平均血圧は，血管によって異なるため，大動脈（平均血圧＝拡張期血圧＋脈圧/2）と，大動脈以外の動脈，例えば腸骨動脈（平均血圧＝拡張期血圧＋脈圧/3）では定義が異なる（図1 2-2）．

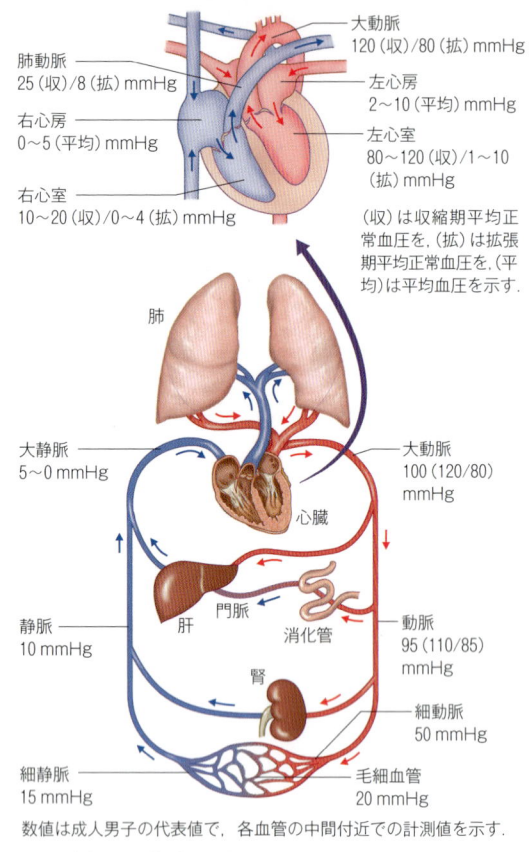

図1 2-1　血管系での血圧

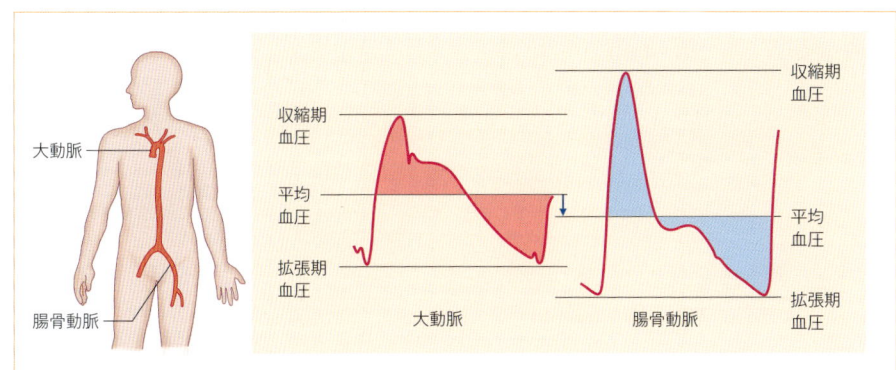

血圧の波形（動脈圧脈波）は，大動脈起始部から末梢に進むにつれて波形が変化する．末梢に行くほど収縮期血圧が増大，拡張期血圧が減少して脈圧（収縮期血圧と拡張期血圧の差）が大きくなる．平均血圧は，大動脈では脈圧の中間（1/2）になるが，腸骨動脈では下から1/3となる．
平均血圧を境にした上下部分の面積は等しくなっている．

■ 図1 2-2 平均血圧

3. 血圧と血流の配分

　血圧は，各器官への血流の配分に寄与する．心室の収縮期に拍出される血液によって起こる大動脈内圧の上昇は，大動脈が外側へ押し広げられることで，ある程度吸収される（図1 2-3a）．押し広げられた大動脈は弾性力を備えており，心室の拡張期に，押し広げられた状態から元に戻ろうと自ら復元する．大動脈の復元力は，心室拡張期において，大動脈内にたまった血液を外側から押し出す力として働く（図1 2-3b）．
　いずれも動脈の弾性が関係しており，動脈の弾性によって収縮期の急激な内圧上昇に伴う末梢への血流の増大を防ぎ，拡張期の内圧低下に伴う末梢への血流の低下を防いでいる．これにより，安定的な血流の配分が可能となっている．
　一方，何らかの状況変化によって，特定の器官が要求する血流量に変化が生じた場合は，当該器官の血流需要に従って血流を分配する必要がある．運動時，骨格筋はより多くの血流を必要とし，出血に伴い循環血液量が減少した場合は，中枢神経への血流が優先的に確保される．状況や状態の変化に応じた血流の配分の一端は，血圧を調節することを通して成し遂げられている．

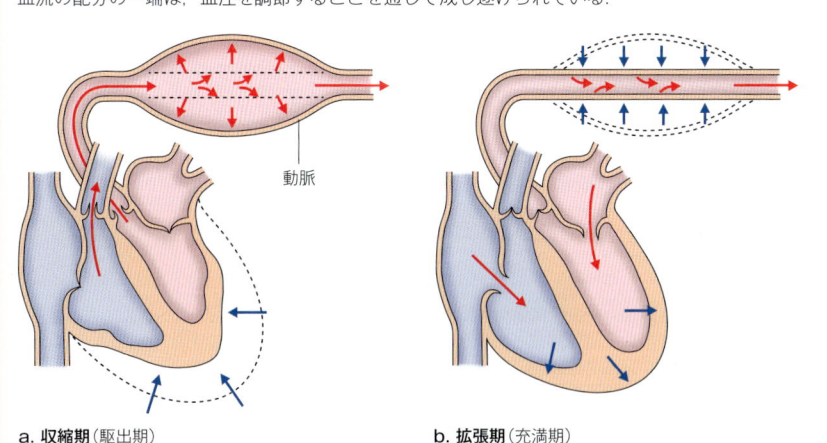

a. 収縮期（駆出期）　　　b. 拡張期（充満期）

■ 図1 2-3 動脈の弾性による血圧と血流の配分の安定化

■表1 2-1　日常生活と血圧の関係

日常生活でのイベント		血圧との関係
食事		塩分の摂取量が増えると血漿浸透圧が上昇し，バソプレシン(抗利尿ホルモン)の分泌増加をまねく．バソプレシンの作用によって尿量が減少し，循環血液量が増加することで血圧は上昇する．
運動		運動には，筋肉をはじめとする組織での酸素や栄養素の消費量増加が伴うため，各組織への血流量を維持できるように血圧は上昇する．特に無酸素運動(短距離走，筋力トレーニングなど)での血圧上昇は著明となる．ただし，ウォーキングなどの軽度の運動(有酸素運動)ではインスリン抵抗性を改善するため，長期的には血圧を下げる効果がある．
嗜好品	喫煙	タバコにはニコチン，一酸化炭素などが含まれる．ニコチンは，末梢血管のニコチン性アセチルコリン受容体に作用し血管を収縮させ，結果として血圧上昇をまねくほか，血小板を血管壁へ付着させるため動脈硬化を引き起こしやすくする．一酸化炭素はヘモグロビンとの親和性が高いため，体内での酸素は不足状態となる．また，一酸化炭素と結合したヘモグロビンは HDL コレステロールを減少させ動脈硬化を引き起こすことで血圧に影響を及ぼす．
	飲酒	適量の飲酒では血管拡張作用や利尿作用によって血圧は低下するが，習慣的な多量の飲酒では逆に血圧上昇をまねく．
睡眠		睡眠時間と高血圧には関連があると指摘される．特に睡眠時間が5時間以下の中高年者の高血圧の発症率が高くなるという疫学研究結果が報告されている．また，良質な睡眠が確保できないと，覚醒後の血圧値の上昇をまねくともいわれている．
ストレス		ストレスフルな状況では，短期的には交感神経活動が活性化されることによって，長期的には内分泌系の反応によって血圧が上昇する．
入浴		入浴に伴う温度変化は寒冷ストレスとなり，血圧・心拍数を上昇させる．特に冬季の入浴は，脱衣所の気温を含め温度差が大きく，心血管系への負荷が増大する．42℃以上の熱めの湯に入浴すると，入浴後1~2分程度で血管が収縮して血圧は急上昇する．入浴後5分ほど経過すると逆に血管は拡張し，心拍数や呼吸は増加し，血圧は低下する．

4. 血圧を規定する因子

　血圧や器官への血流は，①心臓の収縮力，②血管抵抗(血管の弾性と血液の粘性を含む)，③循環血液量，などの血行力学を構成する要素によって規定される．自律神経系および内分泌系は，直接的には心拍数，血管の収縮，体液量などを変化させることで，上記①~③の規定因子に働きかけて血圧を調節している．

5. 日常生活と血圧

　動く，眠る，食事をする，あるいは感情の変化といった日常生活でのイベントに応じて，血圧は変動する(表1 2-1)．また，季節，室内や屋外といった物理的環境の状況によっても血圧は変動する．血圧は，常に同じ値というわけではなく，正常な場合，ある程度の範囲内で変動し，様々な事態や状況に対応している．一方，食事，運動，睡眠，タバコやアルコールなどの嗜好(しこう)品の摂取，ストレスなどは，生活習慣病である高血圧の原因として知られているように，血圧に生理的ではない変動をもたらす．

6. 血圧の生理的変動

1) 血圧と年齢

- 血管の内皮細胞は，自ら強力な血管拡張物質である一酸化窒素を分泌している．
- 動脈は外膜，中膜，内膜の3層で構成され，血管の弾性は中膜の平滑筋やエラスチン(ゴムのように伸び縮みする線維状のタンパク質)によって保たれている．
- 血管の老化は，まず一酸化窒素の分泌減少という機能的変化から始まる．さらに，老化に伴う代謝異常によって動脈壁でのエラスチンの減少，中膜や内膜の肥厚，石灰化，断裂などによって血管の弾性は低下する．
- 一酸化窒素の分泌減少という機能的変化に，動脈硬化や血管の弾性低下といった構造的変化が加わり，

● 2. 血圧調節機能

老化に伴って血圧は上昇する．
● 老化に伴う血圧上昇の特徴は，収縮期血圧上昇と拡張期血圧低下および脈圧拡大である（図1②-4）．閉経後の女性では，エストロゲン（卵胞ホルモン）の分泌減少も血管の構造的変化である動脈硬化を助長する要因の1つになっている．

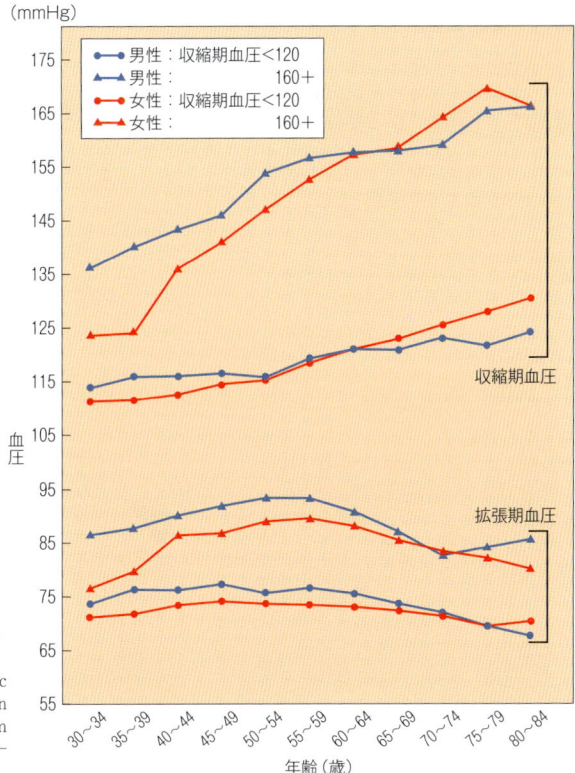

■ 図1②-4　年齢に伴う血圧の変化

Franklin SS, et al：Hemodynamic patterns of age-related changes in blood pressure. The Framingham Heart Study. Circulation 96：308-315, 1997 より

1 ホメオスタシスとその破綻

2）血圧の日内変動

● 血圧は，自律神経活動に同調し日内変動する．
● 特に際立ったエピソードのない日常生活下で24時間測定した血圧の値は，覚醒時に高く，睡眠時に低いという2相性を示す（図1②-5）．
● 覚醒後から日中にかけて，活動量が増える時間帯は交感神経の活動が活性化するため血圧は高くなり，夜や睡眠中は副交感神経の活動が活性化するため血圧は低くなると考えられている．
● 夜間の血圧が昼間よりも10〜20％低下するパターンをディッパー dipper 型（正常型），夜間に0〜10％血圧が低下するパターンをノン・ディッパー non-dipper 型，夜間に極端に（20％以上）血圧の低下するパターンをエクストリーム・ディッパー extreme dipper 型と呼ぶ．

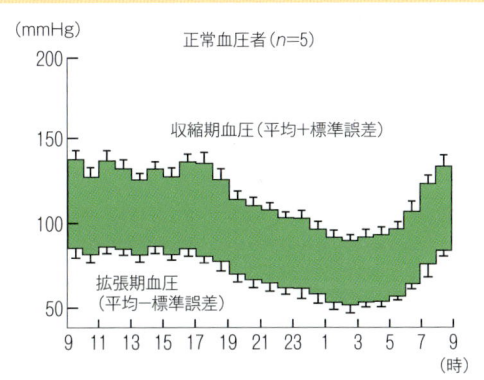

■ 図1②-5　血圧の日内周期

Millar-Craig, MW, et al：Circadian variation of blood pressure. Lancet 1：795, 1978 より

11

3）呼吸と血圧

- 血圧測定でいつもより高い値が測定された場合，「深呼吸してください」としばらく深呼吸を促して，再度測定すると本来の血圧に近い値に戻ることは，多くの人が経験する現象である．
- 深呼吸は，①過剰な交感神経の興奮を抑制する，②心拍数を減少させることで血管拡張作用をもたらす，といったメカニズムによって血圧を低下させている．
- 精神的緊張や興奮といった特殊な環境だけでなく，通常の呼吸における吸気相と呼気相の血圧もある程度の範囲内で生理的に変動している．
- 吸気相では，胸腔の容積が広がることで肺は外側に引かれるように拡張し，空気が気道から受動的に流入してくる．
- 吸気相による胸腔内圧や容積の変化によって，肺だけでなく肺静脈も拡張するため血液は肺側へ貯留する．このため，肺静脈血流量の減少と右心室の後負荷（心筋の収縮開始後に加えられる負荷）の上昇が起こり，結果として血圧が 10 mmHg 程度の範囲内で低下することになる．

4）体位と血圧

- 姿勢を変えると，重力の影響から血圧の変動が起こる．
- 立位では，重力に伴って下肢や腹部器官に血液が貯留するため，下肢の動脈には血圧に加えて血液の重さが圧力として加わる（静水圧）．
- 静水圧によって高さ 1.35 cm あたり 1 mmHg の圧力の差が生じるため，立位では心臓より高い位置にある頭部の血圧は低くなり，心臓より低い位置にある下肢の血圧は高くなる（図1 2-6）．
- 血圧測定部位を心臓の高さと同じにする理由は，静水圧の影響を除くためである．
- 立位で上腕動脈を用いて血圧を測定すると，収縮期血圧は下がり，拡張期血圧は上昇するため，脈圧が縮小する．立位では，下肢や腹部器官に血液が貯留し，心臓への静脈還流量が減少するため1回拍出量が減少し，結果としてこうした現象が起こる．

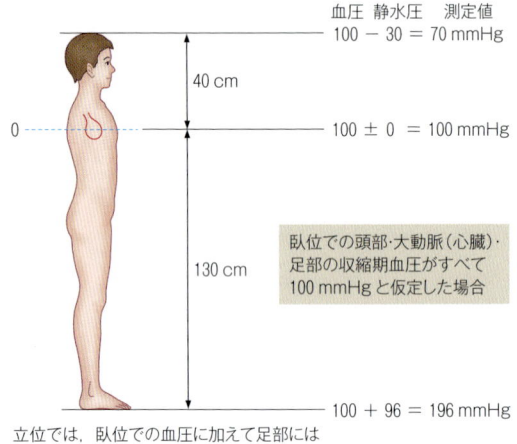

血圧　静水圧　測定値
100 − 30 = 70 mmHg
40 cm
100 ± 0 = 100 mmHg
130 cm
100 + 96 = 196 mmHg

臥位での頭部・大動脈（心臓）・足部の収縮期血圧がすべて 100 mmHg と仮定した場合

立位では，臥位での血圧に加えて足部には 130 cm の血柱（約 96 mmHg）が加わる．

■図1 2-6　血圧と静水圧

B. 血圧調節の仕組み

　脳や心臓のように常に一定量の血流を必要とする器官がある一方で，その他の多くの組織・器官は，日常生活中の生体の活動状況や状態の変化に応じて必要とする血流量が変化している．私たちのからだには，こうした各器官の需要を満たすべく，血圧の恒常性を維持するための仕組みが備わっている．
　血圧は，心拍出量と総末梢血管抵抗を変化させることで調節される．具体的には，心拍数や血管収縮状態，あるいは体液量を変化させることで，血圧調節は行われている．自律神経系，レニン-アンジオテンシン-アルドステロン系，各種生理活性物質，血管系の局所での特有な代謝，物理的刺激など，様々な作用によって血流が制御されている．血圧調節機構は，反応の発現機序の違いから局所的調節と全身的調節で，反応の発現と持続時間の違いから短期的調節と中長期的調節で捉えることができる（図1 2-7）．

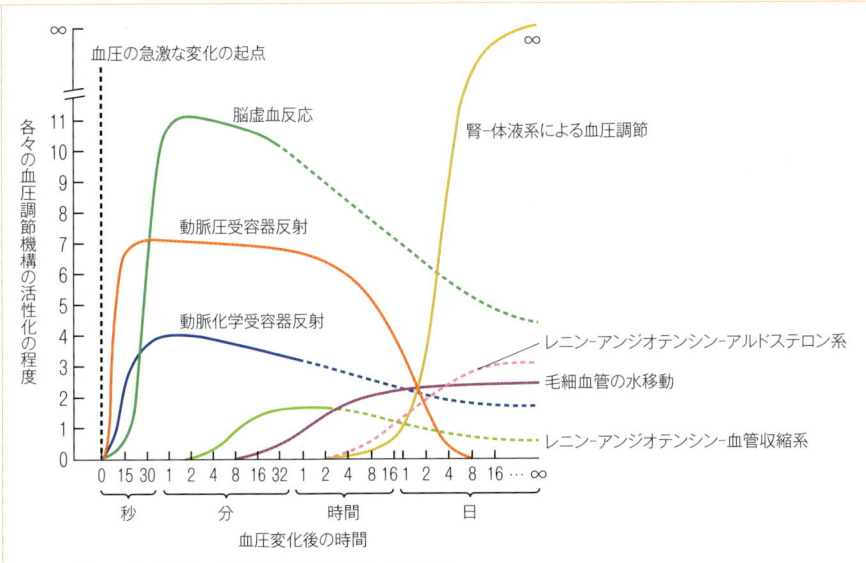

■ 図1 ②-7　血圧調節の機構別の発現時間と持続期間
Guyton, AC, et al：Textbook of Medical Physiology, 5th ed, p. 279, 1976 より改変

1）自律神経

- 自律神経には交感神経と副交感神経の2系統がある．
- 一部を除き多くの器官は，交感神経と副交感神経の二重神経支配で，2系統の神経がもたらす拮抗的な作用が相互に関係性をもって機能している．
- 自律神経は，神経終末から放出される神経伝達物質と効果器上にある受容体（レセプター）の結合を起点とし，シナプス後細胞に脱分極や活動電位をもたらすことで，効果器である器官に作用する．
- 交感神経と副交感神経の神経伝達物質は異なる（図1 ②-8）．
- 効果器である器官の受容体は，交感神経系の受容体をアドレナリンレセプター，副交感神経系のレセプターをムスカリン様レセプターという．アドレナリンレセプターには，α_1レセプター，α_2レセプター，β_1レセプター，β_2レセプターのサブタイプがある．
- α_1レセプターは主に血管平滑筋に存在し，ノルアドレナリンと結合することで血管は収縮する．
- β_1レセプターは心筋で心機能を亢進させ，β_2レセプターは気管支で気管支平滑筋を弛緩させる．
- 全身の細動脈の多くは交感神経に支配され，節後線維の神経末端からは常にある程度のノルアドレナリンが遊離されており，ノルアドレナリンが血管平滑筋のα_1レセプターと結合することで血管収縮作用がもたらされている．
- 交感神経の分布密度は血管部位によって異なり，冠状動脈や脳血管には交感神経の分布は少ないために，常に一定程度の血流が確保されている．
- 汗腺は交感神経支配であるが，節後線維はコリン作動性線維でアセチルコリンが放出され，また副交感神経支配の唾液腺や生殖器においても節後線維末端からはアセチルコリンが放出され血管拡張作用をもたらす．
- 血管系は，血圧の違いによって体循環は高圧系，肺循環は低圧系と呼ばれる．
- 血圧を監視する受容体として，高圧系には大動脈圧受容器，頸動脈洞圧受容器があり，低圧系には心肺圧受容器がある．血圧を監視する受容器からの情報は，延髄の心臓血管中枢へもたらされ，交感神経，副交感神経を介して血管，心臓，副腎髄質，腎臓などの効果器での反応が引き起こされている．（「第3章　循環器の解剖生理と機能障害」参照）．
- 血圧の急激な変動に対する自律神経系の反応は，循環反射（「第3章　循環器の解剖生理と機能障害 B. 1. 4）」参照）に代表されるように，秒単位で出現する．

	脊髄	神経節	効果器

(図：自律神経の神経伝達物質)

交感神経：節前線維（コリン作動性）→ Ach → 節後線維（アドレナリン作動性）→ NA → アドレナリンレセプター → 胃・腸・血管・心臓

交感神経：節前線維（コリン作動性）→ Ach → 節後線維（コリン作動性）→ Ach → ムスカリン様レセプター → 汗腺

副交感神経：節前線維（コリン作動性）→ Ach → 節後線維（コリン作動性）→ Ach → ムスカリン様レセプター → 腺組織・臓器

神経節における節前線維（節前ニューロン）→節後線維（節後ニューロン）の神経伝達物質は，交感神経，副交感神経ともにアセチルコリンである．汗腺を支配するのは交感神経であるが，節後線維はコリン作動性である．

Ach：アセチルコリン
NA：ノルアドレナリン

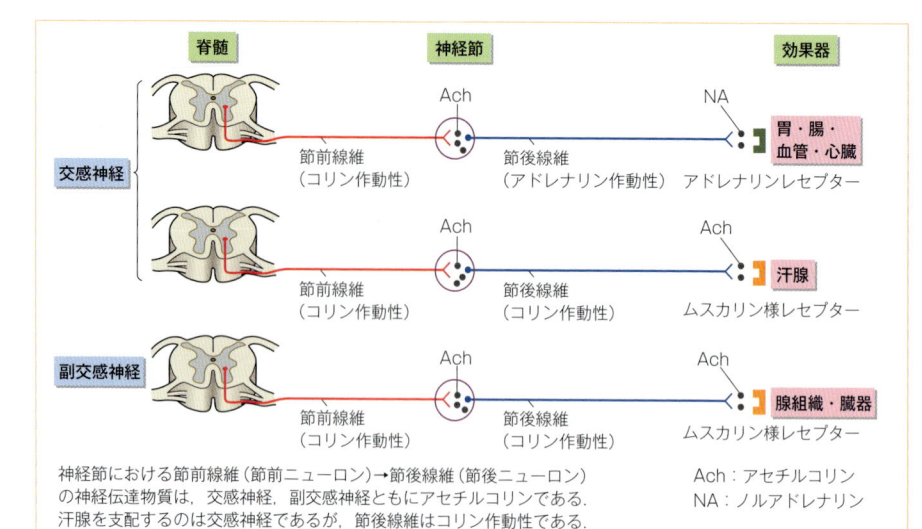

■図1 2-8　自律神経の神経伝達物質

● 本態性高血圧の患者の一部は，この循環反射の感受性の低下が高血圧の原因の1つとなっていることが知られている．

2）血管内皮細胞

● 血管の内壁を覆う内皮細胞は，血管平滑筋に収縮・弛緩をもたらす物質（内皮細胞由来血管収縮因子，内皮細胞由来血管弛緩因子）を産生している．
● 血管内皮細胞は，血流によって生じる血管内皮細胞への機械的刺激を感知し（ずり応力），こうした物質を産生・分泌する．
● 内皮細胞由来血管収縮因子には，エンドセリン，アンジオテンシンⅡ，プロスタグランジン H_2，トロンボキサン A_2 があり，内皮細胞由来血管弛緩因子には，一酸化窒素（NO），プロスタグランジン I_2（プロスタサイクリン），血管平滑筋を脱分極させる血管内皮由来過分極因子などがある．

3）液性因子：血管作動性物質

● 液性因子による血圧の調節は，腎臓，副腎，肝臓，脳下垂体が関与する（表1 2-2）．この中でも，特にレニン-アンジオテンシン-アルドステロン系は重要な役割を果たす．
● 腎臓の輸入細動脈と輸出細動脈が遠位尿細管と近接する部位に，傍糸球体細胞，緻密斑，メサンギウム細胞によって傍糸球体装置が形成され，血圧を感知している．
● 傍糸球体細胞は，輸入細動脈に多く分布し，レニン顆粒を含有する．
● 緻密斑は，遠位尿細管が輸入細動脈・輸出細動脈に接する箇所にある．
● メサンギウム細胞は，特殊な結合組織で血管極周囲にある．
● 通常，緻密斑が，遠位尿細管内液の Na^+ と Cl^- に関する情報を検出し，近接するメサンギウム細胞を経由して，輸入細動脈の血管平滑筋細胞や傍糸球体細胞へと情報を伝え，輸入細動脈の血流量やレニン分泌量が調節される．
● 急激な血圧の変動が起こると，傍糸球体細胞は，レニンを輸入細動脈に分泌し，レニン-アンジオテンシン-アルドステロン系を起動させる（図1 2-9）．
● レニン分泌の亢進：輸入細動脈，輸出細動脈および緻密斑には交感神経の終末が多く分布しており，交感神経が活性化されるとレニンの分泌が亢進する．
● レニン分泌の減少：傍糸球体細胞は，腎血流の増加で細胞壁が伸展すると，圧受容器として働き，レ

2. 血圧調節機能

■表1 2-2 血管作動性物質と作用

部位	血管作動性物質		作用
腎臓	レニン		レニンは腎臓内の血流変化などの刺激により，主として腎臓の傍糸球体細胞で生合成され，レニン-アンジオテンシン-アルドステロン系を起動させ，昇圧に働く．
	カリクレイン		カリクレインは肝から分泌されるキニノゲンに作用して，キニンを生成し，カリクレイン-キニン系を起動させ，降圧に働く．
副腎	副腎髄質	アドレナリン	副腎髄質A細胞から分泌され，主に心臓促進作用(心拍数増加，心収縮力増加)を示し，α，β受容体の両方を刺激するが，α作用(血管収縮など)が強いので，結果的に昇圧に働く．
		ノルアドレナリン	副腎髄質N細胞から分泌され，主としてα作用をもたらし，昇圧に働く．
	副腎皮質	アルドステロン	副腎皮質球状層で産生され，最も強力なミネラルコルチコイド作用を有する．主として集合管に作用してNa^+を再吸収し交換にK^+を排泄させ，水やNa^+の排泄を減少させることで，昇圧に働く．
肝臓	アンジオテンシノゲン		肝臓で産生され，腎臓から分泌されるレニンによって分解されてアンジオテンシンⅠを生じる．　→レニン参照
	キニノゲン		→カリクレイン参照
脳下垂体後葉	バソプレシン(抗利尿ホルモン)		血漿浸透圧上昇や体液量減少に刺激されて脳下垂体後葉から分泌され，腎尿細管に作用して，Na^+の再吸収を増加させるとともに，強力な血管収縮作用によって，昇圧に働く．

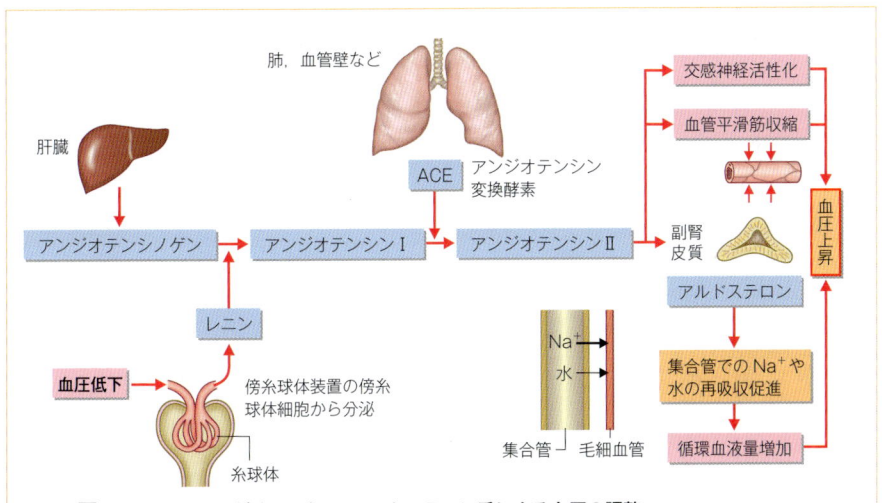

■図1 2-9　レニン-アンジオテンシン-アルドステロン系による血圧の調整

ニンの分泌を減少させる．
- レニンは，肝臓から分泌される血中のアンジオテンシノゲンからアンジオテンシンⅠを生成する．
- アンジオテンシンⅠは，肺や血管内皮細胞などに存在するアンジオテンシン変換酵素(angiotensin converting enzyme；ACE)によってアンジオテンシンⅡへと変換される．
- アンジオテンシンⅡは直接血管に作用し血管収縮をもたらすとともに，副腎皮質に作用し，アルドステロンの分泌を亢進させ，腎臓でのNa^+と水分の再吸収を促進させる．
- Na^+と水分の再吸収の促進によって循環血液量が増加し，血圧は上昇する．

3 体温調節機能

清村紀子

A. 体温：概論

1. 内部環境としての体温

　生命は，細胞レベルでの代謝によって維持される．代謝は，その多くが酵素が触媒として関与する化学反応によって成り立っている．触媒とは他の物質の化学反応を加速させる物質のことで，それ自身は化学反応の前後では見かけ上変化しない．また酵素以外に，近年一部の RNA（リボ核酸）にも触媒作用があることが解明された．触媒作用を有する RNA をリボザイムという．
　タンパク質である酵素は，その性質を反映した基質特異性（特定の反応に限り触媒することができる）をもち，最適の温度（至適温度）や最適な pH（至適 pH）のもとで触媒として作用する．
　一般に，温度の上昇に伴って触媒作用の反応速度は上がるが，ある一定温度を超えるとタンパク質の熱変性によって逆に活性は低下する．また，タンパク質は 0℃ 以下の環境下では低温変性をきたすといわれている．体温を管理することは，体内での様々な化学変化の反応速度を一定に保つことであり，生理反応に適した環境を提供し，細胞の代謝活動を維持する上において重要である．

2. 恒温動物と変温動物

　外界の気温がある程度変化しても，あるいは活動量の増加に伴って体内での熱量の産生が増えても，私たち人間の体温が急激に変動することはない．こうした，からだ内外の環境温度変化に対応して，熱産生と熱放散を調節する機構を備え，体温を一定に保つことができる動物を恒温動物といい，哺乳類や鳥類の多くがこれに属する．これに対し，外部環境の温度変化に従って体温が変化する動物を変温動物といい，爬(は)虫類，魚類，昆虫などがこれにあたる．
　恒温動物の特徴は，①代謝活性が高く熱産生能力が優れている，②脂肪組織など断熱構造を備えている，③熱産生と熱放散を調節する体温調節機能を備えている，の 3 点であり，からだに必要な熱源を外部環境からの熱エネルギーに依存する変温動物と大きく異なる．

3. 核心温度と外殻温度

　体温はからだの部位によって異なり，末梢部より中枢部，表層部より深部の方が温度は高い．また，代謝が活発な組織や器官では高い温度を示す．体温は，核心温度と外殻温度に大別され，恒温動物の「恒温」とは，核心温度の恒常性を指しており，核心温度を一定に保つために体温調節機能が働いている．
　図 1 ③-1 に，外気温に伴う体温分布の変化を示す．外気温が変化しても 37℃ を維持しているからだの内部の温度を核心温度といい，体表面に近く外気温の変化に影響を受けるからだの表面の温度を外殻温度という．外気温が下がると，熱の放散を食い止めるために皮膚の血管が収縮して外殻温度が低下する．極寒の地に防寒具もつけないまま長時間滞在すると，凍傷になるのはこのためである．逆に外気温が上がると，熱の放散を増加させるために皮膚の血管が拡張し外殻温度は上昇する．

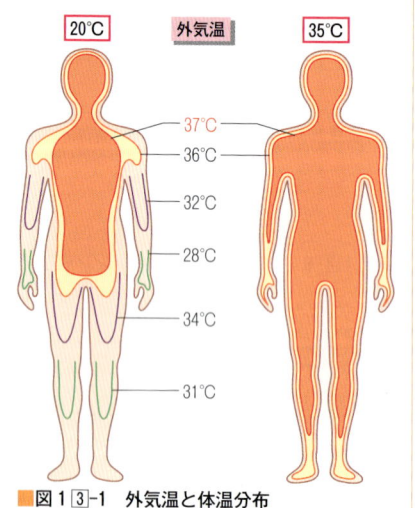

■図 1 ③-1　外気温と体温分布

4. 体温の生理的変動

　体温は，性別，年齢などの個体の特性のほかに，自律神経系やホルモンなどに同調した日内周期によって生理的に変動している.

　適切に体温を評価するためには，体温に個人差があることを理解した上で，平常時の体温（平熱）を把握し，体温測定時間，測定部位などの条件は，できる限り一定にしておく必要がある.

1）体温と年齢

- 体温は，代謝の活性によって影響を受ける.
- 成人に比べて代謝が活発な新生児の体温は37.5℃前後と高く，代謝が低下する老年期を迎えると36℃前後と低くなる（図1③-2）.
- 体重に比べて体表面積が大きく，熱の放散量が多い上に体温調節機能が未熟な新生児や，体温調節機能が低下してくる高齢者は，外気温の影響を受けやすいという特徴をもつ.
- 体温には個人差があるため，体温を評価する際は，対象者の平熱と比べて高いか低いか，といった相対的な判断をする必要がある.

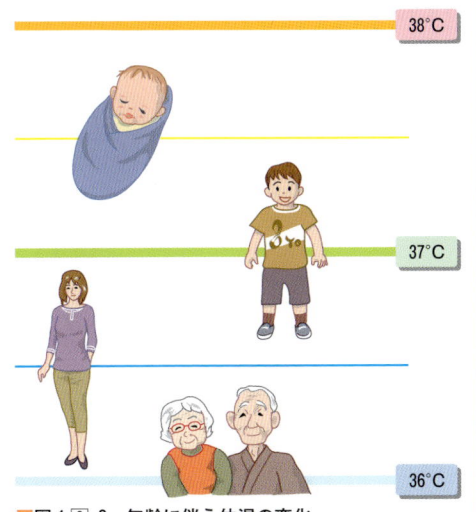

図1③-2　年齢に伴う体温の変化

2）生体リズムに同調した体温の日内周期

- 体温や自律神経系の活動およびホルモン分泌は，生体リズムに同調した日内周期をもっている（図1③-3）.
- 1日の中でも1℃程度の変動幅があり，睡眠中の午前4〜6時前後が最も低く，1日の活動の終了時期の午後4〜6時前後が最も高いとされる.

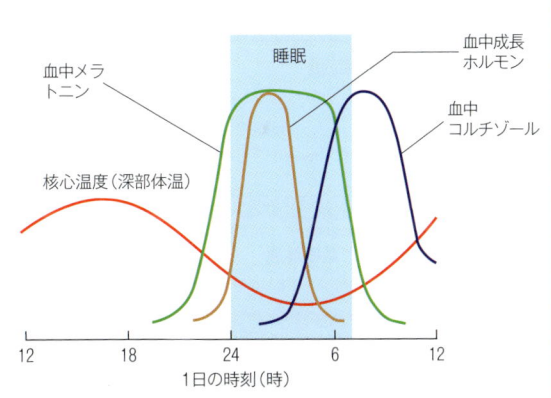

図1③-3　自律神経とホルモン分泌に同調した体温の日内周期

3）体温と月経周期

- 身体活動や精神活動など体温を変動させる要因による影響を受けず，かつ代謝活動が最小限に抑えられている安静状態で示される体温を基礎体温という。
- 生殖能を有する年齢にある女性の基礎体温は，プロゲステロン（黄体ホルモン）の作用に伴い体温が上昇する概月周期（月経周期）をもつ。
- 月経周期は，卵胞期，排卵期，黄体期に分けられ，下垂体から分泌される卵胞刺激ホルモン，黄体形成ホルモン，ならびに卵巣から分泌されるエストロゲン（卵胞ホルモン），プロゲステロンによって調節されている（図1 ③-4）。
- 基礎体温は排卵期を境として低温相から高温相へと変化する。
- 黄体期に体温が上昇するのは，プロゲステロンが体温調節中枢に作用するためと考えられている（図1 ③-4）。

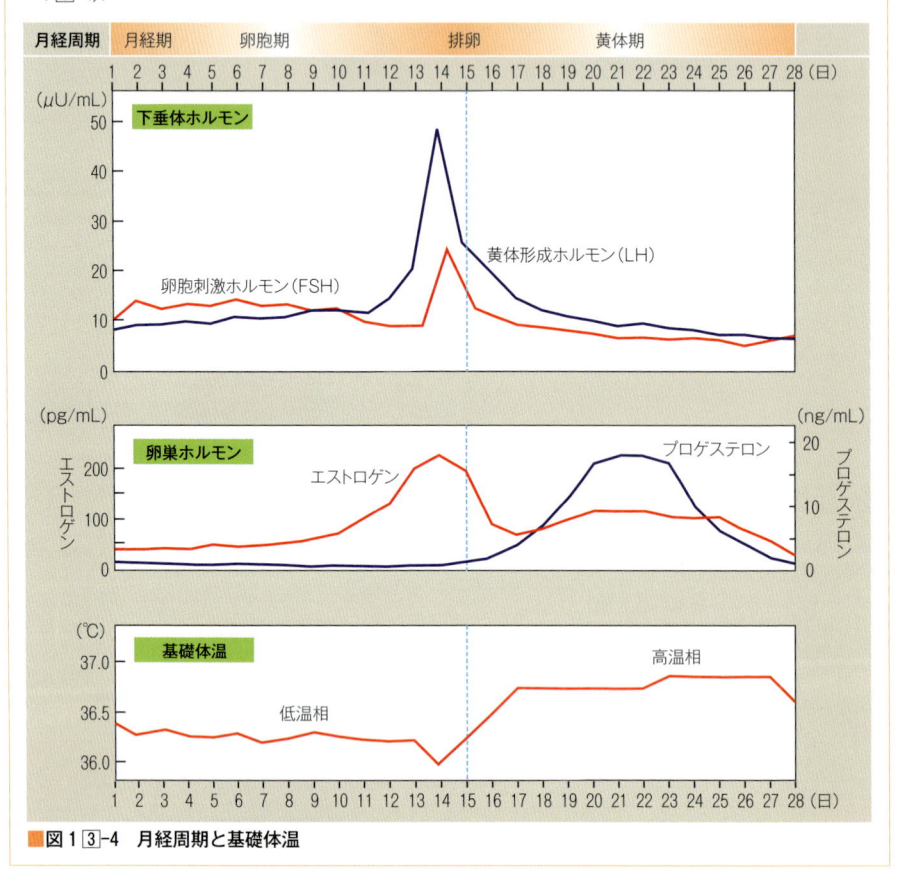

図1 ③-4 月経周期と基礎体温

B. 体温調節の仕組み

1. 熱の産生と放散

体温は，体内で発生する熱（熱産生）と外界へと放出される熱（熱放散）の平衡状態を維持することで調

■ 表1 ③-1　基礎代謝量

性別	男性			女性		
年齢（歳）	基礎代謝基準値（kcal/kg体重/日）	基準体重（kg）	基礎代謝量（kcal/日）	基礎代謝基準値（kcal/kg体重/日）	基準体重（kg）	基礎代謝量（kcal/日）
1〜2	61.0	11.7	710	59.7	11.0	660
3〜5	54.8	16.2	890	52.2	16.2	850
6〜7	44.3	22.0	980	41.9	22.0	920
8〜9	40.8	27.5	1,120	38.3	27.2	1,040
10〜11	37.4	35.5	1,330	34.8	34.5	1,200
12〜14	31.0	48.0	1,490	29.6	46.0	1,360
15〜17	27.0	58.4	1,580	25.3	50.6	1,280
18〜29	24.0	63.0	1,510	22.1	50.6	1,120
30〜49	22.3	68.5	1,530	21.7	53.0	1,150
50〜69	21.5	65.0	1,400	20.7	53.6	1,110
70以上	21.5	59.7	1,280	20.7	49.0	1,010

輻射（60％）：温度の高い体表面から，離れた場所にある温度の低い壁や天井などに向かって熱が逃げる．

気化熱（25％）：温刺激によって生じた汗が蒸発する際に，気化熱として熱が奪われる．

伝導（15％）：直接，体表面に触れた物体に熱が奪われる．

不感蒸泄（少量）：発汗以外の水分蒸発による熱の放散，皮膚や気道から奪われる．

対流（少量）：皮膚の周囲では空気の薄い層（境界層）で熱の放散を防いでいるが，対流によりこの層が換気されると熱放散が増大する．

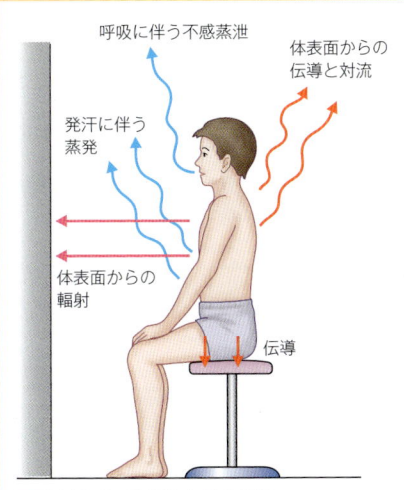

■ 図1 ③-5　物理的な熱の放散

節されている（「第1章　ホメオスタシスとその破綻　1 ホメオスタシスとは D.2」参照）．安静時の熱は代謝活動によって産生されるが，年齢，性別によって差があり，その熱量は成人男子で約1,500 kcal/日といわれる（表1 ③-1）．この場合の熱量（基礎代謝量）は，呼吸，循環といった生命を維持するための最低限の生命活動で消費されている．

　通常の日常生活では活動に伴う骨格筋運動や食事誘発性熱産生反応（特異動的作用），ホルモンの作用などによって約2,500 kcal/日程度の熱が産生される．こうした熱量に対して熱放散がなければ，理論上体温は1日50℃上昇することになる．一方，熱は，体表面からの伝導，対流，輻射，蒸発による物理的な熱の移動によって常に放散されている（図1 ③-5）．

2. 体温調節機構

　体温は，行動性体温調節と自律性体温調節という2つのシステムが駆動することによって調節されている（後述）．通常，行動性体温調節に続いて，自律性体温調節に伴う反応が起こる．いずれも，温度受容器（入力），体温調節中枢，皮膚や血管などの各効果器（出力）の3つの要素によって制御される．

1）温度受容器（入力）

- 温度情報を感知する温度受容器には，外部環境の温度変化や皮膚温を感知する末梢温度受容器と，生体内部の温度変化を感知する中枢温度受容器がある．
- 末梢温度受容器の形態は，皮膚，粘膜に分布する自由神経終末と考えられており，特殊な感覚細胞は認められない．
- 末梢温度受容器には，冷受容器（10～38℃に反応）と温受容器（30～45℃に反応）があり，冷受容器の分布は温受容器よりも10倍近く多い．
- 末梢温度受容器からの求心性線維は，顔面では三叉神経，四肢や体幹では脊髄神経によって中枢へと伝えられる．
- 中枢温度受容器は，視床下部，延髄，脊髄などに分布している温度受容ニューロンを指し，核心温度の変化を感知している．特に，視床下部の視索前野と前視床下部にある中枢温度受容器が中心的に機能している．

2）体温調節中枢

- 体温調節中枢は，視床下部（視索前野，前視床下部，後視床下部）にあり，統合中枢としての役割を担う．
- 視床下部は，おおむね36～37℃に設定されているセットポイント（設定温度）に従って体温を調節すると考えられている．
- 視床下部は，温度受容器からの情報とセットポイントとを照合し，過不足分を補填するための熱産生や熱放散の反応を引き起こし，核心温度をセットポイントに戻すように調節している（図1 3-6）．

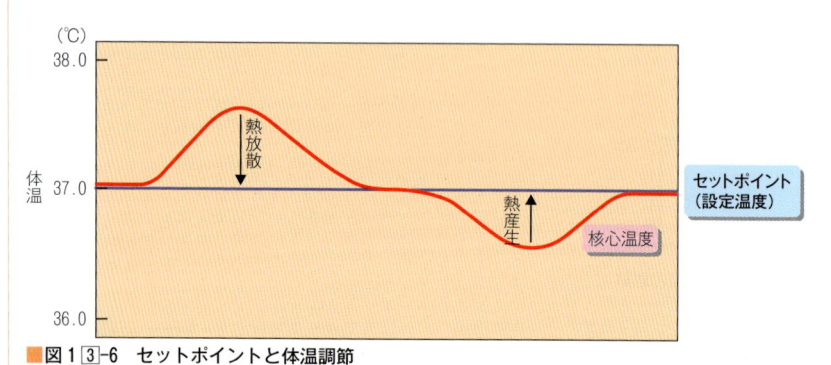

■図1 3-6　セットポイントと体温調節

3）体温調節機構

- 熱の産生量が，物理的な熱の放散量を上回ったり，あるいは熱の放散量が基礎代謝を上回り，体熱バランスに不均衡が生じると，行動性体温調節と自律性体温調節が作動する（図1 3-7）．
- 行動性体温調節は，寒冷刺激や暑熱刺激にさらされると，刺激を避けるように場所を移動したり，あるいは衣服を調整して体温の変動を防ごうとする行動である．
- 自律性体温調節は，神経系を介して，①血管運動調節，②発汗，③代謝性熱産生，の3つの作用をもたらすことで体温を調節するシステムである．

● 3. 体温調節機能

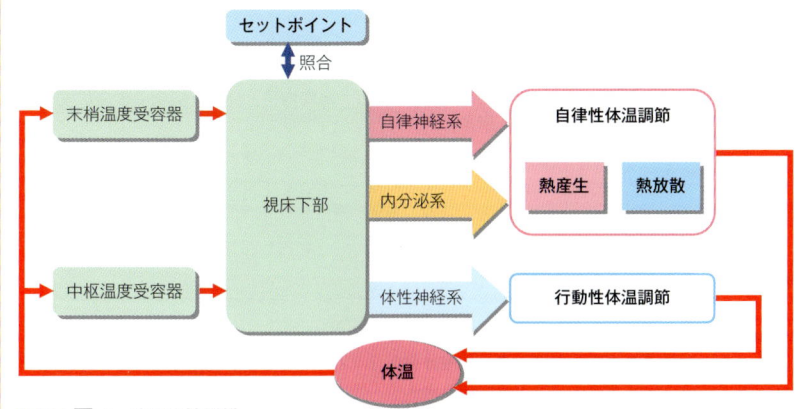

■ 図1 3-7 体温調節機構

- 血管運動調節では皮膚血管の収縮もしくは拡張によって熱の放散が調整される.
- 発汗では，気化熱によって熱の放散が促進される.
- 代謝性熱産生には，ふるえ(骨格筋の不随意的な律動的収縮)による熱産生と，肝臓などの器官や新生児の褐色脂肪組織での代謝の亢進といった非ふるえによる熱産生の形態がある.
- 中枢温度受容器の温度受容ニューロンは，脳の細胞外液や脳脊髄液に直接的あるいは間接的に接しており，脳の細胞外液や脳脊髄液には，体温調節中枢に作用する物質が含まれている.
- 体温を上昇させる物質としては，甲状腺ホルモン，アセチルコリン，ソマトスタチンなどがある.
- 体温を低下させる物質としては，セロトニン，アンジオテンシンⅡ，バソプレシンがある.
- 外界の温度に対応して体温を変化させる物質としては，ノルアドレナリンなどが知られている.

3. 体温の異常

体温の異常には，①体温調節中枢のセットポイントの上昇によって起こる発熱と，②熱産生と熱放散のバランスの不均衡によって起こる高体温と低体温がある.

1) 発熱

- 私たちは，外傷を負ったり，インフルエンザに罹患すると発熱するが，こうした発熱には発熱物質が関与している.
- 発熱物質には，外因性発熱物質と内因性発熱物質がある.
- 外因性発熱物質は，グラム陰性桿(かん)菌の細胞壁に含まれる内毒素(エンドトキシン)やグラム陽性桿菌が産生する外毒素(エクソトキシン)，ウイルス，病原性真菌，あるいは腫瘍や心筋梗塞によって破壊された組織から遊離される生体内破壊組織などである.
- 内因性発熱物質は，免疫活性食細胞である好中球や単球，マクロファージが，細菌や壊死組織を貪食し分泌するサイトカイン(インターロイキン1, 2, 6，インターフェロン，腫瘍壊死因子など)(memo 参照)などである.
- 外因性発熱物質は，内因性発熱物質の産生を促進し，産生された内因性発熱物質は血液によって視床下部へと運ばれる.
- 内因性発熱物質が中枢温度受容器のある前視床下部に作用することで，プロスタグランジンE_2 (PGE_2)(memo 参照)が遊離され，最終的には，PGE_2が温度受容ニューロン(中枢温度受容器)に作用し，セットポイントの設定温度が上げられて発熱が起こる.
- セットポイントが上がる(図1 3-8)と，体温が設定温度に達するまで，熱産生を増加させかつ熱放散を抑制する様々な反応が起こる.
- 発熱は，身体内部での生理的反応の結果であるばかりでなく，生体防御反応として，病原体の増殖を

> **memo　サイトカイン**
> - 細胞が産生するタンパク質で，受容体をもつ細胞に作用し，細胞増殖・分化・抑制の働きに関与する．特に免疫や炎症反応では重要な働きを示す．
> - サイトカインはすでに数百種類が発見されており，インターロイキン，インターフェロンなどもサイトカインの一種である．

> **memo　プロスタグランジン**
> - 様々な組織や器官で産生される生理活性物質で，数十種類のプロスタグランジンが発見されている．血圧の調整，痛みの発現や抑制，血栓形成，細胞分裂促進など様々な機能を有する．

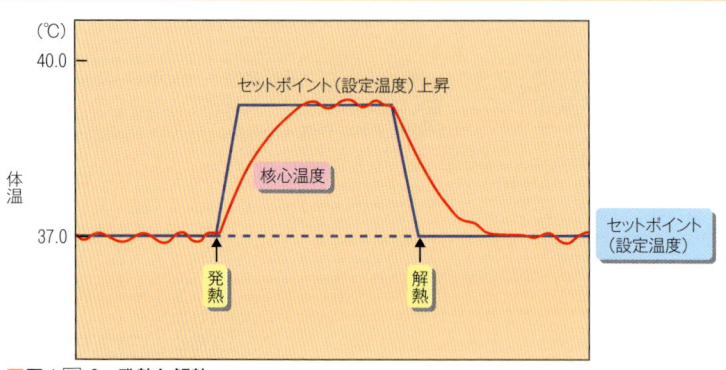

■ 図1 3-8　発熱と解熱

抑制したり，免疫系に働きかけてT細胞を増殖し，かつ細胞傷害性T細胞の活性を促すといった役割をもっている．
- 安易な解熱薬の使用は，こうした生理的反応や生体防御反応を阻害する危険性があることを十分理解しておく必要がある．

2) 高体温と低体温

- 高体温は，熱産生が熱放散を上回ることで生じ，体温調節中枢の調節範囲を逸脱して体温が上昇した状態を指す．病態としては熱中症がよく知られている．
- 低体温とは，神経系の機能低下をきたす範囲に体温が低下した状態を指す．体温がおおむね35℃以下に低下すると何らかの症状が出現し，30℃以下で意識混濁から昏睡状態となり，20℃以下では心停止に至るといわれている．

4 体液調節機能

兼岡秀俊

A. 体液調節機能とは

1. 体液とは

　体液は，からだ全体の恒常性の維持，内部環境の安定（ホメオスタシス）にとって重要な要素の1つである．体液は主な成分が水であり，水は気体を除くと比熱（物質1gの温度を1℃上げるのに必要な熱量）が1.0と最も大きく，熱されにくくさめにくい．また物質をよく溶かす．体液の役割は，最適体温を保持し，溶媒として栄養素や酸素，生理活性物質，代謝産物，機能細胞を搬送し，同化，異化など化学反応の場を提供している．

　体液はからだを構成する水分すべてをいい，成人男性では体重の60％を占める．小児では70％であり，加齢とともに減少する．体脂肪の多い女性は，体液の占める割合が55％と低い．また同様に，体脂肪の多い肥満者は水分の割合が低く，やせ型の者では増加する．体重のうち体液を除いた部分が骨や脂肪組織である固形成分で，その割合は40％となる（図1 4-1）．

　体液は，細胞内液と細胞外液に分かれ，それぞれ全体重の40％と20％を占める．さらに細胞外液は血管内の血漿と組織や臓器の間質にある間質液に分かれ，それぞれ全体重の5％と15％である．体液の電解質の分布は，細胞内液，間質液，血漿で大きく異なり，細胞外液は生命発生時の原始の海の電解質組成を保持しているとされる（p.5, 図1 1-6）．

　体液は日々の体重の増減のほとんどに影響し，その出納は飲水量や発汗などの要因に大きく左右される．その大まかな目安は，図1 4-2の通りである．摂取水分のほとんどは食物や飲水によるが，栄養素の代謝などによって体内で新たに生じる代謝水も摂取量として算入され，無視できない量（全摂取量の10％）である．水分の排出の多くは尿である（1,000～1,500 mL/日）．また呼気中の水蒸気と皮膚からの水分蒸発を合わせて不感蒸泄といい，700～900 mL/日と全排出水分量の約1/3を占める．さらに発汗量は運動や気候に大きく左右され，激しい運動時には1～2 L/日に及ぶこともある．

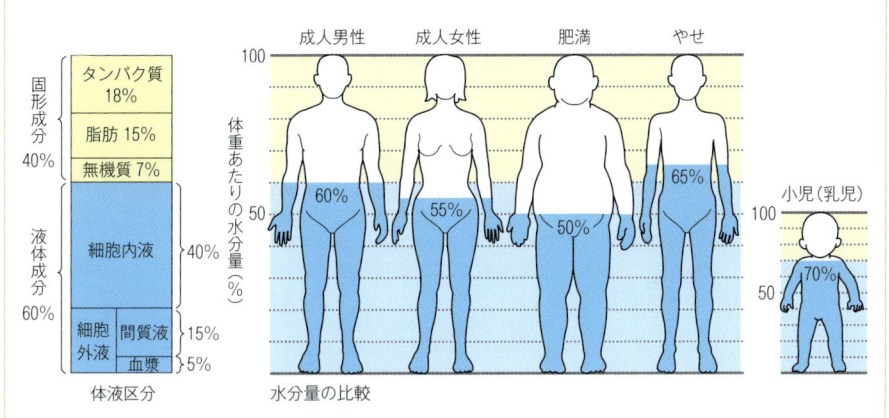

■図1 4-1　体液区分と体内の水分量の比較

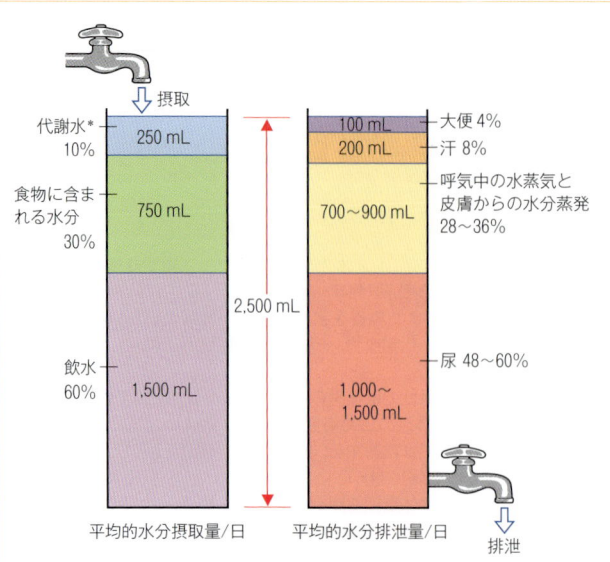

図中ラベル：
- 代謝水* 10%　250 mL
- 食物に含まれる水分 30%　750 mL
- 飲水 60%　1,500 mL
- 合計 2,500 mL
- 摂取
- 100 mL　大便 4%
- 200 mL　汗 8%
- 700〜900 mL　呼気中の水蒸気と皮膚からの水分蒸発 28〜36%
- 1,000〜1,500 mL　尿 48〜60%
- 排泄

平均的水分摂取量/日　　平均的水分排泄量/日

＊代謝水：体内で行われる栄養素の代謝によって生じる水分

■図1 4-2　水分出納

2. 体液調節のための腎・泌尿器系の構造

　腎臓は左右2個あり，その1個の大きさは，長さ11〜12 cm，幅5〜6 cm，厚さ3〜4 cmである（図1 4-3）．後腹膜臓器（"おなかの中にある"のではなく，"背中に貼り付いている"）で，この小さな臓器に，心拍出量（5 L/分）の約1/5〜1/4が流入する．その流入過程は，①腎動脈，②弓状動脈，③輸入細動脈から，④糸球体である（糸球体流量は1 L/分となる）．

　1個の腎臓には100万個の腎小体がある．腎小体は腎皮質に存在し，直径0.1〜0.2 mmで肉眼で確認できる．輸入細動脈はボウマン嚢内で糸球体毛細血管に分岐し，糸球体を形成する．ここで血液を濾（ろ）過することで大量の原尿をつくり，その後，毛細血管は輸出細動脈にまとまって糸球体を出る．糸球体という名前から，糸球体に入った細動脈は糸玉のように無秩序な毛細血管の塊をつくっていると考えがちであるが，そうではなく図1 4-3cのように，整然とした係蹄（ループ状の形）を形づくっている．糸球体で濾過され，できた原尿はボウマン嚢内腔である尿腔に集められ，近位尿細管，ヘンレ係蹄（ループ），遠位尿細管を通り，その間に再吸収と分泌により尿が生成される．尿は集合管，腎盂（う），尿管を通り，左右の尿管から膀胱へ集約され，尿道から体外へ排泄される．

　ここで大切なことは，1つの糸球体で濾過されてできた原尿は，その糸球体からスタートする近位尿細管，ヘンレ係蹄，遠位尿細管を通り，元の糸球体に戻り，傍糸球体装置で再吸収の状況のチェックを受けることである．それによって輸入細動脈，輸出細動脈の径の開大・狭小がなされて糸球体濾過量の増減が行われる．また，レニン分泌による全身血圧の上昇が図られる．

　一方，糸球体から出た輸出細動脈は，そのまま近位尿細管，ヘンレ係蹄，遠位尿細管に並走する．すなわち，1個の糸球体とそれに引き続く尿細管，細動脈が完結した腎機能を担っている．そのため，1つのまとまりとしてネフロン（腎単位）と呼ばれる．

　腎臓の解剖学の名称で混乱するのは，腎小体，マルピーギ小体，糸球体，ボウマン嚢，ネフロンであろう．腎小体（発見者の名をとってマルピーギ小体ともいわれる）は，糸球体とそれを包むボウマン嚢からなる．糸球体は輸入細動脈と輸出細動脈の間で係蹄を形づくる毛細血管の塊のことであり，ボウマン嚢は糸球体を包み糸球体で濾過された原尿を集めて尿細管へ導く袋である．ネフロンは，前述の通り腎小体と尿細管，細動脈の3者による機能単位の名称である．

● 4. 体液調節機能

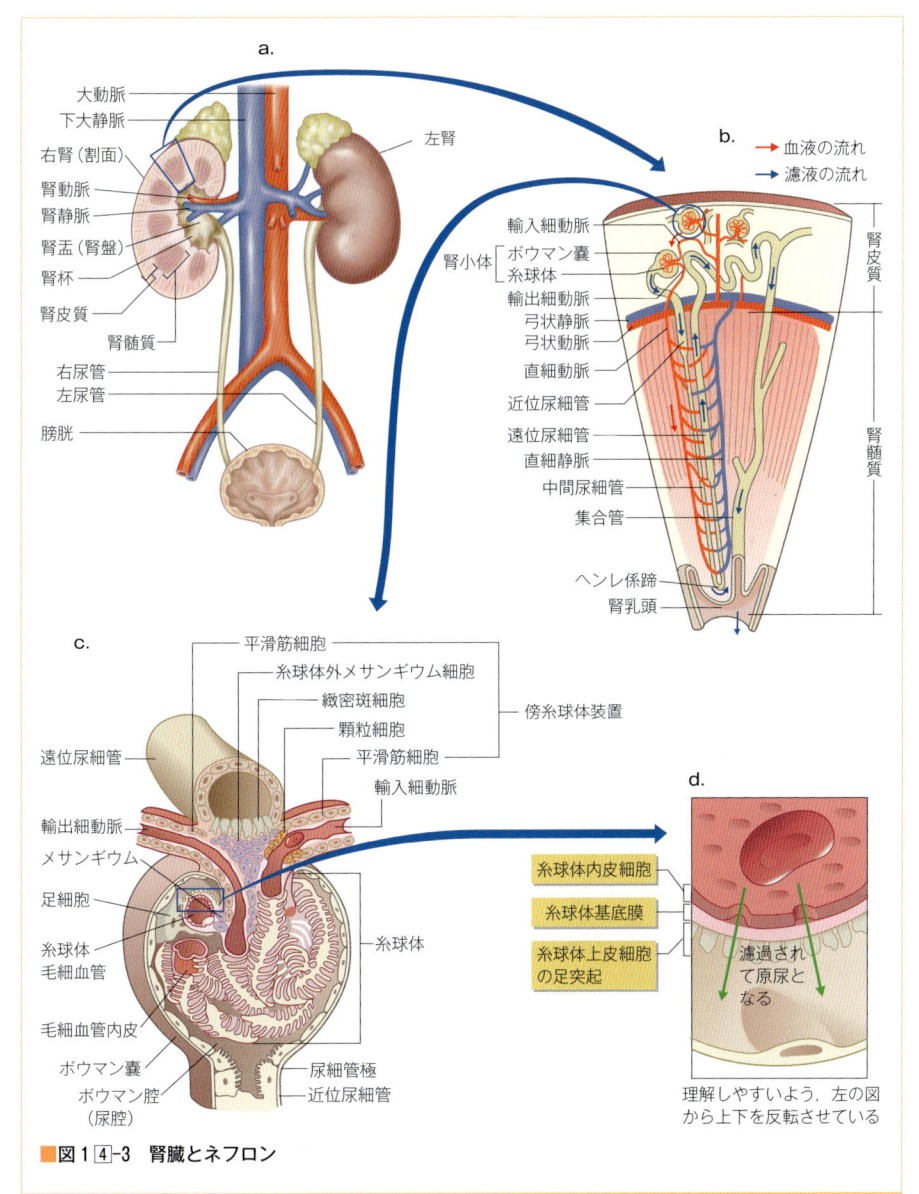

ホメオスタシスとその破綻

■図1 4-3 腎臓とネフロン

3. 体液調節機能

　体液調節機能の重要な要素は，①糸球体での濾過，②尿細管での再吸収と分泌，③ホルモンによる調節，の3つで，これらがそれぞれに役割を果たし，連動することで体液の調節が行われている。
　腎臓は，糸球体での濾過や尿細管での再吸収と分泌を通して，体液量と電解質組成を調整しながら尿の生成を行う。その働きを調節するホルモンは，腎臓そのもののほか，下垂体や副腎，心臓といった器官から分泌されている。

B. 糸球体での濾過

1. 糸球体の濾過機能

　糸球体内の血液は，主に糸球体細動脈の血圧によって血管内皮細胞，糸球体基底膜，糸球体上皮細胞（足細胞）で濾過され，大量の原尿となる（p.25，図1 4-3）．腎臓全体で，1分間に120 mLの血液が濾過され（糸球体濾過量），1日に140～170 Lの原尿が産生される．

　糸球体での濾過装置は3段構えである（図1 4-4）．

　まず，糸球体毛細血管壁の内皮細胞には，50～100 nmの孔が多数あいている．血液中での最小の細胞である正常血小板の大きさは2,000～4,000 nmであるので，通常の細胞成分やカイロミクロン（100～1,000 nm）などの脂質は内皮細胞壁を通過できない．

　糸球体での選別濾過機能の中心は，次の糸球体基底膜である．この基底膜は，厚さが300 nmで，Ⅳ型コラーゲン，ラミニン，プロテオグリカンによる三層網目構造で，5～7 nmの孔があいている．この大きさはアルブミン（分子量68,000）を通過させるのに十分である．

　生体のタンパク質は，ほとんど陰性に荷電している．一方，基底膜も陰性に荷電し，内皮細胞，足細胞も細胞壁は陰性に荷電している．そのために陰性に荷電した通常の大きさのタンパク質は，糸球体濾過装置に近づきにくい状態であり，血清タンパクの6割を占めるアルブミンは，糸球体で濾過されない．分子の大きさによるふるい分けをサイズバリアといい，荷電によるふるい分けをチャージバリアと呼ぶ．それでも分子量がほぼ10,000以下のタンパク質（$β_2$ミクログロブリンなど）は，尿腔に濾過される．

　足細胞はボウマン腔（尿腔）を形づくる上皮細胞であって，最後の濾過機構である．足細胞はそのまま尿細管上皮細胞へ移行する．足細胞も足突起に25～65 nmの濾過間隙を形成している．

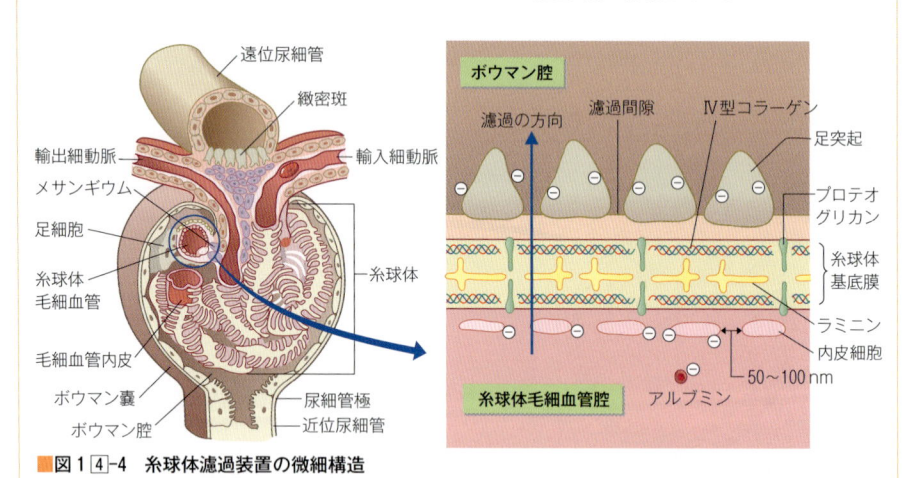

図1 4-4　糸球体濾過装置の微細構造

2. 糸球体の濾過機能の障害とフィジカルアセスメント

◆急性糸球体腎炎
- A群β溶血性連鎖球菌による上気道感染後，1～2週間の潜伏期をおいて急性に発症する．小学生までの若年者に多い．
- 初発症状は血尿，浮腫，高血圧で，病理学的には，びまん性管内増殖性糸球体腎炎の形をとる．
- 対症療法により，一般に予後はよい．

Physical Assessment

❶先行感染（上気道） 根拠▶ 発熱，咽頭痛の後，1～2週の潜伏期をおいて腎炎を発症する．	➡インタビュー ➡検査（細菌培養同定，血清学的検査）
❷肉眼的血尿 根拠▶ 糸球体障害により赤血球がボウマン腔へ移行する．	➡インタビュー ➡検査（尿定性試験，尿沈渣）
❸浮腫 根拠▶ 糸球体濾過量低下による溢(いっ)水性浮腫．早朝起床時の眼瞼の圧痕性浮腫が顕著である．	➡インタビュー ➡体液調節機能の触診
❹高血圧 根拠▶ ナトリウム排泄障害のため．	➡体液調節機能の概観（全身の観察）
❺尿の泡立ち 根拠▶ 糸球体障害による内皮，基底膜，上皮のバリア機能の低下により尿中に多量のタンパクが漏出し，尿が泡立つ．	➡検査（尿生化学検査，尿の外観）
❻乏尿 根拠▶ 糸球体の炎症による糸球体濾過量の低下により，尿量が減少する．	➡検査（尿量，血液生化学）

C. 尿細管での再吸収と分泌

1. 尿細管の再吸収機能

　原尿は，大量の水分，グルコース（ブドウ糖），アミノ酸，小型のタンパク質（ポリペプチド），電解質，イオンを含んでいる．尿細管では，これらのほとんどを再吸収し，また一部を分泌して尿としている（図1④-5）．特に水は，再吸収により原尿を100倍に濃縮する．水は膜透過性の高い近位尿細管で多く再吸収される．さらにヘンレ係蹄や集合管でも再吸収される．その原動力となるのが，尿細管のヘンレ係蹄での対向流増幅系であるが，それを保証するのが直細動静脈が形成する対向流交換系である（図1④-6）．

　輸出細動脈は一部が分岐して直細動脈（直血管）として腎髄質内層まで直下直行し，反転して直細静脈となり直細動脈と並走直上し皮質の弓状静脈に至り，ネフロンから離脱する．この直細動脈と直細静脈が血管壁を接して対向流する間に，Na^+濃度勾配に沿って血管壁を移動する．血流により常に直細静脈側のNa^+のイオン濃度が高くなるために，Na^+は直細静脈から直細動脈への流れが定着する．そのため，常に髄質の浸透圧が高く，皮質から髄質内層にかけて，固定した浸透圧勾配が形成される（対向流交換系，図1④-6）．

　腎皮質にある腎小体から出た近位尿細管は，腎髄質に至ってヘンレ係蹄となる．ヘンレ係蹄の下行脚は腎髄質内層まで直行し，U字ループ状に反転して上行脚となり下行脚と並走し皮質の集合管に至る．この下行脚と上行脚が対向流する間に，尿細管壁を通して，ナトリウムポンプを介してエネルギーを使った能動輸送により，Na^+が再吸収され，対向流交換系と同様に皮質から髄質内層にかけて，浸透圧勾配が形成される（対向流増幅系，図1④-6）．このようにして形成された浸透圧勾配によって，ヘンレ係蹄と集合管における水の再吸収が行われる．

　このように尿細管では，様々な分子の再吸収が行われる（図1④-5）．特に近位尿細管では，水のほか，グルコース，アミノ酸，HCO_3^-が再吸収される．尿細管障害の代表である間質性腎炎では，HCO_3^-の再吸収が障害されるため，代謝性アシドーシスをきたす（尿細管性アシドーシス）．

　糖尿病患者では，濾過された糖は尿細管における糖の再吸収量を超えるため，尿中に排泄される．その結果，健常人に比べ浸透圧の高い原尿となり，原尿からの水の再吸収が低下し，尿量が増加する．こ

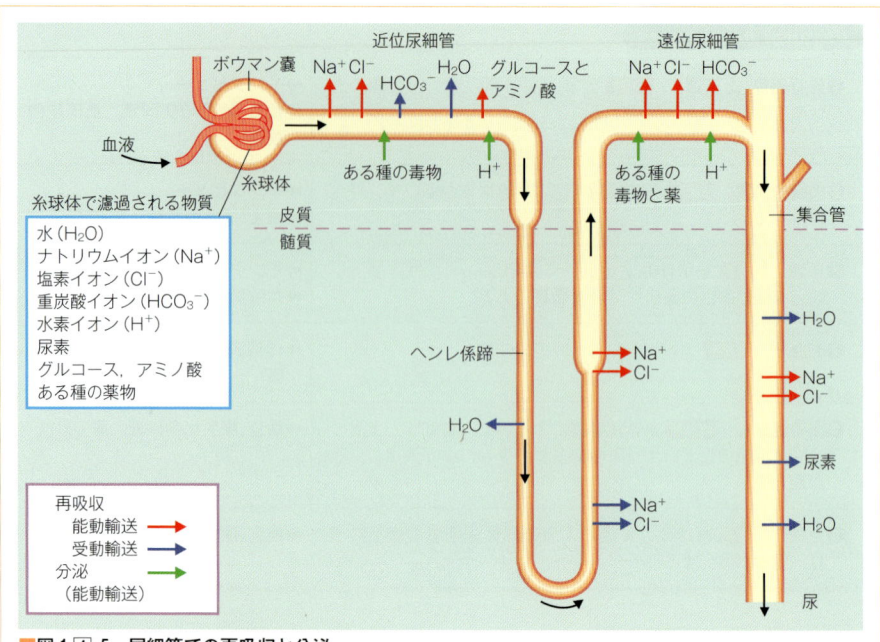

■図1 4-5　尿細管での再吸収と分泌

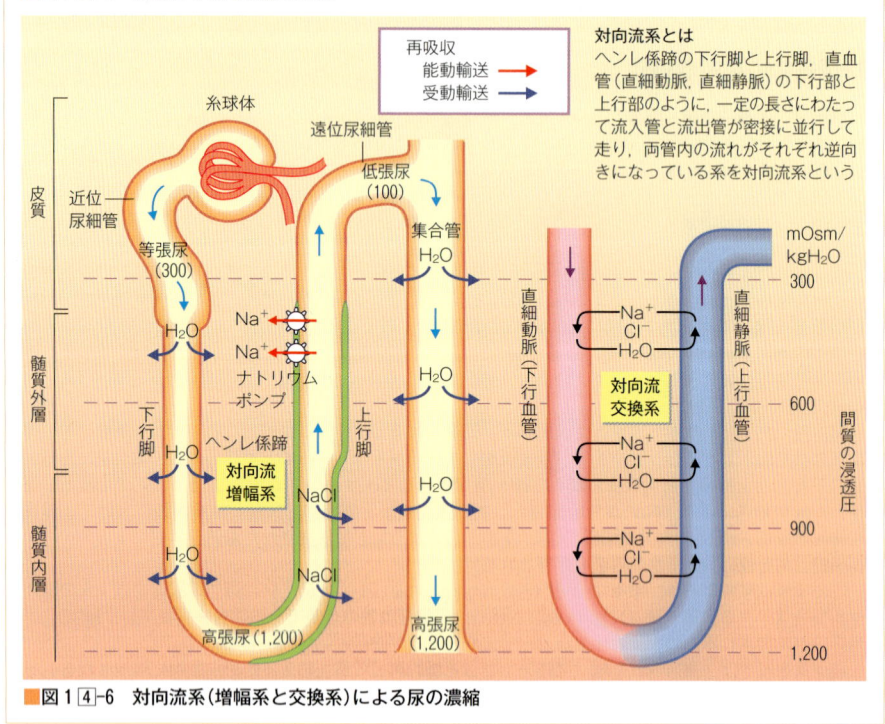

■図1 4-6　対向流系（増幅系と交換系）による尿の濃縮

対向流系とは
ヘンレ係蹄の下行脚と上行脚，直血管（直細動脈，直細静脈）の下行部と上行部のように，一定の長さにわたって流入管と流出管が密接に並行して走り，両管内の流れがそれぞれ逆向きになっている系を対向流系という

れを浸透圧利尿という．糖尿病の3大症状である「口渇」，「多飲」，「多尿」のうちの「多尿」は，「多飲」の結果以外にも，この浸透圧利尿も関与していよう．糖以外では，D-マンニトールも糸球体から濾過され尿細管で再吸収されない．この原理を利用して，脳浮腫のある患者や眼圧の高い患者などにD-マンニトールを投与して利尿をつけさせることがある．

2. 尿細管の障害とフィジカルアセスメント
1) 尿細管間質性腎炎

- 原因不明の一次性尿細管間質性腎炎と，原因が明らかな二次性尿細管間質性腎炎がある．
- 二次性尿細管間質性腎炎の原因には，①薬剤（特に非ステロイド系抗炎症薬），②膠原病（全身性強皮症，混合性結合組織病，シェーグレン症候群が多い），③感染症，④毒物など多彩である．
- 自覚症状に乏しい．症例によっては発熱，関節痛，皮疹などの全身症状を訴えることがある．
- 身体所見では，エコー検査で軽度の腎腫大を認めることがある．
- 尿所見に乏しく尿タンパクはあっても軽度．その一方，尿沈渣で，赤血球，白血球を軽度〜中等度認める．
- 尿所見が乏しい割に，血清クレアチニン値が上昇していることがある．
- 尿生化学検査で，$β_2$ミクログロブリンやNAG（N-アセチル-$β$-D-グルコサミニダーゼ）が高値である．
- 腎生検で尿細管間質の炎症や線維化を認める．
- 腎生検の像により，副腎皮質ホルモン投与などの免疫抑制療法を行うことがある．
- 緩徐に進行し，尿細管性アシドーシスに至り，あるいは血液透析が必要となることがある．
- 時に急性腎不全の原因となる．

◆二次性尿細管間質性腎炎
Physical Assessment

❶先行する膠原病や服薬歴	根拠▶ 長期間の病歴．	➡インタビュー ➡検査（免疫血清学的検査）
❷乏しい自覚症状	根拠▶ 先行する膠原病の症状以外では，あっても軽度の高血圧．	➡インタビュー
❸軽度の腎腫大	根拠▶ 腎臓の炎症．	➡体液調節機能の触診 ➡検査（腎画像診断）
❹尿タンパクの乏しい尿異常	根拠▶ 糸球体基底膜障害のない腎障害．	➡検査（尿定性試験，尿沈渣）
❺特徴的な尿生化学検査成績	根拠▶ $β_2$ミクログロブリンやNAGが高値．	➡検査（尿生化学検査）
❻尿所見の乏しい腎機能障害	根拠▶ 糸球体基底膜障害のない腎障害．	➡検査（血液生化学検査，腎生検）

D. ホルモンによる調節

体液量の調節は，主に腎臓における尿の濃縮による．しかし，それを調節するホルモンは，腎臓のみでなく，下垂体，副腎，心臓からも分泌される．
腎臓で産生される体液調節ホルモンは，レニンである．遠位尿細管で糸球体に近く位置する緻密斑

が，尿中のCl^-を感知し濾過量をモニターしている．Cl^-濃度が低下すると傍糸球体装置の輸入細動脈の顆粒細胞(傍糸球体細胞)からレニンが産生され，Cl^-濃度が上昇するとレニンの分泌が低下する．

　レニンはタンパク分解酵素であり，肝臓で産生されたアンジオテンシノゲンからアミノ酸10個のアンジオテンシンIを生成する．アンジオテンシンIは，肺などで産生されるアンジオテンシン変換酵素(angiotensin converting enzyme；ACE)で，アミノ酸8個のアンジオテンシンIIに変換される．アンジオテンシンIIは強い末梢血管収縮作用で血圧を上昇させ，結果として腎血流量を増加させ，尿生成を増加させる．

　一方で，アンジオテンシンIIは副腎皮質球状層に働きアルドステロンを分泌させる．アルドステロンは鉱質コルチコイドホルモンで腎集合管に作用し，Na^+の再吸収を増加させることにより体液量を増加させる．これらを総称してレニン-アンジオテンシン-アルドステロン系という(p.15, 図1 [2]-9)．

　集合管における尿再吸収に強く作用するホルモンADH(antidiuretic hormone, 抗利尿ホルモン，バソプレシンとも呼ばれる)はアミノ酸9個のペプチドホルモンで，視床下部視索上核で産生され，神経線維を通って下垂体に至り後葉から分泌される．腎集合管に作用することで水透過性を亢進させ，尿を濃縮する．

　心房性ナトリウム利尿ペプチド(atrial natriuretic peptide；ANP)は，心房の細胞より分泌される降圧ホルモンである．体液量が増大すると，腎でのナトリウムの利尿，副腎でのアルドステロン分泌抑制による体液の減少に寄与する．

E. 体液調節機能障害の症候

　先にも述べたように，体液調節は，1日に100L以上の原尿をつくりその99％を再吸収する腎臓が，その機構の中心である．ところが，腎障害のフィジカルアセスメントについての解説は，教科書でも省略されていることが多い．ここでは，腎臓の特異的な症状・所見の中で，患者評価に必要な事項を，浮腫と尿所見を中心に考える．

1. 浮腫

　特異的な自覚症状，他覚所見に乏しい腎臓において，浮腫は比較的腎障害を思い浮かべやすい自覚症状であり他覚所見である．心疾患によるうっ血性病態，肝疾患による低タンパク血症性病態，内分泌疾患，周期性浮腫を除外できれば，浮腫の原因としては明らかな疾患がみられない特発性浮腫と腎疾患を考える．腎疾患による浮腫は，さらに溢水による浮腫と低タンパク血症による浮腫に分かれる．

1) 溢水による浮腫

- 溢水は文字通り，水が体内に溢(あふ)れ出ることである．腎機能障害により糸球体濾過量(glomerular filtration rate；GFR)が低下し，尿生成が減少するために，余分の水分が血管から漏れ出て，全身の皮下や胸腔，腹腔にあふれ出る(漏出性胸水，漏出性腹水)．
- 溢水により肺胞内が水浸しとなって肺水腫に，また血管内が水分過剰となると，頸部血管怒張，高血圧，心拡大，心不全となる．
- 末期腎不全では効果的な利尿や透析療法による除水がなされない限り，浮腫により1日に1～2kgずつ体重が増加する．
- 溢水による浮腫は，うっ血性心不全による浮腫に近いが，心不全による浮腫は，体位や運動による変化(仰臥位で増強，運動後に増強)，日内変動(夕方に増強)があり，心疾患の既往歴を含め鑑別する．

2) 低タンパク血症による浮腫

- 腎疾患でみられる低タンパク血症(典型的にはネフローゼ症候群)は，肝疾患によるタンパク産生障害と異なり，尿中への過剰漏出によるものである．
- 主に糸球体基底膜の障害により多量のタンパクが漏出し，肝でのアルブミン産生が追いつかず低タン

- パク血症となり，膠質浸透圧の低下に従って血管より体液が漏出する．
- 低タンパク血症によって，微小変化型ネフローゼ症候群や急性糸球体腎炎のように，突然，浮腫として発症することも，まれではない．
- 糖尿病腎症のように緩徐に治療抵抗性の高度のネフローゼ症候群をきたし，食事療法を含めた管理に難渋することも多い．
- 溢水による浮腫に比べると，低タンパク血症のために皮膚が薄い．
- ネフローゼ症候群の浮腫は，肝硬変などの浮腫と同様の低タンパク血症によるが，肝疾患は飲酒や慢性肝炎の長期既往があることが多い．
- 肝疾患ではほかに，黄疸，肝腫大，静脈怒張（痔，食道静脈瘤，体幹皮膚表面静脈怒張）がみられる．
- 検査成績上は，肝機能検査異常の有無のほか，ネフローゼ症候群では血清コレステロール値が上昇し，肝疾患では低下することも鑑別上有用である．
- 周期性浮腫を含めた内分泌疾患の関与する浮腫は，圧痕を残さないことが多い．

2. その他の自覚症状・身体所見

浮腫以外の自覚症状，他覚所見は，非特異的なものが多い．全身倦怠感，食欲不振，悪心・嘔吐，皮膚の瘙痒（そうよう），不眠，ねむけ，記銘力低下，いらいら，レストレスレッグ症候群（むずむず脚症候群），意識障害，痙攣（けいれん）など多くの精神神経症状をきたす．これらの多くは尿毒症性物質（尿毒素）によるとされる．尿毒素は，タンパク質の代謝産物である窒素化合物であることが多く，検査所見での尿素窒素（BUN）に反映され，尿毒症性肺炎，尿毒症性心外膜炎，尿毒症性網膜症の原因となる．尿毒症の酸塩基平衡異常である代謝性アシドーシスは，GFR低下によるH^+排泄障害とともにHCO_3^-の尿細管領域での再吸収障害にもよる．

腎臓でのビタミンD活性化が阻害されるために起こる骨粗鬆症，腎臓でのエリスロポエチン産生低下に伴う腎性貧血症状も高頻度にみられる．

memo 透析療法に伴うストレス

- 腎障害における精神症状は前記（2. その他の自覚症状・身体所見）のように尿毒素によることが多いが，透析患者は特有のストレス下におかれるので，ここにまとめる．
- 血液透析患者は，仕事を含めた日常生活や制限の多い食事に加えて，週2～3回，1回約4時間，定められた施設で透析を受ける．透析スケジュールが第一の生活を余儀なくされ，透析日には溢水状態で透析施設にたどり着く．透析では，48時間の腎臓の働きをわずか4時間の透析装置に委ねることになり，全身臓器，特に心臓にとって過酷で非生理的な治療である．透析終了時はむしろ余分に除水して，ベストコンディションよりも行きすぎの状態で終わる．治療後の爽快感とはほど遠い．
- 透析療法に伴うストレスとしては，社会経済的負担，生活習慣上の負担，身体的負担および心理的負担がある．
- 社会経済的負担としては，①透析治療を継続する上での社会・家庭内における地位や立場の低下，②経済的圧迫（仕事への影響，収入の減少）がある．
- 生活習慣上の負担としては，①透析療法による行動の制限（週に2～3回，約4時間の透析を受けなければならないことによる就労や家事などに対する影響），②透析療法に伴う生活習慣の変化（栄養管理，水分制限など）がある．
- 身体的負担としては，①透析療法による身体的苦痛（穿刺痛，透析不均衡症候群，血圧変動，体調不良など）や，②透析合併症による身体的苦痛（シャント不全，骨・関節症状，血圧変動，貧血，心不全，脳血管障害，レストレスレッグ症候群など）があげられる．
- 心理的負担としては，①死そのものに対する不安や恐怖，②将来への不安や恐怖（先が見えないという不安），そして③半永久的に透析療法を余儀なくされるという精神的負担が重圧となる．
- これらのストレスに押しつぶされ，不安にさいなまれている患者に対して，春木繁一は患者とは一生涯のつきあいであり，小手先でなく，入れ込みすぎず，誰のための透析であるかを最も大切に指導すべきであるとしている．

memo 透析導入の指針

- 腎障害は基本的には不可逆性である．GFR が健常時の 10% 以下になれば，血液透析，腹膜透析あるいは腎移植を受けなければ，患者は生命を維持することができない．透析導入の基準は，1992 年に厚生省研究班が示している（表 1 4-1）．
- 臨床の場ではより具体的に，①自覚症状（全身倦怠感，食欲不振，不眠，皮膚瘙痒（そうよう）など）が強く，②身体所見として心胸比 50% 以上の心拡大がみられ，③検査成績上 GFR が 10% 以下，あるいは血清クレアチニン値が 6〜8 mg/dL 以上となった場合は，血液透析導入となる．
- ただし，①②③の基準を十分に満たさない場合でも，臓器の溢水所見（肺水腫，胸水，心囊水，腹水）や治療抵抗性の高カリウム血症があれば，ただちに導入となる．一方で血清クレアチニン値が 8 mg/dL を超えても，自覚症状，他覚所見に著しい変化がなければ，経過を観察することもある．

■ 表 1 4-1　慢性腎不全の透析導入の基準（厚生省研究班，1992）

保存的療法では改善できない慢性腎機能障害（Ⅱ），臨床症状（Ⅰ），日常生活障害度（Ⅲ）の項目を，各々の評点法に従って評点し，合計点数が原則として 60 点以上を慢性透析療法への導入適応とする．

Ⅰ　臨床症状

症状	程度		点数
1. 体液貯留：全身性浮腫，高度の低タンパク血症，肺水腫 2. 体液異常：管理不能の電解質・酸塩基平衡異常 3. 消化器症状：悪心，嘔吐，食欲不振，下痢など 4. 循環器症状：重篤な高血圧，心不全，心包炎 5. 神経症状：中枢・末梢神経障害，精神障害 6. 血液異常：高度の貧血症状，出血傾向 7. 視力障害：尿毒症性網膜症，糖尿病性網膜症	高度	1〜7 項目のうち 3 項目以上	30
	中等度	1〜7 項目のうち 2 項目	20
	軽度	1〜7 項目のうち 1 項目	10

Ⅱ　腎機能

血清クレアチニン濃度 （クレアチニン・クリアランス）	点数
8 mg/dL 以上（10 mL/分未満）	30
5〜8 mg/dL 未満（10〜20 mL/分未満）	20
3〜5 mg/dL 未満（20〜30 mL/分未満）	10

Ⅲ　日常生活障害度

程度		点数
高度	尿毒症症状のため起床できない	30
中等度	日常生活が著しく制限されるもの	20
軽度	通勤，通学あるいは家庭内労働が困難となったもの	10

注）10 歳以下の年少者，65 歳以上の高齢者，全身性血管障害を合併するもの，全身状態が著しく障害されたものについては 10 点を加算する．また，小児においては血清クレアチニン濃度を用いないで，クレアチニン・クリアランス値を用いる．

第2章
呼吸機能とその破綻

酸素を取り込み二酸化炭素を棄てる

生命活動に必要なエネルギーは，酸素を消費する代謝過程によって産生される．酸素を外から内へ取り入れ，代謝によって生じた二酸化炭素を内から外へ排出する過程を呼吸という．

呼吸器の解剖生理と機能障害

清村紀子

A. 呼吸とは

1. 呼吸とは

あらゆる生物の生命活動ではエネルギーが消費される．生命活動に利用されるエネルギーは，高リン酸化合物であるATP（アデノシン三リン酸）に蓄えられる．ATPが加水分解によってADP（アデノシン二リン酸）になる時，エネルギーが放出され，このエネルギーが運動時の筋収縮，物質の合成，物質の輸送などに利用される．

ATPを生成するエネルギー変換過程は代謝と呼ばれ，酸素（O_2）を必要としない嫌気的過程と，O_2を必要とする好気的過程があり，特に好気的過程において多くのエネルギーを獲得できる．好気的過程で消費されるO_2は，体内で産生することも備蓄することもできない．また，代謝産物としての二酸化炭素（CO_2）は体内では不要な物質である．私たちは，"息をする"ことで，代謝に必要なO_2を取り込み，不用になったCO_2を排出している．

こうした「生命活動に必要なO_2を外から内へ取り入れ，代謝によって生じたCO_2を内から外へ排出する過程」を呼吸という．内と外は，体内と体外，あるいは細胞内と細胞外という意味を示している．

2. 内呼吸と外呼吸

呼吸には，内呼吸と外呼吸がある．いずれも血液を介したO_2とCO_2の交換を意味する．

内呼吸は細胞呼吸もしくは組織呼吸とも呼ばれ，O_2は血液中から細胞へ，CO_2は細胞から血液中へと移動する．外呼吸は肺呼吸とも呼ばれ，O_2は肺胞から血液中へ取り込まれ，CO_2は血液中から肺胞へ排出される．外呼吸・内呼吸のガス交換は，物質が濃度の高い方から低い方へ（濃度勾配）移動する現象である"拡散"により行われる．

外呼吸によってO_2を十分に含んだ血液（動脈血）は動脈を流れ，各組織へ運搬される．内呼吸によってCO_2を多く含んだ血液（静脈血）は，静脈を流れ，心臓を経由し肺へと到達する．このようにして外呼吸と内呼吸は，絶え間なく繰り返されている（図2-1）．

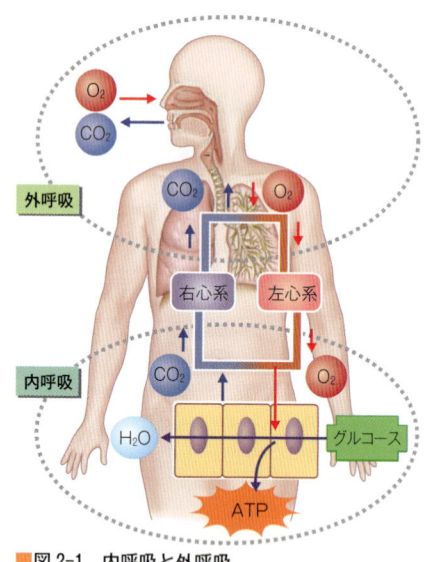

図2-1 内呼吸と外呼吸

3. 呼吸器の構造

呼吸の役割を果たす器官の総称を呼吸器系という．呼吸器系は，狭義では空気を運ぶ通路である気道でつながった外鼻孔から肺胞に至るまでの構造を指し，広義ではこれらに呼吸筋，胸膜と，それがなす胸膜腔，および肺血管系を含む．上気道（鼻腔，咽頭，喉頭），下気道（気管，気管支），呼吸筋（主に横隔膜，外肋間筋，内肋間筋），胸膜腔は換気を担い，肺（肺胞）と肺血管系はガス交換を担う（図2-2 a，

●呼吸器の解剖生理と機能障害

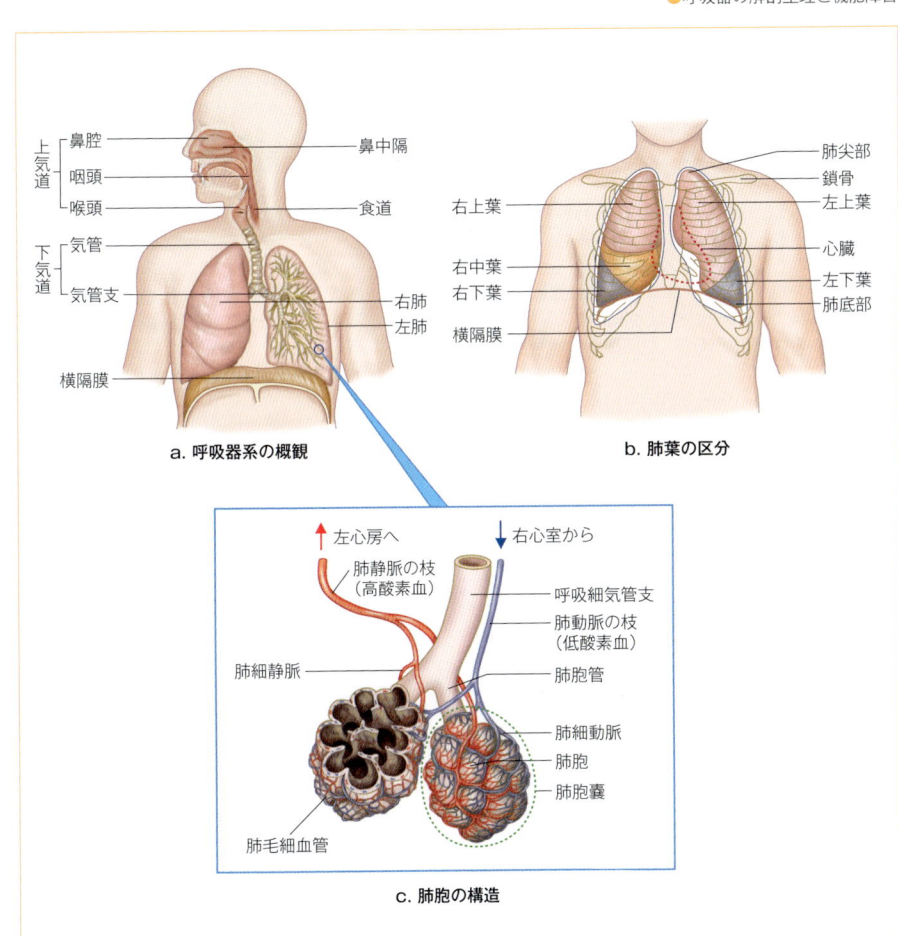

図 2-2 呼吸器の構造

a. 呼吸器系の概観

- 上気道: 鼻腔、咽頭、喉頭
- 下気道: 気管、気管支
- 鼻中隔
- 食道
- 右肺、左肺
- 横隔膜

b. 肺葉の区分

- 肺尖部
- 鎖骨
- 右上葉、左上葉
- 心臓
- 右中葉
- 右下葉、左下葉
- 横隔膜
- 肺底部

c. 肺胞の構造

- 左心房へ
- 右心室から
- 肺静脈の枝（高酸素血）
- 呼吸細気管支
- 肺動脈の枝（低酸素血）
- 肺細静脈
- 肺胞管
- 肺細動脈
- 肺胞
- 肺胞嚢
- 肺毛細血管

d. 肺に出入りする血管と気管支

- 右主気管支、左主気管支
- 大動脈弓
- 右肺動脈、左肺動脈
- 右上肺静脈、左上肺静脈
- 上大静脈
- 右下肺静脈、左下肺静脈
- 下大静脈
- 上行大動脈

2 呼吸機能とその破綻

b, c, d).

　右肺は水平裂と斜裂により3葉(上葉，中葉，下葉)に，左肺は斜裂により2葉(上葉，下葉)に分けられる．上端の肺尖部は鎖骨より2〜4cm上方に突出し，下端の肺底部は横隔膜に接する(図2-2 b)．気管支，血管，リンパ管，神経などが出入りする肺門部にはリンパ節が散在する．肺を栄養するのは気管支動脈である．肺胞周囲へと毛細血管網を分布させる肺動脈，肺静脈は，主にガス交換に関与し機能血管と呼ばれる．

　肺の表面は，臓側胸膜(肺に近い側)と壁側胸膜(胸壁に近い側)の二重の胸膜に覆われる(p.43，図2-10)．胸膜は，肺門部付近で折り返し，胸膜腔を形成する．臨床では，胸膜腔を胸腔と呼ぶことが多い．胸腔はごく少量の漿液(胸腔内液)を蓄え，肺の動きをスムーズにするとともに二重の胸膜を密着させる役割を担う．胸腔は常に大気圧と比較して陰圧に保たれ，換気(呼吸運動)に関与している．

　肺の容積の約85%は肺胞が占める．肺胞の内面は肺胞上皮細胞で覆われる．肺胞上皮細胞には，肺胞の内面の大部分を覆うⅠ型肺胞上皮細胞と，その間に点在するⅡ型肺胞上皮細胞の2つのタイプがある．Ⅱ型肺胞上皮細胞は，サーファクタントと呼ばれる表面活性物質を分泌し，肺胞内面の表面張力を減少させて肺胞の虚脱を防いでいる(p.51，図2-14)．

4. 呼吸機能

　呼吸機能の重要な要素は，①呼吸の調節機構，②換気(呼吸運動)，③ガス交換とガスの運搬，④肺の循環と血流，の4つで，これらの調節機構，換気(呼吸運動)，ガス交換，ガスの運搬，がそれぞれに役割を果たし，各機能を連動させることで「呼吸」は成り立っている(図2-3)．

　加えて呼吸器には，発声や空気中に含まれる病原体や異物から組織を防御する機能も備わっている．

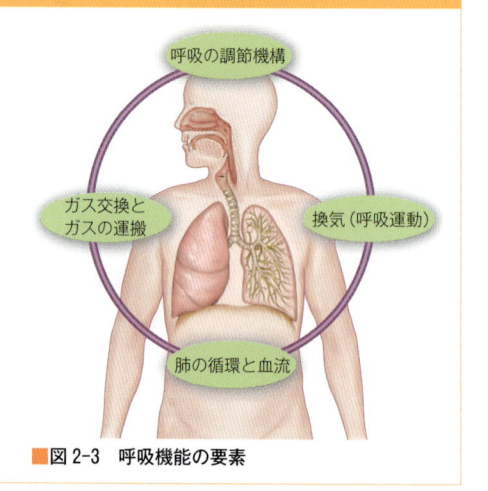

図2-3　呼吸機能の要素

B. 呼吸の調節機構

1. 呼吸運動の調節機構

　呼吸が意識することなく一定のリズムで繰り返されるのは，呼吸中枢が周期的に興奮し呼吸筋を刺激しているためである．呼吸は神経性調節を受けており，その機序には，①随意的調節，②自動的調節の2つがある．随意的調節の中枢は大脳皮質で，ここから呼吸の運動ニューロンにインパルスが送られる．自動的調節の中枢は，延髄と橋にあり，主に動脈血のpH(水素イオン指数)，PaO_2(動脈血酸素分圧)，$PaCO_2$(動脈血二酸化炭素分圧)のレベルを判断して呼吸運動をコントロールしている．ホメオスタシスを維持するという重要な役割を果たす呼吸運動の調節システムは，「受容器」，「中枢神経」，「効果器」の要素で構成される(図2-4)．

●呼吸器の解剖生理と機能障害

■図2-4 呼吸の調節システム

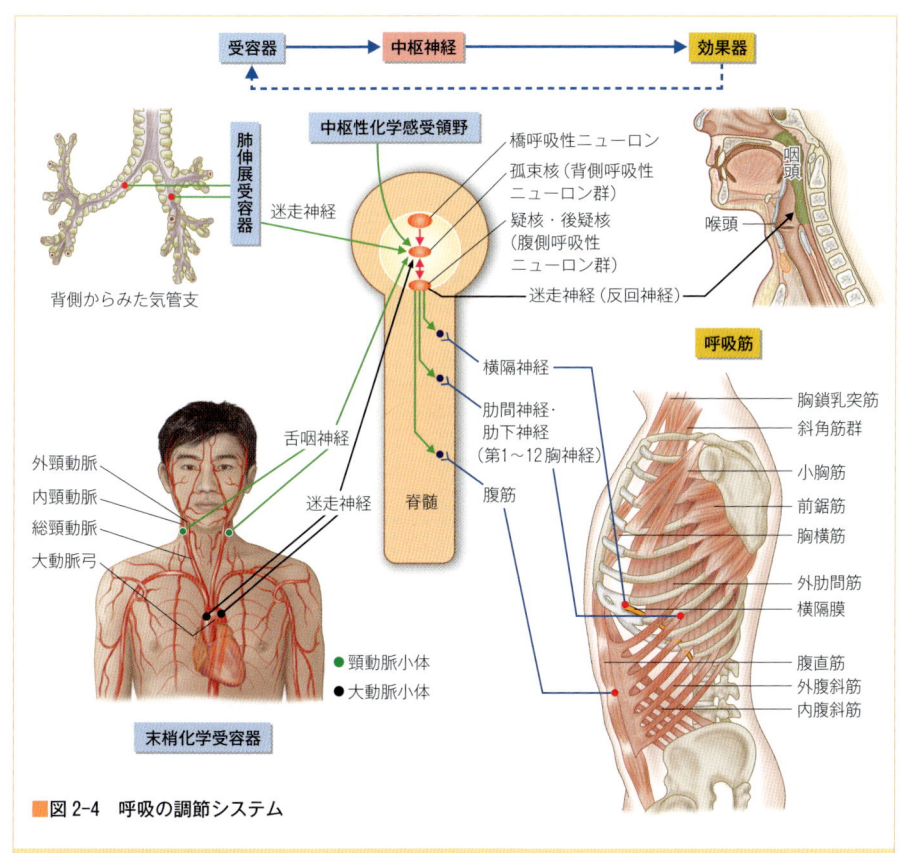

1) 呼吸運動の受容器：化学受容器，肺伸展受容器

- 呼吸運動の自動的調節の受容器には，化学受容器，肺伸展受容器，刺激受容器，J受容器などがある．このうち重要なのは化学受容器と肺伸展受容器である（表2-1）．
- 末梢化学受容器である頸動脈小体と大動脈小体は，$PaCO_2$ や pH，主には PaO_2 をモニターし，孤束核にインパルスを送る．頸動脈小体からのインパルスは，舌咽神経を介して孤束核へ伝えられ，大動脈小体からのインパルスは，迷走神経を介して孤束核へと伝えられる．
- 中枢性化学感受領野は延髄にある．末梢化学受容器のように明瞭な境界をもつわけではないため，受容器ではなく化学感受領野と呼ばれる．椎骨動脈の灌流する領域に存在し，$PaCO_2$ を感知している．

■表2-1 呼吸運動の受容器

受容器			部位	モニターする刺激
化学受容器	末梢化学受容器	頸動脈小体	外頸動脈と内頸動脈の分岐部	動脈血酸素分圧（PaO_2）
		大動脈小体	大動脈弓	動脈血酸素分圧（PaO_2）
	中枢性化学感受領野		化学受容性領野	動脈血二酸化炭素分圧（$PaCO_2$）
肺伸展受容器			気管支の平滑筋層	肺や気管支の伸展度
刺激受容器			気道の上皮細胞	ガスや粉塵の刺激
J受容器			肺胞の毛細血管付近	肺胞の毛細血管圧

- 気管支の平滑筋層にある肺伸展受容器からのインパルスは，迷走神経を介して孤束核へ伝えられる．吸息によって気管支や細気管支が引き伸ばされると，インパルスが迷走神経を介して呼吸中枢へ送られ，吸息が停止し呼息が開始される．これをヘーリング・ブロイエル反射という．

2) 呼吸運動の中枢神経

- 呼吸運動（自動的調節）の中枢神経は，延髄と橋にある．
- 呼吸の自動的調節に関連するニューロンは，呼吸性ニューロンと呼ばれ，延髄，橋，脊髄にある．
- 延髄には腹側呼吸性ニューロン群（疑核領域とその周囲のベッチンガー Bötzinger 複合体（後顔面神経核）および後疑核）と背側呼吸性ニューロン群（孤束核）があり，呼吸のリズム形成の中核をなす（図2-5）．
- 橋の呼吸ニューロンは，橋呼吸性ニューロン（結合腕傍核）と呼ばれ，呼吸パターンを修飾している（図2-5）．
- 脊髄にある呼吸性ニューロンは横隔膜，肋間筋，腹筋への運動ニューロンとして機能する．
- 呼吸のリズム形成のメカニズムは解明されていない点も多いが，腹側呼吸性ニューロン群でのネットワークによって決定されるとする説（ネットワーク説）と，延髄腹頭側部にある吸息を周期的に引き起こすペースメーカー様のニューロンが呼吸の原型をつくり，呼吸性ニューロンとのネットワークによって修飾されて呼吸のリズムが形成されるとする説（ペースメーカー説）とネットワーク説の組み合わせ（ハイブリッド説ともいう）が有力である．

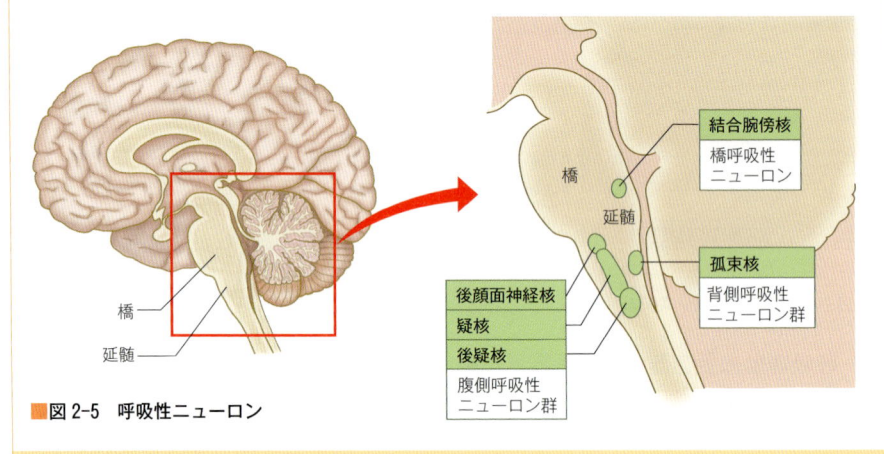

■図2-5 呼吸性ニューロン

3) 呼吸運動の効果器：呼吸筋

- 主な呼吸筋には，吸息に関わる吸息筋（主には横隔膜，外肋間筋）と呼息に関わる呼息筋（内肋間筋）がある．
- 主要な呼吸筋である外肋間筋と内肋間筋は，胸神経の前枝である肋間神経・肋下神経支配で，胸髄1～12（T_1～T_{12}）に中枢を有する．横隔膜は横隔神経支配で，頸髄3～5（C_3～C_5）に中枢を有する．
- 吸息に関係する遠心性の神経線維は，頸髄3～5（C_3～C_5）の高さにある脊髄前角の運動ニューロンから横隔神経へ，および胸髄1～12（T_1～T_{12}）の高さにある脊髄前角の運動ニューロンから胸神経の前枝である肋間神経・肋下神経に至る．呼息に関係する遠心性の神経線維は，胸髄1～12（T_1～T_{12}）の高さにある脊髄前角の運動ニューロンから胸神経の前枝である肋間神経・肋下神経に至る．
- また，呼吸全般に関連する咽頭・喉頭の筋群は迷走神経（反回神経）により支配される．

2. 呼吸運動調節機能の障害とフィジカルアセスメント

呼吸の深さ・回数・リズムなどに異常をきたすもの，呼吸をするのに努力を要するもの，呼吸運動に異常が認められるものを病的呼吸という．このうち，呼吸運動調節機能の障害として捉えなければなら

ないものは，主に呼吸リズムに異常をきたす場合で，中枢神経の疾患あるいは血液ガス分圧やpHの異常に伴う呼吸性代償が強く疑われる．

1）呼吸数と深さ

- 成人の呼吸は，安静時14〜20回/分で規則的である．呼吸回数は年齢によって異なり，新生児では32〜40回/分で，高齢者では比較的ゆっくりとした呼吸となる．また，呼吸回数は，体位や体格，活動状況，精神状態，基礎疾患の有無，環境など様々な要因によって変化する．
- 呼吸回数が極端に減少するとCO_2の排出が悪く高二酸化炭素血症となり，呼吸回数が極端に増加するとCO_2が過剰に排出され低二酸化炭素血症となる．極端なCO_2の低下は，呼吸中枢が刺激されて呼吸停止をきたすことがある．
- 1回の呼吸で得られる換気量（1回換気量）は500 mL程度で，1分間で平均5〜7 Lの換気量（分時換気量）を確保している．浅い呼吸は1回換気量の減少を意味し，深い呼吸は1回換気量の増加を意味する．

2）呼吸のリズム

- 呼吸のリズム異常には，クスマウル呼吸，チェーン・ストークス呼吸，ビオー呼吸などがある．
- クスマウル呼吸は，極端なアシドーシスを呈する場合に認められ，必ずしも致命的な病態を意味しない．換気量は保たれるため，呼吸困難は訴えない．また，糖尿病性アシドーシスでは呼気にアセトン臭がある．
- チェーン・ストークス呼吸は，交代性無呼吸とも呼ばれ，延髄の呼吸中枢の低酸素，循環不全などで起こる．
- ビオー呼吸は，頭部の外傷や病変によって起こる．

◆呼吸のリズム異常

Physical Assessment

❶呼吸リズムの変調

根拠▶

- クスマウル呼吸：血液のpHの低下に対し，1回換気量を増やしCO_2を排出することで，$PaCO_2$を低下させて代償しようとする反応である．
- チェーン・ストークス呼吸：心拍出量低下があると，末梢化学受容器が血液ガス濃度を感知するまでに遅れを生じ，呼吸中枢はずれを生じた情報に基づき呼吸を補正しようと指示を出す．こうした情報の受容と指示のずれによってチェーン・ストークス呼吸が起こる．
- ビオー呼吸：頭蓋内病変で認められ，呼吸停止に至る危険が高い．無呼吸の後のやや促迫した呼吸で$PaCO_2$を低下させようとする反応（$PaCO_2$の低下は頭蓋内の血管収縮を引き起こすため，頭蓋内占拠物の1つである血管の占めるスペースが減ると，頭蓋内圧が低下する）．

➡呼吸器の視診

3）努力呼吸

- 努力呼吸とは，安静時呼吸では使用されない筋（補助呼吸筋）を動員して行う呼吸の形態で，鼻翼呼吸，口すぼめ呼吸，肩呼吸などが挙げられる．
- 重度の低酸素血症や胸郭外の気道狭窄を呈する呼吸器疾患で生じる．

4）呼吸運動の異常

- 呼吸運動の異常としては，起座呼吸，シーソー呼吸，陥没呼吸，下顎呼吸，奇異呼吸などが挙げられる．

- 起座呼吸は，臥位では静脈還流の増加によって肺うっ血が悪化する，あるいは横隔膜運動の制限によって呼吸困難が生じるために，座位をとって呼吸をしようとするもので，うっ血性心不全の特徴的症状の1つである．座位によって，静力学的作用での肺静脈還流量減少や横隔膜を下げ肺を広げることによって呼吸量を確保しようとするものである．
- シーソー呼吸は，呼吸時に胸部と腹部が別々に動くような呼吸形態を示すもので，重篤な呼吸障害を呈する新生児に認められる．
- 陥没呼吸は，上気道閉塞によって，吸息時の胸腔内圧の陰圧が強くなるために，鎖骨上窩と肋間腔が身体の内方へ向かって陥没する呼吸形態である．
- 下顎呼吸は，重篤な病態の末期で死の直前に認められる．下顎を下方に動かして少しでも空気を取り込もうと吸息する呼吸形態をいう．
- 奇異呼吸とは，左右の胸郭の同調性のない動き，同側胸郭での同調性のない動き，胸部と腹部の同調しない動きなど，協調性を失った呼吸形態をいう．

C. 換気（呼吸運動）

1. 換気のメカニズム

外気と肺との間で空気を出し入れすることを換気という．換気は呼吸運動とも呼ばれ，空気を肺に取り込む吸息運動と空気を体外へ排出する呼息運動によって行われる．正常な換気には「横隔膜」，「空気の通路である気道」，「胸郭の柔軟性」，「肺弾性収縮力」，「呼吸筋」，「胸腔内圧」が重要な役割をもつ．

- 吸息運動：肺を風船，胸郭をビン，横隔膜をゴム膜に見立てた呼吸モデルで考えると理解しやすい（図2-6）．ゴム膜を下方に引っ張ると（横隔膜の収縮），ビン（胸郭）の内圧が低下する．これによって，外界と接している通路（気道）から風船（肺）に空気が入り，風船（肺）は膨張する．呼吸モデルではビン（胸郭）の容積は変化しないが，生体では胸郭自体も可動性を持ち，拡大・復元することで吸息運動の一翼を担っている．
- 呼息運動：ゴム膜（横隔膜）の張力を緩めると，ビン（胸郭）の内圧は上昇する．風船（肺）からは惰性によって受動的に空気が出ていく．

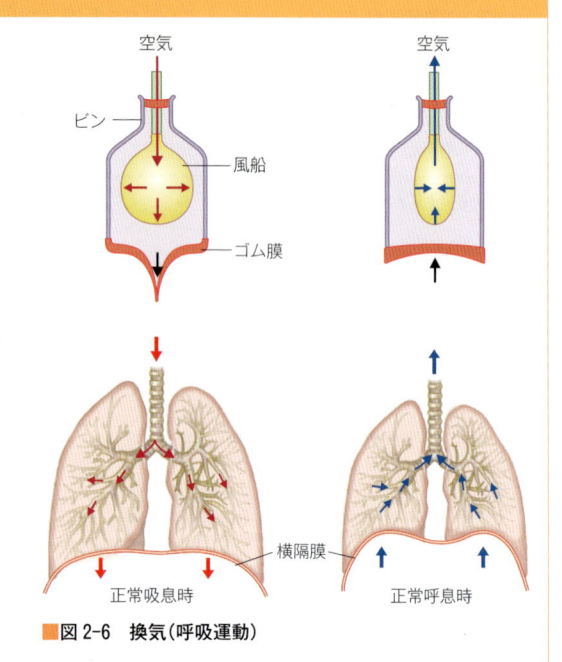

図2-6 換気（呼吸運動）

換気がスムーズに行われるためには，「空気の通路である気道」，「胸郭の柔軟性」，「肺弾性収縮力」，「呼吸筋（横隔膜を含む）」，「胸腔内圧」の条件が整っている必要がある．

1）空気の通路である気道

- 外鼻孔から肺胞に至るまでの空気の通路を気道といい，鼻腔，咽頭，喉頭までを上気道，気管，気管支を下気道と呼ぶ．

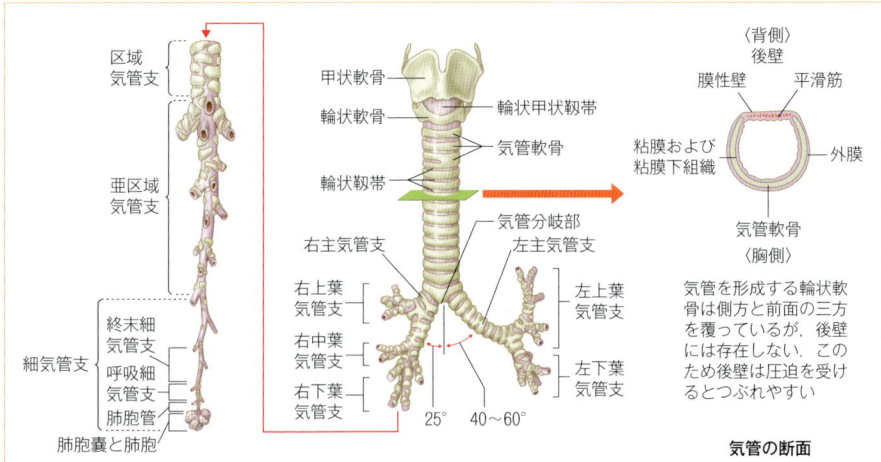

■ 図2-7　気管・気管支の構造

- 口腔からもつながる咽頭は，食物と空気の通路で，呼吸器官でもあり消化器官でもある．
- 喉頭の入口では喉頭蓋がまさに気道の蓋（ふた）として機能しており，嚥下時には喉頭蓋が喉頭の入口を閉じて，食物や水分が気管へ侵入するのを防いでいる．
- 気管⇒左右主気管支⇒葉気管支⇒区域気管支⇒亜区域気管支⇒細気管支⇒終末細気管支⇒呼吸細気管支⇒肺胞管⇒肺胞囊⇒肺胞と23回分岐したのち肺胞に至る（図2-7）．
- 主気管支は左右で形状が異なる．右主気管支は左に比べて太く短い．また垂直位に近く急な傾斜で肺に下行する．このため気管内異物は右の気管支に入りやすい．
- 気道のうち終末細気管支までは導管部分と呼ばれ，空気の移動のみに関与する．呼吸細気管支，肺胞管，肺胞ではガス交換が行われ，移行部および呼吸部と呼ばれる．
- 気管は，背側の膜性壁で平滑筋を介して食道と接し，胸側は馬蹄形の気管軟骨によって形状が保たれ，空気の通路は常に確保された状態にある（図2-7右）．軟骨は，区域気管支では減少し断片的となり，終末細気管支の壁は，軟骨を欠き平滑筋に富んだ構造をなす．
- 気管の大部分の内面は気道上皮で覆われる．気道上皮は粘液を分泌する杯細胞や多数存在する線毛上皮細胞からなる．線毛や粘液は異物の除去に関与し，呼吸器の防御機構の1つである．
- 気管や気管支の平滑筋は自律神経支配で，交感神経支配の興奮で弛緩し，副交感神経の興奮で収縮する．
- 空気の通路である気道に狭窄や閉塞があると呼吸運動が阻害される．

2）胸郭の柔軟性

- 換気は肺の自動的な運動ではなく，肺を取り囲む胸郭の拡大と復元によって受動的に行われる．
- 胸郭は，胸椎，肋骨，胸骨によって形成されたカゴ状の骨格で，中に心臓や肺などの胸腔内器官を納める．
- 肋骨は12対の彎（わん）曲した細長く扁平な骨で，下位の第11・12肋骨は胸骨と接合しない浮遊肋骨である．
- 肋骨は，①椎骨の2か所で関節をつくり，②胸骨とは弾性をもつ肋軟骨でつながる．さらに③肋骨には多種の筋が付着する．こうした構造により肋骨に可動性が生まれ，胸郭の拡大と復元を可能にしている．
- 胸郭の動きは，主に外肋間筋の収縮と弛緩によりもたらされる．外肋間筋の動きに連動して胸郭が拡大・復元するには，胸郭自身の柔軟性が必要である（図2-8）．
- 胸郭の柔軟性が低下すると，胸郭の拡大と復元に制限をきたし，呼吸運動が阻害される．

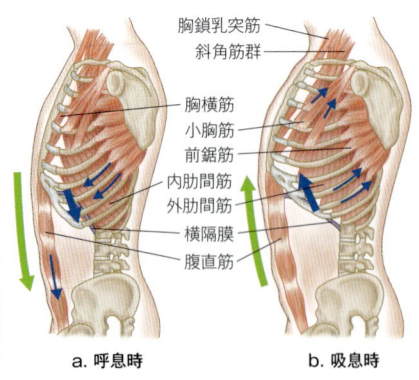

図 2-8 胸郭運動のメカニズム

a. 呼息時　　b. 吸息時

3) 肺弾性収縮力

- 肺自身は，自らは縮もうとする肺弾性収縮力を備えているが，通常，肺を取り巻く胸腔内圧が陰圧に保持されるため，肺は虚脱しない．この肺弾性収縮力があることで，受動的な呼息運動が可能となっている．
- 肺線維症などの肺実質の器質的変化があると，肺弾性収縮力が低下し，呼吸運動が阻害される．

4) 呼吸筋

- 吸息運動は，主に横隔膜と外肋間筋の収縮によって起こり，呼息運動は，吸息運動の際に収縮した横隔膜と外肋間筋が弛緩することによって受動的に起こる．横隔膜は収縮すると丈が短縮し腹腔側へ下がる（図2-9）．また，ズボンの両サイドの斜めのポケットに手を入れた時の方向で上位肋骨と下位肋骨に付着する外肋間筋が収縮すると，胸郭が前後左右，および上下方向に拡大する．こうした胸郭の広がりが，胸腔を介して肺を胸壁側へ引っ張り，受動的に空気が流入する．
- 呼息運動は，基本的には横隔膜と外肋間筋の弛緩によって起きるが，内肋間筋の収縮も呼息運動を助けている（図2-8）．
- 呼吸筋の神経支配は，「B. 呼吸の調節機構　1. 呼吸運動の調節機構　3) 呼吸運動の効果器：呼吸筋」参照．

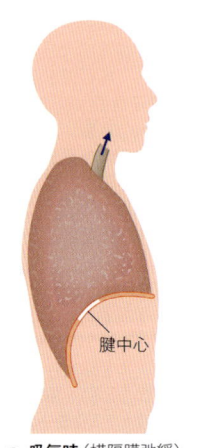

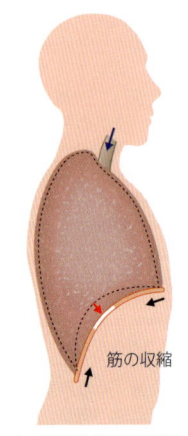

図 2-9　横隔膜の収縮

a. 吸気時（横隔膜弛緩）　　b. 吸気時（横隔膜収縮）

5) 胸腔内圧（胸膜腔内圧）

- 肺は，壁側胸膜と臓側胸膜の二重の胸膜に覆われ，この2つの膜の間の胸膜腔には少量の漿液が存在し，内圧が常に陰圧に維持されている（図2-10）．胸膜腔内圧あるいは胸腔内圧と呼ばれるが，その場合の胸腔とは胸膜腔を指す．解剖学用語としての胸腔は，胸郭内部の内臓を収める腔所を指し，2つの胸膜の間は胸膜腔である．しかし臨床では，胸膜腔という言葉は一般的でなく，胸膜腔は胸腔として認知されている．したがって，以下胸腔と胸膜腔という用語が混在するが，すべて同一の部位を

memo 肺・胸郭コンプライアンス

- 肺コンプライアンスには，気流のない状態での肺の膨らみやすさを示す静肺コンプライアンスと，気流が存在し，気道抵抗などの影響を受ける動肺コンプライアンスがある．通常，コンプライアンスが低下する，上昇するといった場合は，静肺コンプライアンスをさしている．
- 肺コンプライアンス，胸郭コンプライアンス，いずれも 0.2 L/cmH$_2$O とされるが，胸郭コンプライアンスは，現実的には測定不可能なため，下記の式で推定される．

$$\frac{1}{\frac{1}{肺コンプライアンス}+\frac{1}{胸郭コンプライアンス}} = 0.1$$

指すものとして便宜上取り扱う．
- 胸腔内圧は，大気圧を 0 cmH$_2$O とした場合，安静吸息時 −7～−6 cmH$_2$O，安静呼息時 −4～−2 cmH$_2$O で，臓側は常に胸壁側へ引っ張られている．壁側胸膜は横隔膜および臓側と密着し，臓側胸膜は肺と密着しているため，胸郭や横隔膜の動きは，臓側胸膜から肺へと伝えられ，肺の拡張・収縮が可能となる．
- 何らかの原因で胸腔内が密閉空間でなくなると，陰圧が保てず呼吸運動が阻害される．また，空気や血液，滲出液などで胸腔の空間が占拠されると，肺の拡張スペースがなくなり，呼吸運動が阻害される．

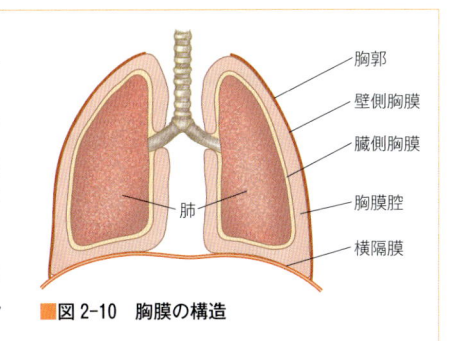

■図 2-10　胸膜の構造

2. 換気障害とフィジカルアセスメント

1) 換気障害

- 換気障害とは，換気量の減少に伴い，肺胞と大気中をつなぐガスの移動に障害をきたした状態で，酸素を肺胞に取り込めず，二酸化炭素を肺胞から排出できない状態を意味する病態である．
- 換気障害は，原因によって閉塞性換気障害と拘束性換気障害，および両者の混合型に分類される（図 2-11）．
- 閉塞性換気障害は気道の狭窄・閉塞を原因とし，代表疾患としては気管支喘息や慢性閉塞性肺疾患（COPD）などがある．
- 拘束性換気障害には，肺弾性収縮力の低下を原因とする肺線維症や，胸郭拡張が障害される重症筋無力症などがある．

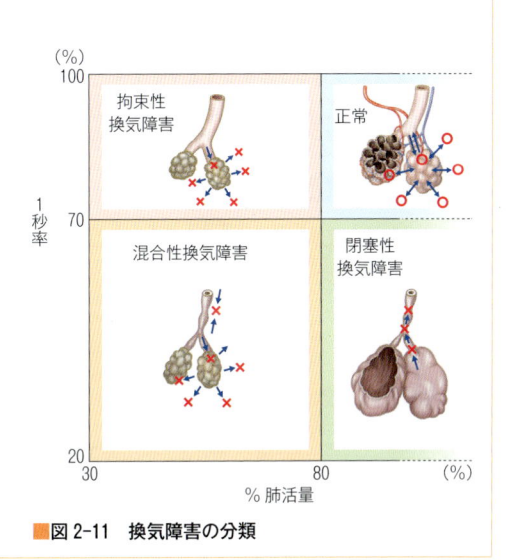

■図 2-11　換気障害の分類

2) 気道狭窄・閉塞

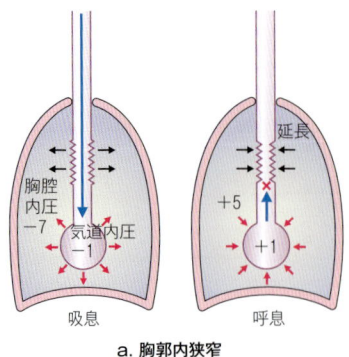

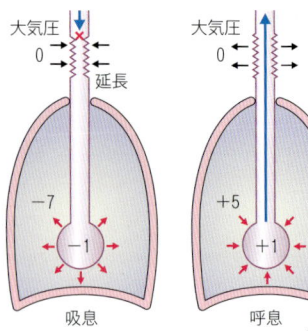

a. 胸郭内狭窄（吸息／呼息）
b. 胸郭外狭窄（吸息／呼息）

※大気圧を0 cmH₂Oと規定した場合

■図2-12　気道狭窄の部位と症状との関連

- 気道狭窄は，換気のメカニズムにおける「空気の通路である気道」の機能障害として重要である．気道狭窄の主な原因は，異物，腫瘍，喀痰などの物理的な要因，浮腫，攣(れん)縮，肥厚といった可逆的・不可逆的な器質的変化など様々である．
- 空気の出入りに際し，胸腔の内側に位置する気道では胸腔内圧の影響を受け，胸腔の外側に位置する気道では大気圧の影響を受ける．気道狭窄がどの部位に存在するかは，呼吸困難を考える上で重要である．
- 胸腔内圧の影響を受ける胸郭内気道狭窄では(図2-12 a)，呼息時の胸腔内圧は，$-7 \sim -6\,\text{cmH}_2\text{O}$ (吸息時)から $-4 \sim -2\,\text{cmH}_2\text{O}$ へ変化するため，肺胞や胸腔内の気管支には結果として $+5\,\text{cmH}_2\text{O}$ 程度の陽圧がかかる．このため，呼息時に気管支が圧迫され呼気相が延長する．
- 胸郭外気道狭窄では吸息時，胸腔内圧は $-7 \sim -6\,\text{cmH}_2\text{O}$ となり，外界から空気が吸い込まれる．肺胞内は $-1\,\text{cmH}_2\text{O}$ 程度の陰圧であるのに対し，胸郭外の気管には大気圧($0\,\text{cmH}_2\text{O}$)がかかり，結果として胸郭外の気道には陽圧がかかる．吸息時に気道狭窄が強くなり，吸気相が延長する(図2-12 b)．

閉塞性換気障害 (p.43，図2-11)

- 換気のメカニズムにおける「空気の通路である気道」の狭窄・閉塞を原因とし，気管支喘息や慢性閉塞性肺疾患(chronic obstructive pulmonary disease；COPD)などが代表的疾患である．

Physical Assessment

❶喫煙歴　根拠▶ 閉塞性換気障害は喫煙との関連が強く指摘される．	➡インタビュー
❷呼吸困難　根拠▶ 気道狭窄で呼吸困難を生じる．	➡呼吸機能の概観
❸喘鳴(ぜんめい)　根拠▶ 気管支喘息では気道狭窄による「ゼーゼー」という呼吸音が聴かれる．	（全身の観察）
❹チアノーゼ　根拠▶ 肺胞低換気で低酸素血症をきたすことがある．	
❺陥没呼吸　根拠▶ COPDでは吸息時の胸腔内圧の低下で肋間や鎖骨上窩が陥没する．	➡呼吸器の視診
❻樽(たる)状胸郭　根拠▶ COPDでは肺が過膨張し胸郭前後径が拡大する．	
❼起座呼吸　根拠▶ 補助呼吸筋や横隔膜の運動を行うため起座位をとる．	
❽口すぼめ呼吸　根拠▶ 口をすぼめて息を吐き出すと気道内に圧力がかか	

memo　A-aDo₂（肺胞気動脈血酸素分圧較差）

- A-aDo$_2$＝PAo$_2$（肺胞気酸素分圧）－Pao$_2$（動脈血酸素分圧）で表され，正常では7〜14 mmHgだが，ガス交換障害があるとこの値が開大（拡大）する．
- PAo$_2$＝(PIo$_2$)－(Paco$_2$/R)の計算式が成り立つ．
  - ＊PIo$_2$（吸気酸素分圧）＝（大気圧－飽和水蒸気圧）×酸素濃度
  - ＊PAco$_2$（肺胞気二酸化炭素分圧）≒ Paco$_2$（動脈血二酸化炭素分圧）
  - ＊R（呼吸商）：二酸化炭素排泄量と酸素消費量の比で通常0.85程度
- ルームエアー下（酸素濃度21%）で，Paco$_2$値が40 mmHgの場合，PAo$_2$は，
  PAo$_2$＝(760－47)×0.21－(40/0.85)≒102.7 mmHg
  - ＊760は海抜0 mでの大気圧(mmHg)，47は37℃における飽和水蒸気圧(mmHg)
- A-aDo$_2$の開大の原因には，拡散障害，シャント，換気血流比不均等などが挙げられる．

memo　呼吸困難の程度の評価

- 慢性の呼吸困難の程度や経過を観察し判断するために，MRC(British Medical Research Council)スケールやヒュー＝ジョーンズ分類が用いられる．

■MRCスケール

激しい運動をした時だけ息切れがある	0
平坦な道を速足で歩く，あるいは穏やかな上り坂を歩く時に息切れがある	1
息切れがあるので，同年代の人よりも平坦な道を歩くのが遅い，あるいは平坦な道を自分のペースで歩いている時，息切れのために立ち止まることがある	2
平坦な道を約100 mあるいは数分歩くと息切れのために立ち止まる	3
息切れがひどく家から出られない，あるいは衣服の着替えをする時にも息切れがある	4

■ヒュー＝ジョーンズ分類

Ⅰ度	同年齢の健常者とほとんど同様に仕事ができ，歩行，階段の昇降も健常者とほぼ同様にできる
Ⅱ度	平地では同年齢の健常者と同様に歩行できるが，坂や階段では息切れを感じる
Ⅲ度	平地でも健常者並みに歩けないが，自分のペースなら約1,500 m以上歩ける
Ⅳ度	休み休みでなければ約50 m以上歩けない
Ⅴ度	話をしたり着物を脱いだり，身の回りのことをするのも息切れがする．このため外出できない

り，気道を広げることができるため呼気の排出が楽になる．
- ❾**肋骨下角の拡大**　根拠▶呼息がしづらいため，拡大した胸郭の復元が不十分となる．このため，胸郭が拡大した状態が持続し肋骨下角の角度が拡大する．
- ❿**胸郭の広がりの制限**　根拠▶呼息できないことで吸気量も減少し，十分に胸郭が広がらない．
- ⓫**音声伝導（音声振盪または声音振盪ともいう）減弱**　根拠▶空気は振動を伝えにくいため，含気量が増えるCOPDでは音声伝導が減弱する．

➡呼吸器の触診

- ⓬**肺底部（肺下界）の低下**　根拠▶COPDでは肺の過膨張で肺下面が下がる．

➡呼吸器の打診

⑬心濁音界減少　根拠▶ COPDでは肺が過膨張し心臓の濁音界が減少する． ⑭低い鼓音　根拠▶ 含気量の増加で，乾いた太鼓のような軽い低調音が聴こえる．	➡呼吸器の打診
⑮呼気相の延長　根拠▶ 末梢の気道が狭窄・閉塞（胸腔内の気道閉塞）することで，空気を呼出できず呼気相が延長する． ⑯連続性副雑音（笛音：ウィーズ）　根拠▶ 気管支喘息では，気管支の狭窄部を空気が通過する際に，気道壁が振動し「ヒュー，ヒュー」という連続した高調音が主に呼息時に聴取される．	➡呼吸器の聴診
⑰ PaO_2 の低下，$PaCO_2$ の上昇，$A-aDO_2$（肺胞気動脈血酸素分圧較差）の開大　根拠▶ 残気量の増加で肺胞気の O_2 分圧は低下し，CO_2 分圧が上昇する．静脈血と交換する O_2 量が十分でなく，CO_2 量が増加するため，PaO_2 は低下し $PaCO_2$ は上昇する．また動脈血中の O_2 量が減少するため $A-aDO_2$ が開大する．	➡血液ガス分析
⑱1秒量，1秒率の低下　根拠▶ 呼息時に気道が狭窄するため，一気に呼出できず1秒量と1秒率が低下する．	➡呼吸機能検査

◪睡眠時無呼吸症候群

● 睡眠時無呼吸症候群は，夜間睡眠時に無呼吸（10秒以上の呼吸停止）や低呼吸（換気量の50％以上の低下が10秒以上続く）が1時間に5回以上認められるもので，閉塞型，中枢型，混合型の3つに分類される．主に換気のメカニズムにおける「空気の通路である気道」の狭窄・閉塞を原因とすることが多い．

Physical Assessment

❶睡眠中の無呼吸と激しいいびき　根拠▶ 睡眠中に気道が狭窄し，空気が通るたびに激しいいびきが生じる．完全な気道閉塞で無呼吸となり，その後，呼吸再開時には，閉塞した気道を一気に広げ換気を開始するため，「ぐわあっ」という大きないびきを伴う． ❷日中の強い眠気　根拠▶ 浅い睡眠を繰り返すため，日中に眠気が生じる． ❸頻回な中途覚醒と夜間頻尿　根拠▶ 無呼吸状態では交感神経が優位な状態にあるため尿の生成が活発となり，尿意を感じて頻回に覚醒する．	➡インタビュー
❹肥満　根拠▶ 咽頭の粘膜下に脂肪がつき，上気道全体を狭くする． ❺小顎（がく）症　根拠▶ あごが小さいと気道が狭窄しやすい． ❻扁桃肥大　根拠▶ 肥大した扁桃によって気道が狭窄する．	➡呼吸機能の概観 （全身の観察）

◪無気肺

● 無気肺は，主に気道閉塞を原因とし，それより末梢の肺胞が虚脱し肺容量の減少を伴うもので，換気のメカニズムにおける「空気の通路である気道」の閉塞をきたしている病態である．

Physical Assessment

❶呼吸困難　根拠▶ 肺胞低換気で呼吸困難を生じる． ❷咳嗽　根拠▶ 気道を閉塞させる原因物が物理的刺激となり，咳嗽反射を誘	➡インタビュー

●呼吸器の解剖生理と機能障害

発する． ❸喀痰　根拠▶ 無気肺では通常炎症を伴うため喀痰が出る．性状は，炎症の原因あるいは程度によって漿液性から膿性まで様々である． ❹胸部圧迫感・胸痛　根拠▶ 胸腔内圧の陰圧が高まるために生じる． ❺喘鳴　根拠▶ 気道狭窄で「ゼーゼー」という呼吸音が聴かれる．	➡インタビュー
❻チアノーゼ　根拠▶ 肺胞低換気により低酸素血症をきたすことがある．	➡呼吸機能の概観 （全身の観察）
❼吸息時の鎖骨上窩の陥没　根拠▶ 胸腔内圧の陰圧が高まるため． ❽頻呼吸　根拠▶ 肺胞低換気のため多くの酸素を獲得しようと呼吸数が増加する．	➡呼吸器の視診
❾胸郭の広がりの制限　根拠▶ 十分に呼息できないため，吸気量も減少し十分に胸郭が広がらない． ❿気管の患側への偏位　根拠▶ 患側の胸腔内圧の陰圧が高まり，気管が患側へ引かれる． ⓫肋間腔狭小化　根拠▶ 胸腔内圧の陰圧が高まるため． ⓬音声伝導減弱　根拠▶ 肺が虚脱しているために振動が胸壁まで伝わらない．	➡呼吸器の触診
⓭病変部の濁音　根拠▶ 無気肺の部分では濁音が生じる． ⓮患側の横隔膜の挙上　根拠▶ 肺の虚脱で含気量が減少し，横隔膜の移動が少なくなる． ⓯心濁音界の患側への偏位　根拠▶ 患側の胸腔内圧の陰圧が高まり，心濁音界が患側へ偏位する．	➡呼吸器の打診
⓰呼吸音減弱　根拠▶ 無気肺の部分では肺胞まで空気が送られないため，呼吸音は減弱する． ⓱気管支呼吸音化　根拠▶ 含気量の低下で，肺実質の音の伝播が亢進し，肺胞呼吸音が聴取されるべき部位で気管支呼吸音が聴取される．	➡呼吸器の聴診
⓲ PaO_2 の若干の低下もしくは正常　根拠▶ 無気肺部への血流の減少と正常部分の換気が増大するため．	➡血液ガス分析

3）肺弾性収縮力の低下

● 拘束性換気障害は，換気のメカニズムにおける「肺弾性収縮力」が低下した結果，肺胞の拡張が妨げられるために起こるもので，代表的疾患として肺線維症（特発性肺線維症）がある．

◆肺線維症（特発性肺線維症）
● 肺線維症（特発性肺線維症）は，間質性肺炎のうち，原因不明のもので，換気のメカニズムにおける「肺弾性収縮力」の低下をきたしている病態である．

Physical Assessment

❶乾性咳嗽　根拠▶ 肺胞壁の線維化が物理的刺激となり咳嗽反射を誘発する． ❷労作時の息切れ，呼吸困難　根拠▶ 線維化による肺胞壁の肥厚でガス交換障害が起こる．このため酸素消費量が増える労作時に息切れや呼吸困難が	➡インタビュー

生じる.	➡インタビュー
❸ばち指　根拠▶　換気血流比不均等に伴い体液性増殖因子の不活性化が抑制され，指の爪甲基部の結合組織が過形成することで，末梢の血流量が増加し，指趾にうっ血が生じるために起こる.	➡呼吸機能の概観（全身の観察）
❹肋間腔狭小化　根拠▶　線維化が進行すると肋間腔が狭まる. ❺胸郭の広がりの制限　根拠▶　十分に換気できないため，胸郭が広がらない. ❻音声伝導の増強　根拠▶　含気量が減る肺線維症では，音の振動を伝えにくい空気が少なくなるため音声伝導が増強する.	➡呼吸器の触診
❼肺底部（肺下界）の上昇　根拠▶　肺が萎縮するため肺の下面が上がる.	➡呼吸器の打診
❽吸気終末時の断続性副雑音（捻髪音：ファイン・クラックル）　臨床ではベルクロ・ラ音とも呼ばれるが，国際的な分類には存在しない　根拠▶　線維化した肺胞に空気が入り，拡張する時に「バリバリ」という細かく短い高調音が聴取できる（マンシェットを剥がす時に聞かれるような音）. まず正常な肺胞が拡張し，その後一気に障害された肺胞に空気が入るため，吸気終末に聴かれる. ❾呼吸音の増強　根拠▶　肺局所の気流速度が増加して呼吸音が増強する.	➡呼吸器の聴診
❿PaO₂の低下，PaCO₂の低下，A-aDO₂（肺胞気動脈血酸素分圧較差）の開大　根拠▶　肺線維症では換気量全体が減り，肺胞気のO₂分圧，CO₂分圧ともに低下する. 静脈血と交換するO₂量もCO₂量も十分でなく，PaO₂，PaCO₂ともに低下する. また動脈血中のO₂が減少するためA-aDO₂が開大する.	➡血液ガス分析
⓫％肺活量の低下　根拠▶　肺実質の萎縮，肺外の胸膜病変，肺・胸郭の柔軟性の低下.	➡呼吸機能検査

4）呼吸筋の障害

- 呼吸筋麻痺は，換気のメカニズムにおける「呼吸筋」に機能障害を呈した病態である.
- 主要な呼吸筋である外肋間筋は，胸神経の前枝である肋間神経・肋下神経支配で，第1～12胸髄に中枢を有する. 横隔膜は横隔神経支配で，第3～5頸髄に中枢を有する. これらの中枢および脊髄神経に損傷があると，呼吸筋は機能障害を呈する.

◪呼吸筋麻痺

Physical Assessment

❶呼吸抑制　根拠▶　呼吸筋を支配する中枢神経障害（頸髄損傷），および末梢神経系病変（ギラン・バレー症候群，筋萎縮性側索硬化症（ALS））に伴う下位運動ニューロン障害や上位運動ニューロン障害が重篤になると，横隔神経が麻痺し横隔膜運動が障害されるため，自発呼吸が停止する.	➡呼吸機能の概観（全身の観察）
❷横隔膜の呼吸性移動の制限　根拠▶　横隔膜運動が障害される. ❸横隔膜の挙上　根拠▶　横隔膜運動が障害され，横隔膜の収縮が起こらず弛	➡呼吸器の打診

緩した状態が続き，横隔膜が挙上する．横隔膜は左右の横隔神経に支配されるため，一側性に起こる場合と両側性に起こる場合がある．	➡呼吸器の打診
❹**呼吸音の消失，減弱** 根拠▶ 自発呼吸が抑制され，呼吸音も消失，減弱する．	➡呼吸器の聴診

5）胸腔内圧の障害

- 気胸，血胸，胸水は，換気のメカニズムにおける「胸腔内圧」に関連するとともに，肺の広がるスペースが狭まることで起こる機能障害である．

◆気胸，血胸

- 胸腔内に空気が貯留した状態を気胸，血液が貯留した状態を血胸といい，いずれも胸腔内圧が変化するとともに，肺が内容物で圧迫され拡張できなくなる．

Physical Assessment

❶**呼吸困難** 根拠▶ 空気や血液の貯留で肺の拡張スペースが制限されるため． ❷**刺激性の咳嗽を伴う一側性の胸背痛** 根拠▶ 胸腔内の空気や血液が肺を圧迫し物理的刺激となって咳嗽反射を誘発する．また胸膜には肋間神経から感覚神経が分布しており，空気や血液の胸膜への圧迫が痛み刺激として認識される．	➡インタビュー
❸**胸郭の非対称性（患側の胸郭運動の減少）** 根拠▶ 気胸，血胸は一側性に起こることが多く，患側の肺の拡張が制限されるため，健側の胸郭のみ拡大する．	➡呼吸器の視診
❹**患側の気胸は鼓音，血胸は濁音** 根拠▶ 気胸では空気が貯留し太鼓を叩いた時のような高い打診音が聴かれ，血胸では液体が貯留し中が詰まった打診音が聴かれる．	➡呼吸器の打診
❺**気管の偏位（気胸）** 根拠▶ 緊張性気胸では，胸腔内が陽圧となるため，気管が健側に押されるように偏位する． ❻**皮下気腫** 根拠▶ 壁側胸膜の損傷で空気が胸腔内から皮下にもれるため． ❼**患側の音声伝導減弱（気胸）** 根拠▶ 気胸では，胸腔内に貯留した空気により気管からの音の振動伝播が妨げられ，音声伝導が減弱または消失する．	➡呼吸器の触診
❽**患側の呼吸音減弱または消失** 根拠▶ 胸腔内を空気や血液が占拠し，肺が拡張できるスペースに制限を生じるため，患側の呼吸音は減弱または消失する．	➡呼吸器の聴診
❾**PaO_2の低下** 根拠▶ 換気量の低下によりPaO_2が低下する．	➡血液ガス分析

◆胸水

- 胸膜腔に漏出もしくは滲出して貯留した液体を胸水という．
- 胸水は性状から，漏出性胸水（肺の血管内静水圧の増加もしくは膠質浸透圧の減少）と滲出性胸水（肺実質や胸膜，あるいはその周辺の炎症や感染，悪性腫瘍）に分類される．

Physical Assessment

❶呼吸困難　根拠▶ 胸水で肺の拡張スペースが制限され，呼吸困難を生じる.	➡インタビュー
❷胸郭の非対称性（患側の胸郭運動の減少）　根拠▶ 胸水で肺の拡張が妨げられるため，患側の胸郭の運動も制限される.	➡呼吸器の視診
❸絶対的濁音　根拠▶ 胸水貯留部位に空気が含まれないため濁音が生じる. ❹患側の横隔膜の挙上　根拠▶ 肺拡張が障害され，横隔膜移動が制限される.	➡呼吸器の打診
❺胸水貯留での音声伝導の減弱または消失　根拠▶ 肺間質に貯留した胸水で，音の振動が伝わる距離が延長し，音声伝導が減弱または消失する.	➡呼吸器の触診
❻患側の呼吸音の減弱　根拠▶ 患側は換気運動に制限が生じ，呼吸音は減弱する. ❼胸水貯留上部での気管支声，ヤギ声，私語ペクトリロキー　根拠▶ 胸水は重力で下部に貯留しやすい. 胸水貯留で肺下部が萎縮し，その上の肺組織は代償性に多くの空気を含み，その部位が局所的に鼓音を呈する. 発声で起こった空気の振動は鼓音を呈し，気管支声（明瞭に強く聴こえる），ヤギ声，私語ペクトリロキーとして聴取できる. ❽気管支呼吸音化　根拠▶ 含気量の低下で，肺実質の音の伝播が亢進し，正常では聴かれない肺野で気管支呼吸音が聴取される.	➡呼吸器の聴診
❾ PaO_2 の低下　根拠▶ 換気量の低下により PaO_2 が低下する.	➡血液ガス分析

D. ガス交換とガスの運搬

1. ガス交換とガス運搬のメカニズム

　肺胞では拡散によってガス交換が行われる. 拡散機能に影響する因子は，①ガス交換面積，②拡散距離，③肺胞と肺毛細血管内のガス分圧差，④拡散能である.
　肺胞でのガス交換（外呼吸）により血管内へ移動した O_2 の大部分は，血液中の赤血球に入りヘモグロビンと結合し運搬される. 一方，内呼吸の結果発生した CO_2 の大部分も赤血球で運搬される.

1）ガス交換面積

- 肺胞は，両肺で約3億個存在し，肺胞と肺毛細血管の接する表面積は，50〜100 m^2 ともいわれている.
- 肺胞の周りを毛細血管が取り囲むように分布し，こうした構造により効率よくガス交換を行うことができる.
- 肺胞がなしているぶどうの房状の形態は，広いガス交換面積を確保する上で重要な構造である.
- 肺気腫などで肺胞が破壊されると，ガス交換面積が減少する（図2-13）.

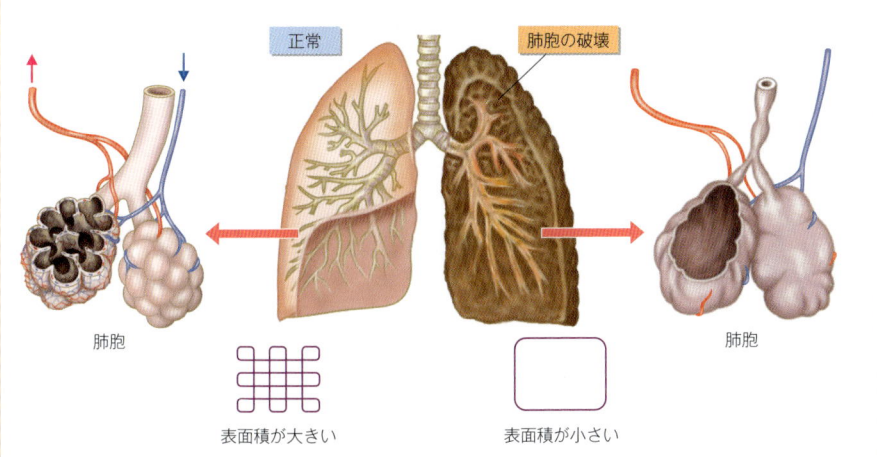

図 2-13　肺胞の破壊に伴うガス交換面積の減少

2）拡散距離

- 肺胞や肺毛細血管内のガスが拡散で交換されるには，肺胞壁を通過しなければならない．
- 肺胞壁は，肺胞上皮細胞，基底膜，肺毛細血管内皮細胞の3層からなり，基底膜は肺胞上皮細胞と肺毛細血管内皮細胞の両者に癒合する．肺胞上皮細胞には，肺胞の内面の大部分を覆うⅠ型肺胞上皮細胞と，その間に点在するⅡ型肺胞上皮細胞の2種類がある（図 2-14）．
- 正常では，3層の厚さは 0.5 μm 以下で，非常に薄く，効率的にガスが移動できる構造になっている（図 2-14）．

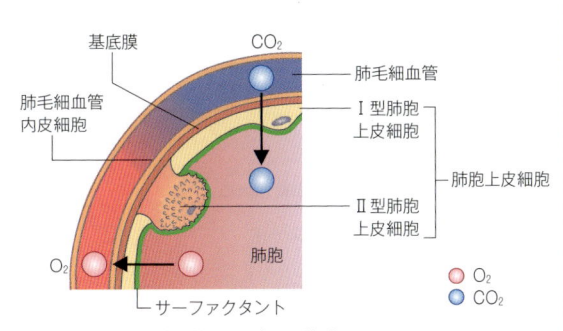

図 2-14　肺胞壁を横切るガスの移動

3）肺胞と肺毛細血管内のガス分圧差

- 大気中の空気は，N_2（窒素）79％，O_2 21％，CO_2 0.04％，およびわずかな水蒸気を含んでいる混合気である．
- 混合気体中に含まれる X％ のガス分圧は，（全圧－水蒸気圧）×（X/100）で算出できる．吸気の酸素分圧を算出してみる（図 2-15 a），
  大気圧 ＝1 気圧（＝760 mmHg）　水蒸気圧 ＝5.7 mmHg
  大気中の O_2 分圧＝（760－5.7）×21/100＝158 mmHg
- 気道内に取り込まれた空気は加湿され，肺胞に達する時には水蒸気圧は 47 mmHg に上昇する（図 2-15 b）．
- 動脈血 O_2 分圧が肺胞気の O_2 分圧より低いのは，生理的シャントによりガス交換されない血液が存在するからである（図 2-15 b, d）．

b. 肺胞気
O_2 = 100.0
CO_2 = 40.0
N_2 = 573.0
水蒸気 = 47
計 = 760

c. 呼気
O_2 = 116.0
CO_2 = 32.0
N_2 = 565.0
水蒸気 = 47
計 = 760

a. 吸気
O_2 = 158.0
CO_2 = 0.3
N_2 = 596.0
水蒸気 = 5.7
計 = 760

生理的シャント

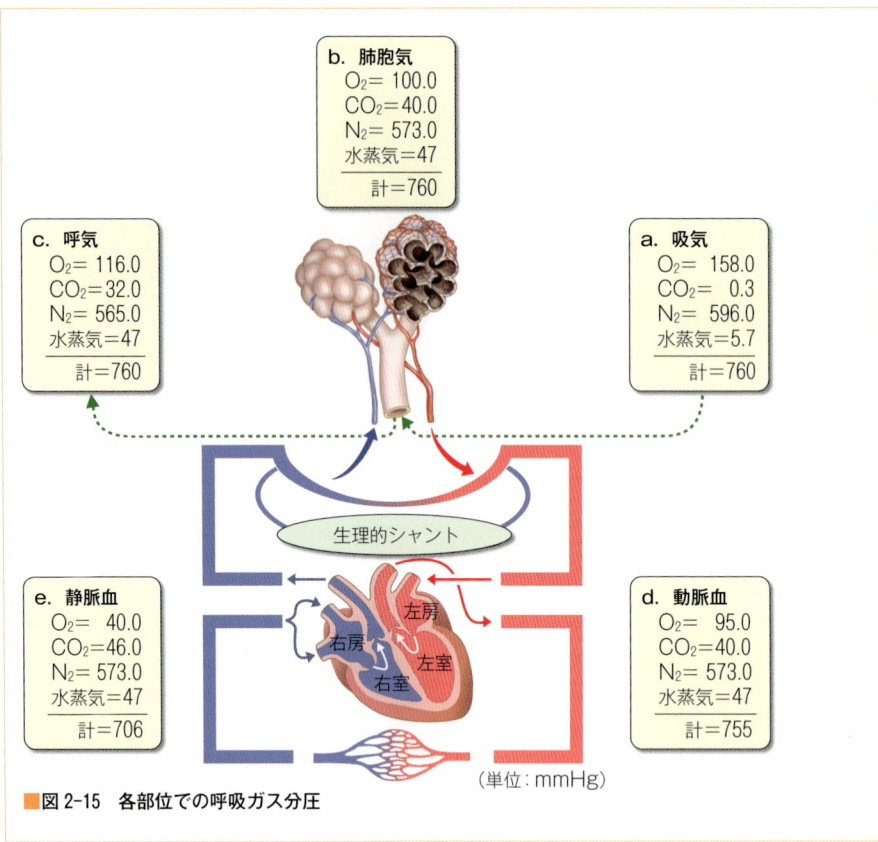

左房 / 左室 / 右房 / 右室

e. 静脈血
O_2 = 40.0
CO_2 = 46.0
N_2 = 573.0
水蒸気 = 47
計 = 706

d. 動脈血
O_2 = 95.0
CO_2 = 40.0
N_2 = 573.0
水蒸気 = 47
計 = 755

(単位:mmHg)

■図 2-15 各部位での呼吸ガス分圧

4) 拡散能

- 赤血球は肺毛細血管をわずか約 0.75 秒程度で通過する.この間にガス交換を終了しなければならない.
- O_2 の拡散は約 0.3 秒程度で平衡に達する.
- CO_2 の拡散能は O_2 の 20〜25 倍も高く,O_2 より早く平衡に達する.このため O_2 の拡散能が低下しても CO_2 の排出障害が問題になることは少ない.
- 特定のガスに関する肺の拡散能は,肺毛細血管膜の表面積に比例し,厚さに反比例する.

5) ガスの運搬①:酸素の運搬

- 拡散により血漿中に移動した O_2 は,赤血球内に入りヘモグロビン(Hb)と結合して運搬される.ヘモグロビンは,グロビン(タンパク質部分)とヘム(鉄原子を含む色素)が 4 個で構成されており,ヘムの中心部にある鉄原子に O_2 が結合する.ヘモグロビン 1 分子は,O_2 4 分子と結合できる(図 2-16).
- 酸素飽和度はヘモグロビンが O_2 に結合する割合を示す.ヘモグロビンが O_2 と結合するか,解離するかは,周囲の O_2 分圧で決定される.例えば,肺での O_2 分圧は 100 mmHg で,ヘモグロビンの酸素飽和度は約 97.5% だが,末梢組織の O_2 分圧は 40 mmHg で酸素飽和度は 75% となる.末梢組織では,97.5%−75%=22.5% 分の O_2 がヘモグロビンから離れて細胞に利用されている(図 2-17).
- 酸素解離曲線に影響するのは,①温度(体温),② pH,③血液の CO_2 分圧などで,温度の上昇,pH の低下,$PaCO_2$ の上昇は,ヘモグロビン酸素解離曲線を右側へ移動させる(右方シフト).右側へシ

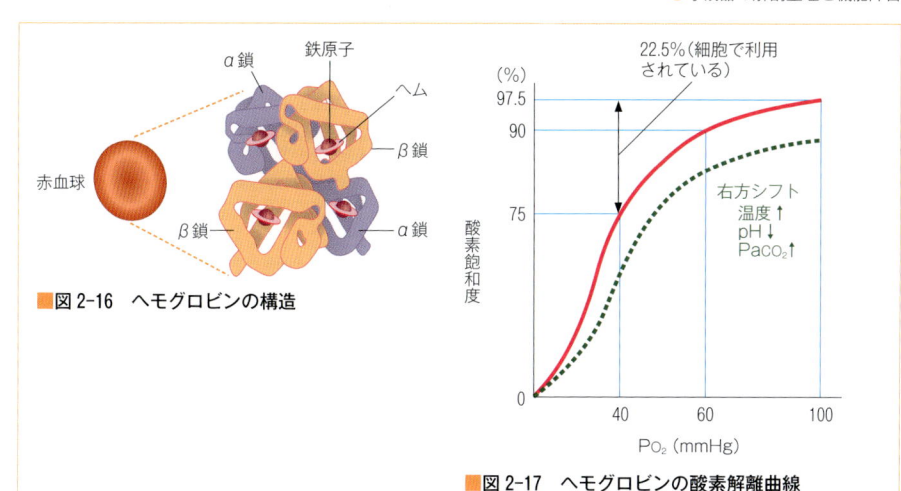

■図2-16 ヘモグロビンの構造

■図2-17 ヘモグロビンの酸素解離曲線

フトするとは，ヘモグロビンから O_2 が解離しやすくなることを意味する．

6) ガスの運搬②：二酸化炭素の運搬

- 組織での代謝の結果生じた CO_2 も，O_2 同様に多くが赤血球によって運搬される．
- 組織で発生した CO_2 の約5％は血漿に溶解し，約5％は赤血球のヘモグロビンなどのタンパク質と結合する．残り90％は赤血球内に入り，炭酸脱水酵素の働きで水と反応する過程を経て，HCO_3^- の形に変換される．HCO_3^- の2/3が血漿に溶解し，1/3は赤血球内に溶解して肺へと運搬される（図2-18）．
- 肺に行くと，赤血球内で上記の反応が逆に進み，HCO_3^- と H^+ から CO_2 に変換され，肺胞でガス交換される対象となる．

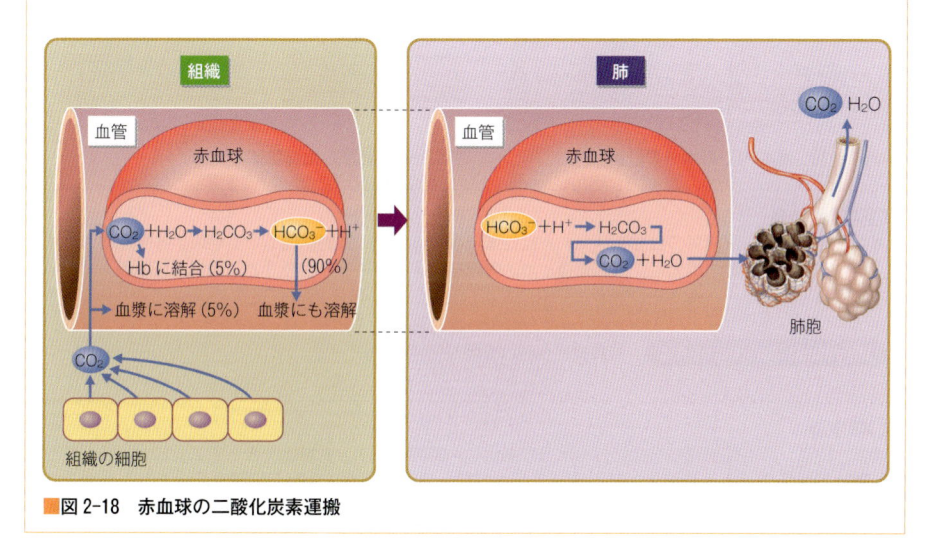

■図2-18 赤血球の二酸化炭素運搬

2. ガス交換とガスの運搬の障害とフィジカルアセスメント

　ガス交換の障害（拡散障害）の原因には大きく，①ガス交換面積の減少，②拡散距離の増大，③肺胞と肺毛細血管内のガス分圧差の減少，がある．ガス交換面積は，肺胞壁の破壊や外科手術などで肺組織が切除された場合に減少する．また，肺胞壁の肥厚，肺胞壁と毛細血管の間の過剰な水分貯留などで拡散距離が増大する．ガス分圧は，換気量と血液量のバランスに不均等が生じた場合に差が減少する．体内でガス交換された O_2，CO_2 はいずれも赤血球が運搬する．貧血では赤血球，ヘモグロビンのいずれも減少するため，ガス運搬障害が起こる．

1) 拡散障害①：ガス交換面積の減少

- 肺胞のぶどうの房状の形態が破壊されて癒合し，1つの袋状の形態になると，肺毛細血管と接する面積が減少し，ガス交換が障害される（図2-13）．

◆肺気腫

- 肺気腫は，ガス交換面積の減少によって，ガス交換とガスの運搬のメカニズムのうち「ガス交換」に障害をきたした病態である．喫煙との関連性が強く指摘される．

Physical Assessment　閉塞性換気障害（p.44）参照

2) 拡散障害②：拡散距離の増大

- 肺胞のガス交換は，ガスが肺胞壁を横切って拡散することで成り立つ．そのため肺胞の壁は非常に薄い．
- 肺胞内に水分が貯留したり（図2-19），肺胞壁が肥厚してしまう（図2-20）と，ガスが横切るのに障害となる．

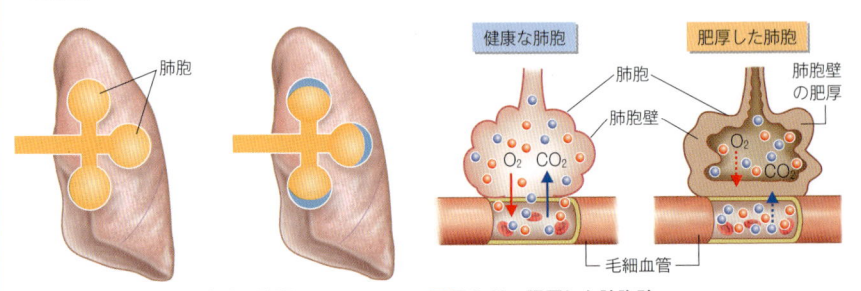

■ 図2-19　肺胞内での水分の貯留　　　■ 図2-20　肥厚した肺胞壁

◆間質性肺炎

- 間質性肺炎は，肺間質の病変をきたす炎症性肺疾患の総称で，肺胞壁周辺の炎症による肺胞壁の肥厚によって拡散距離が増大し，ガス交換とガスの運搬のメカニズムのうち「ガス交換」に障害をきたした病態である．

Physical Assessment　肺線維症（p.47）参照

◆肺水腫

- 肺水腫は，肺毛細血管から血管外へ水分が漏出し，肺間質の水分量増加をきたすことによって拡散距離が増大する．ガス交換とガスの運搬のメカニズムのうち「ガス交換」に障害をきたした病態である．

Physical Assessment

❶ 呼吸困難　根拠▶ 気道狭窄で呼吸困難を生じる．特に睡眠時に認める． ❷ 喘鳴　根拠▶ 気道狭窄によって「ゼーゼー」という呼吸音が聴かれる． ❸ 咳嗽　根拠▶ 多量の泡沫状の痰となった水腫液を喀出するため，あるいはそれが刺激となって咳嗽反射が起こる． ❹ 泡沫状の血性痰　根拠▶ 血液成分が毛細血管から漏出し，痰として喀出される．	➡インタビュー
❺ チアノーゼ　根拠▶ 肺胞低換気により低酸素血症をきたすことがある． ❻ 頻脈　根拠▶ 心疾患に起因する，または肺水腫によって循環動態が変化し，心機能低下を招くため，循環動態を維持するための代償として頻脈になる． ❼ 発汗　根拠▶ 心疾患に起因する，または肺水腫によって循環動態が変化し，心機能の低下を招く．心機能低下により代償性に交感神経が活性化し，手足に局所的な発汗が生じる．	➡呼吸機能の概観 （全身の観察）
❽ 呼吸数の著明な増加　根拠▶ 肺胞低換気のため，多くの酸素を確保しようとして呼吸数が増加する． ❾ 起座呼吸　根拠▶ 呼吸困難を軽減するために，患者は補助呼吸筋や横隔膜の運動を十分に行える起座位をとろうとする．	➡呼吸器の視診
❿ 音声伝導減弱　根拠▶ 肺胞内に貯留した水腫液によって，気管からの音の振動が伝わるのを妨げられるため，音声伝導が減弱または消失する．	➡呼吸器の触診
⓫ 濁音　根拠▶ 水腫液が貯留しているため．	➡呼吸器の打診
⓬ 断続性副雑音(水泡音：コース・クラックル)　根拠▶ 気管内にある水腫液（液体膜様物）が呼吸に伴って破れるため，「パチパチ」という粗く，やや長く，低い音が，吸気相の初期から呼息相の初期まで聴取される．	➡呼吸器の聴診
⓭ PaO_2 の正常もしくは低下，$PaCO_2$ の低下，A-aDO$_2$(肺胞気動脈血酸素分圧較差)の開大　根拠▶ 肺コンプライアンス低下，換気血流比不均等，肺内シャント増大で A-aDO$_2$ が開大する．CO_2 の拡散能は高く，$PaCO_2$ は初期段階では低下しない．	➡血液ガス分析
⓮ 肺活量の減少　根拠▶ 肺胞内に貯留した水腫液によって換気量が減少するため．	➡呼吸機能検査

3) 拡散障害③：肺胞と肺毛細血管内のガス分圧差の減少

● ガスは分圧差によって移動する．肺胞と肺毛細血管内のガス分圧差が少なくなるのは，換気量と血液量の不均衡を生じた場合である（「E. 肺の循環と血流　2. 肺循環の障害とフィジカルアセスメント　1）換気血流比不均等」参照）．

Physical Assessment
肺塞栓症(p.58)参照

4）ガス運搬機能の障害

- ガス交換された O_2 や CO_2 は赤血球によって運搬される．赤血球数減少はガスの運搬機能の障害をもたらす．

◆貧血
- 貧血とは，血液中に含まれるヘモグロビンの量が低下する状態をいい，成人男性で 13 g/dL 以下，成人女性で 12 g/dL 以下が貧血と診断される．貧血は，ガス交換とガスの運搬のメカニズムのうち「ガスの運搬」に障害をきたした病態である．

Physical Assessment

❶顔色不良 ❷眼瞼結膜蒼白 ❸動悸，息切れ ❹めまい，立ちくらみ ❺易疲労感	根拠▶ 組織の酸素欠乏により，様々な症状が起こる．	➡インタビュー ➡呼吸機能の概観 　（全身の観察）
❻さじ状爪（爪がもろくなりスプーン状に反り返る）	根拠▶ 指先への酸素供給不足による．	

E. 肺の循環と血流

1. 肺の循環と血流のメカニズム

　肺循環は，右心室から拍出された血液が肺動脈，肺毛細血管，肺静脈を経て左心房に至る血液の循環を指す．肺循環を流れる血液は，体循環を流れる血液量とほぼ等しい．しかし，肺循環における血圧は体循環に比べて非常に低いため，その血流は重力や肺胞内圧の影響を受け，部位によって血流量が異なる．肺の血流は換気量とともにガス交換を規定する重要な要素である．

1）　肺の循環

- 肺循環を流れる血液量は，体循環を流れる血液量とほぼ等しい一方，肺動脈圧（平均血圧 15 mmHg）は体循環の動脈圧（平均血圧 70〜80 mmHg）よりはるかに低く，肺血管抵抗（2 mmHg/L/分）は，体循環の血管抵抗（20 mmHg/L/分）の 1/10 にすぎない．
- 肺循環は低圧のため，肺血流量は肺動脈圧，肺静脈圧，肺胞内圧の影響を受ける．心臓よりも高い位置にあるか低い位置にあるかによって血流量は大きく異なる．
- 肺上部では，肺動脈圧が肺胞内圧より低く，血管が圧迫され血流が少ない．このため，出血での肺動脈圧の低下や人工呼吸で肺胞内圧が高まると血流は途絶する．肺下部では，肺動脈圧が高いため，常に血流は確保される（図 2-21）．
- 身体には，健常人にも認められる 2 つの短絡路（シャント）が存在する（図 2-22 ①，②）．これらの短絡路を流れる血液はガス交換には関与しないことになる．これらを解剖学的シャントと呼ぶ．
- 肺の血流量は部位によって異なるため，正常でも換気血流比に不均等が生じ，ガス交換に関与しない血液がある（シャント様血流）．

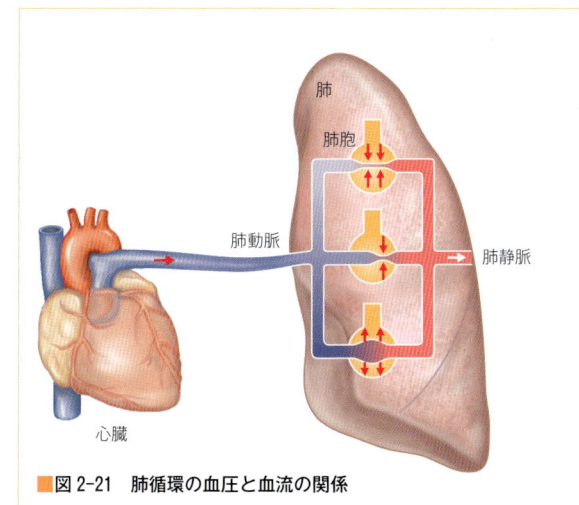

■図 2-21 肺循環の血圧と血流の関係

上部
肺胞内圧が肺動脈圧や肺静脈圧よりも高い

中間部
肺動脈圧は肺胞内圧よりも高いが肺静脈圧は肺胞内圧よりも低い

下部
肺動脈圧，肺静脈圧ともに肺胞内圧よりも高い

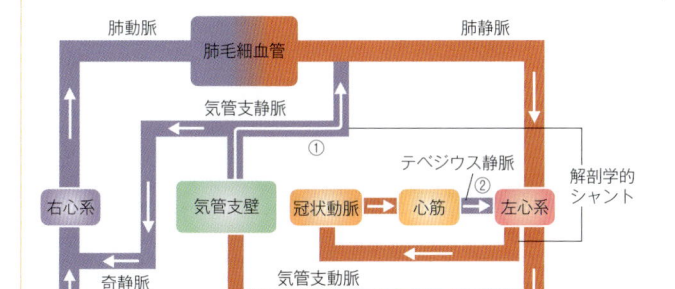

■図 2-22 解剖学的短絡（シャント）

2）換気血流比

- 肺胞換気量（$\dot{V}_A$）と肺の毛細血管の血流量（$\dot{Q}$）の比は，換気血流比（$\dot{V}_A/\dot{Q}$）と呼ばれ，図 2-23 の緑色のラインで示される．換気血流比が「1」の場合に効率的なガス交換が期待できるが，肺の部位によって換気血流比の値に差があり，肺全体では正常で 0.8 程度である．
- 換気血流比には，①重力の影響，②死腔，③シャントが関係する．肺尖部は換気量に比べて血流量が少なく，肺底部は換気量に比べて血流量が多い（図 2-23）．
- ガス交換に関わらない部分を死腔といい，解剖学的死腔（換気のない導管部分），肺胞死腔（肺内の換気に対して血流がない部分）がある．死腔が増大すると，有効な換気を維持するために呼吸仕事量が増大する．
- 換気血流比の低下（血流量の方が多い）はシャントが増加した状態で，換気血流比の上昇（換気量の方が多い）は死腔が増えた状態を示す．

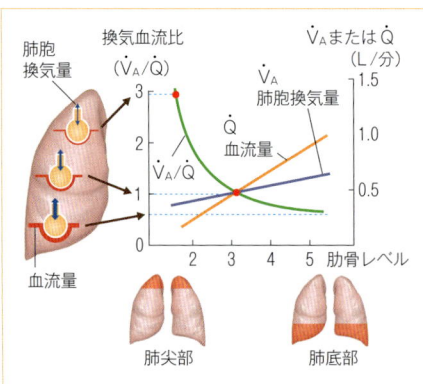

■図 2-23　肺の各部位での換気血流比

2. 肺循環の障害とフィジカルアセスメント
1）換気血流比不均等

- 換気血流比不均等とは，肺局所の換気血流比（$\dot{V}_A/\dot{Q}$）が変化した状態である．
- 換気量が維持できて血流が減少する場合は $\dot{V}_A/\dot{Q}$ は高くなり（図 2-24 の右側），血流が維持できて換気量が減少した場合は $\dot{V}_A/\dot{Q}$ は低くなる（図 2-24 の左側）．
- 換気血流比不均等には，①肺毛細血管シャント（腫瘍などでの気道閉塞，肺虚脱），②相対的な肺毛細血管シャント（気道閉塞，肺水腫，気管支炎），③相対的な肺胞死腔（左心不全による心拍出量低下），④肺胞死腔（肺塞栓症）の 4 つのパターンがある（図 2-24）．

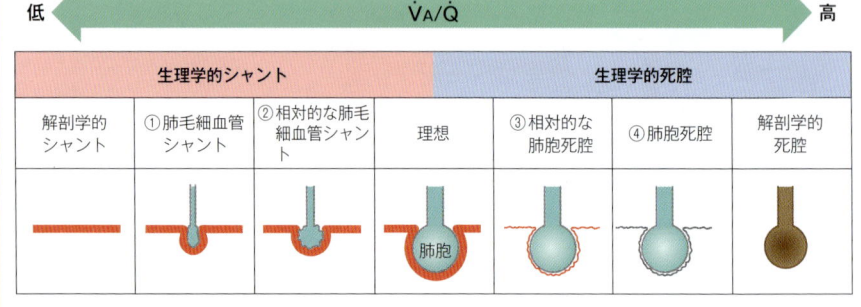

■図 2-24　換気血流比のパターン

■肺塞栓症
- 肺塞栓症は，静脈系からの塞栓によって肺動脈に閉塞が起こり，肺循環障害をきたす病態である．
- 一般的に，下肢の深部静脈血栓からの肺血栓塞栓や骨折後の脂肪塞栓，空気塞栓などがある．

Physical Assessment

❶呼吸困難　根拠▶ 肺梗塞のため．
❷胸痛　根拠▶ 肺循環障害に伴い肺実質が虚血となるため．
❸労作時息切れ　根拠▶ 肺血流量の不足で十分な酸素が確保できないため．

➡インタビュー
➡呼吸機能の概観
　（全身の観察）

労作によって酸素消費量が増加すると息切れを起こす. ❹**呼気性の喘鳴** 根拠▶ 血小板と血栓の相互作用の結果として放出される液性因子が気管支を収縮させ，呼気性喘鳴が起こる. ❺**頻脈** 根拠▶ 低酸素状態となるため，各組織へ O_2 を供給しようとして心拍数が増加する.	➡インタビュー ➡呼吸機能の概観 　（全身の観察）
❻**呼吸数の増加** 根拠▶ 換気はあるが血液灌流がないため，無駄な換気となる結果，換気の亢進が起こる．また，肺胞間質の腫大によって肺胞毛細血管内膜が受けた刺激が迷走神経を介し延髄の呼吸中枢を刺激するため.	➡呼吸器の視診
❼**横隔膜の挙上** 根拠▶ 肺気量が減少するため.	➡呼吸器の打診
❽ **PaO_2 の低下，$PaCO_2$ の低下** 根拠▶ 換気血流比不均等によって低酸素血症となり，呼吸数が増加するため $PaCO_2$ は低下する.	➡血液ガス分析

2）右-左短絡

- ガス交換されていない血液が右心系から左心系に流れ込むことを右-左短絡（シャント）と呼び，気胸や無気肺で生じる．先天性心奇形でも右心系の圧が左心系を上回ると右-左短絡が認められる.

◆**肺動静脈瘻**(ろう)
- 肺毛細血管網を通過しない肺動脈と肺静脈の短絡路を伴う肺血管系のシャントを呈する病態である.

Physical Assessment

❶**呼吸困難** 根拠▶ 低酸素を呈するため呼吸困難を生じる.	➡インタビュー
❷**チアノーゼ** 根拠▶ シャントでガス交換に関与しない血液が増加し，低酸素状態を呈する.	➡呼吸機能の概観 　（全身の観察）
❸ **PaO_2 の低下** 根拠▶ シャントでガス交換に関与しない血液が増加し，低酸素状態を呈する.	➡血液ガス分析

第3章

循環機能と
その破綻

水・物質を流通させる

血液は酸素,栄養,代謝産物など様々な物質を運搬する媒体である.血液が血管系という回路内を,心臓のポンプ機能によってめぐることを循環という.

循環器の解剖生理と機能障害

清村紀子

A. 循環とは

1. 循環とは

　私たちのからだは約60兆個もの細胞からなる．細胞での円滑な代謝によって生命は維持され，生体として正常に機能することができる．細胞の代謝に必要な酸素・栄養の運搬と，代謝の結果生じた二酸化炭素などの代謝産物の回収は，いずれも血液を介して行われる．代謝の媒体ともいうべき血液をからだの隅々に循環させるためのシステムは，循環器系もしくは心血管系と呼ばれる．

　循環器系は，流通経路である血管，閉鎖した回路内での駆動力としての心臓，媒体である血液によって構成され，からだの中の流通システムとして，生命活動を支えるあらゆる日常生活動作の基盤としての役割を担っている．

　ここでは，循環を「血液が血管系という閉鎖した回路内を心臓のポンプ機能によって繰り返しめぐること」と定義し，循環についての知識を整理していく．

2. 循環の経路

　血液の循環経路には，①全身の細胞に酸素・栄養素を運び(動脈血)，全身の細胞から二酸化炭素や代謝産物を回収する(静脈血)ための体循環，②全身から戻ってきた二酸化炭素を多く含む血液(静脈血)を肺へ送り，ガス交換によって酸素化された血液(動脈血)を心臓に戻す肺循環，の大きく2つの系がある(図3-1)．

　体循環は，左心室から上行大動脈，大動脈弓を経て，肺以外のすべての組織・器官に血液を供給し，上大静脈および下大静脈から右心房に戻る．肺循環は，右心室から肺動脈を経て肺へと至り，肺静脈から左心房に戻る．心臓に始まり心臓に終わる連続した管状構造をなす2つの系によって，循環器系は1つの閉鎖回路を形成している．

　体循環と肺循環は直列につながる閉鎖回路のため，右心室から駆出される血液量と左心室から駆出される血液量は等しい．また，体循環では各器官は並列に配置され，血液は各器官に同等の圧力で供給される．各器官の血液分布量が異なるのは，必要に応じてそれぞれの血管抵抗を変化させ血流量を調節しているためである．

　心臓から各組織に血液を運ぶ往路を動脈，各組織から心臓に血液を戻す復路を静脈と呼び，動脈と静脈は末梢で毛細血管網を形成し，ここには微小循環が存在する．微小循環は，血管内外での物質交換が行われる領域で，末梢での血流量の調整にも重要な役割を果たしている．

　血管を流れる血液は，酸素を多く含む動脈血と酸素含有量の少ない静脈血に区分できる．肺循環では，肺動脈に静脈血が，肺静脈には動脈血が流れている．

　特殊な形態を示す循環経路としては，①門脈系，②脳底部のウィリス動脈輪(大脳動脈輪)，および③

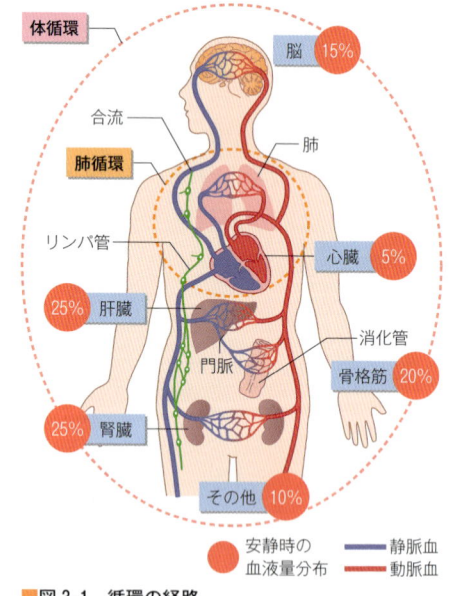

■図3-1　循環の経路

胎生期の胎児循環が挙げられる．門脈は毛細血管に始まり毛細血管に終わる静脈のことで，人体には腹腔内消化器官から肝臓へ入る肝門脈と下垂体門脈の2つの門脈系が存在する．

　肝門脈は，上腸間膜静脈，脾静脈，下腸間膜静脈の大きくは3本の静脈が合流して形成され，消化管で吸収した栄養素を肝臓へと運び，肝臓での貯蔵および物質代謝に寄与している．

　下垂体門脈系は，視床下部-下垂体系のホルモン調節に重要な関わりをもっている．下垂体前葉に血液を供給する上下垂体動脈は，漏斗付近で毛細血管網を形成したのち，ここから何本もの静脈（下垂体門脈系）を下垂体前葉に伸ばす．下垂体前葉に達した静脈は，再び毛細血管網を形成する．上下垂体動脈が形成する毛細血管網には，視床下部から軸索が伸び，下垂体前葉ホルモンの調節ホルモンが放出される．

　脳底部のウィリス動脈輪は，内頸動脈と椎骨動脈の2系統の動脈の枝がリング状に吻合し形成され，側副血行路を確保する構造（血流を確保するための迂回（うかい）路）となっており，脳へ継続的に血液を供給する役割を担っている．

　胎児循環の構造上の特徴は，静脈管，卵円孔，動脈管で，いずれも酸素と栄養素を母体からの供給に依存することに由来し，通常では出生後は閉鎖し機能しなくなる．胎児循環の遺残物が出生後もそのまま残ると，動脈管開存症や心房中隔欠損症を呈する．また，門脈圧が亢進すると，胎児循環の臍（さい）静脈残存物を利用してうっ滞した門脈から，臍傍静脈−臍−腹壁−鎖骨下静脈−上大静脈−右心房へと血液を戻す経路（臍傍静脈経路）が側副血行路として機能し，通常では機能しないルートで血液が運ばれることがある．

　また，間質液（細胞外液）を血液循環系に戻すためのしくみとして，リンパとリンパ器官から構成されるリンパ系がある．リンパ系は，体液のみならず，血漿タンパク質の維持，脂質の吸収，生体防御においても重要な役割を果たしている．

3. 心臓

　心臓は，握りこぶし大の大きさで，左右の肺に囲まれた縦隔に位置し（図3-2 a），循環器系もしくは心血管系において，血液を循環させるポンプの役割を果たしている．

　ヒトの心臓は，心房と心室からなり，心房は心房中隔，心室は心室中隔によって左右に分けられ，4つの部屋を形成する．左心室の壁は，全身に高い圧力で血液を拍出するため，右心室の壁の約3倍の厚さがある．心房と心室の間にある房室弁（右：三尖弁，左：僧帽弁），心室の出口にある動脈弁（右：肺動脈弁，左：大動脈弁）は，血液の逆流を防ぐとともに血流に方向性を与えている（図3-2 b）．

　房室弁は，弁尖に付着した腱索が心室の乳頭筋につなぎとめられており，心房から心室へと開く．三尖弁は3枚の弁尖，僧帽弁は2枚の弁尖をもつ．

　動脈弁は，半月状の弁3枚で形成されているため半月弁とも呼ばれ，血液拍出時に血管側へ開く．

　心臓は，袋状になった心膜に覆われる．臓側心膜（臓側板）と呼ばれる心臓に密着している漿膜は，心基部（心底）の大血管の起始部で外側に折り返して，壁側心膜（壁側板）に移行する．このため，これらの漿膜は"二重の心膜"と表現される．二重の心膜の間には心膜腔という隙間があり，ここには少量の漿液（心嚢（のう）液）が存在し，心臓の収縮と拡張をスムーズにしている．壁側心膜は，線維性の心膜に裏打ちされて心嚢を形成する．"裏打ち"とは，ちょうど表と裏の関係にあると考えると理解しやすい．線維性心膜は横隔膜や縦隔内の結合組織とつながりをもち，心臓や血管の位置を固定させている（図3-2 c）．

　心筋には，収縮によって血液を拍出するという心臓本来の仕事を果たす固有心筋と，自ら興奮を発生し心臓全体に伝える特殊心筋（刺激伝導系）の機能的に異なる2種類が存在する．

　心臓の栄養血管は，上行大動脈の大動脈洞（ヴァルサルヴァ洞）から最初に分岐する左右の冠状動脈である．左冠状動脈は，主幹部を経て心室前壁へ向かう前室間枝（前下行枝）と，左心房・左心室の間をめぐる左回旋枝に分かれ，主に左心房，左心室，心室中隔の大部分を栄養する．右冠状動脈は，右心房と右心室の間をめぐって右心室へ向かう右縁枝と左右の心室後壁に向かう後室間枝に分かれ，主に右心房，右心室，心室中隔の後側を栄養する．血液は，心臓の拡張期に大動脈から冠状動脈に流入し，心筋に血液を供給する（図3-2 d）．

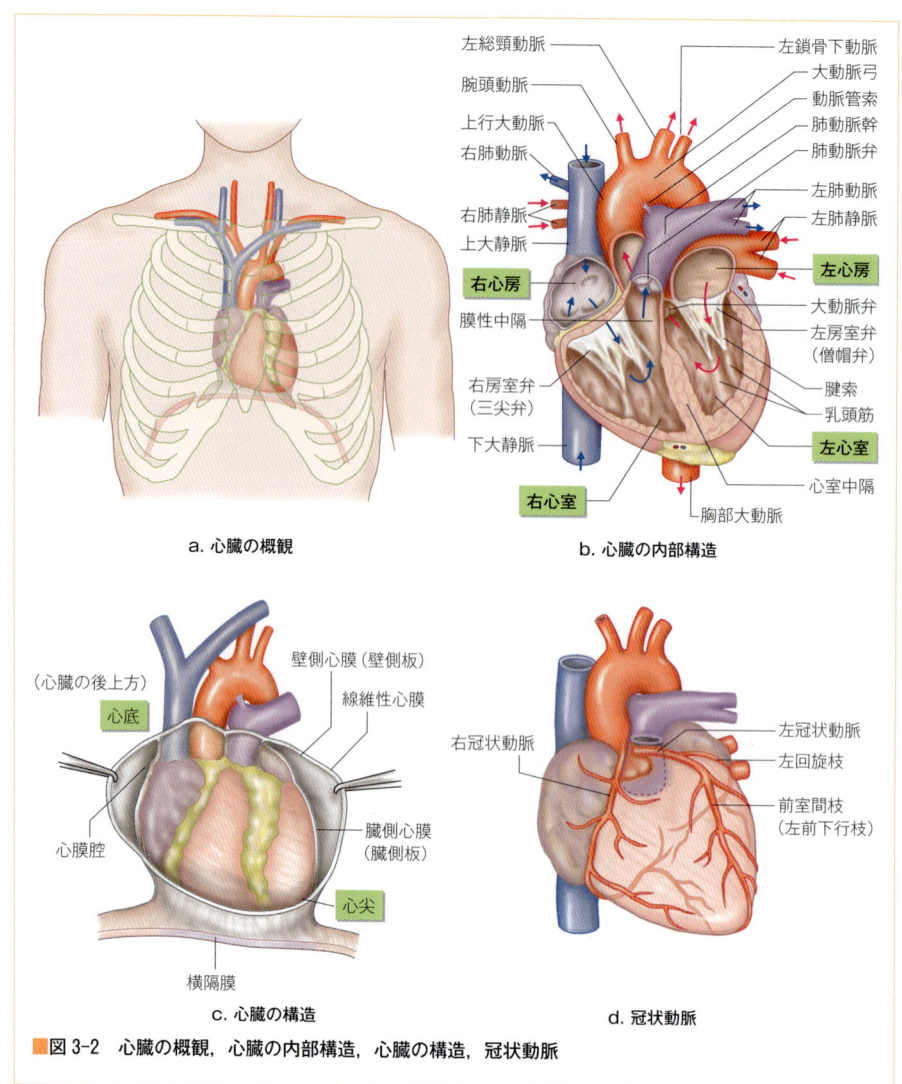

図 3-2　心臓の概観，心臓の内部構造，心臓の構造，冠状動脈

4. 血管

　動脈，静脈，毛細血管は，それぞれ特徴的な構造をもち，機能が異なる(図3-3)．動脈は，心臓から毛細血管網に至るまでに枝分かれして徐々に径を細くしていく．逆に静脈は，毛細血管網から心臓に至るまでに吻合を繰り返し，だんだんと径を太くしていく．
　血管は，基本的には内膜，中膜，外膜の3層構造をなしている．
　動脈は，弾性板や平滑筋が発達しており，伸展性や弾力性に富む．最も太く内膜の弾性線維が発達している弾性動脈は，血液を各組織へ導くことから誘導血管と呼ばれる．中膜の平滑筋が発達している筋性動脈は，血管の径を変化させることで各組織への血流量を調節することから分配血管，細動脈は血液の流れに最も抵抗を生じさせるため抵抗血管と呼ばれる．
　静脈は，細静脈，中型静脈，大型静脈と順に太くなり心臓に至る．静脈は動脈に比べて内径が広く，

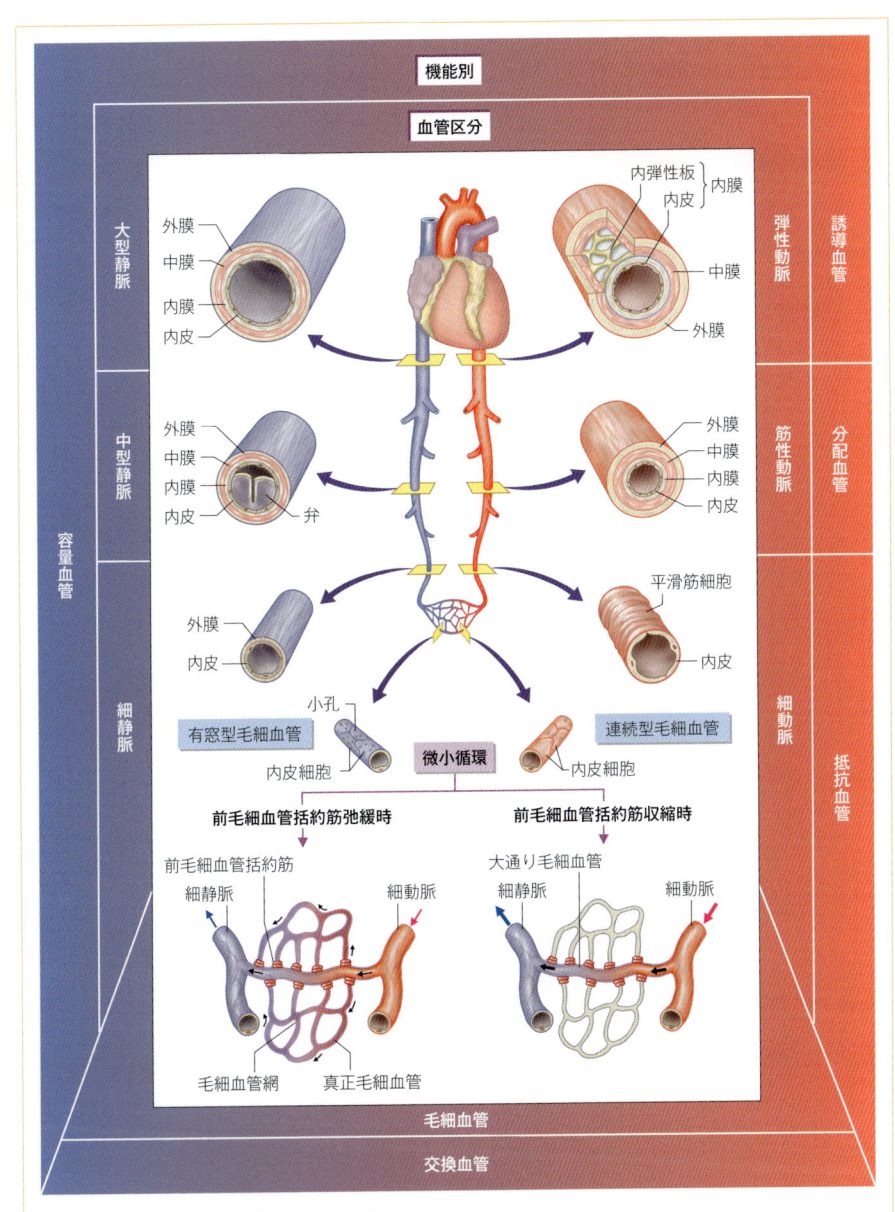

■図3-3　血管の構造と分類および微小循環

　全血液量の60％は静脈内に存在することから容量血管と呼ばれる．
　血液と間質液との物質交換は，毛細血管を通過する間に行われることから，毛細血管は交換血管と呼ばれる．毛細血管の壁は，中膜と外膜を欠いた基底膜と内皮細胞からなるため非常に薄く，かつ小さな孔があり（有窓型毛細血管），物質交換に都合のよい構造になっている．また，毛細血管を流れる血流速

度が極めてゆっくりしたものであることも物質交換を助けている．細動脈から毛細血管に分岐する箇所には前毛細血管括約筋があり，この筋の収縮・弛緩によって毛細血管の血流が調節されている．毛細血管での物質交換と血流の調節を総称して微小循環という．

5. 血液の組成

血液は，血漿成分と血球成分からなる（図 3-4）．血液の働きは，①ガス，栄養素，ホルモンなどの運搬，②代謝によって産生された不要な代謝産物を腎臓へ排泄する，③熱を放出し，体温を調節する，④酸性物質やアルカリ性物質を調整することで酸塩基平衡に関与する，⑤膠(こう)質浸透圧によって体液量を維持する，⑥抗体や貪食作用により，身体を防御する免疫に関与する，⑦止血に関与する，の大きく 7 点である．

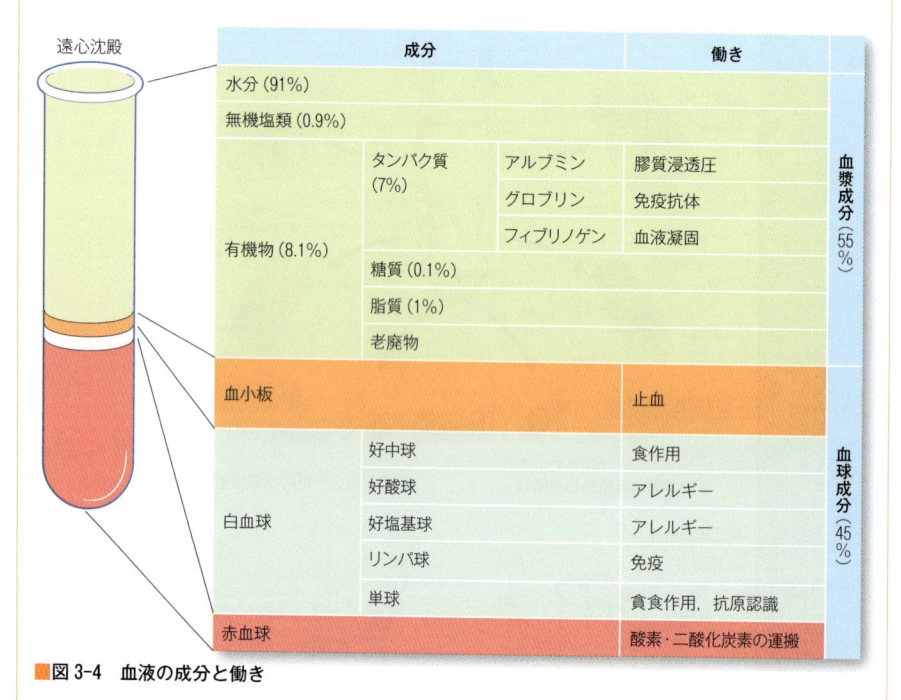

成分				働き	
水分 (91%)					血漿成分（55%）
無機塩類 (0.9%)					
有機物 (8.1%)	タンパク質 (7%)	アルブミン		膠質浸透圧	
		グロブリン		免疫抗体	
		フィブリノゲン		血液凝固	
	糖質 (0.1%)				
	脂質 (1%)				
	老廃物				
血小板				止血	
白血球	好中球			食作用	血球成分（45%）
	好酸球			アレルギー	
	好塩基球			アレルギー	
	リンパ球			免疫	
	単球			貪食作用，抗原認識	
赤血球				酸素・二酸化炭素の運搬	

■図 3-4　血液の成分と働き

6. リンパ系

毛細リンパ管の末端は組織間に開き，その壁は基底膜を欠く有窓性の内皮細胞で形成されており，高分子が容易に流入できる構造になっている．リンパ管を流れるリンパは，リンパ管の平滑筋の自発的な収縮と周囲の骨格筋収縮による外力によって，中枢に向かって一方向に流れ，やや太いリンパ管に存在する弁によって逆流を防いでいる．リンパの流量は 1 日に約 2〜4 L である．

左右の下肢からのリンパ管は，第 2 腰椎の前で合流し乳び槽となる．下半身・左上半身からのリンパは胸管から左内頸静脈と左鎖骨下静脈の接合部に注ぎ，右上半身からのリンパは右リンパ本幹から右内頸静脈と右鎖骨下静脈の接合部に注ぎ，上大静脈へと戻る（図 3-5）．

リンパ系にはリンパ節が散在する．リンパ節内部は，細網組織によって網の目のように間隙が形成されている．リンパ節にリンパを運び入れる輸入リンパ管は，運び出す輸出リンパ管の数よりも少ないため，リンパ球はリンパ節の中をゆっくりと流れる．

リンパ球は骨髄で産生され，T 細胞（T リンパ球）は胸腺で，B 細胞（B リンパ球）はリンパ器官で成

●循環器の解剖生理と機能障害

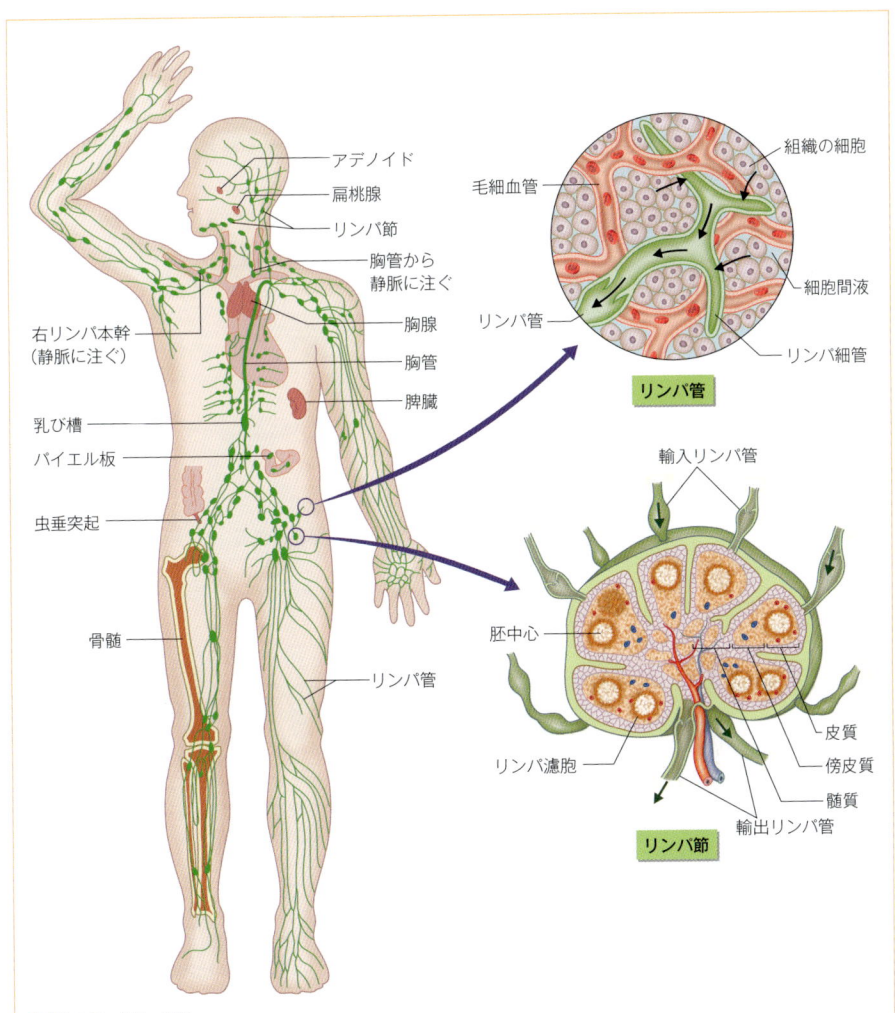

■図 3-5　リンパ系

熟・増殖する．血液とリンパ器官を循環するリンパ球は，リンパ節の細網組織の間隙に多数分布しており，からだに侵入してきた細菌やウイルスなどの異物に対して特異的な免疫反応を引き起こすことで，生体防御に重要な役割を果たしている（「第 12 章　生体防御機能とその破綻　②免疫・リンパ系」参照）．

7. 循環機能

循環は，心臓，血管，血液およびリンパ，そして中枢神経によって構成される．これらの相互の関連性によって，循環機能の重要な要素である，①循環の調節機構，②心臓のポンプ機能，③血液の流れ，が構築されて循環は成り立っている(図3-6)．

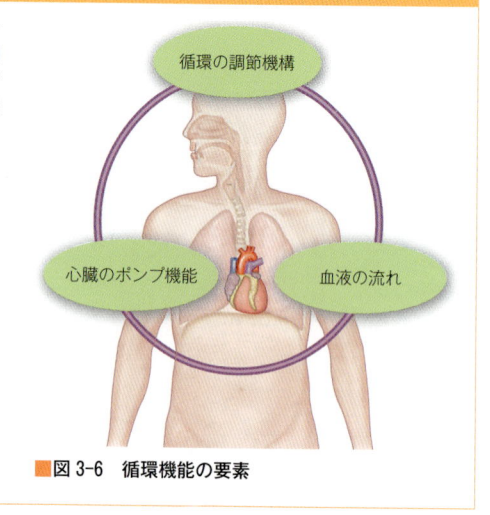

図 3-6　循環機能の要素

B. 循環の調節機構

1. 循環の調節機構：局所性調節と全身性調節

循環器系は，からだのすべての細胞に血液を供給する役割を担う．私たちは，変化する外部環境の中で，食事，睡眠，入浴，排泄，運動といった日常生活動作を繰り返している．運動時は骨格筋への血流量を十分に確保する必要があり，熱の放散には皮膚血管の血液分布量を増加させる必要がある．循環器系は，刻々と変化する状況や環境に対応しながら，からだの安定的な機能状態を維持するためにダイナミックに調節されている．循環の調節は，心拍出量，血管抵抗，静脈還流量を変化させることで成し遂げられ，その機序には大きく，①局所性調節，②全身性調節の2つがある．

局所性調節は，自己調節と呼ばれる組織自身が有する血流量調節能力に由来し，血管平滑筋が壁の張力に応じて反応(ベイリス効果)する筋原説，活動が活発な組織に蓄積する代謝性物質(二酸化炭素や乳酸など)の作用により血管が拡張する代謝説などがある．その他にも，炎症や組織損傷部位から放出されるヒスタミン，損傷した血管に接着した血小板から遊離されるセロトニン，血管内皮細胞から遊離されるプロスタグランジンやトロンボキサンなどが血管作動性物質として働く．

全身性調節には，神経性調節と液性調節がある．神経性調節の中枢は延髄にあり，動脈圧，動脈血酸素分圧(PaO_2)，静脈還流量などをもとにコントロールされており(図3-7)，速く反応するが持続時間は比較的短い．液性調節は，神経性調節に比べ，作用発現は遅いものの作用期間は長期に及ぶという特徴をもつ．液性調節に関わるホルモンとしては，副腎髄質から分泌されるアドレナリンやノルアドレナリン，心房から分泌される心房性ナトリウム利尿ペプチド(ANP)，下垂体後葉から分泌される抗利尿ホルモン(バソプレシン)，レニン-アンジオテンシン-アルドステロン系の作動に伴い，主要な役割をもつアンジオテンシンⅡや副腎皮質から分泌されるアルドステロンなどが挙げられる．

● 循環器の解剖生理と機能障害

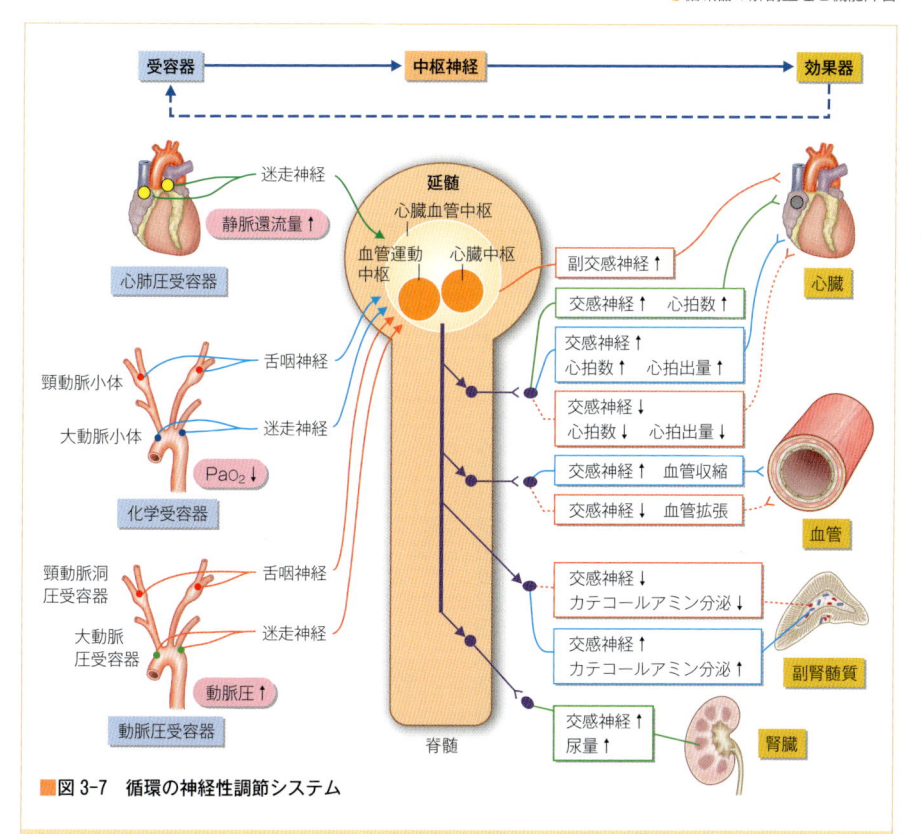

■図 3-7 循環の神経性調節システム

1) 循環の受容器：化学受容器，動脈圧受容器，心肺圧受容器

- 循環の調節の受容器には，化学受容器，伸展受容器である動脈圧受容器，心肺圧受容器がある（表 3-1）．
- 心肺圧受容器は，上大静脈と下大静脈の右心房入口付近や肺静脈などの低血圧領域に存在し，壁の伸展を感知し，静脈還流量をモニターする．そのインパルスは，迷走神経を介して心臓血管中枢へと送られる．
- 化学受容器である頸動脈小体と大動脈小体は，動脈血二酸化炭素分圧（$PaCO_2$）や水素イオン指数（pH），主には動脈血酸素分圧（PaO_2）をモニターし，心臓血管中枢にインパルスを送る．
- 頸動脈小体からのインパルスは舌咽神経を介して，大動脈小体からのインパルスは迷走神経を介し

■表 3-1 循環調節の受容器

名称		部位	モニターする刺激
化学受容器	頸動脈小体	外頸動脈と内頸動脈の分岐部	動脈血酸素分圧（PaO_2）
	大動脈小体	大動脈弓	
動脈圧受容器	頸動脈洞圧受容器	外頸動脈と内頸動脈の分岐部	血管壁の伸展度
	大動脈圧受容器	大動脈弓	
心肺圧受容器		右心房壁（上大静脈・下大静脈の入り口付近），肺静脈などの低血圧領域	壁の伸展度

て，心臓血管中枢へと伝えられる．
- 血管の伸展を感知するセンサーである圧受容器は，大動脈弓や頸動脈に存在する．
- 大動脈弓の血管壁に存在する圧受容器は大動脈圧受容器と呼ばれ，内頸動脈の血管壁に存在する圧受容器は頸動脈洞圧受容器と呼ばれる．
- 大動脈圧受容器からのインパルスは迷走神経を介して，頸動脈洞圧受容器からのインパルスは舌咽神経を介して心臓血管中枢に伝えられる．

2）循環の中枢神経

- 心臓血管中枢は，延髄にあり，脳幹網様体付近に位置する（図3-8）．
- 心臓血管中枢は，受容器からの入力を受ける部位（孤束核，迷走神経背側核），および交感神経の興奮に関与し，血管収縮や心拍数増加によって血圧上昇をもたらす部位（延髄腹外側部）と，交感神経の抑制と迷走神経の興奮に関与し，血管拡張や心拍数低下によって血圧下降をもたらす部位（疑核）からなる．
- 心臓や血管に作用する交感神経は持続的にインパルスを送っており（緊張性放電），これにより血圧がショックレベルにまで低下することを防いでいる．
- 交感神経の緊張性放電の発生には，①心臓血管中枢内に存在するペースメーカーに起因する説（ペースメーカー説），②心臓血管中枢が存在する脳幹網様体の神経回路でのインパルスの巡回に起因する説（ネットワーク発振説）の2つの説がある．

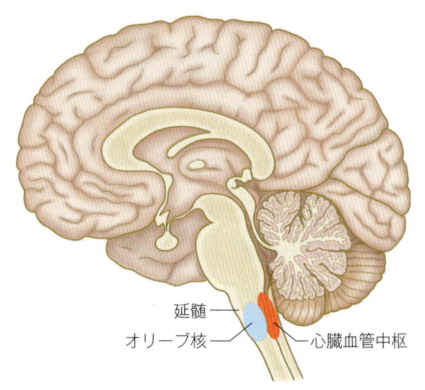

■図3-8　心臓血管中枢

3）循環の効果器：心筋，血管平滑筋

- 循環調節の主な効果器は心筋と血管平滑筋で，自律神経系によって調節を受ける．
- 自律神経の高位の中枢は視床下部にあり，交感神経の節前ニューロンは，胸髄1～12（T_1～T_{12}）および腰髄1～3ないし4（L_1～L_3ないしL_4）に起始し，副交感神経は，脳幹および仙髄2～4（S_2～S_4）に起始する．ほとんどの器官は，交感神経と副交感神経の拮抗的な二重支配を受ける．
- 血管平滑筋の大部分は交感神経の単独支配であるが，口腔，顔面，外生殖器，外分泌腺の一部の血管では副交感神経の支配も受ける．
- 細動脈の血管平滑筋を支配する交感神経は持続的に活動しているため，細動脈は常時適度に収縮し，血圧が維持されている．
- 交感神経終末部からは，常にある程度のノルアドレナリンが遊離されており，血管平滑筋のアドレナリン$α_1$受容体に作用することで血管収縮を引き起こす．
- 交感神経の活動が低下すると血管平滑筋は弛緩し，血圧が低下する．
- 副交感神経は血管拡張作用を有するが，ごく一部の血管支配であるため，副交感神経活動が亢進しても血管拡張によって血圧低下をもたらすことは少ない（迷走神経緊張では，血管拡張，心拍数低下など複合的に血圧が低下する）．
- 心臓は自律神経の支配を受け，心臓の洞房結節，刺激伝導系，心筋細胞に分布する交感神経と副交感神経を一括して心臓神経と呼ぶ．
- 自律神経の支配によって，心臓には，変時作用（心拍数），変力作用（収縮力），変伝導作用（房室伝導時間），変閾作用（興奮性）がもたらされる．
- 交感神経の興奮は，心拍数の増加と心収縮力増強をもたらし，副交感神経の興奮は心拍数の減少と心収縮力低下をもたらす．

- ●交感神経は，副腎髄質にも作用し，カテコールアミン（アドレナリン，ノルアドレナリン，ドパミン）の分泌を促進し，心拍数の増加と心収縮力増強をもたらす．

4）循環反射

- ●血圧の急激な変化が起こると，血圧の恒常性を維持するために循環反射が作動する．
- ●循環反射は，前述した受容器，中枢神経，効果器の一連の反応で，迅速に作動する調節機序である．
- ●循環反射には圧受容器を介する反射と，化学受容器を介する反射がある．
- ●動脈圧の上昇で頸動脈洞および大動脈弓の動脈圧受容器が興奮し，心臓血管中枢が抑制されることで心拍数低下，心拍出量減少，血管拡張が起き，血圧が低下する．この反射を動脈圧受容器反射という．
- ●血圧が下降すると逆の反応が起こる．ある種の高血圧症においては動脈圧受容器反射の感受性の低下をきたす．また心不全においては動脈圧受容器反射の感受性に変化をきたすと考えられている．
- ●低圧系の受容器である心肺圧受容器は，静脈還流量の増加を感知すると興奮し，心臓血管中枢からの指令で，交感神経の活動が亢進する．これを心肺圧受容器反射という．
- ●心肺圧受容器反射のうち，特に静脈還流量の増加（右心房圧の上昇）に伴い心拍数増加がもたらされる現象については，発見者の名前をとってベインブリッジ反射と呼ばれる．
- ●心肺圧受容器によって感知された静脈還流量の増加は，心臓血管中枢からその上位の中枢である視床下部にも伝えられ，視床下部からの指令によって，下垂体後葉からの抗利尿ホルモンの分泌が抑制され，尿量が増加し，結果的に循環血液量が減少する．
- ●心肺圧受容器が静脈還流量の低下を感知すると，抗利尿ホルモンの分泌が促進され，尿量が減少し，循環血液量の喪失を補填する．
- ●PaO_2 の低下によって，頸動脈小体や大動脈小体の化学受容器が興奮し，呼吸中枢とともに心臓血管中枢が刺激されて血圧と心拍出量が増加する反射を化学受容器反射という．
- ●$PaCO_2$ の上昇や pH の低下に対しても化学受容器は反応するが，その効果は非常に小さい．
- ●循環反射は，血圧の急激な低下に対処し，血液の循環を維持するための重要な調節機構であるが，降圧薬の副作用として出現する反射性頻脈とも密接に関連するといわれている．
- ●起立すると，血液は下肢に移動し，静脈還流量は減少する．これに対しては，動脈の圧受容器の反射が起こり，速やかに心拍数の増加と動脈圧上昇が起こる．こうした体位変化に伴う循環系の反応を体位血圧反射という．

2. 循環調節機能の障害とフィジカルアセスメント

　活動や体位によって，血液の分布や血圧は変動する．この変化に対応し，血圧を安定的に維持し，組織へ血液を供給するために血圧や心拍数を調節する機能が備わっている．こうした調節機能に障害があると，即座に血圧の調整ができない．特に，血圧の低下への対応ができないことが問題となる．

◘起立性低血圧

- ●体位の変換，特に臥位や座位から急に起立した際に，血圧の急激な低下や立ちくらみ，めまいなどの起立失調症状が認められる病態で，高齢者に多い．
- ●体位血圧反射が機能すれば急激な血圧低下は起こらない．
- ●起立性低血圧は，原因となる基礎疾患は明らかでないものの神経系の障害によって起こる特発性起立性低血圧（本態性起立性低血圧）と，基礎疾患や薬物の副作用によって起こる二次性起立性低血圧（症候性起立性低血圧）がある．
- ●二次性起立性低血圧が全体の約 8 割を占めている．
- ●思春期前後の子どもの 5〜10% に認められる起立性調節障害は，起立性低血圧と同様の症状とともに，朝起きられない，夕方になると元気になる，夜の寝つきが悪いといった症状を呈する．
- ●起立性調節障害は，不登校や学習障害との関連も指摘され，現在注目を集めている．
- ●食後に起こる消化管への血流増加に起因する食後低血圧もまた，ある種の調節機構の機能障害の 1 つといえる．

Physical Assessment

❶ 起立失調症状（起立時の立ちくらみ，めまい，頭痛，複視，眼前暗黒感など） 根拠▶ 起立位では，重力によって血液が下肢に貯留するため，静脈還流量が損なわれて心拍出量の減少から動脈圧が低下する．血圧が維持できないため脳血液灌流量低下に伴う症状が出現する． ❷ 抗うつ薬（三環系，モノアミン酸化酵素阻害薬）服用の有無 根拠▶ 三環系抗うつ薬およびモノアミン酸化酵素阻害薬は，神経伝達物質の神経終末への取り込みを阻害し，遊離するノルアドレナリン，セロトニンを増やす作用を有する．ノルアドレナリンが $α_1$ アドレナリン受容体と反応することで血管平滑筋の収縮が起こるが，ノルアドレナリンが神経終末で減少しているため，体位変換に伴う血圧の急激な低下に反応できずに血圧を調節できない． ❸ $α_1$ アドレナリン遮断薬服用の有無 根拠▶ ❷に準じる．具体的な薬品としては，プラゾシン塩酸塩（ミニプレス），ブナゾシン塩酸塩（デタントール），テラゾシン塩酸塩水和物（バソメット，ハイトラシン），ドキサゾシンメシル酸塩（カルデナリンほか），ウラピジル（エブランチル）などがある． ❹ 既往歴（シャイ・ドレーガー症候群，パーキンソン病，アジソン病，褐色細胞腫）の有無 根拠▶ シャイ・ドレーガー症候群，パーキンソン病では，神経変性によって血圧を調節するシステムに障害が起きる．アジソン病では副腎皮質ホルモンの分泌低下によって体内の水分，ナトリウム，カリウムのバランス異常が生じ，血圧コントロールに影響を及ぼす．褐色細胞腫では，カテコールアミンの分泌により血管支配性交感神経制御機構の異常が引き起こされる．	➡インタビュー
❺ 起立試験（シェロングテスト）陽性：10分間の安静臥床の後，起立位をとり，1分ごとに血圧と脈拍を測定する．起立時に収縮期血圧が20 mmHg以上低下し，起立失調症状を伴う場合は陽性 根拠▶ 起立位への体位の変換で重力によって血液が下肢に貯留するため，静脈還流量が減少し，心拍出量の減少から動脈圧が低下する．循環の調節機構が機能しないため血圧が維持できない．	➡循環機能の概観（全身の観察）

C. 心臓のポンプ機能

1. ポンプ機能のメカニズム

閉鎖されたシステムである循環器系の中で，心臓が収縮と拡張を繰り返すことで，血液は全身を循環することができる．心臓は，血管へ血液を送り出すポンプの役割を果たしている．心臓がポンプ機能を果たすためには，収縮の歩調とりをする自動能と刺激伝導系，収縮・拡張という動きをもたらす固有心筋，効率的に拍出量を確保するための心周期と弁の開閉が重要な役割をもつ．また，心臓のポンプ機能を評価するためには，心拍出量を規定する因子（心機能を評価するための指標）である前負荷，後負荷，心収縮力，心拍数を理解することが重要である．

1）自動能と刺激伝導系

- 心臓は，神経の刺激に依存することなく自律的に拍動できる自動能を備えており，自動能は，刺激伝導系と呼ばれる特殊心筋によって制御される．
- 刺激伝導系は，洞房結節→房室結節→ヒス束→左右の脚→プルキンエ線維から構成される（図3-9）．

● 循環器の解剖生理と機能障害

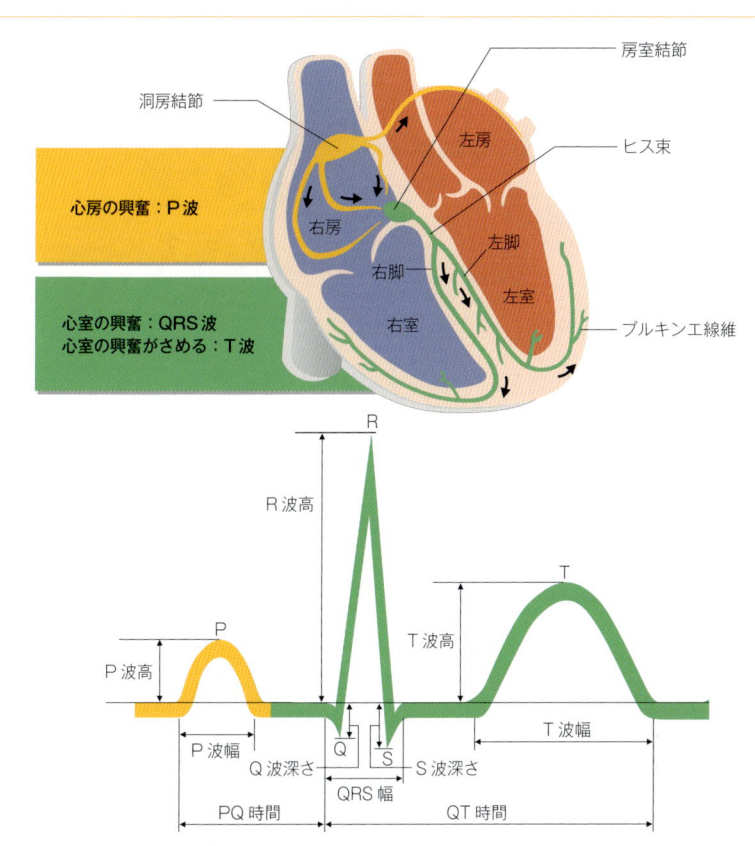

図 3-9　刺激伝導系と心電図の基本波形

- 刺激伝導系および心室筋は、いずれも自動能を備えているが、正常では洞房結節以外の部位からの興奮で活動電位を発生させることはない。
- 興奮の頻度は、洞房結節約 70/分、房室結節約 40〜60/分、その他約 15〜40/分である。
- 洞房結節からの興奮の頻度が最も高く、洞房結節以外の部位からの興奮は発生したとしても閾値に達する前に、洞房結節からの興奮で脱分極が起き、他の部位では活動電位に至らない。
- 洞房結節は、心臓の収縮・拡張のリズムを刻むことからペースメーカー(歩調とり)と呼ばれる。
- 房室結節では、興奮の伝導に約 0.1 秒程度の遅延があり、この遅れがあることで、心室の収縮が始まる前に心房の収縮を完了することができる。
- 心臓の活動電位の変化を体表面から捉えたのが心電図である(図 3-9)。
- 心電図の基本は、心房の興奮(脱分極)を示す P 波、心室の興奮(脱分極)を示す QRS 波、心室の再分極を示す T 波からなる(図 3-9)。
- 縦軸に電位、横軸に時間をとって記録される。
- 12 誘導心電図では、2 点間の電位差を記録する標準肢誘導(Ⅰ、Ⅱ、Ⅲ誘導)、単極肢誘導(aV$_R$、aV$_L$、aV$_F$ 誘導)、胸部誘導(V$_1$〜V$_6$ 誘導)の計 12 通りの心電図が記録され、これによって心臓を立体的に捉えることが可能となる(図 3-10)。
- 標準肢誘導の心電図は、心起電力のベクトルをアイントーベンの三角形(図 3-11)上に投射して記録されるが、基本的には、導出子を装着した部位から活動電位を見つめ、向かってくる波形を上向きに、去っていく波形を下向きに記録していると考えるとよい。

■図 3-10　12 誘導

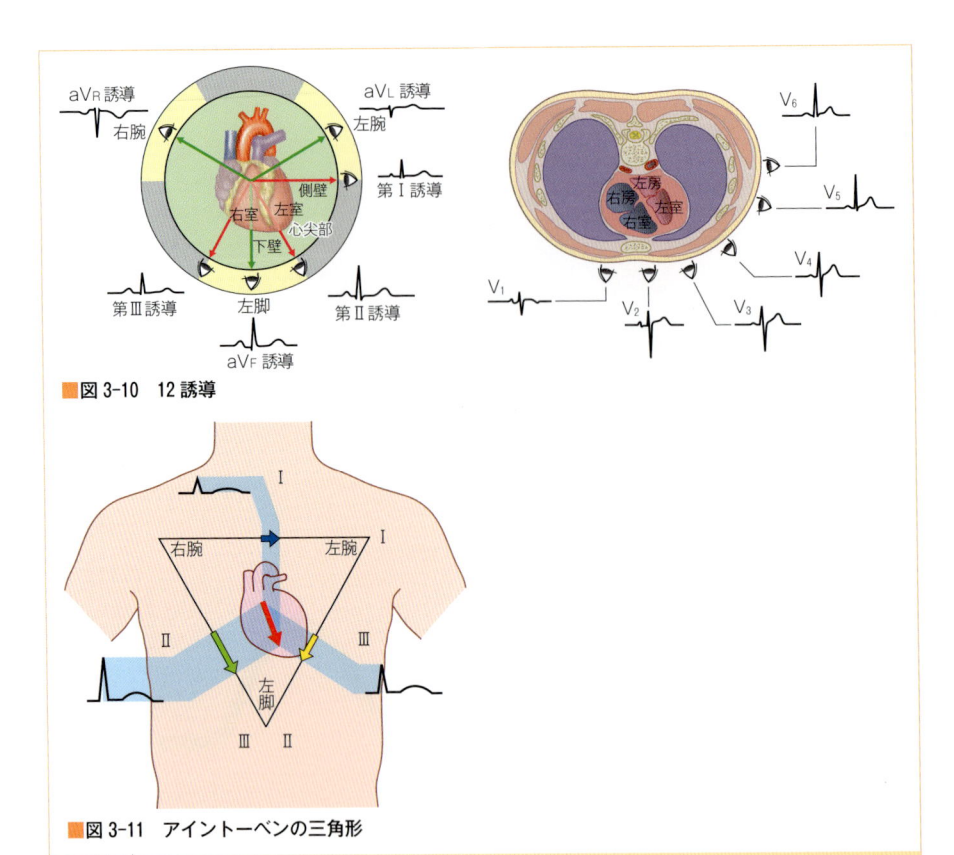

■図 3-11　アイントーベンの三角形

2）固有心筋

- ヒトの組織の中で，唯一動くことのできる組織は筋組織（骨格筋，平滑筋，心筋）である．
- 心臓は，筋組織の1つである心筋によって形成されているため，収縮・拡張を繰り返すことができる．
- 心筋は，筋フィラメントの配列が規則的で横紋をなし，心筋同士は介在板と呼ばれる特殊な結合装置によって，隣接する細胞膜が指を組み合わせたように連結されている不随意筋である．
- 介在板により興奮は迅速に伝達されるため，心臓は機能的に全体で1つの有機体として振る舞うことができる（機能的合胞体）．
- 固有心筋と骨格筋ではその興奮性が異なる（表 3-2）．
- 固有心筋は脱分極の後，再分極までの時間が長いという特徴をもつ．
- 固有心筋は脱分極の後，持続的な脱分極状態であるプラトー相（平坦な部分）を形成し，この間心筋は絶対不応期にある．
- 絶対不応期では，どんなに強い刺激があっても心筋は反応しない．
- 絶対不応期であるプラトー相では，心筋の強縮（連続的な収縮）は起こらず，単縮を繰り返すことで効率的にポンプ機能を発揮することができる．
- 1回の収縮で拍出される血液量（1回拍出量）は，心室容積（拡張末期容積）に依存する．
- 心筋は，心臓へ流入する静脈血の量が増大すると，収縮力が増す．
- 心筋は引き伸ばされた分（筋長），もとに戻ろうとする力が増して，結果的に収縮力（発生する張力）が増大し，多くの血液を拍出するという性質をもつ．この原理をフランク・スターリングの心臓の法則という．
- 運動によって心拍出量が増加するのはフランク・スターリングの心臓の法則による．

■表 3-2　心筋と骨格筋の興奮性の違い

	固有心筋（心拍数 75/分）	骨格筋
活動電位	250 msec	2〜4 msec
収縮時間	270 msec	20〜100 msec
絶対不応期	200 msec	1〜3 msec

msec：ミリ秒（1 msec＝1/1,000 秒）

3）心周期と弁の開閉

- 心臓が繰り返すリズムをもった収縮と拡張の周期を心周期という（図3-12）．
- 心周期には，心房容積，心室容積，心房内圧，心室内圧，動脈圧が関係する．
- 血液が心室へ流入し心房内圧が下がると，房室弁は閉じる．これと同時に心室は興奮し収縮を開始する．だが，この時点では心室の圧上昇は十分でないために動脈弁は閉鎖している．心室は収縮していながら，房室弁も動脈弁もいずれも閉じていることで，血液の流入も流出も起こらないこの期間は等容性収縮期と呼ばれる（表3-3）．

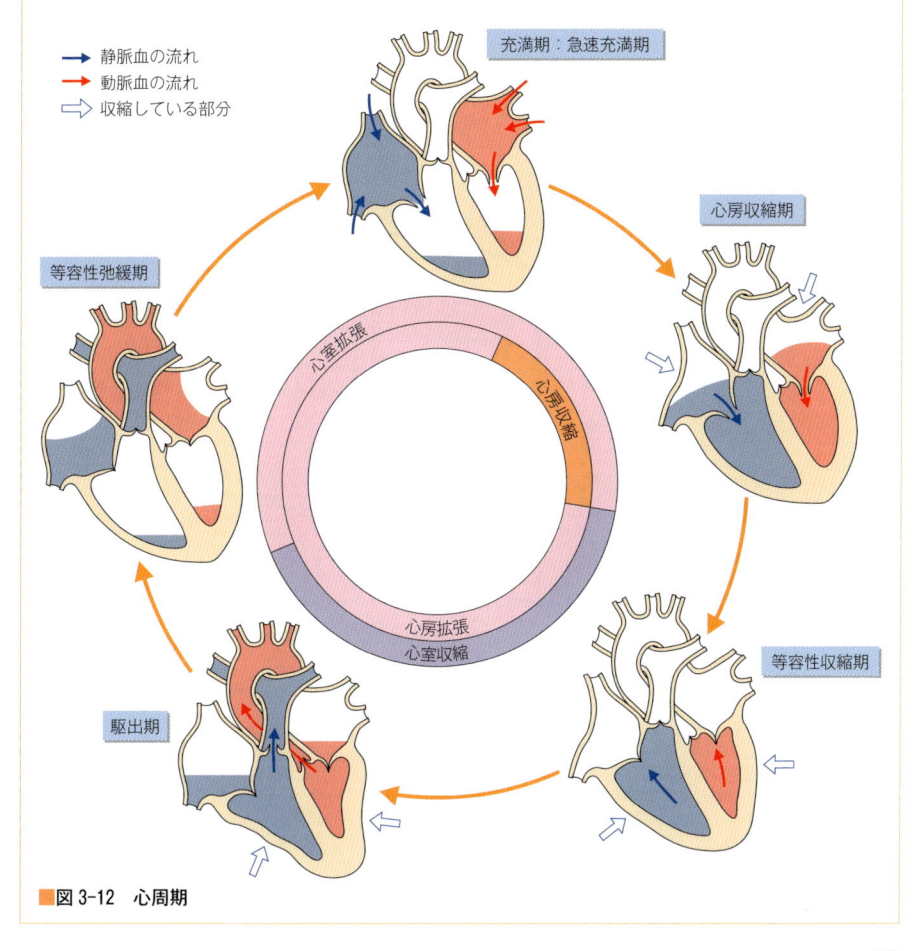

■図 3-12　心周期

■ 表3-3 心周期における心臓の動きと弁の開閉

	心房	房室弁	心室	動脈弁
等容性収縮期	内圧わずかに上昇	閉鎖	内圧上昇	閉鎖
駆出期	弛緩して血液が静脈から心房へ流入	閉鎖	血液が動脈へ拍出	開放
等容性弛緩期		閉鎖	内圧低下	閉鎖
充満期	収縮して血液が心房から心室へ流入	開放	弛緩して心房内の血液を吸引	閉鎖

- 心室が収縮し，心室内圧が大動脈と肺動脈の血管圧より高くなると，動脈弁が開き，心室の血液が駆出される（駆出期）．
- 心室の血液が動脈へ流出し，心室内圧が低下すると動脈弁が閉じると同時に，心室は弛緩し始める．この時，房室弁，動脈弁いずれも閉じており，心室の容積変化のないこの期間を等容性弛緩期という（表3-3）．

4）心拍出量の規定因子：前負荷，後負荷，心拍数，心収縮力

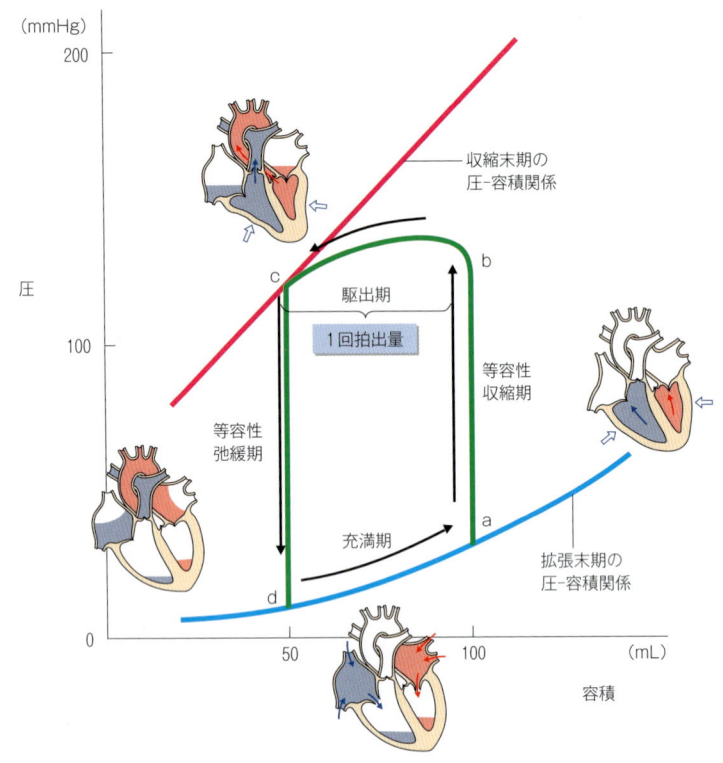

- ——のラインは収縮末期の心室圧と容積の関係を示し，容積と圧は正比例の関係にある．
- ——のラインは拡張末期の心室圧と容積の関係を示し，これは前負荷と心室圧の関係を示す．
- 充満期（dからa）では容積は増加し，等容性収縮期（aからb）では容積変化はなく圧のみ増大する．
- 駆出期（bからc）では容積は減少し，等容性弛緩期（cからd）では容積変化はなく圧のみ減少する．
- bからcへの容積変化量が1回拍出量である．

■ 図3-13 左心室圧と左心室容積の関係

- 心臓の1回の収縮によって，左心室または右心室から拍出される血液量を1回拍出量といい，安静時での1回拍出量は40〜100 mLである．
- 1分間に左心室または右心室から拍出される血液量が心拍出量で，1回拍出量×心拍数で求められ，安静時の心拍出量は4〜7 L/分である．
- 心拍出量はからだの大きさによって異なるため，通常，心拍出量を体表面積で割った心係数（基準値：3 L/分/m^2）が用いられる．
- 心拍出量は，前負荷，後負荷，心拍数，心収縮力によって規定される．
- 拡張末期の心室容積を前負荷といい，心室に流入した血液量を指し，静脈還流量に依存する．
- 正常な心臓では，前負荷が増大すると1回拍出量が増加する（フランク・スターリングの心臓の法則）．
- 心室が血液を拍出する際に心室にかかる負荷を後負荷といい，末梢血管抵抗，動脈弁狭窄の有無，血液粘稠（ねんちゅう）度，動脈の弾性，心室容積などで規定される．
- 後負荷が増大すると心臓の仕事量は増す．
- 1回拍出量が一定の場合，ある程度までは心拍出量は心拍数に比例するが，心拍数100/分前後を超えると1回拍出量は減少する．このため，心拍出量は心拍数100/分前後で最大値に達する．
- 図3-13に，正常安静時の左心室圧と左心室容積の関係を示す．

2. ポンプ機能障害とフィジカルアセスメント

1) ポンプ機能障害

- 心臓がポンプとして機能するために重要な役割を果たす自動能と刺激伝導系，固有心筋，心周期と弁の開閉，いずれの障害においても，ポンプ機能低下をきたす危険性がある．
- 心臓の器質的・機能的変化に起因しない疾患からポンプ機能低下をきたす場合も少なくない．
- 左心室のポンプ機能低下では，循環血液量の低下と心臓と直列でつながる肺での血液のうっ滞が主要な問題となる（図3-14）．
- 右心室のポンプ機能低下では，静脈血の末梢での血液のうっ滞とそれに伴う静脈圧の上昇が主要な問題となる（図3-14）．
- ポンプ機能障害が解決しない場合は，これに関連した症状・反応が連鎖的に引き起こされ，状態が重篤化し，生命に関わることもある．
- 心臓と直列につながる肺循環は直接心機能に影響を及ぼす．

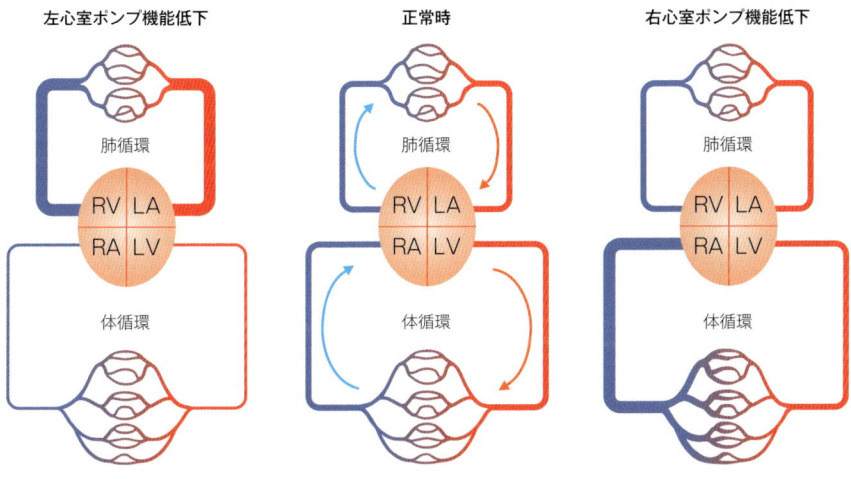

LA：左心房　LV：左心室　RA：右心房　RV：右心室
＊ポンプ機能を模式化したため，心臓の構造は実際とは異なる

図3-14　ポンプ機能障害

- 肺疾患を原因とする肺循環障害で，右心室に負担がかかり右心不全をきたす肺性心は，心臓に機能的・器質的変化がなくともポンプ機能に障害をもたらすため，ポンプ機能を判断する上では注意しなければならない．
- 心筋炎や急性心筋梗塞後，大動脈解離，外傷などに伴い，心膜腔に血液や浸出液が貯留すると，心臓が拡張できるスペースがなくなり，結果としてポンプ機能障害をきたし，心外閉塞・拘束性ショックに至る危険がある(心タンポナーデ)．

◘心不全

- 心不全とは，心臓のポンプ機能低下に伴い，各組織・器官の需要に応じた血液供給に障害をきたす，また血液分布の不均衡をきたす病態である．原因は様々で，心疾患以外の基礎疾患から心不全に至る場合も少なくない．
- 心不全は，うっ血を呈する系によって左心不全と右心不全，時間経過によって急性心不全と慢性心不全に分類される．
- 心筋の収縮力が低下しているものを収縮期心不全，心筋の伸展が低下しているものを拡張期心不全という場合もある．

Physical Assessment：左心不全

❶**動作時呼吸困難** 根拠▶ 活動に伴い組織は酸素を多く必要とするが，左心不全によって各組織への血液供給が不足し低酸素状態を呈する．また肺うっ血による肺の換気/血流比不均衡に伴い，酸素化が障害される． ❷**起座呼吸** 根拠▶ 臥床すると重力によって静脈還流が増え，肺の血流が増加するが，左心室の拍出量が不十分なため，肺うっ血が増強し呼吸困難を生じる．このため，臥床できず起座位をとる． ❸**安静時呼吸困難** 根拠▶ 重篤になると，安静時の酸素供給量も不足する． ❹**血圧低下，脈圧の減少** 根拠▶ 心拍出量が減少するため血圧が低下する．また，拡張期血圧と収縮期血圧の差(脈圧)が小さくなる．脈圧/収縮期血圧を脈圧比というが，この値が 0.25 以下では心係数(心拍出量/体表面積)は $2.2 L/分/m^2$ 以下を示すとの報告もある(基準値 $3 L/分/m^2$)． ❺**頻脈** 根拠▶ 1回拍出量が減少するため，心拍出量を補填する目的で心拍数が増える． ❻**末梢冷感** 根拠▶ 左心不全によって各組織への血液供給不足が起きることで，重要器官への血液供給が優先され，皮膚血管への血流が犠牲にされる． ❼**チアノーゼ** 根拠▶ 左心不全によって末梢への血液供給が不足し低酸素状態を呈する．また肺うっ血による肺の換気/血流比不均衡に伴い酸素化が障害される．	➡循環機能の概観 (全身の観察) ➡インタビュー
❽**胸骨中線から心尖部までの距離が 10 cm 以上に拡大** 根拠▶ 左心不全に伴い左室肥大があると，心尖部が外側へずれるため，胸骨からの距離も拡大する．	➡循環器の触診(心尖拍動，前胸部拍動)
❾**全身倦怠感** 根拠▶ 全身の各組織・器官への血液供給が不足するため，エネルギー不足で倦怠感を生じる． ❿**夜間発作性呼吸困難** 根拠▶ 臥床すると重力によって肺の血流が増加する．左心室の拍出量が不十分なため肺うっ血が増強し，呼吸困難を生じる． ⓫**尿量減少** 根拠▶ 腎血流量が低下するため，尿量が減少する．	➡インタビュー
⓬**心尖拍動の外側，下方への偏位と立ち上がりの振幅の増大** 根拠▶ 左心不	➡循環器の触診

	全に伴い，左室肥大に至り，心尖部が外側・下方へずれて胸壁に近づくため力強く拍動を感じる．	
⑬心尖部でのⅢ音聴取　根拠▶ 左室肥大に伴って心室壁の伸展性に低下をきたしている状態で，急速流入期(拡張期)に多量の血液が心室に流入してくると衝撃音が発生しⅢ音が生じる． ⑭心尖部でのⅣ音聴取　根拠▶ 左室肥大がさらに進行すると，心室は限界まで拡張し，拡張末期の心房収縮によるわずかな血液流入によっても衝撃音が生じるためⅣ音を聴取する．	➡循環器の聴診
⑮ SpO_2 の低下　根拠▶ 左心不全によって各組織への血液供給不足が起き，それに伴い低酸素状態を呈する．また肺うっ血による肺の換気/血流比不均衡に伴い酸素化が障害される． ⑯ PaO_2 の低下，$PaCO_2$ の上昇　根拠▶ 肺うっ血による肺の換気/血流比不均衡に伴い酸素化が障害される．また肺うっ血から肺水腫に至るとガス交換が障害される．	➡循環機能の概観 　(全身の観察) ➡血液ガス分析
⑰ PQ 時間延長，QRS 幅の拡大　根拠▶ 左心不全で左室が拡大すると，房室間あるいは心室内の伝導障害が起こる．	➡心電図検査

Physical Assessment：右心不全

❶肝腫大　根拠▶ 血液のうっ滞が下大静脈から肝静脈に及ぶ． ❷浮腫　根拠▶ 下大静脈への血液のうっ滞により，毛細血管の静脈側での圧が上昇し，血管内から血漿成分が押し出され，かつ間質液が血管内へ戻れず，間質にたまる． ❸腹水　根拠▶ 下大静脈への血液のうっ滞により，毛細血管の静脈側での圧が上昇し，血管内から血漿成分が押し出され，かつ間質液が血管内へ戻れず，腹腔にたまる． ❹内頸静脈圧(右房圧)上昇　根拠▶ 右室の拍出力が低下し，血液のうっ滞が右房から上大静脈に及ぶ．	➡循環機能の概観 　(全身の観察)
❺食欲不振 ❻腹満感 ❼悪心 ❽心窩部痛あるいは上腹部痛 ❾体重増加　　　根拠▶ 血液のうっ滞が下大静脈から肝静脈，さらに消化器系の静脈に及ぶ．	➡インタビュー
❿外頸静脈怒張　根拠▶ 上大静脈での血液うっ滞が起こるため，表層を走行する外頸静脈では血液のうっ滞が観察しやすい． ⓫ヴァルサルヴァ操作での外頸静脈怒張　根拠▶ 口腔を閉じて息ごらえをする(ヴァルサルヴァ操作)ことで，胸腔内圧が高まり，上大静脈・下大静脈が圧迫され，安静時には確認できない外頸静脈の怒張が確認できる．	➡循環器の視診
⓬内頸静脈の拍動触知　根拠▶ 通常，静脈では拍動を触知しないが，上大静脈での血液のうっ滞が内頸静脈および血管内圧を上昇させ，拍動を触知することがある．	➡中心静脈圧(内頸静脈圧)の推定

📝 memo　NYHA分類

- ニューヨーク心臓協会（New York Heart Association；NYHA）が定めた心不全症状での重症度分類である。
- class Ⅰから class Ⅳに分類される。
- class Ⅱに相当する範囲は，軽度ないし中等度と，他の class に比べて広いため，class Ⅱは軽度をⅡs，中等度をⅡmに分類する場合もある。

class	内容
Ⅰ	心疾患があるが，身体活動には特に制限がないもの： 日常労作では，特に呼吸困難，狭心痛，疲労，動悸などは生じないもの
Ⅱ	心疾患があり，身体活動が軽度ないし中等度に制限されるもの： 安静時または軽労作時には障害がないが，日常労作のうち，比較的強い労作（例えば，階段上昇，坂道歩行など）によって，呼吸困難，狭心痛，疲労，動悸が生じるもの
Ⅲ	心疾患があり，身体活動が高度に制限されるもの： 安静時には愁訴はないが，比較的軽い日常労作でも，呼吸困難，狭心痛，疲労，動悸が生じるもの
Ⅳ	心疾患があり，身体活動の大部分を制限せざるを得ないもの： 安静時においても心不全症状，または狭心症症状が出現し，わずかな労作でそれらの症状が増強するもの

📝 memo　フォレスター分類

- スワン・ガンツカテーテルが挿入され，血行動態のモニターが可能な場合は，肺動脈楔（けつ）入圧（pulmonary arterial wedge pressure；PAWP）と心係数（cardiac index；CI）から肺うっ血と末梢循環不全の状態を推定するフォレスター分類が心不全の重症度の判定に役立つ。

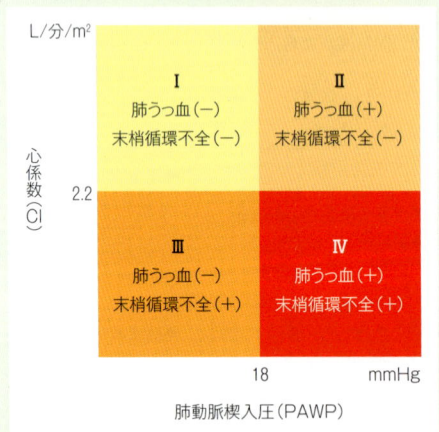

主な治療
Ⅰ：必要時酸素を投与し，安静による心筋仕事量軽減を図りながら経過観察
Ⅱ：利尿薬と血管拡張薬投与
Ⅲ：輸液
Ⅳ：強心薬，血管拡張薬，大動脈バルーンパンピング（IABP）での補助

（図：縦軸 心係数（CI） L/分/m²、境界値 2.2、横軸 肺動脈楔入圧（PAWP） mmHg、境界値 18
　Ⅰ：肺うっ血（−）末梢循環不全（−）
　Ⅱ：肺うっ血（＋）末梢循環不全（−）
　Ⅲ：肺うっ血（−）末梢循環不全（＋）
　Ⅳ：肺うっ血（＋）末梢循環不全（＋））

◘ 心原性ショック

- 生体に対する侵襲，もしくは侵襲に対する生体反応の結果，重要な器官を含む全身の血流が維持できなくなり（急性，全身性の循環不全），細胞の代謝障害から臓器不全をきたし，生命の危機に至る症候

- 群をショックという.
- ショックは病態によって4つに分類され，心原性ショックは，心機能低下を原因としてショックの病態に至る.

Physical Assessment

❶顔面蒼白(pallor) ❷末梢血管の虚脱(prostration) ❸冷汗(perspiration) ❹脈拍触知不能(pulselessness) ❺呼吸不全 　(pulmonary insufficiency) ❻血圧低下(収縮期血圧90 mmHg以下，または通常の血圧より30 mmHg以上の低下) ❼脈圧の減少 ❽表在性静脈虚脱 ❾乏尿(25 mL/時以下) ❿チアノーゼ	ショックの5P	根拠▶ ❶～❺は，英語表記の頭文字をとって，ショックの5Pと呼ばれる．いずれの症状も循環不全によって生じる．	➡循環機能の概観 　(全身の観察)

2）刺激伝導系と興奮伝導の障害

- 刺激伝導系の機能障害および興奮の伝導の異常は，拍出回数の減少や収縮と拡張のタイミングのずれなどによって心臓のポンプ機能を低下させる．
- 心臓の電気的活動を体表面から捉え記録したものを心電図という．
- 心臓の電気的活動とは，刺激伝導系の興奮が順次心臓全体に広がっていく過程全般を意味する．
- 刺激伝導系の機能障害および興奮の伝導の異常は，心電図では不整脈として記録される．
- 不整脈の分類には，発生部位による分類，発生機序による分類などがある(表3-4)．

3）固有心筋の障害

- 固有心筋が障害されると，その動きが低下し，ポンプとしての機能が果たせなくなる．
- 心筋の障害は，虚血に伴う場合と心筋の異常な肥大，変性，線維化などの器質的変化に伴う場合がある．

memo ショックの分類

- 循環障害の原因によってショックは4つに分類される．

分類	病態	原因疾患
循環血液量減少性ショック	循環血液量の絶対的な不足に起因し，心拍出量の低下をきたす．	大量出血，脱水，腹膜炎，熱傷など
血液分布異常性ショック	循環血液量自体は正常で，動脈または静脈の拡張に起因する体内の相対的な血液の分布に異常をきたす．アレルギー性，感染性，神経原性に起こる．	アナフィラキシー，脊髄損傷，敗血症など
心原性ショック	心臓の器質的・機能的低下に起因し，心拍出量の相対的・絶対的減少をきたす．	心筋梗塞，重症不整脈，重度の心筋症，心筋炎，重度の弁膜症など
心外閉塞・拘束性ショック	外因性の物理的要因によって，心臓もしくは大血管の充満または排出の障害をきたす．	肺塞栓，心タンポナーデ，緊張性気胸など

■表 3-4 不整脈の病態と心電図の特徴

	不整脈	病態と心電図の特徴	不整脈生成のメカニズムと心電図波形
刺激生成異常	洞性不整脈	ゆっくりした心拍の時期と速い心拍の時期とが交互に出現し,その変動は通常呼吸に関係するため呼吸性不整脈とも呼ばれる.吸息では心拍数は増加し,呼息で減少する.生理的な自律神経反応である.	
	洞性徐脈	安静時60/分以下の洞調律.アダムス・ストークス発作を呈する場合もある.	
	洞性頻脈	安静時100/分以上の洞調律.	
	上室性期外収縮(PAC)	洞房結節以外の心房内および房室接合部付近から,通常の周期より早く出現する興奮によって興奮伝導が開始される.	洞房結節／心房／房室結節／ヒス束／心室／★刺激の発生部位
	発作性上室性頻拍(PSVT)	心房内や房室結節付近で異所性の興奮が発生し,この興奮が房室結節付近で旋回する(リエントリー)ことで,頻脈発作が出現する.頻脈発作は突然始まり,突然停止する特徴がある.	
	心房細動(Af)	心房が細かくふるえている状態.心房の至る所から異所性の興奮が発生する.心室への興奮伝導は不規則で,心室に伝わったり伝わらなかったりするため,絶対不整脈(R-R間隔が一定でない)を呈する.基線上に示される細かな波はf(スモールエフ)波と表現される.	f波
	心房粗動(AF)	心房から異所性の興奮が比較的規則的に発生し,興奮のうちのいくつかが比較的規則的に心室に興奮伝導する.基線上に認められる「のこぎり状」の波はF(ラージエフ)波と表現される.心室への興奮伝導は,2:1(2回に1回),4:1(4回に1回)とリズムをもって伝わる.	F波
	心室性期外収縮(PVC)	洞房結節からの興奮より早く,心室で異所性に出現する興奮によって興奮伝導が開始され,心室する.心房からの興奮の伝導ではないため,P波がなく,QRS波の幅も形も異なる.QRS波の形によって興奮を発生させる部位が1つであるのか,2つ(以上)であるのか推定できる.心室性期外収縮では,十分な1回拍出量が確保できない.	
	心室頻拍(VT)	心室に発生した異所性興奮が旋回することや心筋細胞の自動能が亢進することで発生する.心室性期外収縮が3連発以上連結して発生すると心室頻拍と定義される.心室の興奮頻度は120～250/分となり,心拍出量が確保できない.	
	心室細動(VF)	心室の至る所で異所性の興奮が無秩序に発生し,心室が小刻みにふるえている状態.心臓からの血液の拍出は,ほぼないに等しい.	
	洞機能不全症候群(SSS)	洞房結節の機能に異常をきたしているもの.洞性徐脈,洞停止,洞房ブロックなどが複合的に出現する.①洞性徐脈,②洞停止または洞房ブロック,③徐脈頻脈症候群,の3つのタイプに分類される.	

(表 3-4 不整脈の病態と心電図の特徴 つづき)

	不整脈	病態と心電図の特徴	不整脈生成のメカニズムと心電図波形
興奮伝導異常	洞房ブロック（S-Aブロック）	洞房結節からの興奮が心房に伝わらない状態．P波もQRS波も出現しない．洞房ブロックは，洞機能不全症候群に総括される．	P波・QRS波の脱落
	房室ブロック（A-Vブロック）	心房から心室への興奮の伝導に障害がある状態．Ⅰ度～Ⅲ度までに分類される．Ⅰ度：興奮の伝導に時間を要するため，PQ時間が延長する．	Ⅰ度
		Ⅱ度〔ウエンケバッハ型（モービッツⅠ型）〕：心房からの興奮伝導時間が徐々に延長し，最終的には伝導が遮断される．PQ時間が徐々に延長し，ついにはQRS波が脱落する．	Ⅱ度〔ウエンケバッハ型（モービッツⅠ型）〕
		Ⅱ度（モービッツⅡ型）：突然，心房からの興奮伝導が遮断される．P波が出現するにもかかわらずQRS波が脱落する．	Ⅱ度（モービッツⅡ型） QRS波の脱落
		Ⅲ度：心房からの興奮がまったく心室に伝えられないために，心房と心室が無秩序に収縮する．QRS波はP波と無関係に出現する．	Ⅲ度
	脚ブロック	左右のいずれかの脚の伝導障害で，左脚ブロックと右脚ブロックがある．脚ブロックのある側の心室の興奮が遅れるため，R波が2相性を呈する．左脚ブロックは，重篤な心疾患を伴う場合が多い．	2相性のR波
	WPW症候群（ウォルフ・パーキンソン・ホワイト症候群）	洞房結節からの興奮が短絡路（ケント束）を通って心室に伝わる．PQ時間が短縮し，デルタ波と呼ばれる特徴的な波をQRS波の立ち上がりに認める．	デルタ波　ケント束

- 虚血に伴う心筋の障害は，日常的に問題となる．
- 心筋は，心臓の収縮機能をつかさどっており，冠状動脈で栄養されている．
- 冠状動脈からの血液供給量が減少したり，もしくは途絶えたりすると，心筋は虚血状態（狭心症）から壊死（心筋梗塞）に至る（図3-15）．
- 粥（じゅく）状硬化に伴う粥腫（プラーク：血管の平滑筋内膜下に蓄積したコレステロールなどが，粥状に固まったもの）の破綻と，それにより生じる血栓形成を発生機序とする急性心筋梗塞，不安定狭心症，心臓突然死は，急激な冠動脈病変の変化で心筋虚血を呈するという共通性から，急性冠症候群（ACS）という概念で捉えられている．
- 心筋の異常な肥大，変性，線維化などの器質的変化によって，心機能障害を呈する心筋疾患を心筋症

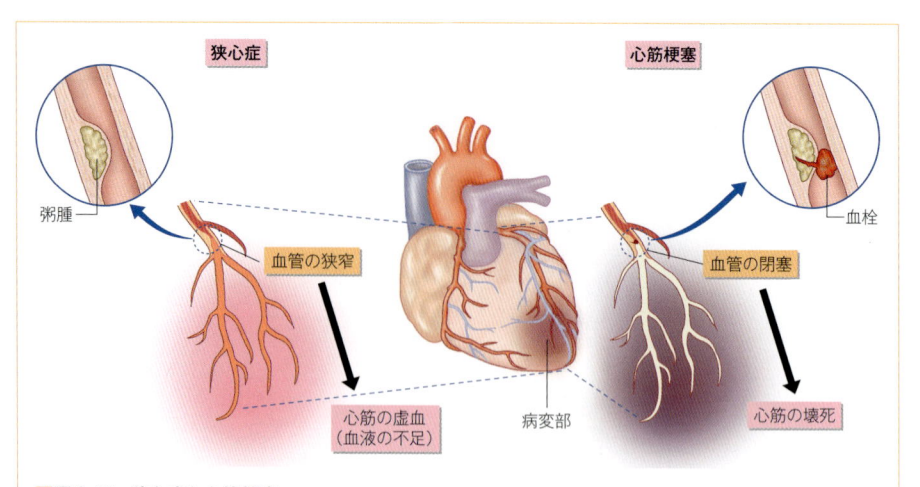

■図 3-15　狭心症と心筋梗塞

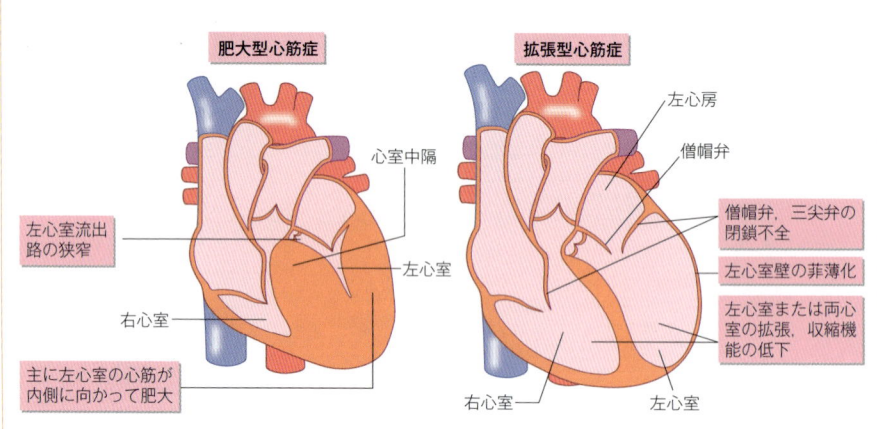

■図 3-16　肥大型心筋症と拡張型心筋症

という(図 3-16).
- 心筋症は, 肥大型心筋症(HCM), 拡張型心筋症(DCM), 拘束型心筋症(RCM), 不整脈原性右室心筋症(ARVCM), 分類不能型に分類される.
- 心筋症で原因もしくは全身性疾患との関連が明らかなものは特定心筋症と呼ばれる.

◆狭心症
- 狭心症は, 冠状動脈からの血流が一過性に途絶えて心筋が虚血状態に陥った病態である(図 3-15).
- 狭心症は, ①発作時の状態(労作性狭心症, 安静狭心症, 新規安静狭心症), ②経過(安定狭心症, 不安定狭心症, 梗塞後狭心症), ③病態生理上(器質性狭心症, 冠攣縮性狭心症)から分類される.

Physical Assessment

| ❶タイプA行動パターン | 根拠▶ 活動的で, 競争心や攻撃性が強く, スト | ➡インタビュー |

レスをためやすいといわれるタイプA行動パターンを示す人は，狭心症や心筋梗塞の発生頻度が高いことが既存研究で示されている． ❷肥満　根拠▶　肥満では，狭心症を誘発する危険の高い動脈硬化をきたすケースが多い．	➡循環機能の概観（全身の観察）
❸短時間（2〜3分，長くても15分程度）の狭心発作（前胸部の絞扼感や圧迫感，胸部灼熱感）　根拠▶　心筋虚血をキャッチした侵害受容器の情報は，心臓求心性神経によって脊髄後角から脊髄視床路を通り，大脳皮質へと伝えられ痛みとして認識される．また，心筋虚血が起こると，組織障害の結果，遊出する酵素（カリクレイン）によって，発痛作用をもつブラジキニン（9個のアミノ酸からなるペプチド）が生じる．ブラジキニンは侵害受容器を興奮させるとともに，血管拡張作用をもつ一酸化窒素を発生させるため，痛みを増強させる． ❹心窩部，背部，左肩，頸部，下顎，歯，後頭部，上肢への放散痛（関連痛）　根拠▶　心筋虚血の情報を伝える心臓求心性神経の線維は，脊髄後根から入り脊髄でニューロンを変えて最終的には大脳皮質へ至る．心臓求心性神経線維がニューロンを変える脊髄には，他の部位からの求心性神経線維もあり，ニューロンを変える際に，心臓求心性神経線維の一部が他の器官からの求心性神経線維と接続したまま情報が大脳皮質へと伝えられる．このため，大脳は心筋虚血による痛みを他の器官の痛みとして認識し，これによって放散痛（関連痛）が生じる． ❺ニトログリセリンへの良好な反応　根拠▶　ニトログリセリンは血管拡張作用を有するため，冠状動脈が拡張し心筋虚血が改善され症状が緩和する． ❻労作による狭心発作の悪化　根拠▶　運動によって心臓の仕事量が増し，一過性に心筋虚血が悪化するため狭心発作が出現する． ❼夜間から早朝にかけての狭心発作の出現　根拠▶　冠攣縮性狭心症は，交感神経と副交感神経の活動が不安定になることで引き起こされるといわれる．睡眠はレム睡眠（浅い眠り）とノンレム睡眠（深い眠り）が繰り返されるが，明け方はレム睡眠とノンレム睡眠の周期が短い．レム睡眠では交感神経と副交感神経の働きがめまぐるしく変化するため発作が出現しやすい． ❽喫煙歴　根拠▶　冠攣縮性狭心症は，特に喫煙との関連が指摘される．ニコチンは交感神経を刺激し血管収縮を招く．また，喫煙によって増加する活性酸素は，正常な血管内皮細胞から放出され血管拡張作用を有する一酸化窒素を消去するとともに，血管内皮細胞を傷つけ動脈硬化を促進させる． ❾ストレスの有無　根拠▶　冠攣縮性狭心症は，特にストレスとの関連が指摘される．ストレスフルな状況は常に交感神経を優位にする．また，正常な血管内皮細胞から分泌され，血管拡張作用を有する一酸化窒素の分泌を抑制するともいわれている． ❿既往歴（高血圧，脂質異常症，糖尿病など）の有無　根拠▶　これらの疾患は動脈硬化との関連が深い．動脈硬化は狭心症を誘発する危険がある．	➡インタビュー
⓫発作時のST下降　根拠▶　ST変化は虚血状態を示す．虚血によってST変化が認められるメカニズムは明確には解明できていない．①虚血心筋が発する傷害活動電位によって心電図の基線そのものが下降・上昇し，結果としてSTの変化として確認される，②虚血に伴い心筋細胞での脱分極と再分極が障害される，といった説がある．なお，冠攣縮性狭心症では発作時にST上昇を伴う場合があるので注意する（異型狭心症）． ⓬運動負荷（マスター2階段試験，エルゴメーターもしくはトレッドミルに	➡心電図検査

3　循環機能とその破綻

よる負荷法)での心電図の虚血性変化の所見 根拠▶ 労作性狭心症は労作によって誘発される.
⑬ホルター心電図での虚血性変化および狭心症発作の自覚と労作状況との関連性 根拠▶ 長時間の心電図, 自覚症状, 活動状況を記録することで, 夜間睡眠時や日常生活の中で狭心症発作を捉えることができる.

➡心電図検査

●心筋梗塞

- 心筋梗塞は, 冠状動脈の閉塞や著しい狭窄によって血流が途絶え心筋が壊死した病態である(図 3-15).
- 心筋梗塞は, 一般的に発症時期によって急性, 陳旧性に分類される.
- 心筋梗塞は, 心電図上の異常 Q 波の有無(Q 波心筋梗塞:貫壁性心筋梗塞, 非 Q 波心筋梗塞:非貫壁性心筋梗塞)や ST 変化によっても分類される.
- 臨床では, 梗塞部位によって, 前壁中隔梗塞, 限局性前壁梗塞, 広範囲前壁梗塞, 側壁梗塞, 高位側壁梗塞, 下壁梗塞, 下側壁梗塞, 後壁梗塞, 下後壁梗塞などに分けるのが一般的である.

Physical Assessment

❶タイプ A 行動パターン 根拠▶ 活動的で, 競争心や攻撃性が強く, ストレスをためやすいといわれ, タイプ A 行動パターンを示す人は, 狭心症や心筋梗塞の発生頻度が高いことが既存研究で示されている.
❷肥満 根拠▶ 肥満では, 心筋梗塞を誘発する危険の高い動脈硬化をきたすケースが多い.

➡インタビュー
➡循環機能の概観(全身の観察)

❸30 分以上持続する激烈な狭心発作(前胸部の絞扼感や圧迫感, 胸部灼熱感) 根拠▶ キャッチされた侵害受容器の情報は, 心臓求心性神経によって脊髄後角から脊髄視床路を通り, 大脳皮質へと伝えられ, 痛みとして認識される. また, 心筋虚血が起こると, 組織障害の結果, 遊出する酵素(カリクレイン)によって, 発痛作用をもつブラジキニン(9 個のアミノ酸からなるペプチド)が生じる. ブラジキニンは侵害受容器を興奮させるとともに, 血管拡張作用をもつ一酸化窒素を発生させるため, 痛みを増強させる.
❹随伴症状(冷汗, 頻脈, 呼吸困難, 悪心・嘔吐, めまい, 失神発作, 血圧低下)の有無 根拠▶ 心筋梗塞では, 急性心不全からショックや致死性の不整脈を合併する場合があり, このため随伴症状を伴う.
❺心窩部, 背部, 左肩, 頸部, 下顎, 歯, 後頭部, 上肢への放散痛(関連痛) 根拠▶ 心筋虚血の情報を伝える心臓求心性神経の線維は, 脊髄後根から入り脊髄でニューロンを変えて最終的には大脳皮質へ至る. 心臓求心性神経線維がニューロンを変える脊髄には, 他の部位からの求心性神経線維もあり, ニューロンを変える際に, 心臓求心性神経線維の一部が他の器官からの求心性神経線維と接続したまま情報が大脳皮質へと伝えられる. このため, 大脳は心筋虚血による痛みを他の器官の痛みとして認識し, これによって放散痛(関連痛)が生じる.
❻ニトログリセリンへの反応不良 根拠▶ ニトログリセリンは血管拡張作用を有するが, 心筋梗塞では粥腫(プラーク)や血栓によって血管が完全に閉塞しているため症状は改善しない.
❼喫煙歴 根拠▶ ニコチンは交感神経を刺激し血管収縮を招く. また, 喫煙によって増加する活性酸素は, 正常な血管内皮細胞から放出され血管拡張作用を有する一酸化窒素を消去するとともに, 血管内皮細胞を傷つけ動脈硬化を促進させる.

➡インタビュー

❽ストレスの有無　根拠▶ ストレスフルな状況は常に交感神経を優位にする．また，正常な血管内皮細胞から分泌され，血管拡張作用を有する一酸化炭素の分泌を抑制するともいわれている． ❾既往歴（高血圧，脂質異常症，糖尿病など）の有無　根拠▶ これらの疾患によって引き起こされる動脈硬化は，心筋梗塞を誘発する危険がある． ❿起床後1時間以内の胸痛発作　根拠▶ 血圧は正常でも日内変動しており，特に朝の覚醒後は上昇し活動に備える．血圧の変動を安定的に保つために，様々な調節機構が働くが，動脈硬化があると血管内皮細胞から放出され血管拡張作用を有する一酸化窒素の量が少なく，高血圧の状態が維持される．また，朝の覚醒後は，レニン-アンジオテンシン-アルドステロン系の働きも活発になるため血圧が上昇する．こうした機序で起床後に血圧が上がり，心筋梗塞が誘発されることがある．		➡インタビュー
⓫Ⅰ音減弱　根拠▶ 房室弁は心室収縮期に入ると乳頭筋が収縮し閉じる．心室の収縮力がそのまま弁に働き房室弁を閉じるが，収縮力が低下すると弁が軽く閉じるため，閉鎖音であるⅠ音が減弱する．		➡循環器の聴診
⓬心電図の経時的変化（ST上昇，R波減高→異常Q波→陰性T波） 根拠▶ メカニズムは明確には解明されていない．ST変化は虚血状態，異常Q波は心筋壊死，陰性T波は再分極の遅れを示す．ST変化は，①虚血心筋が発する傷害活動電位によって心電図の基線そのものが下降し，結果としてSTの変化として確認される．②虚血に伴い心筋細胞での脱分極と再分極が障害される，などの説がある．異常Q波は，心筋壊死によってベクトルが梗塞部位から遠ざかる方向へ向かうため形成される．T波の逆転は，心内膜側のプルキンエ線維の活動時間が短縮し，心外膜側の再分極が遅れるためであるとの説がある．		➡心電図検査
⓭生化学検査結果：AST（GOT），CK-MB，LDH ⓮血液学検査結果：白血球 ⓯免疫血清学検査結果：CRP，心筋トロポニンⅠ，ミオグロビン，心室筋ミオシン軽鎖Ⅰ，ヒト心臓由来脂肪酸結合タンパク（H-FABP）	根拠▶ AST（GOT），CK-MB，LDH，心筋トロポニンⅠ，ミオグロビン，心室筋ミオシン軽鎖Ⅰ，ヒト心臓由来脂肪酸結合タンパク（H-FABP）はいずれも心筋細胞に含まれるタンパク質である．心筋が虚血状態に陥ったり壊死すると，心筋細胞の細胞膜は障害もしくは破壊されるため，心筋細胞内のタンパク質は容易に細胞外へ逸脱し血液中へ流入する．それぞれの物質は，心筋細胞からの透過性・代謝・排泄などの違いから，血中濃度はそれぞれに特徴的な上昇を示す．このため，経時的にこれらの物質の値を測定することで，発症からの時間や重症度を推定することができ	➡血液検査

memo　キリップ分類

- 急性心筋梗塞が原因の左心不全の分類には，キリップ分類が用いられる．
- キリップ分類は，初診時の聴診で短時間に心機能障害の程度を推測することができ，重症度の判定に役立つ．

クラス	臨床症状
Ⅰ	心不全徴候なし
Ⅱ	軽度～中等度の心不全 ・肺ラ音聴取領域が全肺野の 50% 未満 ・Ⅲ音聴取 ・静脈圧上昇（怒張）
Ⅲ	重度の心不全 ・肺水腫 ・肺ラ音聴取域が全肺野の 50% 以上
Ⅳ	心原性ショック ・血圧 90 mmHg 未満 ・末梢循環不全

memo　心筋梗塞における心電図の経時的変化

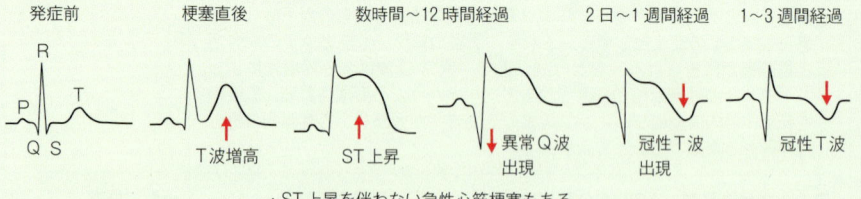

発症前	梗塞直後	数時間～12時間経過	2日～1週間経過	1～3週間経過
P R T / Q S	T波増高	ST上昇	異常Q波出現	冠性T波出現	冠性T波

・ST上昇を伴わない急性心筋梗塞もある
・心内膜下梗塞では異常Q波は出現しない

memo　心筋梗塞における血液検査データの経時的変化

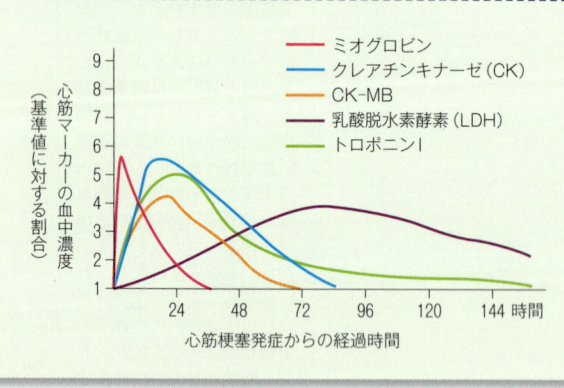

心筋マーカーの血中濃度（基準値に対する割合）

- ミオグロビン
- クレアチンキナーゼ（CK）
- CK-MB
- 乳酸脱水素酵素（LDH）
- トロポニンⅠ

横軸：心筋梗塞発症からの経過時間（24, 48, 72, 96, 120, 144 時間）

		る．また，白血球やCRPの上昇は，組織障害や組織崩壊によってもたらされる．	➡血液検査

拡張型心筋症（dilated cardiomyopathy；DCM）
- 拡張型心筋症は，心筋細胞の変性で心筋が伸びてしまう疾患で，心室の収縮と拡張いずれにも障害をきたす（p.84，図3-16）．
- 予後は不良で，わが国の心臓移植患者の約8割は拡張型心筋症であるとされている．

Physical Assessment

❶起座呼吸 ❷チアノーゼ	根拠▶ 重症例では左心不全を合併する．	➡循環機能の概観 （全身の観察）
❸浮腫 ❹肝腫大	根拠▶ 重症例では右心不全を合併する．	
❺顔色不良　根拠▶ 心拍出量低下により，血液供給量不足，酸素不足となる．		
❻呼吸困難　根拠▶ 心臓が大きく拡張していることで肺が圧迫され，呼吸がしづらい． ❼易疲労感　根拠▶ 心拍出量が低下しているためエネルギーが不足し，疲れやすい． ❽心悸亢進　根拠▶ 1回拍出量の低下を補うために心拍数が増え，動悸を感じる． ❾胸部圧迫感　根拠▶ 心臓が大きく拡張していることで胸部圧迫感を感じる． ❿夜間発作性呼吸困難　根拠▶ 臥床すると，重力によって静脈還流が増え，肺の血流が増加する．左心室の拍出量が不十分なため肺うっ血が増強し，呼吸困難を生じる． ⓫既往歴（ウイルス性心筋炎，C型肝炎）の有無　根拠▶ 病因として，ウイルス性心筋炎やC型肝炎が疑われている．		➡循環機能の概観 （全身の観察） ➡インタビュー
⓬頸静脈怒張　根拠▶ 重症例では右心不全を合併する．		➡循環器の視診
⓭心尖部でのⅢ音聴取　根拠▶ 左心室肥大に伴う心室壁の伸展性の低下をきたしている状態で，急速流入期（拡張期）に多量の血液が心室に流入してくると，衝撃音が発生しⅢ音が生じる． ⓮Ⅰ音減弱　根拠▶ 心室の拡張，収縮力の減弱があり，拡張末期から房室弁閉鎖に時間がかかり，かつ房室弁閉鎖が勢いよく起こらないため，振動音であるⅠ音は減弱する． ⓯Ⅳ音聴取　根拠▶ 左室肥大がさらに進行すると，心室は限界まで拡張し，心房からのわずかな血液流入によっても衝撃音が生じるため，Ⅳ音を聴取する．		➡循環器の聴診
⓰心尖拍動の外側，下方への偏位と立ち上がりの振幅の増大　根拠▶ 心筋の拡張によって心肥大の状態にあるため，心尖部が外側，下方へ移動するとともに，胸壁に近づくために力強く拍動を感じる．		➡循環器の触診

＊本症に特異的な心電図所見はない．様々なバリエーションの所見が認められる． ⑰**非特異的 ST-T 変化** 根拠▶ 拡張した心筋が虚血になるため． ⑱**異常 P 波** 根拠▶ 左心房の拡張によって P 波が強調される．左房負荷と表現される． ⑲**異常 Q 波** 根拠▶ 拡張した心筋は虚血に陥り次第に変性する．最終的には結合組織に置き換わってしまうために電気的興奮に変化を生じる．異常 Q 波は，心筋壊死によってベクトルが梗塞部位から遠ざかる方向へ向かうため形成される． ⑳**QRS 波幅拡大** 根拠▶ 心筋が拡張すると，左右心室の起電力のバランスが乱れ，心筋壁側の興奮が強く，また興奮終了までに時間を要する．	➡心電図検査

◘肥大型心筋症（hypertrophic cardiomyopathy；HCM）

- 肥大型心筋症は，心臓の壁の肥厚によって左心室の内腔が狭くなり（p.84，図 3-16），①左心室への血液流入不良，②心室拡張機能不全，③心筋虚血となり，突然死をきたすこともある．
- 無症状で経過することが多く，検診などの際，心雑音や心電図所見で発見される場合がある．

Physical Assessment

❶**心悸亢進** 根拠▶ 1 回拍出量が低下しているため，心拍数が増え動悸を感じる． ❷**易疲労感** 根拠▶ 心拍出量が低下しているためエネルギーが不足し疲れやすい．		➡循環機能の概観（全身の観察） ➡インタビュー
❸**労作時呼吸困難** ❹**労作時の胸痛** ❺**労作時のめまい，失神発作**	根拠▶ 左心室への血液流入量が少ないこと，また，左心室流出路で狭窄のある場合などで，各組織・器官への血液供給が不足する．特に労作時は，各組織・器官へは安静時以上に血液供給が必要となり症状が出現する．	
❻**家族歴（特に突然死した血縁者の有無）** 根拠▶ 肥大型心筋症の約半数は遺伝性であるといわれる．		
❼**Ⅳ音聴取** 根拠▶ 左心室肥大がさらに進行すると，心室は限界まで拡張し伸展性がなくなり，拡張期末の心房収縮によるわずかな血液流入によっても衝撃音が生じるため，Ⅳ音を聴取する． ❽**Ⅲ音聴取** 根拠▶ 病状が重篤化すると，急速流入期（拡張期）の血液流入の衝撃を肥厚・硬化した心室が逃がすことができずに衝撃音であるⅢ音を聴取する． ❾**収縮期駆出性雑音** 根拠▶ 左心室流出路が非常に狭まって乱流が生じるため雑音が生じる．		➡循環器の聴診
❿**二峰性の心尖拍動** 根拠▶ 左心室流出路が非常に狭まっているため，収縮中期で一度大動脈弁が半閉鎖状態になる．このため二峰性に拍動を触知する．		➡循環器の触診
⓫**ST-T 変化** 根拠▶ 肥大化した心筋が虚血になるため． ⓬**巨大陰性 T 波** 根拠▶ 心尖部肥大型心筋症では，心筋の肥大による心筋		➡心電図検査

障害でスムーズに弛緩できず，心筋収縮後の回復に不均衡が生じ巨大陰性T波が認められる． ➡心電図検査
⑬**異常Q波** 根拠▶ 肥大化した心筋は，虚血に陥り次第に変性する．最終的には結合組織に置き換わってしまうため，電気的興奮に変化を生じる．

4）弁の開閉障害

- 正常な状態では，弁が開閉することで血液を十分に貯留でき，かつ一気に押し出すことができると同時に，押し出した血液が逆流することもない．
- 弁の開閉に障害があると，心房から心室への十分な血液の流入もしくは心室からの十分な血液の拍出ができない．あるいは収縮と拡張のタイミングのずれなどによって心臓のポンプ機能が低下する．
- 弁の開閉障害を呈する病態が弁膜症で，弁の開放に障害がある状態を狭窄症といい，弁の閉鎖に障害がある状態を閉鎖不全という（図3-17）．
- 人口の高齢化が進み，動脈硬化に伴って起こる大動脈弁狭窄症や僧帽弁閉鎖不全症の患者数が増加している．

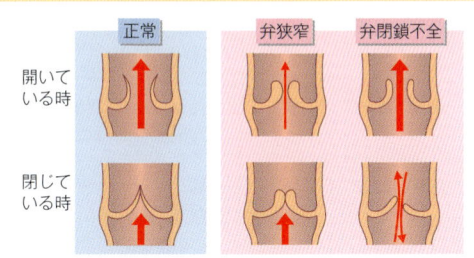

■図3-17 弁の狭窄と閉鎖不全

◘大動脈弁狭窄症（aortic stenosis；AS）

- 大動脈弁狭窄症は，大動脈弁の炎症性反応や癒着，硬化，石灰化によって大動脈弁に狭窄が生じ，左心室から十分な血液を駆出できず，左心室内圧上昇から左心室心筋の肥大（求心性肥大）に至る病態．
- 原因は，①加齢，②先天性，③リウマチ性に分類され，近年では加齢に伴うものが増えている．
- 健常成人での動脈弁の弁口面積は$3\,cm^2$で，弁口面積が$0.75\,cm^2$以下になると重篤な症状が出現する．
- 病状は徐々に進行するため，長期間無症状のことが多いが，3大症状（狭心痛，失神発作，呼吸困難）が出現すると予後不良である．

Physical Assessment

❶**狭心痛** 根拠▶ 代償性に起こった左心室心筋の肥大によって，左心室心筋の酸素需要が増大し，冠状動脈の硬化がなくとも血流の不足が生じて狭心痛が起こる． ➡循環機能の概観（全身の観察）
❷**失神発作** 根拠▶ 心拍出量低下によって脳血流量が低下し，失神が起こる．
❸**呼吸困難（および左心不全症状）** 根拠▶ 左心室の圧負荷が持続すると，左心室心筋の線維化をきたし，その結果，左心機能が低下する．
❹**遅脈** 根拠▶ 左心室内の血液を駆出するのに時間を要するために，脈拍の立ち上がりおよび下降の速度が遅くなり遅脈となる．
❺**小脈** 根拠▶ 心拍出量が減少するため，動脈拍動の振り幅が小さくなり小脈となる．

❻**第3肋間胸骨右縁付近および頸動脈に拡散する収縮期駆出性雑音** 根拠▶ 左心室圧が大動脈圧よりも高いために，駆出時に乱流が生じることから雑 ➡循環器の聴診

音が聴取される． ❼ⅡA音の奇異性分裂　根拠▶ 大動脈弁の弁口が狭いことから，左心室内の血液を駆出するのに時間を要する．このため大動脈弁の閉鎖が遅れ，常に肺動脈弁の閉鎖の後に閉鎖するため，Ⅱ音が吸気時に分裂し，呼気時に分裂がなくなる． ❽ⅡA音の減弱　根拠▶ 大動脈弁の閉鎖に遅れが生じる．また大動脈弁の肥厚・硬化により可動性が悪くなっているために，弁が閉まる時の衝撃が弱くなる．このため大動脈弁が閉じる音であるⅡA音が減弱する． ❾Ⅳ音聴取　根拠▶ 左心室肥大がさらに進行すると，心室は限界まで拡張し，伸展性がなくなり，拡張末期の心房収縮によるわずかな血液流入によっても衝撃音が生じる． ❿第2肋間胸骨右縁での駆出性クリック（駆出音）聴取　根拠▶ 大動脈弁が肥厚・硬化しているために弁が開放する時の音が生じる．心室圧と動脈圧の圧較差が大きいと音は大きくなる． ⓫Ⅲ音聴取　根拠▶ 病状が重篤化すると，急速流入期（拡張期）の血液流入の衝撃を肥厚・硬化した心室が受けるために，衝撃音であるⅢ音を聴取する．	➡循環器の聴診
⓬長く強い心尖拍動，もしくは二峰性の心尖拍動　根拠▶ 大動脈弁の狭窄で，心臓が強い力で血液を押し出そうとする．このために強く拍動を触れる．また，収縮中期で一度大動脈弁が半閉鎖状態になるため二峰性に拍動を触知することがある．	➡循環器の触診
⓭左室肥大（R波増高，ST-T変化）　根拠▶ 左室肥大が伴うため，心室の脱分極・再分極にあたるQRS波とT波に異常所見が出現する．	➡心電図検査

◘僧帽弁閉鎖不全症（mitral regurgitation；MR）
- 僧帽弁の閉鎖不全によって左心房内に血液が逆流し，その容積負荷から左心房の肥大・拡張を呈する．
- 病状が進行すると，心拍出量を維持するために代償的に左心室が肥大する．
- 僧帽弁が閉鎖しないまま左心室の収縮力を高めようとするため，左心室から左心房への逆流量が増し，結果的に肺動脈圧の上昇によって肺うっ血から肺水腫を呈したり，ごくまれには右心系へも影響を及ぼすこともあり，末期には左心不全を呈することもある．
- 病状が進行するまでは自覚症状はほとんどない．

Physical Assessment

❶起座呼吸　根拠▶ 臥床すると肺静脈圧がさらに上昇するため，肺換気/血流比の不均衡からガス交換障害を呈し呼吸が苦しくなる．このため，肺静脈圧を下げる体位である座位をとろうとする． ❷夜間の呼吸困難　根拠▶ 心不全を合併すると臥床により肺静脈圧が上昇するため，肺換気/血流比の不均衡からガス交換障害を呈し呼吸が苦しくなる． ❸僧帽弁様顔貌（頬は紅潮し，唇はチアノーゼを呈する）　根拠▶ 重症になると，毛細血管が拡張し，その様子は血管が皮膚表層部を走行する顔面で確認されやすい．重症例では，肺高血圧のため呼吸機能が低下し，低酸素状態からチアノーゼを呈する． ❹労作時の動悸・息切れ　根拠▶ 左心房内への血液の逆量で，血液がうっ滞していることに加え，心拍出量が減少しているため，労作によって必要となる血流を拍出回数を増やして代償しようとし動悸が出現する．また，心	➡循環機能の概観 　（全身の観察） ➡インタビュー

拍出量が減少すると，労作時に必要となるエネルギー産生に不可欠な酸素が不足するため，息切れが出現する．	➡インタビュー
❺末梢冷感，チアノーゼ 根拠▶ 心拍出量減少に伴い末梢循環が不良となる． ❻脈拍のリズム不整 根拠▶ 左心房の拡大によって心房細動を合併する場合がある．心房細動を合併する場合は，絶対不整脈となる． ❼肺水腫の症状（呼吸困難，ピンク色の泡沫状の喀痰） 根拠▶ 左心不全を呈すると肺水腫が出現する．	
❽Ⅰ音減弱 根拠▶ 僧帽弁の閉鎖が不完全なため． ❾心尖部および腋窩から背部にかけて放散する収縮期逆流性雑音（全収縮期雑音） 根拠▶ 僧帽弁の閉鎖が不完全なために，左心室内圧の高まる収縮期には左心房への逆流が増加するため． ❿心尖部でのⅢ音聴取（ギャロップリズム） 根拠▶ 心肥大によって心室壁の伸展性が低下し，心房から心室への血液流入による衝撃を緩衝できずに衝撃音としてⅢ音が聴取される． ⓫Ⅱ音の病的分裂 根拠▶ 左心室から左心房へ血液が逆流するために，左心室収縮時間が短縮し，大動脈弁の閉鎖が速くなるためⅡA音が速くなり，Ⅱ音が分裂して聴取される． ⓬Ⅲ音聴取 根拠▶ 心室が病的に拡張している状態で，拡張期に多量の血液が心室に流入してくることで，衝撃音が発生しⅢ音が生じる． ⓭Ⅳ音聴取 根拠▶ 左心室肥大がさらに進行すると，心室は限界まで拡張し，拡張末期の心房収縮によるわずかな血液流入によっても衝撃音が生じるためⅣ音を聴取する．	➡循環器の聴診
⓮心尖拍動の左外下方への移動と拍動触知範囲の拡大 根拠▶ 左心室の肥大を伴うため．	➡循環器の触診
⓯僧帽性P波（Ⅰ・Ⅱ誘導で幅の広いP波，V_1で陰性部分の大きい二峰性のP波） 根拠▶ 左心房の肥大によってP波が強調される．左房負荷と表現される． ⓰心房細動（P波消失，f波，絶対不整脈） 根拠▶ 僧帽弁閉鎖不全症では，左心房内の血液がうっ滞し，動きも悪くなり心房細動を合併することが多い．また，左心房内の血液のうっ滞によって左心房内血栓が生じやすい．血栓が浮遊し全身の循環へ流れ他の器官での血管閉塞をきたしたり，僧帽弁口に嵌頓(かんとん)する危険がある． ⓱左心室肥大（R波増高，ST-T変化） 根拠▶ 左心室肥大が伴うため，心室の脱分極・再分極にあたるQRS波とT波に異常所見が出現する．	➡心電図検査

5）心臓の圧-容積の障害

- 心機能を規定する要素である前負荷・後負荷は，「増大するほど心臓の仕事量が増し，負担が大きくなる」という意味があり，負荷という言葉が使われる．
- 前負荷増大は容量負荷とも呼ばれる．
- 前負荷が大きいほど心臓の駆出すべき血液量が増すため，心臓の仕事量は増える．
- 理論上，前負荷は，図3-18のように，左室の容積が増大すると，①の分だけ駆出時に発生する力も増大することになる（p.76，図3-13参照）．
- 前負荷を増大させる主な要因は，静脈還流量の増加と心房の収縮力の増加である．
- 後負荷は圧負荷とも呼ばれる．
- 後負荷が大きいと心臓は強い力で血液を駆出しなければならないため心臓の仕事量は増える．

図の左側:
(mmHg)
200

正常

圧
100

①

0   50   100   (mL)
容積

心室の圧と容積の関係

図の右側:
(mmHg)
200

正常

圧
100

②

③

0   50   100   (mL)
容積

心室の圧と容積の関係

正常

前負荷
増大

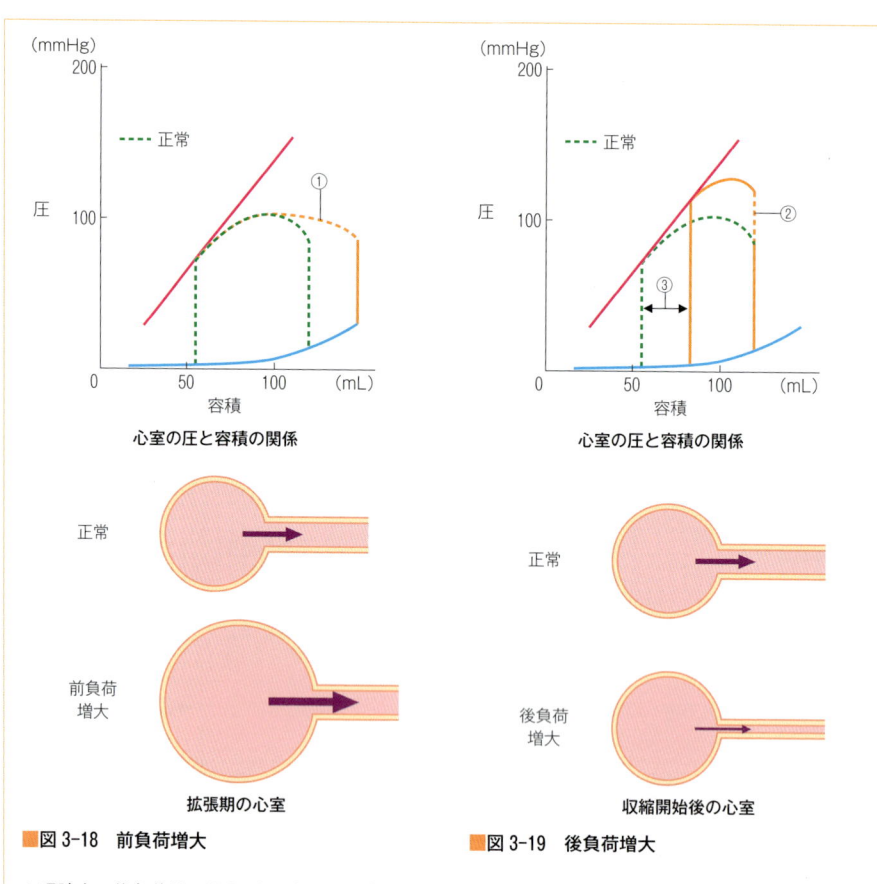

拡張期の心室

正常

後負荷
増大

収縮開始後の心室

■ 図 3-18　前負荷増大　　　　　　　　■ 図 3-19　後負荷増大

- 理論上，後負荷は，図 3-19 のように，②の後負荷が増大すると，1 回拍出量は③だけ減少することになる．
- 心不全では，様々な代償作用が働くため，前負荷・後負荷ともに増大し，心臓にかかる負担は増加する．

D. 血液の流れ

1. 血液の流れの生理・理学的メカニズム

　血液は，閉鎖された管である血管の中を流れ，全身の組織に分配される．
　血液の流れは，①循環する血液の量，②圧力，③血管抵抗，④血液の粘性，の関係性によって規定されている．この中でも，特に血管壁は収縮・拡張といった動きをもつため，その内径は一定ではなく，血液の流れに及ぼす影響が大きい．

1) 血液の流量，圧，血管抵抗，血液の粘性の関係

■血流と径，距離，圧，粘性の関係
- ポアズイユの法則によると，粘性率 η (エータ) の液体が，半径 r，長さ L，の管の中を流れる一定時間の流量 (V) は，

$$V(mL/秒) = \frac{(P_A - P_B) \cdot \pi r^4}{8 \eta L}$$

と表現される(図3-20)。
- 流量(V)は，半径 r の4乗と圧力勾配($P_A - P_B$)に比例し，管の長さ(L)と液体の粘性率(η)に反比例する。
- 管の内径が，液体の流れに対して強く影響を与える(r の4乗に比例)。
- 他の要素が一定なら，太い径および強い圧力をかけると血流は増え，高い粘性度および距離の延長では血流は減る。

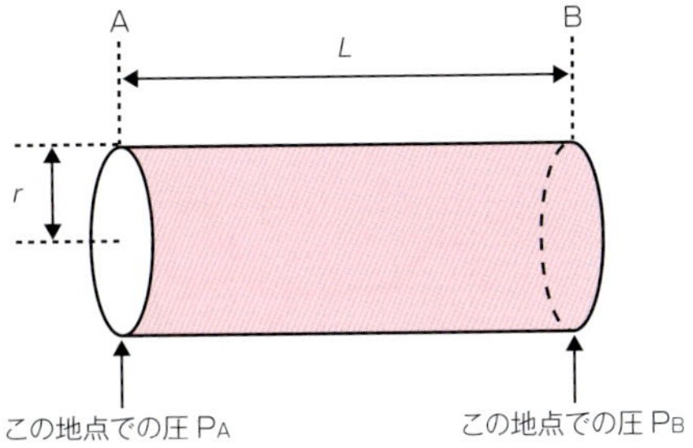

■ **血管抵抗と径，距離，粘性の関係**
- 血液が血管という管の中を流れる時，流れる血液に対し，流れと反対方向に作用する力が生じる。これを血管抵抗といい，血液の流れにくさを示す。
- 血管抵抗は，血管の径，血液の移動する距離，血液の粘性によって規定される。
- 太い管の中を流れるよりも細い管の中を流れる方が血液は流れにくい。また，サラサラした血液よりもドロドロした血液の方が流れにくい。
- 血管抵抗は，他の要素が一定なら，血管の径が太ければ下がり，細ければ上がる。
- 流れる距離が短い，あるいは血液の粘性が低ければ血管抵抗は下がり，流れる距離が長い，あるいは粘性が高ければ血管抵抗は上がる。
- 通常の生体では，血管抵抗を規定する要素のうち，血管の径以外の2つの要素は極端に変動することはない。血管の径は，血管抵抗に影響を与える最も重要な要素である。

■ **図3-20 管内の液体の流れ**

2) 血液の流速

- 血流速度(cm/秒)は，血管の総断面積に反比例する。
- 毛細血管は全身に分布し，すべての断面積を合わせると(総断面積)最も大きいため，毛細血管での血流は約0.1 cm/秒と遅くなっている(図3-21)。
- 毛細血管での血流が遅いことは，物質交換に都合のよい仕組みになっている。
- 大動脈の総断面積は，4 cm^2 程度で，血流速度の平均は約40 cm/秒と速い。

3) 血圧

- 血圧とは，心臓から送り出された血液が血管壁に与える圧力をいい，動脈圧，静脈圧，毛細血管圧などがあるが，一般的には動脈圧のことを指す。
- 心臓が周期的に収縮・拡張を繰り返すことで血管の内圧も変動する。
- 心室の収縮で血液が拍出されると，血管壁を一気に押し広げるため血管内圧は最大となる。この時の血圧を収縮期血圧(最高血圧)といい，基準値は100～139 mmHg である。
- 心室拡張の終わりで収縮開始前の血管内圧は最小となる。この時の血圧を拡張期血圧(最低血圧)といい，基準値は60～89 mmHg である。
- 収縮期血圧と拡張期血圧の差を脈圧といい，その基準値は30～50 mmHg で，脈圧の値は血管抵抗と1回拍出量に影響され，1回拍出量に比例し，動脈壁の弾性に反比例する。
- 1つの心周期を通しての血圧の平均値を平均血圧といい，大動脈と末梢の動脈では平均血圧の求め方が若干異なるが，便宜上，平均血圧＝拡張期血圧＋1/3×脈圧 という算出法が用いられている。
- 毛細血管圧と静脈圧では，心拍に伴う変化はない。いずれも体液の移動に重要な関わりをもっている(「第1章 ホメオスタシスとその破綻 ① ホメオスタシスとは」参照)。

4) 補助ポンプ

- 循環系には，心臓のほかに血液を循環させるための補助ポンプとしての機能を果たす骨格筋ポンプ，呼吸ポンプ，弾性動脈のポンプ作用が存在する。

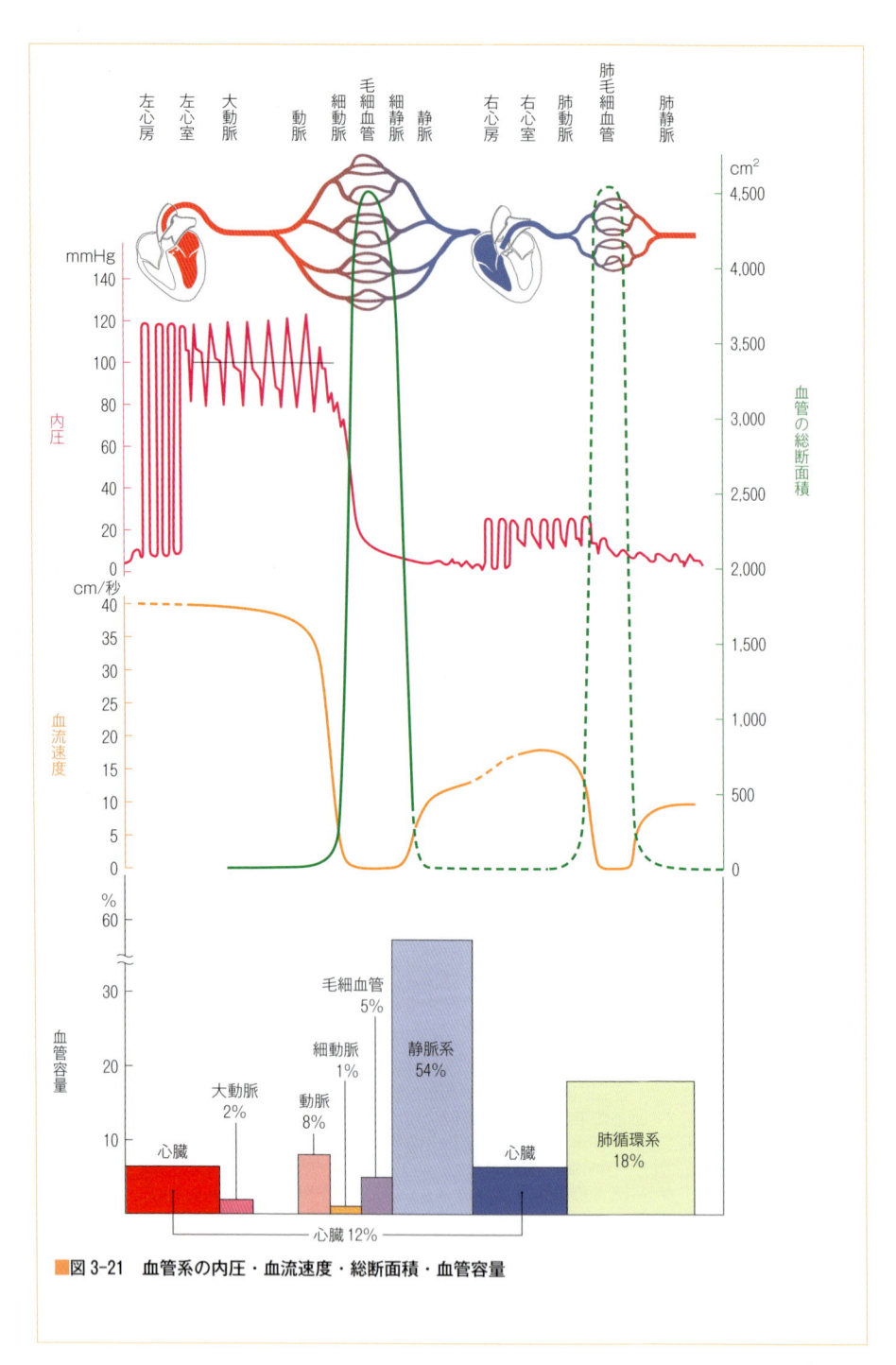

■ 図 3-21 血管系の内圧・血流速度・総断面積・血管容量

●循環器の解剖生理と機能障害

■骨格筋ポンプ
- 静脈は骨格筋の間をぬうように走行しており，四肢，特に下肢の骨格筋が収縮すると間に挟まれた静脈には外力が加わる．
- 静脈内の血液は，静脈弁によって下方向へは移動できないため，骨格筋の収縮による外力が加わると血液は心臓方向に向かって還流する．これを骨格筋ポンプという．
- 骨格筋ポンプは，最大で70〜90 mmHgの圧を発生させ，非常に強力である（図3-22）．

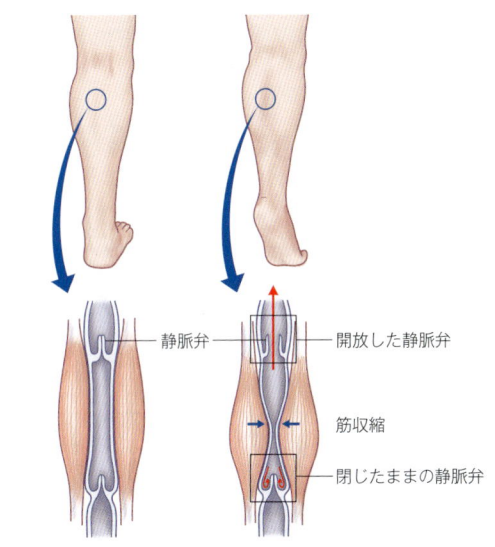

■呼吸ポンプ
- 呼吸によって変化する胸腔内圧は，血液を胸郭内へ吸い上げる効果をもたらす．これを呼吸ポンプという（図3-23）．
- 吸息時は，横隔膜が下降して腹腔内圧が上昇し，血液は胸部方向へ押し出される．
- 呼息時は，横隔膜がもとに戻り，腹腔内圧が低下することで，下肢の血液は腹腔内圧に吸引される．

■弾性動脈ポンプ
- 心臓の収縮期に血液が拍出されると，弾性動脈の内圧は高まり血管壁は外方へふくらむ．
- 拡張期に入ると弾性動脈の内圧が下がり，血管壁はもとに戻るため外方からの圧がかかり，へこむ．
- 弾性動脈は心室拡張期も末梢へと血液を送る補助ポンプとして機能している（図3-24）．

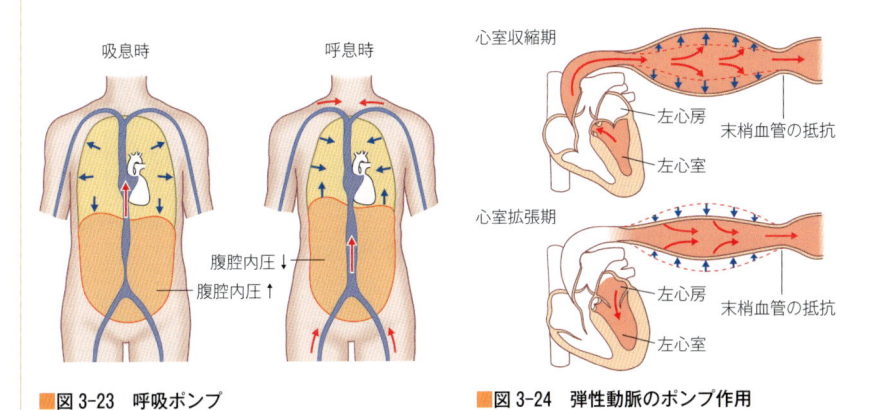

筋収縮により近位側の静脈弁が開放し，血液が心臓へ送り出される

■図3-22　骨格筋ポンプ

■図3-23　呼吸ポンプ

■図3-24　弾性動脈のポンプ作用

2. 血液の流れの障害とフィジカルアセスメント

血液の流れに障害をきたす要因として問題となるのは，①循環血液量の減少，②血液の粘性の上昇，③心収縮力の低下，④末梢血管抵抗の上昇である．これらの要因を第一義的に判断するための指標として血圧は重要である．血管の形態上・機能上の変化は血液の流れに大きく影響を及ぼし，また，補助ポンプが機能しないと静脈還流が滞る．

■表 3-5　成人における血圧値の分類(mmHg)

分類	収縮期血圧		拡張期血圧
至適血圧	<120	かつ	<80
正常血圧	<130	かつ	<85
正常高値血圧	130〜139	または	85〜89
Ⅰ度高血圧	140〜159	または	90〜99
Ⅱ度高血圧	160〜179	または	100〜109
Ⅲ度高血圧	≧180	または	≧110
(孤立性)収縮期高血圧	≧140	かつ	<90

日本高血圧学会：高血圧治療ガイドライン 2009, p.14, 2009

1) 血圧の異常

- 血圧の異常には，高血圧症と低血圧症がある．
- 高血圧症は，血圧値によっていくつかのグレードに分類される(表 3-5)．
- 低血圧は，明確な基準はないが，一般的に収縮期血圧が 100 mmHg 以下とされる．
- 高血圧症は，病因が明らかでない本態性高血圧症と病因が明らかな二次性高血圧症に分類される．

2) 補助ポンプ機能の障害

- 臥床状態や同一体位の保持が長時間に及ぶと，下肢の骨格筋の収縮が起こらないために骨格筋ポンプが機能せず，下肢から心臓へと還流すべき静脈血は末梢にうっ滞する．
- 静脈内に血栓の発生する要因として，①血液凝固能の亢進，②静脈内膜の変性や損傷，③血流の停滞もしくは緩慢，が指摘されており(ウィルヒョウの3因説)，骨格筋ポンプの機能低下はこのうちの血液のうっ滞にあたる．
- 下肢静脈で形成された血栓が遊離し，血流に乗って肺へと運ばれ肺動脈が閉塞すると，肺血栓塞栓症となり死に至るケースもある．
- 特に術後ベッドから起き上がり，はじめて歩行する際，形成された血栓が骨格筋ポンプの作用で一気に肺へと運ばれ，肺血栓塞栓症を発症する場合がある．
- 現在では，術前からリスク因子を評価するとともに，予防的に弾性ストッキングやフットポンプが用いられるようになった．

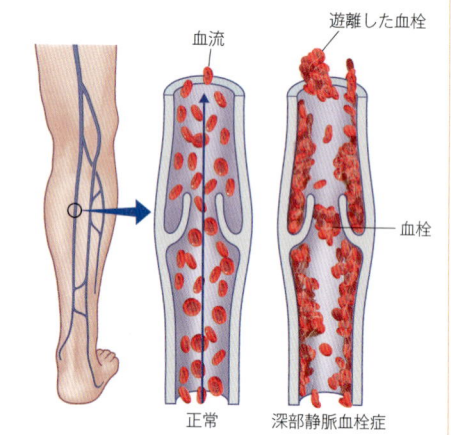

■図 3-25　深部静脈血栓症

◆深部静脈血栓症

- 深部静脈血栓症(図 3-25)は，深部静脈に血栓が生じた病態で，膝窩(しっか)静脈，大腿静脈，後脛(けい)骨静脈に発症しやすい．
- 肥満，エストロゲン(卵胞ホルモン)の治療，下肢静脈瘤や静脈血栓症の既往，高齢(60 歳以上)，長期臥床，重症の呼吸器・循環器疾患の既往(うっ血性心不全，呼吸不全)，重症感染症の既往，悪性疾患の既往，癌化学療法，中心静脈カテーテル留置，下肢麻痺，下肢のギプス固定，手術(広範な手術，骨盤内，大腿骨，脛骨，股関節，膝関節)などがリスク因子として挙げられる．
- 初期には無症状のことも多く，肺血栓塞栓症を発症すると呼吸器症状のほか，心不全徴候も呈する．

Physical Assessment

❶患側下肢のだるさ　根拠▶ 血液のうっ滞や浮腫によってだるさを感じる. ❷患側下肢の緊満痛　根拠▶ 血液のうっ滞や浮腫によって緊満痛が生じる. ❸患側下肢の灼熱感　根拠▶ 虚血によって灼熱感を感じることがある. ❹エストロゲンの服用の有無　根拠▶ エストロゲンは，フィブリノゲンやプロトロンビンを増加させ，また血小板や内皮細胞に作用することで凝固系活性を亢進させる. ❺既往歴（下肢静脈瘤，静脈血栓症）　根拠▶ 血栓の既往があることは，ウィルヒョーの3因説のうち，血液凝固能の亢進が強く疑われる. ❻年齢　根拠▶ 高齢は中程度の危険因子の1つである. ❼喫煙歴の有無　根拠▶ 喫煙者の深部静脈血栓症の発症は，喫煙しない人の2倍以上であるとの報告がある. ❽妊娠の有無　根拠▶ 妊娠中は，血液凝固能亢進，線溶能低下，血小板の活性化，女性ホルモンの静脈平滑筋弛緩作用，増大した妊娠子宮による腸骨静脈・下大静脈の圧迫が起こる. ❾最近の手術経験の有無　根拠▶ 手術中から術後には，一定時間同一体位が強いられることでの血液のうっ滞，および手術侵襲に伴う血液凝固能亢進，血液濃縮による血液粘性亢進が起こる.	➡インタビュー
❿肥満　根拠▶ 肥満は弱い危険因子の1つである. 下腿の骨格筋ポンプの作用が低下するためといわれている. ⓫患側下肢の浮腫　根拠▶ 静脈圧の上昇で血管内から細胞間質へ水分が移動し浮腫になる. また，血栓が瘢痕組織に置き換わると静脈弁を損傷し，静脈血のうっ滞が起こる. ⓬患側下肢の腫脹　根拠▶ 血栓によって太い静脈の血流が遮断される. ⓭患側下肢の発赤　根拠▶ 血栓性静脈炎を引き起こすため患部が発赤する. また，皮膚内の拡張した静脈から赤血球がしみ出てくる.	➡循環機能の概観 （全身の観察）
⓮患側下肢の圧痛　根拠▶ 血栓性静脈炎を引き起こすため疼痛が生じる. ⓯ホーマンズ徴候陽性　根拠▶ 静脈血栓があるとホーマンズ徴候（膝を屈曲させて他動的に足関節を背屈すると下腿三頭筋に痛みが生じる）が陽性となるケースが多い.	➡ホーマンズ徴候

3）血管の器質的変化

- 血管が器質的に変化すると内腔が狭くなったり，逆にある一部分が拡大したりと形態的な変化をもたらす. 血管の形態的変化は，血液の流れを乱し，抵抗を変えることで，循環動態に影響を及ぼすだけでなく，血管内膜を傷つけ，さらなる病態をもたらす. 特に，動脈の粥状硬化は，急性冠症候群の原因として重要である.
- 動脈の粥状硬化（アテローム硬化）は，内膜の肥厚と中膜の萎縮をもたらし動脈の柔軟性を低下させる.
- 加齢とともに脂質異常症，肥満，喫煙，ストレスなど生活習慣との関連が指摘され，様々な疾患へと波及する危険性がある.
- 粥状動脈硬化の発生機序は図3-26の通りである.
- 動脈硬化や高血圧が持続すると，動脈壁がぜい弱化する.
- ぜい弱化した動脈壁には繰り返し血流による圧力が加わり，動脈壁の一部がこぶ状に拡張する. これを動脈瘤という（図3-27）.
- 動脈内膜に亀裂が入り，中膜が裂け，その隙間に血液が流入することで限局性もしくはびまん性に動脈が拡張した状態を動脈解離という（図3-28）.
- 動脈瘤，動脈解離，いずれも循環動態に変化をもたらすだけでなく，拡張して薄くなった箇所は破綻

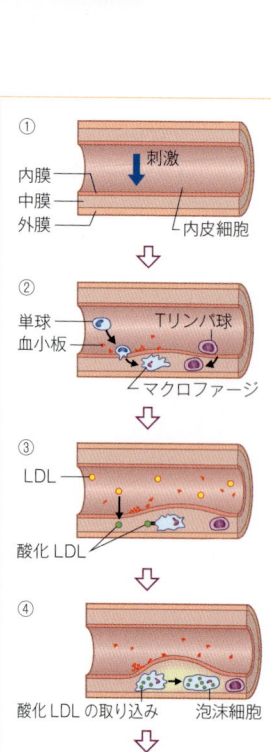

① 刺激（糖尿病，高血圧，喫煙）により内皮細胞が傷害を受ける
内膜／中膜／外膜／内皮細胞

② 血小板，Tリンパ球，単球が傷害部位に接着し，内膜に侵入した単球がマクロファージ化する
単球／血小板／Tリンパ球／マクロファージ

③ LDLコレステロールの沈着・進入が起こり，LDLは酸化LDLとなる
LDL／酸化LDL

④ マクロファージは酸化LDLを貪食し，泡沫細胞となる
酸化LDLの取り込み／泡沫細胞

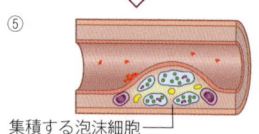

⑤ 内膜下で泡沫細胞が集積する（脂肪線条の形成）
集積する泡沫細胞

⑥ 活性化したマクロファージ，Tリンパ球から産生されたサイトカインなどにより，平滑筋細胞が中膜から内膜へ移行し，増殖・変性（泡沫細胞化）する
平滑筋細胞の増殖・変性

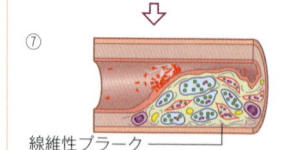

⑦ 平滑筋細胞が放出した細胞間基質などにより，プラークは線維化（線維性プラーク）する．血小板の沈着でプラークはさらに増大し（内膜の肥厚），血管内腔は狭窄する
線維性プラーク

■図3-26　粥状動脈硬化の発生機序

しやすく，突然破裂し死に至る危険性がある．

◆大動脈炎症候群（高安動脈炎）
- 慢性の動脈炎症性疾患で，特に太い弾性動脈に生じた炎症から主要分枝に病変が広がり，血管内腔の狭窄や閉塞をきたす病態．
- 脳，心臓，腎臓などの重要な器官に障害が及ぶこともある．
- 発見者の名前をとって高安（たかやす）動脈炎とも呼ばれる．

●循環器の解剖生理と機能障害

> **memo　急性冠症候群（acute coronary syndrome；ACS）**
>
> ●粥状硬化に伴う粥腫の破綻と，それにより生じる血栓形成を発生機序とする急性心筋梗塞，不安定狭心症，心臓突然死は，急激な冠動脈病変の変化で心筋虚血を呈するという共通性から，急性冠症候群（ACS）という概念で捉えられる．

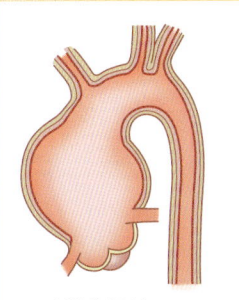

3　循環機能とその破綻

紡錘状動脈瘤
（全周性，円柱状）

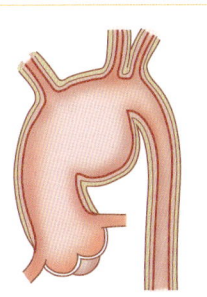

嚢状動脈瘤
（動脈の一部）

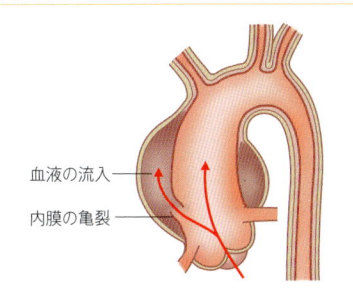

血液の流入
内膜の亀裂

■図 3-27　動脈瘤　　　　　　　　　　　　　■図 3-28　動脈解離

- 東洋人，特に日本人女性に多く発症し，原因は明らかではないが自己抗体が関与すると考えられている．
- 患者の約 30％ に大動脈弁閉鎖不全症を発症する．

Physical Assessment

❶全身症状（倦怠感，発熱，食欲不振，体重減少）　**根拠▶** 慢性的な炎症により全身症状を呈する． ❷脳循環障害（めまい，立ちくらみ，視力障害，時に失神発作）　**根拠▶** 病変が脳への栄養血管に及ぶと脳循環障害症状を呈する． ❸鎖骨下動脈狭窄症状（上肢のしびれ感・脱力感・冷感，重いものを持つと疲れやすい）　**根拠▶** 病変が鎖骨下動脈に及ぶと虚血症状を呈する． ❹腹部大動脈・腸間膜動脈狭窄症状（腹痛，下痢）　**根拠▶** 病変が腹部の動脈に及ぶと虚血症状を呈する．	➡インタビュー
❺頸動脈狭窄症状（一側頸動脈の拍動減弱もしくは消失）　**根拠▶** 病変が頸動脈に及ぶと頸動脈の拍動に変化が認められる． ❻橈骨動脈閉塞症状（一側橈骨動脈の脈拍微弱もしくは欠損）　**根拠▶** 病変が橈骨動脈に及ぶと橈骨動脈の拍動に変化が認められる． ❼血圧異常（左右差，高血圧）　**根拠▶** 病変が腎動脈に及ぶと高血圧になる．また上肢の動脈狭窄があると血圧に左右差が生じる．	➡循環機能の概観 （全身の観察）
❽血管雑音（頸部，鎖骨上窩，肩甲骨間背部，腹部臍部周辺）　**根拠▶** 動脈の狭窄によって血流に対して衝撃音が生じる．	➡循環器の聴診
❾白血球増加，CRP 陽性，血清 γ グロブリン増加，赤沈亢進　**根拠▶** 炎症があるため血液検査データが変化する．	➡血液検査

第4章

摂食・嚥下機能とその破綻

栄養を取り込む

食物を認知し，口から取り入れ，咀しゃくして胃に移送する過程を，摂食・嚥下という．食物は口腔，咽頭，喉頭，食道を経由して胃に至る．

摂食・嚥下のしくみと機能障害

南里宏樹

A. 摂食・嚥下とは

1. 摂食と嚥下

　食物を認知し，口から体内に取り入れることを摂食という．摂食された食物は，まず咀しゃくによって細かく噛み砕かれ，飲み込みやすい形状になり，口腔から咽頭，喉頭，食道を経由して，胃に移送される．この一連の過程が摂食・嚥下(えんげ)である．

2. 摂食・嚥下機能のメカニズムと進行過程

　摂食・嚥下は，食物の移動とそれに関連した一連の運動・神経反射によって，一般的に以下の5段階に区分される．
　①認知期(先行期)：食物の認識，唾液分泌，姿勢の保持
　②咀しゃく期(準備期)：食物の口中への取り込み，咀しゃく，唾液分泌，食塊形成
　③口腔期：食塊の咽頭への送り込み
　④咽頭期：食塊の食道への送り込み
　⑤食道期：食塊の胃への移送(蠕動運動)
　嚥下に直接関連する段階は，後半の3段階(口腔期，咽頭期，食道期)である．最近では，上記の5期モデルに対し，液体と固形物の嚥下過程に違いがあることに配慮したプロセスモデル(咀しゃくを伴う嚥下の場合，中咽頭においても食塊が形成されること，また液体を含む食塊の場合は，嚥下反射以前に下咽頭まで達することを示した)という新しい概念が取り入れられつつある．
　摂食・嚥下機能のメカニズムについて，①摂食・嚥下に関わる器官，②嚥下を制御する神経調節，③摂食・嚥下運動に関わる筋群の働き，④摂食・嚥下過程の進行の4つの要素から説明する．

B. 摂食・嚥下に関わる器官

1. 摂食・嚥下に関わる器官の構造と機能

　摂食・嚥下に関わる口腔，咽頭，喉頭，食道の構造を図4-1～3に示す．
　摂食・嚥下に関わるからだの構造に関しては，「第5章　消化器の解剖生理と機能障害」の項も参照されたい．

1) 口腔，咽頭，喉頭

- 口腔内では，歯牙，舌，硬口蓋，軟口蓋，頬粘膜，口唇などの協調運動によって，食物が噛み砕かれ，唾液と混合され，嚥下されやすい食塊が形成される(図4-1)．
- 咽頭・喉頭では，食物と空気の通路が交差しており，嚥下の際に食物が気道に侵入しないように，咽頭・喉頭・食道の構造およびその運動が巧みにコントロールされている(図4-2, 3)．
- 嚥下運動には，舌筋，口蓋，咽頭筋，舌骨，舌骨上筋群，舌骨下筋群，喉頭蓋，輪状軟骨，梨状陥凹などの動きおよび解剖学的構造が重要な働きをする．

●摂食・嚥下のしくみと機能障害

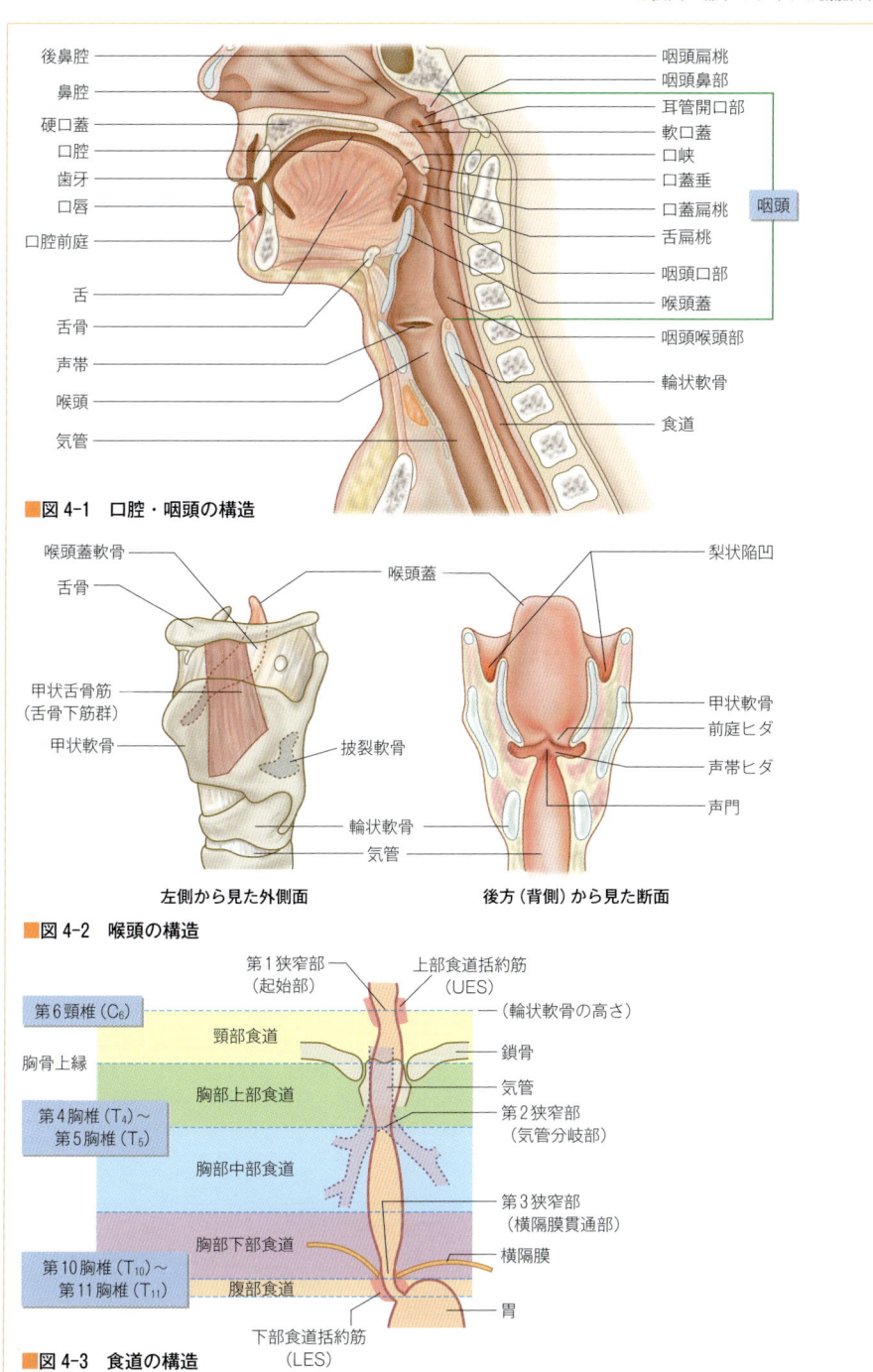

図4-1　口腔・咽頭の構造

後鼻腔／鼻腔／硬口蓋／口腔／歯牙／口唇／口腔前庭／舌／舌骨／声帯／喉頭／気管

咽頭扁桃／咽頭鼻部／耳管開口部／軟口蓋／口峡／口蓋垂／口蓋扁桃／舌扁桃／咽頭口部／喉頭蓋｝咽頭
咽頭喉頭部／輪状軟骨／食道

図4-2　喉頭の構造

左側から見た外側面：喉頭蓋軟骨／舌骨／甲状舌骨筋（舌骨下筋群）／甲状軟骨／披裂軟骨／輪状軟骨／気管／喉頭蓋

後方（背側）から見た断面：梨状陥凹／甲状軟骨／前庭ヒダ／声帯ヒダ／声門

図4-3　食道の構造

第6頸椎（C_6）／胸骨上縁／第4胸椎（T_4）〜第5胸椎（T_5）／第10胸椎（T_{10}）〜第11胸椎（T_{11}）

頸部食道／胸部上部食道／胸部中部食道／胸部下部食道／腹部食道

第1狭窄部（起始部）／上部食道括約筋（UES）／（輪状軟骨の高さ）／鎖骨／気管／第2狭窄部（気管分岐部）／第3狭窄部（横隔膜貫通部）／横隔膜／胃／下部食道括約筋（LES）

4　摂食・嚥下機能とその破綻

> **memo　摂食障害**
>
> - 摂食障害とは，広く食行動の異常を主症状とする障害をいい，拒食症や過食症などの摂食行動異常や食行動異常と同義語として取り扱われることが多い．最近では，心理的な要因によって食行動の異常を呈する疾患を中枢性摂食異常症と呼ぶこともある．
> - この章で扱う摂食・嚥下障害は，食べ物を口から食べて，胃に送り込むまでのプロセスに何らかの器質的・機能的異常を伴う障害がある場合を指し，心理的な要因による摂食障害とは区別される．

2) 食道

- 食道には，起始部（第6頸椎，喉頭の輪状軟骨の高さ），気管分岐部（第4～5胸椎の高さ），横隔膜貫通部（第10～11胸椎の高さ）の3か所に生理的狭窄部がある（図4-3）．
- 食道の入り口（食道起始部）は通常，上部食道括約筋（upper esophageal sphincter；UES）の収縮と喉頭と脊柱の圧迫によって閉じているが，食物が食道の入り口に達すると，嚥下反射運動によって短時間開口する．
- 食道と胃の間にも，下部食道括約筋（lower esophageal sphincter；LES）があり，その収縮によって，胃内容物が食道に逆流するのを防いでいる．

2. 嚥下に関わる器官の器質的異常による嚥下障害とフィジカルアセスメント

　嚥下障害をきたす器質的異常は，口腔から食道における①悪性・良性腫瘍，②炎症，③その他の原因に分けられる．それぞれについて述べる．

1) 悪性・良性腫瘍による器質的嚥下障害

- 悪性あるいは良性の新生物（腫瘍）の形成によって，食物の通路が物理的に狭窄あるいは閉塞することによる嚥下障害である．
- 舌，咽頭，喉頭，口唇，口腔，食道などの悪性腫瘍，食道平滑筋腫などの良性腫瘍が原因となる．
- 直接，食物の通路に生じた腫瘍でなくとも，甲状腺腫，縦隔腫瘍，頸部リンパ節腫脹などによる外部からの圧迫によっても嚥下障害を生じることがある．

◆食道癌
- 食道粘膜に発生する癌で，50～70歳代に多く，男女比は4：1で男性に多い．
- 発症早期は無症状であるが，進行すると嚥下障害などの症状が出現する．
- 食道癌の発症には，喫煙・飲酒や食習慣との関連が指摘される．
- 食道癌の90%は扁平上皮癌である．好発部位は，胸部中部食道（図4-3）．
- 近年，バレット食道から発生する腺癌が増加している．バレット食道とは，食道粘膜が本来の重層扁平上皮から円柱上皮に変化したもの（円柱上皮化生）で，胃液の逆流により下部食道粘膜の傷害と再生が繰り返される過程で発生する．胃食道逆流症（p.123参照）は，バレット食道の発生原因の1つである．

Physical Assessment

❶嚥下障害	**根拠▶** 腫瘍によって食道内腔の狭窄が起こると，食物が通過しにくくなり，つかえるような感覚や熱いものがしみるといった感覚を生じる．特に，液体に比べて固形物が飲み込みにくいのが特徴（ただし，癌の浸潤によって気管食道瘻（ろう）が	→インタビュー →摂食・嚥下機能に関する聴診 →検査
❷胸のつかえ感，狭窄感		
❸固形物の飲み込みにくさ		
❹しみる感覚		

❺悪心・嘔吐	根拠▶ 癌が増殖すると食道の内腔を狭め，さらには閉塞すると，嚥下困難となり，悪心・嘔吐を伴う．	➡インタビュー ➡摂食・嚥下機能に関する聴診 ➡検査
❻食欲不振 ❼体重減少	根拠▶ 癌による食欲不振に嚥下困難も加わって，栄養不良になりやすい．	
❽喫煙歴，飲酒歴 ❾食べ物の嗜好	根拠▶ 食道癌は，喫煙・飲酒が危険因子．辛いものや熱いものなどの刺激物の摂取との関連も指摘されている．	
❿咳嗽，むせ ⓫誤嚥性肺炎	根拠▶ 食道は，気管背部の軟骨がない部分と接しているので，食道癌が進行すると，食道と気管の間に瘻孔（気管食道瘻）をつくることがある．瘻孔を通じて，食物が気管内に入り込むため，食事の時に"むせ"を伴いやすい．特に，冷たい水を飲んだ時にむせる場合は，気管食道瘻を疑う．また，瘻孔を通じた誤嚥によって誤嚥性肺炎を起こしやすい．	
⓬嗄声	根拠▶ 反回神経（迷走神経の分枝）は，食道と気管の間を走行しているため，食道癌の浸潤や手術によって反回神経が傷害されることがある．反回神経は喉頭筋を支配しているので，その麻痺のため嗄声や誤嚥が生じる．特に，左反回神経は大動脈弓で反転上行し，走行距離が長いので，麻痺を起こしやすい．	

2）炎症による器質的嚥下障害

- 口内炎，歯槽膿漏，扁桃炎，咽頭炎，喉頭炎，逆流性食道炎などの炎症により嚥下障害を起こすことがある．
- 食道潰瘍治癒後の瘢痕性拘縮のために食道狭窄をきたすことがある．
- 逆流性食道炎については後述する（p.123）．

3）その他の器質的障害による嚥下障害

- 食道裂孔ヘルニアでは，胃食道逆流症（gastroesophageal reflux disease；GERD），嚥下障害を伴いやすい．
- 食道憩室(けいしつ)は，食道の壁が限局性に袋状に外側に膨出したもので，通常は無症状であるが，憩室が大きくなると嚥下障害を起こすことがある．食道憩室には，ツェンカー憩室（食道上部：咽頭食道移行部），ロキタンスキー憩室（気道分岐部），横隔膜上憩室（下部食道で横隔膜の上）などがあり，嚥下障害などの異常を伴うのはほとんどがツェンカー憩室である．
- ウェッブ形成：食道内に水鳥の水かき様の構造物（ウェッブ）が形成され，嚥下障害をきたす．先天的発育異常によるものと，鉄欠乏性貧血の末期に合併するもの（プランマー・ヴィンソン症候群）がある．
- 唾液の分泌異常：唾液腺炎，唾石症，シェーグレン症候群，癌の放射線治療による唾液腺障害などでは，唾液の分泌が低下し，飲み込みやすい食塊の形成ができないために，嚥下困難，誤嚥などが起こ

りやすくなる.

◘ **食道裂孔ヘルニア**
- 横隔膜ヘルニアの一種で，横隔膜の食道裂孔から，胃・腸管が縦隔内に脱出したもの．横隔膜ヘルニアの中で最も頻度が高い．
- 高齢女性，乳幼児に多い．妊娠，肥満，寝たきりなども誘因となる．原因として，食道・胃・横隔膜接合部の靱帯の脆弱化，腹腔内圧の上昇などがある．乳幼児では，食道の先天性異常などが原因となる．
- 滑脱型（噴門部を含む胃の上部が縦隔内に入り込むもの），傍食道型（噴門部以外の胃の一部が縦隔内に入り込むもの），混合型（前2者の混合）の3つのタイプがあり，滑脱型が最も多い（約90％）．
- 通常は無症状であるが，滑脱型では，胃の上部が縦隔内に脱出するため胃液逆流防止機構が正常に機能せず，胃液の逆流による症状（胸やけ，呑酸（どんさん）（口腔内にすっぱい液が上がってくること），逆流性食道炎）を合併しやすい．傍食道型では，脱出した胃による圧迫症状（食物の通過障害，胸部圧迫感など）が出現する（胃食道逆流症に関するPhysical Assessment（p.123）も参照）．

Physical Assessment

❶胃食道逆流症 ❷胸やけ，呑酸	根拠▶ 噴門部が縦隔内に入り込み，胃液逆流防止機構が十分に働かないため，胃液の逆流が起き，胸やけや呑酸などの症状が出現する（滑脱型で多い）． 胃食道逆流症のPhysical Assessment（p.123）を参照	➡インタビュー
❸食物の通過障害 ❹胸痛（胸骨後部） ❺胸部圧迫感	根拠▶ 逆流性食道炎による瘢痕性食道狭窄，脱出した胃による食道の圧迫（傍食道型で多い）などにより，食物の通過障害，胸痛，胸部圧迫感などの症状が起こる．	

◘ **唾石症**（p.120 参照）

C. 嚥下を制御する神経調節

1. 嚥下の神経調節のメカニズム

1）嚥下中枢

- 嚥下を制御する中枢（嚥下中枢）は，延髄（孤束核と延髄網様体の介在神経群）に存在する（図4-4）．
- 口腔，咽頭，喉頭，食道などの末梢感覚受容器の食物による刺激は，主に三叉神経（第5脳神経），舌咽神経（第9脳神経），迷走神経（第10脳神経；上喉頭神経）などの求心性感覚神経を介して嚥下中枢（主に孤束核），さらにはより上位の中枢（大脳皮質）に入力される．
- 末梢感覚受容器からの刺激が一定のレベルを超えると，嚥下運動が反射的に開始される（末梢性嚥下誘発，図4-5）．
- 上位中枢は，随意的に嚥下運動を起こすことも可能である（中枢性嚥下誘発，図4-5,6）．
- 末梢感覚受容器からの求心性刺激は，大脳皮質などの上位脳にも伝えられるため，上位脳からの指令も嚥下中枢に入力され，嚥下運動を制御している（図4-6）．

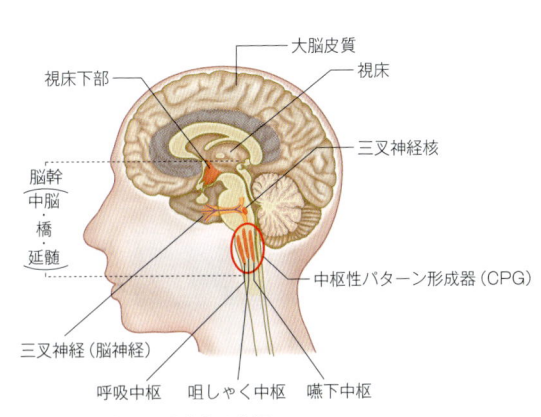

■図4-4 嚥下に関連する中枢

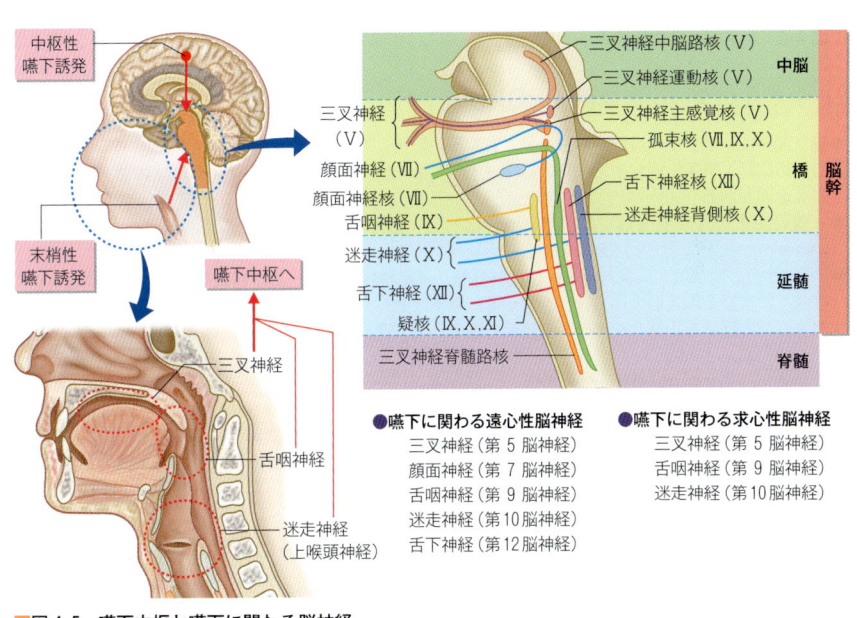

■図4-5 嚥下中枢と嚥下に関わる脳神経

●嚥下に関わる遠心性脳神経
三叉神経（第5脳神経）
顔面神経（第7脳神経）
舌咽神経（第9脳神経）
迷走神経（第10脳神経）
舌下神経（第12脳神経）

●嚥下に関わる求心性脳神経
三叉神経（第5脳神経）
舌咽神経（第9脳神経）
迷走神経（第10脳神経）

■ 図4-6 嚥下の神経調節機構

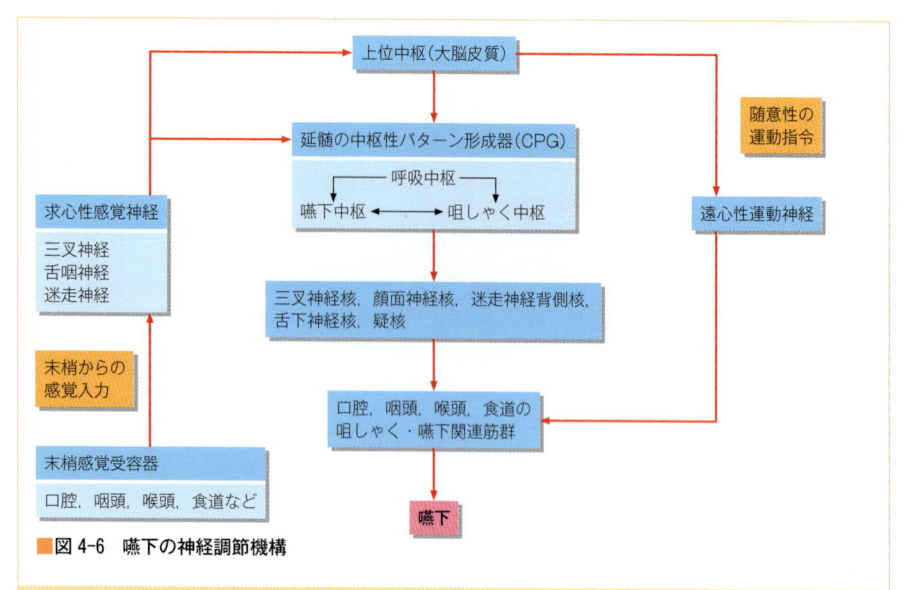

2) 中枢性パターン形成器（CPG）

- 嚥下運動は，咀しゃく運動や呼吸運動とも密接に関連しているので，嚥下運動がスムーズに実行されるためには，嚥下，咀しゃく，呼吸に関連する多数の筋群が整然と正確なタイミングで収縮・弛緩をする必要がある．
- 一連の決まった反射運動プログラムを形成する中枢を，中枢性パターン形成器 central pattern generator（CPG）という（図4-4）．
- CPGからの指令は，三叉神経核，顔面神経核，迷走神経背側核，舌下神経核，疑核などの脳運動神経核，およびその遠心性運動神経を介して，嚥下，咀しゃく，呼吸に関連する筋群を制御し，一定のパターンの運動を正確なタイミングで起こさせ，嚥下運動を円滑に進める（図4-6）．

2. 嚥下の神経調節機構の障害とフィジカルアセスメント

嚥下に関わる神経調節機構の障害による嚥下障害は，①延髄の嚥下中枢の脳神経核およびその下位ニューロンの異常による場合（球麻痺），②延髄より上位のニューロンの異常による場合（仮性球麻痺），および③そのほかの末梢神経障害による場合がある．

1) 延髄の嚥下中枢の脳神経核およびその下位ニューロンの異常による嚥下障害（球麻痺）

- 延髄の嚥下中枢の脳神経核（迷走神経，舌下神経，舌咽神経，顔面神経，三叉神経）の障害によって起こる神経麻痺を球麻痺という（"球"とは延髄のこと）．
- 球麻痺では，咀しゃくや呼吸に関わる神経も同時に障害されるため，嚥下障害に咀しゃく障害，嗄声，構音障害などの症状を伴う．
- 球麻痺の症状の特徴は，舌筋の萎縮，下顎反射の消失・低下などの核下性麻痺（神経核より下位ニューロンの麻痺）の症状を呈することである．
- 原因疾患としては，筋萎縮性側索硬化症（ALS），延髄外側症候群（ワレンベルク症候群），急性灰白髄炎（ポリオ）などの神経疾患がある．
- 重症筋無力症，多発性筋炎などの全身性の筋疾患でも球麻痺様の症状がみられることがある．

●摂食・嚥下のしくみと機能障害

◘**球麻痺による嚥下障害**
- 延髄の舌咽神経(第9脳神経),迷走神経(第10),舌下神経(第12)の脳神経核が障害されるために,嚥下過程(p.116, E参照)における咽頭期の嚥下反射運動が障害される.具体的には,喉頭の挙上不全,咽頭の収縮不全,食道入口部の開大不全などの嚥下障害が生じる.さらに,橋の三叉神経(第5),顔面神経(第7)の脳神経核も障害されるために,咀しゃく障害,構音障害も同時に起こる.
- 延髄には,中枢性パターン形成器(図4-6)があり,嚥下運動,咀しゃく運動,呼吸運動など,相互に関連のあるパターン化された反射運動を巧妙に調節しているが,球麻痺ではこのパターン化された反射運動が障害され,嚥下に伴う各筋群の収縮がバラバラに起こる.重症の球麻痺では,呼吸障害も合併するので注意が必要である.

Physical Assessment

❶嚥下障害　根拠▶ 延髄および橋の脳神経(第9, 10, 12および第5, 7)が核性・核下性に障害されるため,咽頭期の喉頭挙上,咽頭収縮,食道入口部開大などの嚥下反射運動が障害される. ❷固形物の飲み込みにくさ　根拠▶ 咽頭期の嚥下反射がスムーズにいかないことより,固形物の嚥下がうまくいかない(後述する仮性球麻痺では,液体の嚥下が困難). ❸咽頭の食物残留(咽頭クリアランス低下)　根拠▶ 咽頭期の障害のため,咽頭に食物が残留しやすい.	➡インタビュー ➡摂食・嚥下機能の概観(全身の観察) ➡摂食・嚥下機能に関する聴診 ➡検査
❹下顎反射の低下　根拠▶「三叉神経(第5脳神経)知覚枝→三叉神経核→三叉神経運動枝→咬筋」の経路による反射.球麻痺のような核性・核下性の障害では低下・消失する.	➡感覚機能の診察
❺舌筋萎縮　根拠▶ 舌下神経(第12脳神経)の核性・核下性障害によって起こる.球麻痺では舌筋萎縮を伴うが,仮性球麻痺では伴わない.	➡摂食・嚥下機能に関する視診

- 以下のような症状は,球麻痺,仮性球麻痺にかかわらず,嚥下を調節する神経障害の共通の症状である.

❶咀しゃく障害　根拠▶ 咀しゃくに関わる筋群(p.114, 表4-2)を支配する脳神経(主に第5, 7, 12)が障害されるため,咀しゃく筋の筋力低下・麻痺を生じ,咀しゃく運動が障害される. ❷構音障害　根拠▶ 発声に関わる筋群を支配する脳神経(主に第5, 7, 10, 12)が障害されるため,構音機能(咽頭,喉頭,舌,口唇,口蓋などの動きを調整して言語音を発声すること)が障害され,正しく発音できない. ❸嗄声　根拠▶ 声帯の動きを支配する反回神経(迷走神経の分枝)の麻痺によって生じる.	➡インタビュー ➡摂食・嚥下機能の概観(全身の観察)

2) 延髄より上位のニューロンの異常による嚥下障害(仮性球麻痺)

- 延髄の嚥下中枢より上位のニューロンが両側性に障害されることによって起こる球麻痺を仮性球麻痺という(延髄の脳神経核は両側性に核上性支配を受けているため,通常,一側性の上位ニューロンの障害では麻痺を生じない).
- 仮性球麻痺では,球麻痺と同様に嚥下障害,咀しゃく障害,嗄声,構音障害などの球麻痺症状を示す.
- それに加えて,舌筋萎縮がみられないこと,下顎反射が亢進することなど,核上性神経麻痺(神経核より上位ニューロンの障害)の特徴を示す(表4-1).
- 代表的な原因疾患は,多発性脳梗塞(特に前頭葉ラクナ梗塞)などの両側性の大脳皮質,大脳基底核,

■ 表 4-1　球麻痺と仮性球麻痺の相違点

	球麻痺	仮性球麻痺
障害部位	延髄の嚥下中枢の脳神経核，およびそれより下位の脳神経（迷走神経，舌下神経など）の核性および核下性障害	延髄より上位のニューロン（大脳皮質，脳幹部など）の両側性の核上性障害
舌筋萎縮	ある	なし
下顎反射	低下または消失	亢進
嘔吐反射	なし	ある
球症状	ある（嚥下障害，咀しゃく障害，構音障害，嗄声）	

脳幹の脳血管障害（脳梗塞）である．
● 嚥下障害を呈する神経障害としては，仮性球麻痺が最も多い．

◆ 仮性球麻痺による嚥下障害
● 延髄の脳神経核（舌咽神経（第9），迷走神経（第10），舌下神経（第12）および橋の三叉神経（第5），顔面神経（第7））を支配する上位ニューロンの両側性障害により，主に，嚥下過程（p.116，E参照）における咀しゃく期から口腔期にかけての嚥下運動が障害される．具体的には，食塊の形成不全・食塊の咽頭への送り込み障害，咽頭期嚥下運動開始不全などの嚥下障害が生じる．
● 仮性球麻痺による嚥下障害は，延髄の脳神経核より下位のニューロンには麻痺がないので，食塊が咽頭に達すれば，その後の嚥下反射運動は正常に行われる場合が多い．そのため咽頭部の食物残留は少ない（咽頭クリアランスは正常）．

Physical Assessment

❶ 嚥下障害　根拠▶ 延髄より上位のニューロンの両側性核上性障害による軟口蓋，咽頭，喉頭，舌などの運動麻痺のために，食塊の形成不全，食塊の咽頭への送り込み障害，咽頭期嚥下運動開始不全などの嚥下障害が生じる．	➡ インタビュー ➡ 摂食・嚥下機能に関する聴診
❷ お茶，汁物など液体の飲み込みにくさ　根拠▶ 仮性球麻痺による嚥下障害では，液体のように口腔内で保持しにくく，早期に咽頭に流入しやすいものは，咽頭期の開始が遅れるため嚥下がうまくいかず，むせ，誤嚥などを起こしやすい（固形物のようにゆっくり咽頭に移行するものは嚥下可能）．	➡ インタビュー ➡ 検査
❸ 自動運動・随意運動の解離　根拠▶ 大脳皮質の障害が関与する仮性球麻痺では，意識的に飲み込もうとするとかえって嚥下しにくいことがある．何かの拍子に食塊が咽頭に達すると，その後は反射運動によって自動的に嚥下されるので，姿勢を正したり，身体をリラックスさせることが嚥下に有効な場合がある．	

● 球麻痺，および仮性球麻痺に共通の所見である構音障害，咀しゃく障害，嗄声については，球麻痺の項を参照．

3）そのほかの末梢神経障害による嚥下障害

● 糖尿病性ニューロパチー，反回神経麻痺（特に，食道癌，心臓手術後に合併することが多い），腫瘍による神経圧迫など嚥下に関わる様々な末梢神経の障害によって嚥下障害を生じる．

◆ 反回神経麻痺
● 迷走神経の分枝である反回神経は，右は鎖骨下動脈で反転し，左は大動脈弓で反転して縦隔を上行するので，心臓，食道，甲状腺の手術に合併することが多い．特に，左の反回神経は上行する距離が長

●摂食・嚥下のしくみと機能障害

いので，手術では左の反回神経を損傷することが多い．
● 反回神経は反転後，縦隔の食道と気管の間を上行するので，食道癌が周囲に浸潤すると反回神経麻痺が合併することがある（食道癌についてはp.106参照）．

Physical Assessment

| 嗄声 | **根拠▶** 声帯の動きを支配する反回神経（迷走神経の分枝）の麻痺によって生じる． | ➡インタビュー |

D. 摂食・嚥下運動に関わる筋群の働き

1. 摂食・嚥下運動に関わる筋群（図4-7，表4-2）

● 主に摂食，咀しゃく，食塊形成に関わる筋群：口腔周囲の顔面筋，咀しゃく筋，舌筋．
● 主に嚥下に関わる筋群：口蓋筋群，舌骨上筋群，舌骨下筋群，咽頭筋，食道収縮筋など．
● 嚥下の際の呼吸路の閉鎖に関わる筋群：喉頭筋群．
● 嚥下に関わる運動の大部分は，延髄の嚥下中枢，咀しゃく中枢，呼吸中枢などによる不随意的反射運動によって遂行され，一部は大脳皮質中心前回（ブロードマン第4領野下端）を中枢とする随意運動も関与する．
● 表4-2に，摂食・嚥下運動に関わる筋群の機能と支配神経をまとめた．

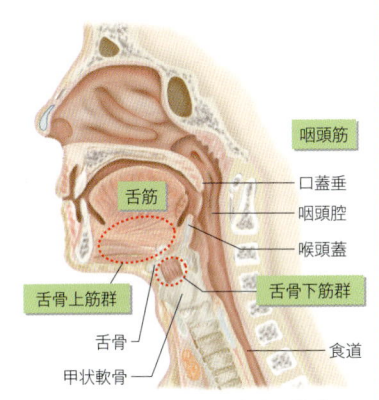

図4-7 摂食・嚥下に関与する筋群

2. 嚥下運動に関わる筋肉の障害とフィジカルアセスメント

　筋肉の障害による嚥下障害として，①筋肉そのものの異常，および②神経筋接合部の異常によるものがある．このような疾患によって起こる嚥下障害は，全身的な筋肉の収縮異常の1つとして，嚥下に関わる筋群にも収縮力の低下が起こるためである．
　筋強直性ジストロフィー症や多発性筋炎，重症筋無力症のような筋疾患では，咽頭・喉頭の筋群が広範に障害されるため，球麻痺様の症状を示すことがある．

1）筋肉そのものの異常

◽**筋強直性ジストロフィー**
● 筋緊張を伴う骨格筋萎縮と筋力低下を主徴とする遺伝性疾患．成人発症の筋ジストロフィー症では最も多いタイプである．
● 骨格筋が収縮した後，筋緊張（ミオトニー）が持続するのが特徴．
● 筋の叩打によってミオトニーが起こる叩打ミオトニアが，舌や母指球にみられる．
● 摂食・嚥下に関わる筋肉の筋緊張・筋力低下により，球麻痺様の嚥下障害を伴う．
● 進行性筋ジストロフィー（デュシェンヌ型）では，咽頭筋などの嚥下に関わる筋は侵されないので，通常，嚥下障害を伴わない．

■表 4-2 摂食・嚥下に関わる筋群

筋群	筋の種類	機能	支配神経
口腔周囲の顔面筋群	頬筋，口輪筋など	・食物の口腔内保持 ・咀しゃく・嚥下の補助	顔面神経（第7脳神経）
咀しゃく筋群	咬筋，側頭筋，外側翼突筋，内側翼突筋，顎二腹筋	・口の開閉（下顎の開閉） ・咀しゃく運動 　閉口時：咬筋，側頭筋，内側翼突筋 　開口時：外側翼突筋，顎二腹筋	三叉神経（第5脳神経）
舌筋		・咀しゃく ・食塊の形成と移送	舌下神経（第12脳神経）
口蓋筋群	口蓋帆張筋，口蓋帆挙筋，口蓋垂筋，口蓋咽頭筋，口蓋舌筋など多数	・食塊の口腔内保持 ・鼻咽頭の閉鎖 ・口蓋帆の挙上 ・嚥下時の耳管咽頭口の開口	口蓋帆張筋：三叉神経（第5脳神経） それ以外の筋群：舌咽神経（第9脳神経）と迷走神経（第10脳神経）
舌骨上筋群	顎二腹筋，顎舌骨筋，茎突舌骨筋，オトガイ舌骨筋	・開口時：下顎の引き下げ ・嚥下時：舌骨の前上方への挙上	顎二腹筋前腹：三叉神経 顎二腹筋後腹：顔面神経 顎舌骨筋：三叉神経 茎突舌骨筋：顔面神経 オトガイ舌骨筋：舌下神経
舌骨下筋群	甲状舌骨筋，胸骨舌骨筋，肩甲舌骨筋，胸骨甲状筋	・開口時：喉頭と舌骨の固定 ・嚥下時：喉頭の挙上，喉頭蓋の閉鎖	頸神経（脊髄神経 C_1〜C_3 からなる頸神経ワナ）
咽頭筋群	茎突咽頭筋，耳管咽頭筋，上・中・下咽頭収縮筋，甲状咽頭筋，輪状咽頭筋	・咽頭の上方への挙上 ・咽頭の輪状収縮 ・咽頭の蠕動運動 ・食道入り口の開口	茎突咽頭筋・耳管咽頭筋：舌咽神経 それ以外の筋群：迷走神経
食道収縮筋群	上部食道括約筋（UES），食道収縮筋（縦走筋，輪状筋），下部食道括約筋（LES）	・食道入り口の閉鎖 ・空気嚥下の防止 ・食塊の移送 ・下部食道と胃の連結部の閉鎖 ・胃内容物の逆流防止	食道上部 1/3：舌咽神経および迷走神経 食道下部 2/3：迷走神経（背側核）
喉頭筋群	披裂喉頭蓋筋，甲状喉頭蓋筋，斜披裂筋，横披裂筋，外側輪状披裂筋，甲状披裂筋	・喉頭蓋の閉鎖 ・喉頭口の狭小化 ・声門の閉鎖	迷走神経（第10脳神経） 主に，その分枝である反回神経

Physical Assessment

❶ **嚥下障害** 根拠▶ 摂食・嚥下に関わる咀しゃく筋（咬筋など），舌筋，咽頭・喉頭筋などの緊張・萎縮・筋力低下により，球麻痺様の嚥下障害をきたす．
球麻痺の Physical Assessment（p.111）を参照

❷ **舌の叩打反応（叩打性筋強直，percussion myotonia）** 根拠▶ 舌を叩打することによって，数秒〜数十秒間，舌に限局的な隆起と陥没が生じ，"しわ"がよる現象．

❸ **手を握ると開きにくい（把握性筋強直，grip myotonia）** 根拠▶ 手を握らせると，筋緊張が持続するため，握ったまま手が開きにくくなる．

➡インタビュー
➡摂食・嚥下機能に関する聴診
➡検査

◻多発性筋炎（皮膚筋炎）
- 横紋筋の自己免疫性炎症性疾患で，筋痛を伴う対称性の筋力低下を特徴とする疾患．女性に多い．
- 咽頭・喉頭の筋群も炎症を起こすため，その筋力低下により球麻痺様の嚥下障害を伴う．
- 膠原病の一種であるため，その特徴である皮膚症状（紅斑・浮腫），レイノー現象（一過性の自律神経障害による局所的循環障害），関節炎などを伴うことが多い．

Physical Assessment

❶嚥下障害　根拠▶ 摂食・嚥下に関わる咽頭・喉頭筋などの筋力低下により，球麻痺様の嚥下障害をきたす． 球麻痺の Physical Assessment (p.111) を参照	➡インタビュー ➡摂食・嚥下機能に関する聴診 ➡検査
❷レイノー現象　根拠▶ 寒冷刺激などで手指の小動脈に一過性の血管収縮が起き，皮膚が蒼白になったり，チアノーゼを呈したりする．	

◻全身性強皮症
- 全身性の結合組織の炎症性・線維性変化を主徴とする自己免疫疾患．膠原病の１つ．
- 中年女性に多く，レイノー現象を初発症状とすることが多い．
- 消化管の筋肉自体の異常ではないが，結合組織の線維化による消化管硬化のため蠕動運動が低下し，嚥下障害，吸収不良を呈す．
- 食道では，下部 2/3 の拡張と下部食道括約筋（LES）の収縮能低下が起き，嚥下障害，逆流性食道炎などを合併する．

Physical Assessment

❶嚥下障害　根拠▶ 食道の結合組織の線維化→食道粘膜の硬化→食道収縮筋の収縮不全→食道下部 2/3 の拡張→嚥下困難 ❷胸やけ，呑酸　根拠▶ 下部食道括約筋（LES）の収縮力低下のため，胃液が食道に逆流して起こる症状．胃液のために食道炎，潰瘍を形成すると，食道の狭窄を起こすこともある． 胃食道逆流症の Physical Assessment (p.123) を参照 ❸レイノー現象　多発性筋炎の Physical Assessment を参照	➡インタビュー ➡摂食・嚥下機能に関する聴診 ➡検査

2) 神経筋接合部の異常

- 重症筋無力症：神経筋接合部のアセチルコリン受容体に対する自己抗体による自己免疫疾患．球麻痺様の症状を呈することがある．
- ボツリヌス中毒：ボツリヌス菌の毒素による神経筋接合部でのアセチルコリン分泌障害．球麻痺様の症状を呈することがある

Physical Assessment
重症筋無力症については，該当する項を参照（「第 8 章　神経系の解剖生理と機能障害」, p.249）

E. 摂食・嚥下過程の進行

1. 摂食・嚥下過程

摂食から嚥下に至る段階は，5段階(認知期，咀しゃく期，口腔期，咽頭期，食道期)に分けることができる．嚥下に直接関わる段階は，後半の3段階(口腔期，咽頭期，食道期)である．

1) 認知期(先行期)

- 食物を視覚，嗅覚などによって認知する時期．

〈食物を認知する〉
- 食物の外観，においなどの情報と，これまでの経験，記憶などを統合して食べ物の性質や摂食の可否を総合的に判断する．

〈食欲を感じる〉
- 「おいしそう」や「食べてみたい」といった情動を起こす．

〈食物を迎えるための準備の始動〉
- 唾液，胃液などの分泌が促進され，食物を体内に取り込む準備が始まる．

2) 咀しゃく期(準備期)

- 口腔内に取り入れた食物を，咀しゃくによって細かく噛み砕き，舌や口蓋などの動きによって，唾液と混合し，飲み込みやすい食塊を形成する時期．
- 食物の味，硬さ，噛みごたえ，においなどの情報が脳に伝えられ，それによる上位中枢からのシグナルも嚥下運動に影響する．

〈口腔を閉鎖空間にする〉
- 食塊を形成するには，閉鎖空間が必要である．口腔内を閉鎖空間として保持するためには，顔面の表情筋が働く．表情筋を支配する神経(顔面神経)に麻痺などの障害があると，しっかり閉口することができず，口腔内の食物保持や食塊形成ができない．

〈咀しゃく〉
- 咀しゃくするには，①顎関節に可動域がある，②歯がある，③唾液が分泌される，④咀しゃく筋群・舌筋が動く，という要素が重要である．
- 永久歯は計32本からなるが，高齢者ではすべてそろっていることはまれである．永久歯は生えかわらないため，永久歯を失った場合は義歯で補う．

〈唾液の分泌〉
- 唾液腺は導管を口腔内に開口する外分泌腺で，大唾液腺には顎下腺，舌下腺，耳下腺がある．
- 唾液は1日1〜1.5L分泌される．
- 食物は唾液と混ざり合うことで消化が始まると同時に，咽頭・食道を通過しやすい形態になる(食塊形成)．

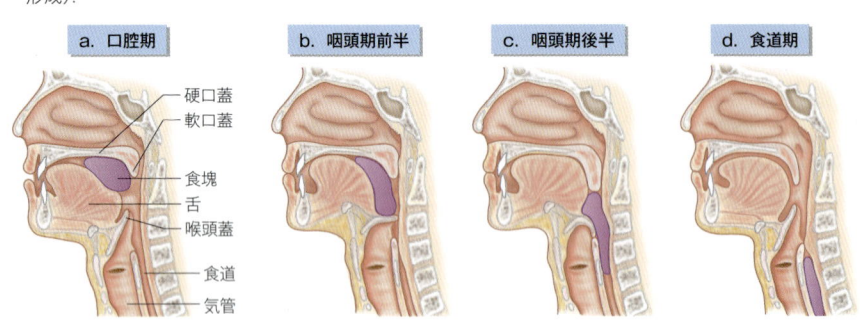

■図4-8 口腔期から食道期への嚥下過程

a. 口腔期 — 硬口蓋，軟口蓋，食塊，舌，喉頭蓋，食道，気管
b. 咽頭期前半
c. 咽頭期後半
d. 食道期

3）口腔期（嚥下第1期）（図4-8 a）

- 食塊を口腔から咽頭に移送し，嚥下が開始される時期．
- 口腔期のはじめには，舌の前2/3が上顎前歯の付け根と硬口蓋前方に向けて，また，舌の後ろ1/3が軟口蓋に向けて上昇し，舌に乗せられた食塊が舌根部から咽頭に押し込まれる．
- 口腔期までの過程（特に前半）は，自分の意思でコントロール可能な随意的な運動である．
- 口腔期以後の過程はすべて，自分の意思で止めることのできない不随意的な反射運動である．
- 口腔期の後半から咽頭期にかけての運動は連続しており，明確に区別することは難しいため，両期をまとめて口腔咽頭期とすることもある．
- 口腔期の嚥下運動は，口を開けたままでも一応可能であるが，かなりの困難を伴う．
- 嚥下障害のある患者で，口を開けたままで食べている場合には，口を閉じるように介助することによって嚥下がスムーズにいくことがある．

4）咽頭期（嚥下第2期）（図4-8 b, c，図4-9）

- 食物が咽頭から食道入り口まで移送される時期．
- 食物が口腔内，舌根部，口蓋，咽頭，喉頭などの感覚受容器に接触すると，求心性の神経刺激が脳幹下部の延髄にある嚥下中枢の孤束核に伝えられ，嚥下に関わる一定のパターン運動が，不随意的反射運動として進行する．
- 嚥下に関わる一定のパターン運動は，嚥下中枢，咀しゃく中枢，呼吸中枢を主体とする中枢性パターン形成器（CPG）によって指令され，三叉神経核（第5脳神経），顔面神経核（第7脳神経），迷走神経核（第10脳神経），舌下神経核（第12脳神経），疑核（第9,10脳神経）などの脳運動神経核およびその遠心性運動神経を経由して，嚥下，咀しゃく，呼吸に関わる筋群が一定のパターンに従って正確なタイミングで収縮・弛緩することによって進行する（表4-3およびp.109，図4-5）．

■表4-3 咽頭期の進行過程

進行過程	内容
①鼻咽腔（後鼻孔）の閉鎖	口蓋筋群や咽頭筋の収縮によって軟口蓋が咽頭後壁と接触し，咽頭から鼻腔に通じる通路（後鼻孔）が閉鎖される．これによって食塊の鼻腔への侵入を防止する（図4-8 b）．
②咽頭収縮筋による食塊の下方移動	上・中・下の咽頭収縮筋が上方から下方へ順次収縮することによって，食塊を食道入り口へ移送する．
③喉頭の挙上	嚥下時には通常，口は閉じられ下顎は固定されている．下顎が固定されると，下顎と舌骨を連結する舌骨上筋群の収縮によって舌骨が挙上し，上方に固定される．舌骨の上方固定に引き続き，舌骨と喉頭を連結する舌骨下筋群の収縮によって喉頭が前上方へ挙上する．喉頭を構成する軟骨群には，①甲状軟骨，②輪状軟骨，③披裂軟骨，④喉頭蓋軟骨がある（図4-9）．
④喉頭蓋の閉鎖	舌骨上筋群および舌骨下筋群の収縮によって，喉頭が前上方へ挙上すると，喉頭の前上方部（甲状軟骨）の内面に蝶番関節で結合している喉頭蓋が，後下方に屈曲して喉頭の入り口を閉鎖し，気道への食塊の流入を防ぐ（図4-8 c）．
⑤声門の閉鎖	咽頭期には，喉頭筋群の収縮によって声門が閉鎖され，気道への食塊流入を防ぐ．
⑥食塊の梨状陥凹通過	食塊は咽頭収縮筋の蠕動運動によって下方に送られるが，咽頭期には喉頭の前上方への挙上によって，喉頭口が食塊の通路から引き上げられるので，大部分の食塊は，喉頭口の直上で左右に分かれ，喉頭口の両側にある梨状陥凹を通って食道入り口へ流れ落ちる（図4-10）．
⑦呼吸運動の停止（嚥下性無呼吸）	咽頭期には，嚥下中枢が呼吸中枢を抑制することによって呼吸が中断される．

＊嚥下時の気道防御のしくみ：咽頭では，口腔から食道へ通じる食物の通路と，鼻腔より気管へ通じる空気の通路が互いに交差している．そのため，上記①～⑦のようなしくみが，食塊の鼻腔への侵入や，気道への誤嚥を防いでいる．

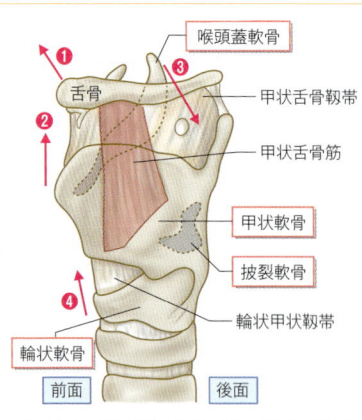

❶ 舌骨上筋群（顎二腹筋など）の収縮によって舌骨が上方に挙上し固定される
❷ 舌骨が上方に固定されると舌骨下筋群（甲状舌骨筋など）が収縮し，喉頭（甲状軟骨・輪状軟骨など）が前上方に挙上する
❸ 喉頭の挙上によって，甲状軟骨に蝶番関節で結合している喉頭蓋が後下方に屈曲し，喉頭口（気管の入口）を閉鎖する
❹ 喉頭の前上方への挙上によって，喉頭口が引き上げられ食塊は喉頭口の直上で左右に分かれ，梨状陥凹を経由して食道に入る（図4-10）参照

　　　喉頭を構成する軟骨群

■図4-9　咽頭期における嚥下を促す喉頭の働き

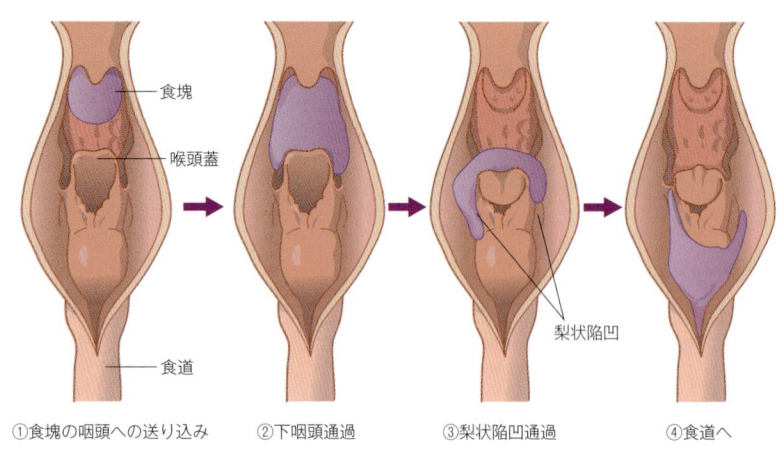

①食塊の咽頭への送り込み　②下咽頭通過　③梨状陥凹通過　④食道へ

■図4-10　嚥下に伴う食塊の流れ（背中側から見た図）

5) 食道期（嚥下第3期）（図4-8 d）

- 食物が食道に入って胃に達するまでの時期．
- 食道の入り口は，通常，喉頭と脊柱に挟まれて閉鎖しているが，嚥下の際には，喉頭の前上方への挙上によって，喉頭による圧迫がとれ，食道の入り口が開口できるようになる．
- 食塊が咽頭下部に達すると，食道の入り口にある上部食道括約筋（UES，輪状咽頭筋）が弛緩し，食道の入り口が約0.5～1秒間開き，食塊が咽頭から食道に流入する．
- 食道での食塊の移送は，食道収縮筋の蠕動運動（食塊の上部にある筋肉が収縮し，下部の筋肉が弛緩する動きが上から下に連続的に起こって食物を移送する運動）と，重力による落下運動の両方によって起こる．
- 食塊が食道下部に達すると，反射的に下部食道括約筋（LES）が弛緩し，食塊が胃へ流入する．
- 下部食道では，通常，下部食道括約筋の収縮の圧力（LES圧）によって，胃内容物の食道への逆流が防止されている．

2. 摂食・嚥下過程における摂食・嚥下障害とフィジカルアセスメント

摂食・嚥下に関わる神経，筋肉の異常による摂食・嚥下障害は，ほとんど口腔期から食道期にかけて起こるが，それについてはB〜D項で記載している．ここでは，それ以外の摂食・嚥下障害の関連事項について述べる．

1) 食物を認知する機能の障害とフィジカルアセスメント

- 食物を認知する機能の障害としては，意識レベル低下，認知力低下，感覚機能低下などがある．意識レベル，認知力（第10章　高次脳機能のしくみと機能障害），感覚機能（第9章　感覚器の解剖生理と機能障害）に関するフィジカルアセスメントについては，それぞれの章を参照のこと．

2) 摂食障害(p.106のmemo参照)

- 神経性食欲不振症やうつ病のように心理的な要因による食行動の異常では，摂食が低下する場合(拒食)や逆に摂食が増加(過食)する場合がある．

3) 食塊を形成する機能の障害とフィジカルアセスメント

- 口が開かない，唾液が出ない，顎が動かない，口が閉じない，舌が動きにくい，歯がない，といった状態は，食塊形成に支障をきたす．こうした状態は，口腔内や頭頸部の器質的病変や，神経の器質的・機能的病変によって引き起こされる．また，口腔内の炎症（口内炎や歯槽膿漏）や腫瘍，あるいはう蝕(虫歯)などによっても食塊の形成が困難となる．

◆仮性球麻痺(p.111参照)

◆口唇の閉鎖障害

- 口輪筋を支配する神経の障害や筋肉の異常のため，咀しゃく期や口腔期に口唇を閉じることができず，咀しゃく中に口からポロポロと食物をこぼすことがある．また，唾液の流出（流涎(りゅうぜん)）もみられる．

Physical Assessment

❶食物の口腔内保持の障害　根拠▶口輪筋の麻痺によって，口唇の閉鎖不全があるため，食物が口からこぼれる．顔面神経麻痺，仮性球麻痺が原因となる．	➡摂食・嚥下機能の概観（全身の観察）
❷流涎　根拠▶顔面神経麻痺，仮性球麻痺によって，閉鎖していない口唇より唾液が流出する．	

◆顎関節症

- 顎関節や咀しゃく筋の疼痛，関節雑音，開口障害ないし顎運動異常を主要徴候とする疾患で，類似の徴候を呈するその他の疾患を除外したものをいう（顎関節症の診断基準，日本顎関節学会，1998年）．
- 原因として，ブラキシズム（咀しゃく筋群の緊張によって起こる歯のこすりあわせやくいしばりなどの非機能的咬合習慣で，広義の歯ぎしりのこと），補綴(ほてつ)物の不適合による咬合異常，筋緊張，大きく開口する・頬杖をつくなどの生活習慣，ストレスなどが挙げられる．
- 20〜30歳代の女性に多い．
- 摂食・嚥下障害としては，咀しゃくや食塊形成に関わる咀しゃく期の異常である．

Physical Assessment

❶開口障害　根拠▶ 関節円板の位置異常，咀しゃく筋の異常（緊張，スパズム，筋炎など），顎関節の関節包・靱帯の異常（過伸展，捻挫など）などが原因となる．関節円板の位置異常による開口障害が最も多い．上顎と下顎の間の関節円板の位置異常によって，関節円板を固定している筋の緊張が起こるのが原因．		➡摂食・嚥下機能に関する視診 ➡摂食・嚥下機能に関する触診
❷顎運動時の顎関節の痛み　根拠▶ 開口障害と同様に，関節円板，咀しゃく筋，関節包・靱帯などの異常が原因となる．関節円板の位置異常による痛みは，顎運動時に上顎と下顎の間の関節円板の位置がずれ，関節円板を固定している筋に無理な動きを強いるために生じる．		
❸顎運動時の関節雑音（クレピタス音，クリッキング）　根拠▶ 関節軟骨の破壊，下顎窩や下顎骨の骨吸収や変性，関節円板や滑膜の変形がある場合は，顎運動時にゴリゴリという低い関節雑音（クレピタス音），上顎と下顎の間の関節円板の位置のずれがある場合は，カクンという弾発音（クリッキング；ずれが元に戻る時の音）が発生する．		
❹頭痛，首の痛み，肩こり　根拠▶ 筋の緊張によって頭頸部周辺の筋肉の痛みやこりが生じる．		➡インタビュー

◪唾石症
- 唾液腺の導管内に結石が形成される疾患．
- 顎下腺の腺管（ワルトン Wharton 管）が長いこと，顎下腺から分泌される唾液が粘稠であることから，多くは顎下腺（約 80～90％）に生じる．
- 唾液腺開口部から侵入した細菌や異物に唾液中の物質が沈着して結石（炭酸カルシウム，リン酸カルシウム）が発生すると考えられている．唾石は X 線で検出できるものが多い．
- 細菌の二次感染が起こると重症化（顎下腺炎，口腔底蜂窩織炎）することがある．
- 摂食・嚥下障害としては，唾液分泌低下による食塊形成不全をきたす咀しゃく期の異常である．

Physical Assessment

❶嚥下障害	根拠▶ 唾液分泌低下のため，飲み込みやすい食塊形成ができず，嚥下障害，誤嚥などの症状を伴う．	➡インタビュー ➡摂食・嚥下機能に関する聴診
❷唾液分泌低下 ❸唾液分泌時の痛み ❹唾液腺の腫脹・疼痛	根拠▶ 唾石による唾液腺の通過障害によって，唾液が唾液腺の導管内に貯留するため，唾液の分泌低下，唾液腺の痛みや腫れが生じる．特に，唾液分泌が活発になる食事時に痛みが強くなる．唾石は顎下腺の触診で分かることがある．	➡インタビュー ➡摂食・嚥下機能に関する触診

◪ベル麻痺（特発性顔面神経麻痺）
- 末梢性（核下性）の顔面神経麻痺（顔面神経の下位運動ニューロンの麻痺）．通常は一側性．障害側と同側の表情筋（前頭筋，眼輪筋，頬筋，口輪筋など），涙腺，舌前 2/3 の味覚，唾液分泌などの片側性麻痺を示す．
- 顔面上半部の表情筋（前頭筋および眼輪筋）は，両側の大脳皮質の支配を受けているため，片側の中枢性（核上性）の顔面神経麻痺では，前頭筋・眼輪筋は麻痺しない．ベル麻痺は末梢性の顔面神経麻痺なので，片側の障害であっても患側の前頭筋麻痺（→額のしわ消失），眼輪筋麻痺（→閉眼障害）を示すのが特徴である．
- 発症は突発的で，発症後，24 時間以内に顔面神経の完全麻痺，不全麻痺が完成する．

●摂食・嚥下のしくみと機能障害

📝 memo　誤嚥および誤嚥性肺炎

- 咽頭期の一連の嚥下運動の調節がうまくいかず，食塊や異物が気道に入ることを誤嚥という．
- 誤嚥は，嚥下障害に伴う最も主要な症状である．
- 健常者が誤嚥した場合，通常は咳反射によって異物を喀出しようとする．しかし，高齢者や脳血管障害などで咳反射が低下した患者では，誤嚥した異物が，咳反射によって除去されず，誤嚥性肺炎を惹起する．
- 咳反射：誤嚥によって気道に入った異物を喀出するための肺の防御反応．気道の異物の刺激は，求心性の迷走神経（第10脳神経）によって延髄の呼吸中枢（咳中枢）へ情報が入る．咳中枢からの遠心性のシグナルは脊髄神経を介して横隔膜や肋間筋に伝えられ，瞬発的な強い収縮を惹起する．このような咳反射が正常に作動している時は，誤嚥しても咳反射によって異物を喀出できるが，意識障害などのため咳反射が正常に起きない場合は，誤嚥性肺炎を起こす．
- 誤嚥：のど，肺の聴診が重要．食事の前後で音の変化に注意する．ゴロゴロする音の出現，逆に呼吸音の減弱などで誤嚥を疑う．また，食事中や食後の咳の出現（むせる）も誤嚥の可能性がある．ただし，むせの症状がないからといって，誤嚥がないとは限らない．咳反射が正常に作動していない場合は，むせが起きないので，むしろ誤嚥性肺炎を起こすリスクが高まる．誤嚥性肺炎を起こすと，発熱，咳，痰（しばしば膿性，食物残渣の混入あり），胸部X線写真の異常陰影，血液の炎症所見などが出現する．また，食後，横になってから咳き込む場合は，胃食道逆流症による誤嚥を疑う．

- 原因不明（特発性）とされるが，単純ヘルペスウイルスが原因であるとの説もある．
- 予後は比較的良好で，数か月で自然治癒する場合もある．
- 顔面神経麻痺のうち，摂食・嚥下障害に関わるものは，表情筋，唾液腺，舌前2/3の味覚を支配する分枝の麻痺である．主に，咀しゃく期の異常による嚥下障害をきたす．

Physical Assessment

症状	根拠	
❶口が閉じられない ❷流涎 ❸口先をとがらせることができない	**根拠▶** 顔面神経運動枝の障害による口輪筋などの麻痺．口が閉じられないために，食物の口腔内保持ができずポロポロこぼしたり，よだれが漏れたりする咀しゃく期の障害． 口唇の閉鎖障害（p.119）を参照	➡インタビュー ➡摂食・嚥下機能の概観（全身の観察）
❹舌前2/3の味覚障害 ❺唾液の分泌低下	**根拠▶** 顔面神経の味覚，唾液腺を支配する神経分枝の麻痺．味覚を感じないため，咀しゃく期の食物刺激が中枢に伝えられないこと，食物刺激による唾液分泌が低下することなどより，食塊形成が障害される．	
❻片側の額にしわが寄せられない ❼片側の眉の挙上ができない	**根拠▶** 顔面神経運動枝の障害による障害側の前頭筋麻痺．	➡インタビュー ➡運動調節機能の神経診察
❽閉眼できない（閉眼障害）（兎眼（とがん），ベル現象）	**根拠▶** 顔面神経運動枝の障害による眼輪筋麻痺． 兎眼：閉眼できないため常に眼が開いたままの状態にあること．角膜乾燥により，角膜障害を起こしやすい． ベル現象：まぶたが閉じないために，閉眼時に眼球が上転する（これは正常な反射運動）のが見える現象．	

⑨患側の鼻溝（鼻唇溝）の平坦化 ⑩患側の口角が下がる（口角下垂） ⑪患側の顔面が垂れさがる	根拠▶ 顔面神経運動枝の障害による口角挙筋，大・小頬骨筋，上唇挙筋などの表情筋の麻痺．	➡インタビュー ➡運動調節機能の神経診察
⑫異常連合運動（ワニの涙）	根拠▶ 麻痺した顔面神経が再生する場合，本来の支配領域と異なった部位を支配することによる症状．口を閉じると眼が一緒に閉じたり，熱いものや冷たいものを食べた時に涙が出たりと，顔面神経の支配領域が予想外の動きをすることがある．唾液の分泌中に眼に涙がたまる「ワニの涙」が見られることもある．	
⑬患側の耳で音が大きく響く	根拠▶ アブミ骨筋（鼓膜を伸展させる筋肉）が麻痺するために，音が異常に大きく聞こえる聴覚過敏．	➡インタビュー ➡感覚機能の診察

4）食塊を移送する機能の障害とフィジカルアセスメント

- 食塊を移送するには，①口腔内から咽頭へ送る際の舌の動き，②咽頭での嚥下反射，③食物が通過する経路（口腔，咽頭，食道）の確保ができている必要がある．
- 舌の動きや嚥下反射は，主に神経系の器質的・機能的疾患によって障害をきたす．また，口腔・咽頭・食道における腫瘍，腫瘍以外の病変組織，炎症による組織変性，あるいはその他の器質的な変化などによって，食物の通過に支障をきたすと食物の移送が障害される．

◻ **球麻痺**（p.111参照），**仮性球麻痺**（p.112参照）

◻ **食道癌**（p.106参照）

◻ **食道アカラシア**
- 食道筋層内のアウエルバッハ神経叢の変性・消失によって食道の下部食道括約筋（LES）が自律的・持続的に収縮し，下部食道括約筋圧（LES圧）が上昇する疾患．
- 食物の流入による刺激によっても下部食道括約筋が弛緩しないため，嚥下障害をきたす．
- 特に冷たい液体が飲み込みにくいのが特徴である．
- 食道下部の狭窄と，それより口側の拡張，胃食道逆流（gastroesophageal reflux；GER）などの所見も特徴的である．
- 食道癌との鑑別が重要となる．

Physical Assessment

❶胸部不快感 ❷胸痛	根拠▶ 食物の食道内停滞によって，食道炎を起こし，胸部不快感や胸痛を生じる．また，食道の運動機能が障害され，食道の筋が異常収縮することで強い胸痛が出現する．	➡インタビュー ➡摂食・嚥下機能に関する聴診
❸嚥下困難	根拠▶ 食道に食物が停滞するために，飲み込みにくさを感じる．冷たい液体が飲み込みにくいのが特徴である．精神的なストレス，過労などで症状が増強するこ	

❹食物の口腔内逆流	とがある。 根拠▶ 食物の食道内停滞によって、食物残渣が口腔内へ逆流する。特に就寝時にみられることが多いので、就寝前3時間以内には食事を取らないように指導する。食道アカラシアでは下部食道括約筋の収縮により、逆流液中に胃酸や胆汁が含まれないことから、胃食道逆流症とは異なり、呑酸の症状(すっぱいものが口腔内に上がってくること)はみられない。	➡インタビュー ➡摂食・嚥下機能に関する聴診
❺誤嚥性肺炎(呼吸異常音,発熱,喀痰,湿性咳嗽)	根拠▶ 食物の食道内停滞によって、食物残渣が逆流する際に誤嚥し、肺炎を併発することがある。	
❻食物による嚥下しやすさの違い	根拠▶ 同じ嚥下障害でも原因となる疾患によって、嚥下しにくい食物の特徴が異なることがある。食道アカラシアによる嚥下障害では、冷たい液体を飲み込みにくいのが特徴である。食道アカラシアと鑑別を要する食道癌では、固形物の嚥下が困難になる。 食道癌の Physical Assessment(p.106)を参照	➡インタビュー

胃食道逆流症および逆流性食道炎

- 食道と胃噴門連結部の形態異常、機能不全によって、胃内容物が食道内に逆流することを胃食道逆流症(gastroesophageal reflux disease；GERD)といい、それによる食道粘膜の炎症を逆流性食道炎という。
- GERDの原因には、加齢・喫煙などによる下部食道括約筋圧(LES圧)の低下が最も多い。その他に、肥満・前屈姿勢・妊娠などによる腹腔内圧の上昇、食後や夜間の横臥姿勢などが原因となる。
- GERDを合併しやすい疾患として、食道裂孔ヘルニア(胃液逆流防止機構の機能不全, p.108参照)、全身性強皮症(食道平滑筋の運動低下, p.115参照)、胃切除手術後などがある。
- GERDでは、逆流した胃液により食道粘膜のびらん、潰瘍形成を伴うことが多い(逆流性食道炎)。
- 逆流性食道炎の繰り返しによる瘢痕性食道狭窄のために嚥下障害を合併することがある。また、逆流したものを誤嚥することにより誤嚥性肺炎を発症することもある。
- 食道粘膜は本来、重層扁平上皮であるが、胃液の逆流により下部食道粘膜の傷害と再生が繰り返される過程で、食道下部の扁平上皮が円柱上皮に変化することがある(円柱上皮化生)。これをバレット食道といい、食道の腺癌の前癌病変として注意が必要である(食道癌, p.106参照)。
- GERDの特徴的な症状は、胃内容物の逆流による胸やけ(前胸部の灼熱感)と呑酸である。
- カルシウム拮抗薬(高血圧治療薬)、亜硝酸薬(狭心症治療薬)などの薬剤、喫煙(ニコチン)はLES圧を低下させるので、GERDの発症に注意が必要である。

Physical Assessment

❶胸やけ,呑酸	根拠▶ 食後、夜間、前屈姿勢などで胃液が逆流するために起こる症状。	➡インタビュー
❷食物の通過障害 ❸胸痛(胸骨後部) ❹胸部圧迫感	根拠▶ 逆流性食道炎による瘢痕性食道狭窄、脱出した胃による食道の圧迫(傍食道型食道裂孔ヘルニア)などにより、食物の通過障害、胸痛、胸部圧迫感などの症状が起こる。	

❺食物による嚥下しやすさの違い	根拠▶ 同じ嚥下障害でも原因となる疾患によって，嚥下しにくい食物の特徴が異なることがある．食道アカラシアによる嚥下障害では，冷たい液体を飲み込みにくいのが特徴である．食道アカラシアと鑑別を要する食道癌では，固形物の嚥下が困難になる．	➡インタビュー

memo　誤嚥を起こしにくい食品

- 密度が均一であること(固形物と液状のものの混合物は避ける)．
- 適当な粘度があって，ばらばらになりにくいもの(凝集性が高く，破断性が低いもの)．
- のどを通る時に変形しやすいもの(変形性が高いもの)．
- べたつかないもの(粘着性が低いもの)．
- 上記の条件を満たすのがゼラチンなどの"とろみ"のあるゼリー状の食べ物．寒天はゼラチンに似ているが，噛み砕くと小さな粒々になり，バラバラとまとまりにくいため飲み込みにくい．海苔やわかめなどは，口腔粘膜に張り付くので飲み込みにくい．

memo　誤嚥を起こしにくい姿勢

- 体幹を約20度から30度起こした仰臥位(セミファウラー位)は，食物が口からこぼれにくく，重力によって食道を落下しやすい．嚥下がスムーズにできるようになったら，45度から60度(ファウラー位，半座位)くらいまで徐々に体幹を起こす．
- 頸部を前屈する．頸部を前屈すると，咽頭と気管に角度がついて，誤嚥しにくくなる．逆に，頸部が伸展していると，咽頭と気管が直線状になるので誤嚥しやすい．
- 麻痺がある場合は，麻痺側を上にした軽い側臥位にする．介助者は，患者の健側に位置して介助する．

第5章

栄養吸収・代謝機能とその破綻

消化・吸収する

口から取り入れられた食物は，消化管内で破砕，混合，攪拌(かくはん)されながら，消化液の働きによって吸収可能な大きさの分子へと分解される．各種栄養素は，それぞれに応じた吸収機序によって吸収され，血液またはリンパによって輸送され，代謝を受けて体内で活用される．

消化器の解剖生理と機能障害

南里宏樹

A. 栄養素の消化・吸収とは

1. 栄養素の消化・吸収の概要

　口から取り入れた食物は，身体活動に必要なエネルギー源として，また，身体の成長や修復のための材料として利用される．食物中の栄養素は通常，高分子化合物で，そのままの形では利用できないので，吸収可能な低分子物質にまで分解される．この過程を消化という．
　食物の消化は，咀しゃくや消化管の運動によって食物を物理的に破砕，混合，撹拌（かくはん），移送する機械的消化と，唾液，胃液，膵液，小腸粘膜表面などに存在する消化酵素によって高分子の栄養素を化学的に加水分解する化学的消化によって行われる．さらに，通常の消化機構では分解されない食物繊維，難消化性オリゴ糖，糖アルコールなどは，消化管に常在する腸内細菌による発酵（生物学的消化）によって分解される．

2. 消化器の概観

　栄養素の消化・吸収に関与する消化器は，口腔，咽頭，食道，胃，小腸，大腸より構成される．小腸はさらに，十二指腸，空腸，回腸に分けられ，大腸は，盲腸，上行結腸，横行結腸，下行結腸，S状結腸，直腸に区分される（図5-1）．また，消化・吸収機能には，消化液（膵液）を外分泌する膵臓，胆汁を合成する肝臓，胆汁を貯蔵する胆嚢などの臓器も関与している．

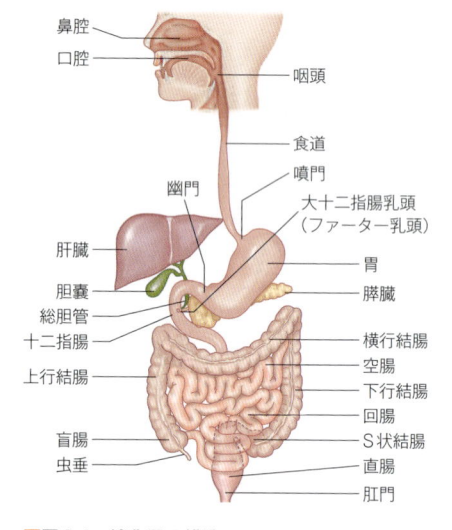

■図5-1　消化器の構造

3. 消化管粘膜の微細構造

　消化管の粘膜の微細構造は，基本的には図5-2のような共通の構造をもつ．
　消化管の内側（管腔側）より外側に向かって，粘膜上皮，粘膜層（粘膜固有層），粘膜筋板，粘膜下層，固有筋層（内側：輪状筋，外側：縦走筋），漿膜下層と続き，一番外側は漿膜で覆われている．
　消化管に内在する神経として，粘膜下層にはマイスナー神経叢（そう）（粘膜下神経叢），輪状筋層と縦走筋層の間にはアウエルバッハ神経叢（筋層間神経叢）の2つの壁在神経叢が存在する．
　消化管の内面を覆う上皮細胞は，胃から直腸までは単層円柱上皮であるが，口腔，食道，肛門下部は，機械的刺激に強い重層扁平上皮細胞によって覆われている．

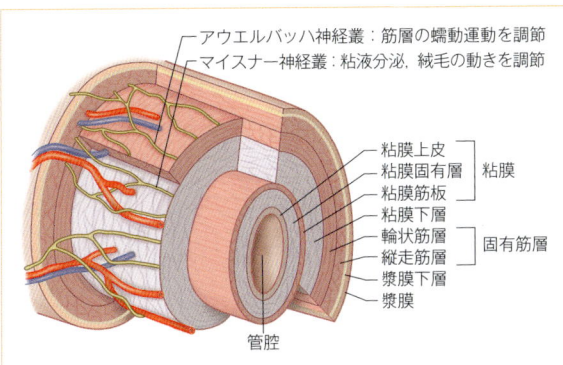

■図5-2 消化管の基本微細構造

4. 消化管の神経性支配の概要

消化管の神経支配には，外来性の自律神経（交感神経，副交感神経）によるものと，消化管に内在する壁在神経叢（アウエルバッハ神経叢，マイスナー神経叢）によるものがある．外来性の自律神経は，消化管全体の運動を統合・制御し，内在性の壁在神経叢は，局所的な反射運動を制御している．

消化管の外来性自律神経による調節は，副交感神経と交感神経によって二重に支配されており，一般的には，副交感神経は促進的に，交感神経は抑制的に制御している（図5-3）．

腹腔内消化管（食道，胃，小腸，近位結腸）の外来性自律神経による神経支配は，副交感神経系が迷走神経（第10脳神経），交感神経系が大・小内臓神経（T_5〜T_{12}）によって支配され，また，骨盤内消化管（遠位結腸，直腸）については，副交感神経系が骨盤内臓神経（S_2〜S_4），交感神経系が腰内臓神経（下腹神経；L_1〜L_3）によって支配される（表5-1）．

内在性の壁在神経叢による調節では，粘膜下層のマイスナー神経叢は主に腸液の分泌や粘膜筋板による絨（じゅう）毛の動きを制御し，固有筋層間に存在するアウエルバッハ神経叢は主に消化管の蠕（ぜん）動運動を制御している．

B. 食物の移送（消化管の運動と神経性調節）

1. 食物の移送のメカニズム

1）口腔

- 食物は，口腔内で咀しゃくによって噛み砕かれる．咀しゃく運動は，固定された上顎（がく）に対して下顎を上下，左右，前後に動かす運動で，咬（こう）筋，側頭筋，外側翼突筋，内側翼突筋の4つの咀しゃく筋群による随意運動である．咀しゃく筋群を支配する運動神経は三叉神経（第5脳神経）である．
- 咀しゃく運動は上記の4つの咀しゃく筋以外に，顔面神経（第7脳神経）支配の頬筋・口輪筋，および舌下神経（第12脳神経）支配の舌筋が関与する．咀しゃく運動を制御する咀しゃく中枢は，嚥下中

■表5-1 消化管の外来性自律神経支配

消化管の部位	副交感神経（促進的）	交感神経（抑制的）
腹腔内消化管（食道，胃，小腸，近位結腸）	迷走神経[*1]	内臓神経（T_5〜T_{12}[*2]）
骨盤内消化管（遠位結腸，直腸）	骨盤内臓神経（S_2〜S_4）	腰内臓神経（L_1〜L_3）

*1 迷走神経（第10脳神経）による胃の神経支配は，腹腔枝は胃蠕動運動の促進，胃枝は胃酸分泌の促進に関与
*2 T：胸神経　L：腰神経　S：仙骨神経　例）T_5＝第5胸神経

■図5-3　消化管の自律神経支配

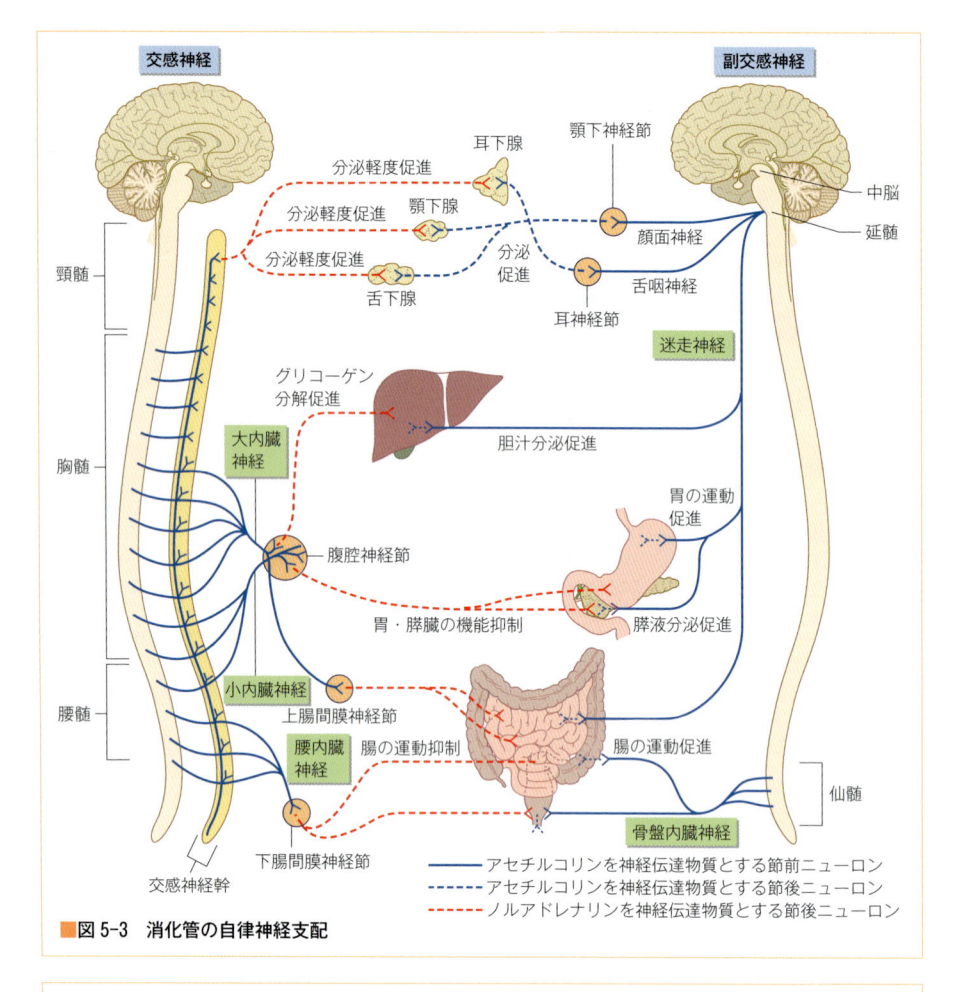

――― アセチルコリンを神経伝達物質とする節前ニューロン
----- アセチルコリンを神経伝達物質とする節後ニューロン
----- ノルアドレナリンを神経伝達物質とする節後ニューロン

枢，呼吸中枢などと密接に連携し，延髄の中枢性パターン形成器を構成している（「第4章　摂食・嚥下のしくみと機能障害」参照）．
- 食物の味やにおいは，舌や口蓋・咽頭粘膜の味覚受容器（味蕾（みらい））および鼻腔の嗅（きゅう）上皮の嗅覚受容器から，求心性神経を経由して延髄の唾液核およびその上位中枢に伝えられ，唾液の分泌が促進される．
- 唾液腺は，副交感神経と交感神経により二重支配を受けている．
- 唾液腺の副交感神経による神経支配は，顎下腺・舌下腺は延髄の上唾液核から出る顔面神経（第7脳神経）の分枝である鼓索神経によって，また，耳下腺は下唾液核から出る舌咽神経（第9脳神経）によって制御される．これらの副交感神経の刺激によって，大量の希薄な唾液が分泌される．
- 唾液腺の交感神経による神経支配は，顎下腺・舌下腺・耳下腺のすべてが胸髄から出る交感神経（T_1〜T_4）によって制御される．交感神経の刺激によって，少量の濃厚な唾液が分泌される．
- 舌の知覚神経のうち，舌の前方2/3の領域は，味覚が鼓索神経（顔面神経の分枝）によって，触覚が三叉神経（第5脳神経）によって支配される．舌の後方1/3は，味覚および触覚ともに舌咽神経（第9脳神経）によって支配される．
- 口腔粘膜および歯の知覚は，顔の皮膚と同じく三叉神経によって支配されている．

●消化器の解剖生理と機能障害

- 咀しゃく運動によって，食物は唾液と混合され，表面を粘液で覆われた食塊が形成される．食塊は，舌，歯牙，口蓋，頬筋の協調的な運動によって咽頭に送り込まれる．

2）咽頭・喉頭

- 咽頭は，口腔から食道へ通じる食物の通路と，鼻腔より気管へ通じる空気の通路の交差点に位置する．そのため，食塊が咽頭を通過する時は，下記①～④の一連の反射運動が起こり，食塊の呼吸路への流入を防止している（①咽頭から鼻腔への通路の閉鎖，②喉頭蓋の後下方への屈曲による喉頭口の閉鎖，③声門の閉鎖，④呼吸中枢の抑制と呼吸運動の停止）．
- 食物の咽頭通過時の反射運動に関与する咽頭・喉頭の筋群は，延髄の三叉神経核（第5脳神経），顔面神経核（第7），舌咽神経核（第9），迷走神経核（第10），舌下神経核（第12），疑核（第9,10,11）などの脳神経核およびその遠心性運動神経によって支配される．
- 嚥下運動における咽頭・喉頭の動きについては，「第4章 摂食・嚥下のしくみと機能障害」を参照．

3）食道

- 食道は，成人で長さ約25～30 cm，直径1～2 cmの管状構造物で，気管の背側を下行し咽頭と胃をつないでいる．食道には，起始部（第6頸椎，喉頭の輪状軟骨の高さに一致），気管分岐部，横隔膜裂通部の3か所に生理的狭窄部がある（「第4章 摂食・嚥下のしくみと機能障害」p.105，図4-3参照）．
- 食道の筋肉は，食道の外層を縦走方向に走る縦走筋と，内層を同心円状に走る輪状筋から構成され，上方1/3が横紋筋，下方2/3が平滑筋よりなる．
- 上方の横紋筋は，舌咽神経と延髄の疑核から出る運動神経によって支配され，下方の平滑筋は迷走神経背側核から出る神経によって支配されている．また，食道の壁在神経叢による局所的な反射運動によっても食道の収縮・弛緩が起こる．
- 食道の起始部には，上部食道括約筋（UES）があり，嚥下時には0.5～1秒間弛緩する．食道の入口は，通常，喉頭による圧迫と上部食道括約筋の収縮によって閉鎖しており，呼吸に伴う空気の食道への流入を防いでいる．
- 下部食道には，横隔膜裂孔を食道が通過する部位から胃の入口（噴門）にかけて，下部食道括約筋（LES）が存在し，通常は収縮して胃内容物の食道への逆流を防いでいる．
- 嚥下運動における食道の働きについては，「第4章 摂食・嚥下のしくみと機能障害」も参照．

4）胃

- 胃は消化管の中で最も大きく拡大した袋状の構造をもっている．容量は約1.0～1.5 Lである．
- 食道から胃への入口を噴門，十二指腸への出口を幽門という（図5-4）．
- 胃の筋層は，外側の縦走筋，内側の輪状筋に加え，さらに内側に斜走筋があり，三層構造になっている．
- 胃に流入した食塊は，胃の出口（幽門）が閉じた状態で，胃の分節運動と蠕動運動によって胃液と混合され，消化粥（しょうかじゅく）となる．胃での消化が十分進行すると，胃壁全体の収縮が起き，消化粥が幽門から十二指腸に移送される．
- 胃の蠕動運動は，外来性の自律神経（交感神経，副交感神経），および胃の内在性神経であるアウエルバッハ神経叢によってコントロールされている．
- 胃に滞留する時間（滞胃時間）は，食物の量と質によって異なる．一般に，食物の量が多いほど，また，脂質の含量が多いほど，滞胃時間は長くなる．食物の滞胃時間は，脂質が最も長く

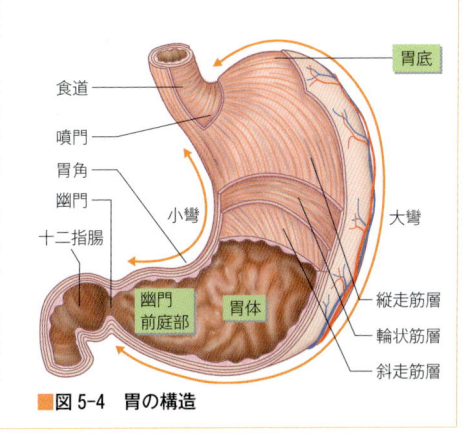

■図5-4 胃の構造

約7〜8時間，タンパク質が約4〜5時間，糖質が最も短く約2〜3時間である．
- 胃の内容物が十二指腸に移行すると，迷走神経を介する神経反射および消化管ホルモンによる液性調節（後述）により胃の運動が抑制され，十二指腸への胃内容物の移送が抑制される．これを腸-胃（抑制）反射という．
- 腸-胃反射は，腸への食塊の流入量を調節する役割を果たしている．脂質の滞胃時間が長いのは，脂質（特に脂肪酸）が，胃の運動を抑制する消化管ホルモンの分泌を強く刺激するためである．

5）小腸

- 小腸は，胃に続く約6 mの消化管で，十二指腸（約25 cm），空腸（口側の約2/5，約2.5 m），回腸（肛門側の約3/5，約3.5 m）の3つの部分よりなる．
- 十二指腸は，十二指腸球部，上部，下部，水平部，上行部よりなる．
- 十二指腸と空腸の境界部にはトライツ靱帯（十二指腸提筋）があり，十二指腸の末端側（上行部）を上方に牽引している．
- 十二指腸の起始部（胃の幽門）から約10 cmの部位（十二指腸下行部）には，総胆管と膵管が合流した管が開口する大十二指腸乳頭（ファーターVater乳頭）があり，膵液と胆汁が十二指腸に分泌される（図5-5）．
- 小腸粘膜の管腔面（内面）には，輪状ヒダがあり，輪状ヒダの表面は多数の腸絨毛によって覆われている．腸絨毛を形成している粘膜上皮細胞の表面には，さらに細かな微小突起（微絨毛）があり，栄養素の効率的な吸収を可能にしている．小腸の微細構造については，「D.1.-1)小腸粘膜の微細構造」参照．
- 空腸と回腸は，腸間膜によって腹腔後壁から吊り下げられた構造をもつ．
- 小腸に移送された消化粥は，小腸の分節運動によって消化液と混合され，蠕動運動によって空腸から回腸へ移動する（図5-6）．
- 食後約4時間で回腸末端部に食塊が移送されると，局所的な反射によって強い蠕動運動が起き，同時に，回盲部括約筋が弛緩して回盲弁が開口し，消化粥が少量ずつ盲腸に移動する．
- 消化粥の大腸への移送は，次の食事が胃に流入する際に起こる胃-回腸反射によっても促進される．

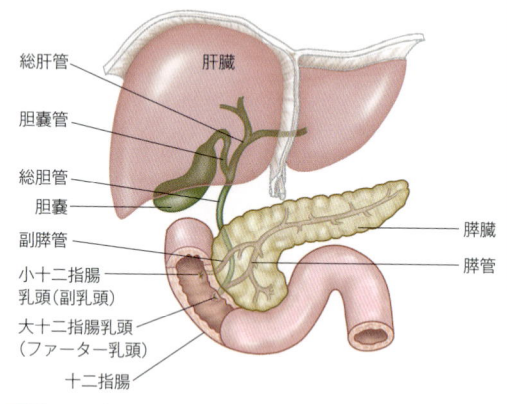

■図5-5 十二指腸の胆管および膵管の開口部

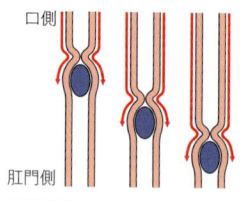

■図5-6 蠕動運動と分節運動

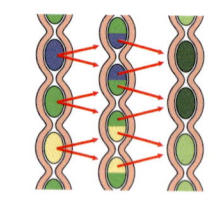

蠕動運動
食塊より口側の収縮と肛門側の弛緩が順次，肛門側に移行しながら進行し，食塊が肛門側に移送される

分節運動
収縮・弛緩を交互に繰り返すことにより，食塊を撹拌・混合する．食塊の移送は起きない

6）大腸

- 大腸は，長さ約1.5 m，直径約5〜8 cmの消化管で，盲腸，結腸，直腸からなる．結腸は，さらに，上行結腸，横行結腸，下行結腸，S状結腸に分けられる．このうち，横行結腸とS状結腸は短い腸間膜によって腹腔後壁から吊り下げられているが，そのほかの大腸各部は，腹膜によって腹腔後壁に固定されている．
- 大腸の粘膜には，小腸にみられるような輪状ヒダ，腸絨毛，微絨毛はない．

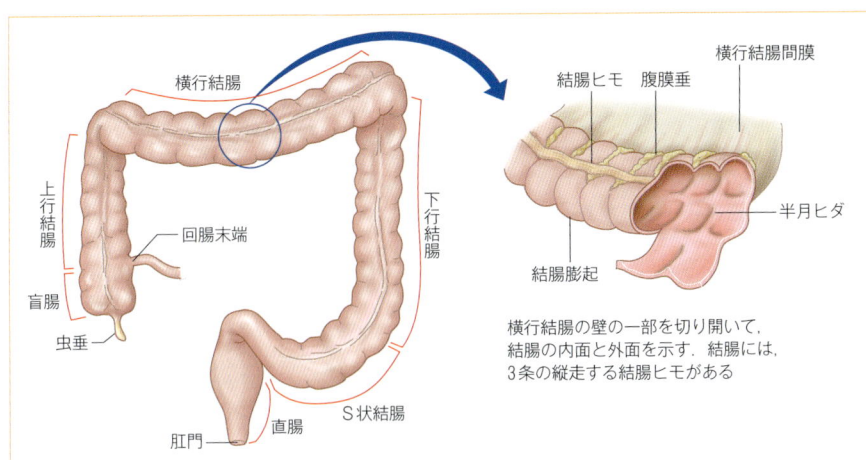

■図5-7　大腸の構造

- 大腸の筋層は、基本的には小腸と同様に内側の輪走筋と外側の縦走筋よりなるが、結腸では、外側の縦走筋が集合して、3本の結腸ヒモを形成している。それぞれの結腸ヒモの間の部分は、外側に袋状に膨隆した結腸膨起（ハウストラ haustra）となり、その内面では半月ヒダを形成している（図5-7）。
- 大腸の分節運動や蠕動運動の頻度は少なく、消化粥は大腸内に長時間停留し、その間に水分と電解質が吸収される。
- 大腸内には、腸内細菌が多数生息し、それによる発酵によって難消化性の食物繊維が分解され、短鎖脂肪酸となって、主に大腸粘膜細胞のエネルギー源として利用される（生物学的消化）。
- 横行結腸より肛門側の結腸は、1日に1〜2回しか蠕動運動をしないが、食事によって食物が胃に流入すると、横行結腸からS状結腸にかけて大きな蠕動運動（大蠕動）が起こり、大腸の内容物が直腸に送られる。これを胃-結腸反射（胃-大腸反射）という。
- 大蠕動によって大腸内容物（便塊）が直腸に移送されると、直腸壁が伸展され、その刺激が大脳に伝えられ、便意を感じる。朝食後などに便意をもよおすのはこのためである。便意を感じると上位中枢（大脳、視床下部、延髄）による仙髄排便中枢の抑制が解除され、排便中枢から骨盤神経の遠心路を経由して、直腸の収縮、内肛門括約筋の弛緩、および外肛門括約筋の一過性収縮に至る排便反射が起きる。外肛門括約筋の一過性収縮は、直腸に移送された糞便を直ちに排出しないようにするためである。
- 外肛門括約筋は、直腸内圧が約50 mmHg以上に高まった時、もしくは、意思による排便動作が加わると陰部神経を介して弛緩し、これに吸息位での呼吸停止や横隔膜筋・腹筋の収縮による腹腔内圧の上昇が加わり、排便が始まる。
- 内肛門括約筋は、副交感神経性の骨盤内臓神経（S_2〜S_4）と交感神経性の腰内臓神経（下腹神経；L_1〜L_2）が支配する不随意筋（平滑筋）であるが、外肛門括約筋は、体性神経である陰部神経（S_2〜S_4）が支配する随意筋（横紋筋）である（「第6章　排泄機能とその破綻　①排便のための解剖生理と機能障害」参照）。
- 食後の大蠕動によって生じる便意をがまんしたり無視したりすることが続くと、排便反射が減弱し、習慣性便秘の原因になることがある。

2. 食物の移送障害とフィジカルアセスメント

1) 通過障害・腸閉塞（イレウス）

- 口腔から食道までの通過障害（嚥下障害）については、「第4章　摂食・嚥下のしくみと機能障害」参照。
- 腸管における腸内容物の通過障害を腸閉塞（イレウス）という。
- イレウスには、消化管の内腔が物理的に閉塞した機械的イレウスと、消化管の蠕動運動が障害された機能的イレウスに分類される（表5-2）。

■ 表 5-2　イレウスの分類

分類		腸管の通過障害	腸管の閉塞	その他
機械的イレウス	単純性イレウス	あり	あり	血行障害なし
	複雑性（絞扼性）イレウス			血行障害あり
機能的イレウス	麻痺性イレウス		なし	腸管運動麻痺（筋弛緩）
	痙攣性イレウス			腸管痙攣（筋収縮）

- イレウスの大部分（90％）は機械的イレウスで、その中でも消化管の癒着によるもの（癒着性イレウス）が最も多い。
- 機械的イレウスは、さらに、イレウスを起こした部位の血行障害の有無によって、単純性イレウス（血行障害なし）と複雑性イレウス（血行障害あり）に分けられる。複雑性イレウスは、絞扼(こうやく)性イレウスともいう（絞扼とは、腸自身のねじれや他の索状物で絞めつけられて腸管が閉塞すること）。
- 機能的イレウスのうち、蠕動運動の麻痺による通過障害を麻痺性イレウスといい、消化管の痙攣(けいれん)性収縮によるものを痙攣性イレウスという。

〈イレウスの原因〉
- 単純性イレウス：手術後や炎症、外傷による消化管の癒着（最も多い）、消化管自体あるいは外部の腫瘍・炎症による消化管の圧迫や閉塞、胆石や異物、寄生虫などによる内腔の閉塞などがある。腫瘍によるイレウスは、左側（下行）結腸癌、直腸癌（便の水分が減って便が硬くなる部位）によるものが多い。
- 複雑性イレウス：腸重積症、腸軸捻転（S状結腸）、ヘルニア嵌頓(かんとん)、メッケル憩室などがある。
- 麻痺性イレウス：腹膜炎、開腹手術直後、腹腔内出血、腸間膜血管閉塞、ヒルシュスプルング病、糖尿病性神経障害、異所性（子宮外）妊娠、膠原病（全身性硬化症、全身性エリテマトーデス）などがある。
- 痙攣性イレウス：神経衰弱、ヒステリーなどの神経・心因性のもの、鉛、ニコチン、モルヒネなどの中毒性のもの、腹部打撲、結石発作が誘因となるものなどがある。痙攣性イレウスは、比較的まれである。

〈イレウスの症状・所見〉
- 原因にかかわらず、イレウスの共通の症状として、①口側の腸ガス・液体の貯留、②口側の消化管拡張、③排ガス・排便の停止、④腹部膨満、⑤腹痛、⑥悪心・嘔吐などを呈するほか、全身的な症状として⑦脱水がある。
- それぞれのイレウスに特徴的な症状・所見としては、以下のものがある。
  ・機能的（麻痺性・痙攣性）イレウス：腸蠕動音の低下・消失
  ・単純性イレウス：間欠的腹痛、腹部聴診で金属音、腹部蠕動運動の亢進
  ・複雑性イレウス：持続的腹痛、ヴァールWahl徴候、腹膜刺激症状（筋性防御、ブルンベルグBlumberg徴候）、炎症所見（発熱、白血球増加）、ショック症状（血圧低下、頻脈）
- 機械的（単純性・複雑性）イレウスにみられる検査所見として、立位腹部単純X線像におけるニボー（鏡面像）形成がある。機能的イレウスの場合は、腸管ガス像の増加は認めるが、ニボー形成は著明ではない。
- 複雑性イレウスでは、血行障害のため腸管壊死を起こし、穿孔、腹膜炎と急激に症状が悪化するので、早期に鑑別診断して、緊急手術による治療が必要である。
- 複雑性イレウスを診断するポイント：通常のイレウスの所見に、①急激な嘔吐を伴う持続性腹痛、②ヴァール徴候、③腹膜刺激症状（筋性防御、ブルンベルグ徴候）などの局所的所見および、④炎症所見（白血球増加、発熱）⑤血圧低下、ショック症状などの全身症状が加わってくる場合は複雑性イレウスと診断する。

◆イレウス

Physical Assessment

❶腹痛　根拠▶ 閉塞による消化管平滑筋の収縮・拡張によって痛みが起こ　➡インタビュー

る．単純性イレウスでは，比較的緩徐に起こる間欠的な痛みであるが，複雑性イレウスの場合は，急激に起こる持続的な痛みで，時間とともに増強する．

❷腸蠕動音の低下・消失 根拠▶ 麻痺性イレウスでは腸管の蠕動運動が低下するため，聴診で腸雑音が低下・消失する．
❸腸蠕動音の増強 根拠▶ 機械的イレウスでは，通常，閉塞部位より口側で消化管の蠕動運動が亢進するので腸蠕動音が増強する．
❹金属音 根拠▶ 腸管の狭窄部位を腸液やガスが通過する金属性の腸雑音で，機械的イレウスに特徴的な腸雑音である．

➡腹部の聴診

❺ヴァール徴候 根拠▶ 腹部の触診において絞扼部位が局所的に鼓腸（腸内ガスが貯留して腸管が膨隆する）を呈し，腫瘤として触れるもの．複雑性イレウスの特徴的な所見である．
❻腹膜刺激症状 根拠▶ 腹膜に炎症が波及した時に起こる症状．筋性防御，板状硬，ブルンベルグ徴候（反跳痛）などが代表的な所見．
❼筋性防御 根拠▶ 腹膜の炎症のため腹壁の筋肉が易刺激性となり，腹壁に触れただけで腹筋が収縮し硬くなる．
❽板状硬 根拠▶ 炎症が腹膜全体に広がり筋性防御が腹壁全体に起こっている状態．汎発性腹膜炎の存在を示している．
❾ブルンベルグ徴候（反跳痛） 根拠▶ 腹壁を押した時よりも離した時により強い痛みを感ずる．これも腹膜刺激症状の1つである．
❿ニボー（鏡面像，気液界面）形成 根拠▶ 機械的イレウスにより腸内ガスと液体が貯留すると，立位では，その境界に水平面が形成され，立位腹部単純X線で水平な直線として見える．機械的イレウスの確定診断となる．麻痺性イレウスでは，腸内ガス像の増加は認められるが，液体の貯留が著明でないため，ニボー形成は認められないことが多い．

➡腹部の触診

◆ヒルシュスプルング病（Hirschsprung disease，先天性（無神経節性）巨大結腸症）
- 結腸壁のアウエルバッハ神経叢，マイスナー神経叢の先天的欠如または形成不全により，罹患部の収縮（狭小化）とそれより口側の拡張（巨大結腸）がみられる疾患．機能的イレウスの原因疾患の1つ．
- 男児に多い（男：女＝3：1）．大腸～小腸まで様々な部位に起こるが，直腸・S状結腸が最も多い．

Physical Assessment

❶機能的イレウス 根拠▶ 結腸壁の壁在神経であるアウエルバッハ神経叢，マイスナー神経叢の欠如・形成不全のために，腸の蠕動運動が麻痺し，神経が欠如した部分が収縮し，麻痺性イレウスをきたす．症状・所見については，「イレウスの症状・所見」(p.132)参照．Physical Assessmentは前述の「イレウス」参照．
❷腸管の狭小化(narrow segment) 根拠▶ アウエルバッハ神経叢，マイスナー神経叢の欠如した部分が収縮するため，消化管の注腸造影検査で，鋸（きょ）歯状の不規則な辺縁をもつ腸管の狭小化，漏斗状狭小化(caliber change)とそれより口側の拡張像がみられる．
❸巨大結腸(megacolon) 根拠▶ アウエルバッハ神経叢，マイスナー神経叢の欠如により収縮した部分より口側では，逆に腸管が拡張し，巨大結腸がみられる．

➡腹部の聴診
➡腹部の触診

C. 消化機能

　食物の消化は，食物を物理的に破砕，混合，撹拌，移送する機械的消化と，消化液に含まれる消化酵素によって高分子の栄養素を加水分解する化学的消化によって行われる．
　消化管の外分泌腺には，唾液腺，胃，膵臓，肝臓などがあり，その分泌液(＝消化液)には，食物を加水分解するための消化酵素とその補助因子(胆汁など)，および食物の通過を助け粘膜を保護する粘液(ムチン)などが含まれる(表5-3)．
　消化管の外分泌腺は，自律神経による神経性調節と消化管ホルモンによる液性調節によって制御されている．唾液腺は主に神経性の調節を受け，胃は神経性調節と消化管ホルモンによる液性調節の両方を受け，膵臓や肝臓からの外分泌は主に液性調節を受ける．

1. 消化管ホルモン

　消化液の分泌や消化管の動きは，神経性の調節だけでなく，消化管の分泌細胞から分泌される消化管ホルモンによっても調節される(液性調節)．
　消化管ホルモンは，通常の内分泌細胞から分泌されるホルモンと同じように，血液中に分泌されて血流を介して標的細胞に作用する場合(内分泌；エンドクリン)と，分泌細胞の周囲に分泌されて分泌細胞自身(自己分泌；オートクリン)，あるいは周辺の細胞(傍分泌；パラクリン)に直接作用する場合がある．
　消化管ホルモンの多くは，中枢神経や消化管壁在神経叢などの神経組織にも含まれており，脳-腸管

■表5-3　消化液の性状と働き

消化液	性状・分泌量	酵素	基質	主な生成物
唾液	pH 6.3～6.8 1.0～1.5 L/日	αアミラーゼ (α1,4-グルコシダーゼ)	でんぷん (アミロース，アミロペクチン)	限界デキストリン 3～10個のグルコース重合体 マルトース
		リパーゼ(舌リパーゼ)	中性脂肪	脂肪酸，ジアシルグリセロール
胃液	pH 1.0～2.0 0.5～1.0 L/日	ペプシン	タンパク質	ペプチド
		リパーゼ(胃リパーゼ)	中性脂肪	脂肪酸，ジアシルグリセロール
膵液	pH 8.5 0.7～1.5 L/日	αアミラーゼ (α1,4-グルコシダーゼ)	でんぷん (アミロース，アミロペクチン，限界デキストリン)	マルトース 3～10個のグルコース重合体
		トリプシン	タンパク質，ペプチド	オリゴペプチド
		キモトリプシン	タンパク質，ペプチド	オリゴペプチド
		エラスターゼ	タンパク質，ペプチド	オリゴペプチド
		カルボキシペプチダーゼ	ペプチドC末端	アミノ酸，オリゴペプチド
		リパーゼ	中性脂肪	脂肪酸 モノアシルグリセロール ジアシルグリセロール
		その他の消化酵素*		
胆汁	pH 7.0～8.6 0.7～1.5 L/日 肝胆汁：黄褐色 胆嚢胆汁：暗褐色	(胆汁中には消化酵素は含まれていないが，胆汁中の胆汁酸が脂質を乳化してリパーゼによる消化を補助し，ミセル形成によって吸収を促進する)		

*コレステロールエステラーゼ(コレステロールエステル→コレステロール＋脂肪酸)，ホスホリパーゼ A_2(リン脂質→リゾリン脂質＋脂肪酸)，リボヌクレアーゼ(RNA→ヌクレオチド)，デオキシリボヌクレアーゼ(DNA→ヌクレオチド)

●消化器の解剖生理と機能障害

ペプチドホルモンとも呼ばれる．
　消化管ホルモンは，一般的に，分泌部位より上流側（口側）の消化管に対しては抑制的に作用し，分泌部位およびそれより下流側（肛門側）の消化管に対しては促進的に作用する．
　主な消化管ホルモンの特徴およびその調節機構について，表5-4および図5-8にまとめた．

1）ガストリン

- ガストリンは，胃に食塊が流入することによる胃粘膜の物理的刺激や，胃液によるタンパク質の分解産物（ペプチド，アミノ酸）の化学的刺激によって，胃幽門前庭部のG細胞から分泌される．ガストリンは，迷走神経を遠心路とする反射によっても分泌が促進される．
- ガストリンは，胃粘膜の壁細胞，主細胞に作用して，それぞれ胃酸，ペプシノゲンの分泌を促進し，胃における消化を促進する．
- ガストリンの作用は，壁細胞に対する胃酸の分泌促進作用が主で，主細胞のペプシノゲンの分泌促進は迷走神経による神経刺激が主となる．
- ガストリンには，胃噴門部の下部食道括約筋を収縮させ，幽門部の括約筋を弛緩させることによって，胃液の食道への逆流を抑制する作用もある．

■表5-4　消化管ホルモンの特徴

消化管ホルモン		分泌細胞	局在	分泌刺激	機能
ガストリンファミリー	ガストリン	G細胞	胃幽門部 十二指腸・ 空腸上部	胃粘膜伸展刺激 タンパク質分解物（ペプチド，アミノ酸） 迷走神経	胃からの胃酸（壁細胞），ペプシノゲン（主細胞）の分泌促進
	コレシストキニン（パンクレオザイミン）	I細胞	十二指腸・空腸上部	タンパク質分解物（ペプチド，アミノ酸） 胃酸 脂肪酸	胆嚢の収縮促進（胆汁排泄促進） オッディ括約筋（大十二指腸乳頭括約筋）の弛緩 膵液（膵消化酵素）の分泌促進 胃内容物の十二指腸への移送抑制
セクレチンファミリー	セクレチン	S細胞	十二指腸・空腸上部	タンパク質分解物（ペプチド，アミノ酸） 胃酸（pH 4.5以下） 脂肪酸	膵臓からのHCO₃⁻（重炭酸イオン）分泌促進 胃酸の分泌抑制 胃内容物の十二指腸への移送抑制
	GIP	K細胞	上部小腸（主に十二指腸）	機械的刺激 糖質	胃酸，ペプシン分泌抑制 ガストリン分泌抑制 インスリン分泌促進（インクレチン）
	GLP-1	L細胞	下部小腸（空腸・回腸）	機械的刺激 糖質	胃運動抑制 膵液，腸液分泌抑制 インスリン分泌促進（インクレチン）
	VIP	H細胞	十二指腸	機械的刺激	血管拡張 胃酸分泌抑制 膵液・腸液分泌促進
その他	ソマトスタチン	D細胞	胃幽門部 十二指腸 膵ランゲルハンス島	胃酸	ガストリン，セクレチンの分泌抑制 成長ホルモン（GH）分泌抑制 甲状腺刺激ホルモン（TSH）分泌抑制
	モチリン	Mo細胞	上部小腸		胃・腸の消化管運動の促進（特に空腹時）

GIP：gastric inhibitory peptide（胃抑制ペプチド）またはglucose-dependent insulinotropic peptide（グルコース依存性インスリン分泌促進ペプチド）
GLP-1：glucagon-like peptide-1（グルカゴン様ペプチド-1）
VIP：vasoactive intestinal peptide（血管作動性腸管ペプチド）

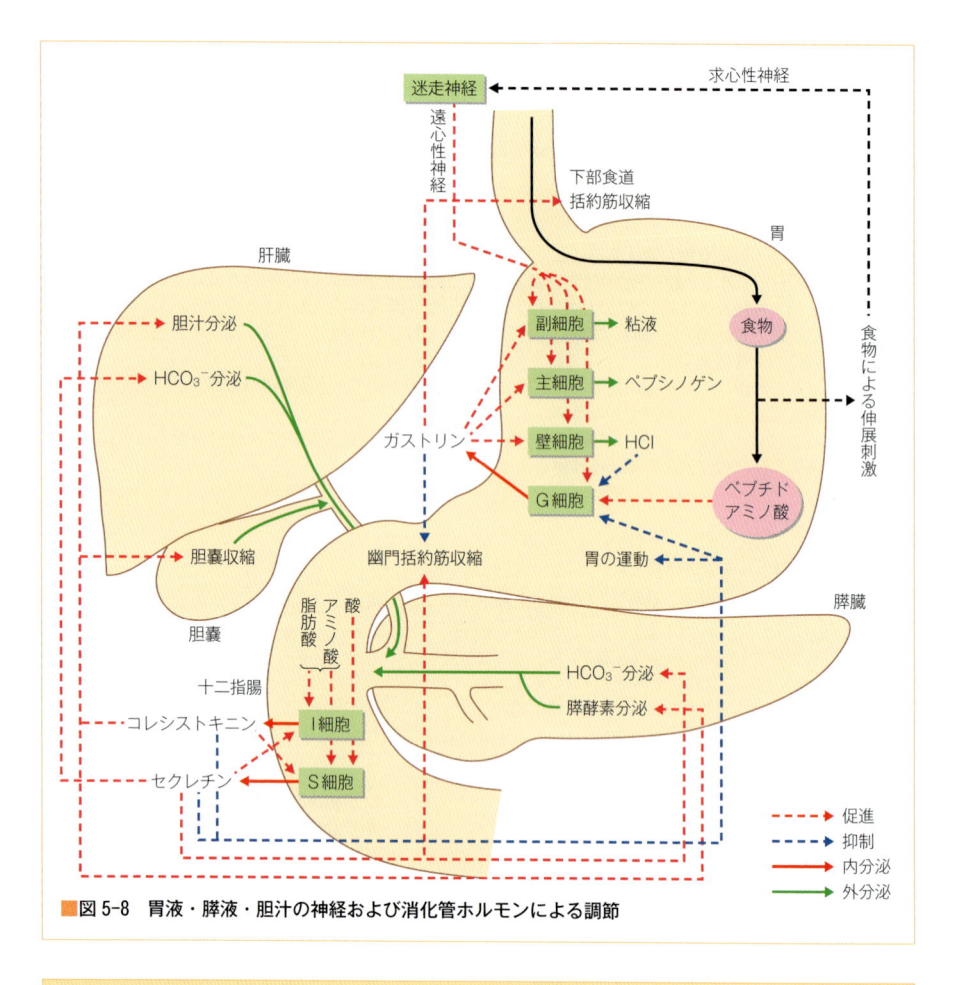

■図 5-8　胃液・膵液・胆汁の神経および消化管ホルモンによる調節

2) セクレチン

- セクレチンは，胃内容物（消化粥）が十二指腸に流入することにより，消化粥に含まれる酸，ペプチド，アミノ酸，脂肪酸などの化学的刺激によって，十二指腸から空腸上部に存在するS細胞から分泌される．
- セクレチンは，膵導管細胞に作用して，HCO_3^-（重炭酸イオン）を含む大量のアルカリ性膵液の分泌を促進し，胃酸を中和し，膵消化酵素の働きやすいpH環境をつくる．また，胃酸の分泌を抑制する作用，胃の運動を抑制して胃内容物の十二指腸への移送を抑制する作用，コレシストキニン作用（後述）の増強効果などがある．
- セクレチンは，胃の幽門括約筋を収縮させる作用があり，胃内容物の十二指腸への移送を抑制し，膵液の逆流を防止している．

3) コレシストキニン（CCK）

- コレシストキニンは，中性脂肪やタンパク質の消化産物（脂肪酸，ペプチド，アミノ酸など）の化学的刺激によって，十二指腸から空腸上部に存在するⅠ細胞から分泌される．

- コレシストキニンは，胆嚢を収縮させて胆汁の分泌を促進し，また，膵腺房細胞に作用して膵消化酵素の分泌を促進する．そのほかに，胃内容物の移送抑制作用，セクレチンの作用増強効果などがある．
- 以前はコレシストキニン・パンクレオザイミン（CCK-PZ）と呼ばれていたが，現在ではこの呼称は用いない．

4）その他の消化管ホルモン

- **GIP**　十二指腸から空腸上部に存在するK細胞から分泌される．当初，胃の運動や分泌を抑制する作用から胃抑制ペプチドgastric inhibitory peptide（GIP）と命名されたが，最近は，GIPのインスリン分泌促進作用から，同じGIPの略称でglucose-dependent insulinotropic peptide（グルコース依存性インスリン分泌促進ペプチド）と呼ばれるようになった．GIPのように血糖が上昇した時にのみ（グルコース依存性），インスリン分泌を促進して血糖を下げる生理活性物質をインクレチンという．
- **GLP-1（glucagon-like peptide-1，グルカゴン様ペプチド-1）**　下部小腸（空腸・回腸）に存在するL細胞から分泌される．GIPと同様，インスリン分泌を促進するインクレチンとしての作用をもつ．
- **VIP（vasoactive intestinal peptide，血管作動性腸管ペプチド）**　十二指腸や膵外分泌組織などのH細胞から分泌される．消化管に対して，血管拡張，膵液・腸液の分泌亢進，胃酸分泌抑制などの作用を示す．
- **ソマトスタチン**　胃幽門部，十二指腸，膵ランゲルハンス島に存在するD細胞から分泌される．ソマトスタチンは，種々のホルモンの分泌に対する普遍的な抑制ホルモンで，消化管ではガストリン，セクレチンの分泌を抑える．

2. 管腔内消化と膜消化

消化・吸収の過程は，管腔内消化と膜消化の2つの過程に分けることができる（図5-9）．

1）管腔内消化

- 管腔内消化は，口腔内の咀しゃくや消化管の収縮・蠕動運動による物理的破砕，撹拌，混合による機械的消化，および胃液，膵液などに含まれる消化酵素による化学的消化によって遂行される．
- 管腔内消化は，糖質とタンパク質では中間段階までの消化を受け持つが，脂質では，管腔内消化が終末消化（吸収される形まで消化される最終段階の消化）となる．

2）膜消化

- 膜消化は，小腸粘膜細胞の膜表面（微絨毛；刷子縁（さっしえん））に存在する膜消化酵素による消化で，糖質，タンパク質の消化においては，膜消化が終末消化となる．

3. 口腔における消化

口腔における消化は，歯の咀しゃくによる機械的消化と唾液中の消化酵素による化学的消化によって行われる．

1）唾液の分泌

- 口腔には，耳下腺，顎下腺，舌下腺の3対の唾液腺が開口しており，1日に約1～1.5Lの唾液が分泌される．
- 唾液の分泌は，食物の刺激による副交感神経を介した分泌が主で，この場合，多量の水分，電解質，消化酵素を含んだ漿液性の希薄な分泌液が大量に分泌される．
- 副交感神経による唾液分泌の調節は，顎下腺，舌下腺が延髄の上唾液核から出る顔面神経（第7脳神経）の分枝である鼓索神経舌枝によって，また，耳下腺が下唾液核から出る舌咽神経（第9脳神経）に

■図5-9　消化・吸収の概要

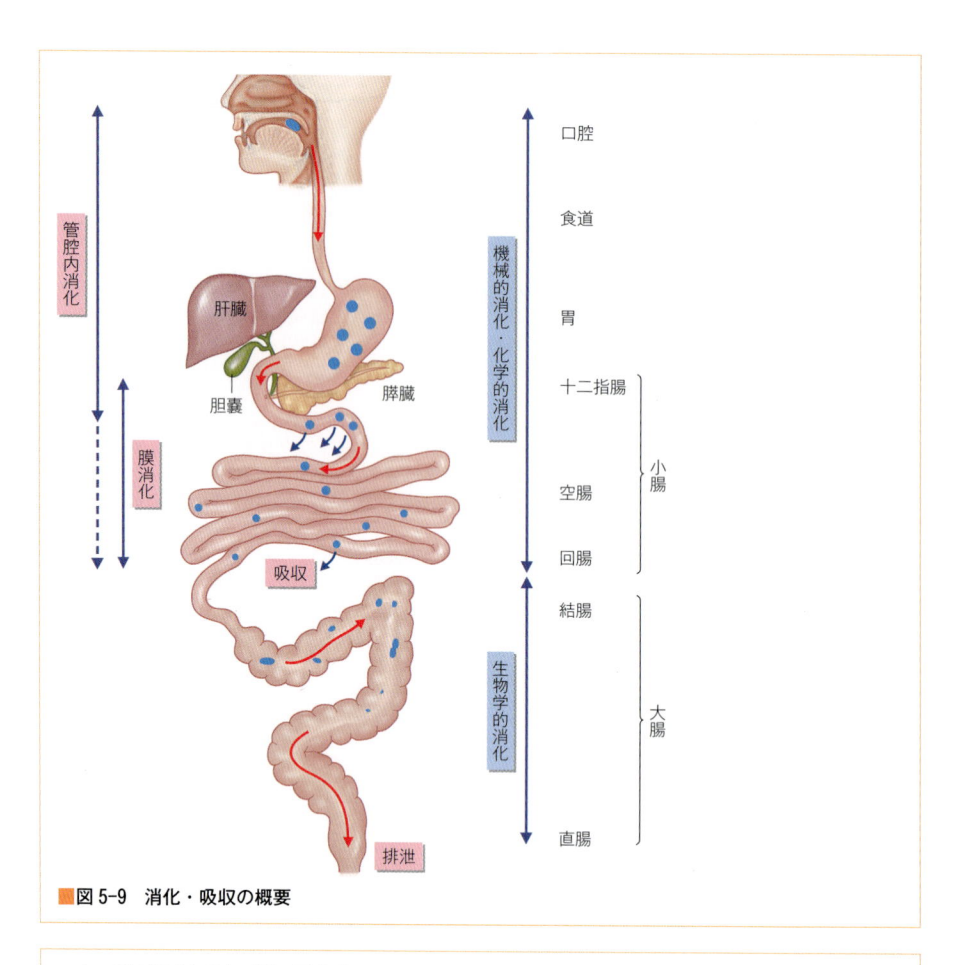

よって支配される(p.128, 図5-3).
- 唾液は交感神経の刺激によっても分泌されるが，その場合はムチンに富んだ濃厚な粘液性の分泌液が少量分泌される.
- 交感神経による唾液分泌の調節は，胸髄(T_1〜T_4)から出る交感神経によってすべての唾液腺が支配される.

2) 唾液中の消化酵素

- 唾液中には消化酵素としては，糖質分解酵素である α アミラーゼ(α1,4-グルコシダーゼ：プチアリン)が含まれており，でんぷんの消化に関与している(p.134, 表5-3).
- 唾液には，少量のリパーゼ(舌リパーゼ)が含まれており，中性脂肪をジアシルグリセロールと脂肪酸に分解する(p.134, 表5-3).
- 食後に分泌される唾液は，でんぷんの消化だけでなく，大量の水分とムチンなどの粘液によって食塊を柔らかく滑らかにし，嚥下を容易にする重要な役割も果たしている.
- 唾液中には，また，リゾチームやペルオキシダーゼなどの酵素も含まれており，口腔内の殺菌，清浄化などに役立っている.

4. 胃における消化

1) 胃液の分泌

- 胃の内腔は，円柱上皮細胞の粘膜上皮によって覆われている．胃の粘膜上皮の一部は内側に陥入し，胃小窩(か)といわれる管状構造を形成し，その底部に胃液を分泌する胃腺(胃底腺)が存在している．胃小窩は分泌された胃液の導管となる．胃小窩は，胃粘膜1 cm²あたり約100個，胃粘膜全体で約350万個存在する(図5-10)．
- 胃液は，胃腺の腺細胞から1日に500～1,500 mL分泌され，主にペプシノゲン，胃酸(塩酸)，粘液などを含んでいる．胃液のpHは，分泌される胃酸のために強酸性(pH 1.0～2.0)である．
- 胃腺を形成する腺細胞は，主細胞(ペプシノゲンの分泌)，壁細胞(胃酸および胃内因子の分泌)，粘液細胞(粘液の分泌)，G細胞(ガストリンの分泌)などによって構成されている(図5-10)．大部分の胃腺は，主細胞，壁細胞，粘液細胞の3種類の細胞を有しているが，胃の入口(噴門)や出口(幽門)に近い部位には粘液細胞が主に分布している．また，ガストリンを分泌するG細胞は幽門前庭部に多い．
- 壁細胞からの胃酸分泌を促進する生理的刺激には，①幽門腺のG細胞から内分泌されるガストリン，②壁細胞の近傍に存在する腸クロム親和性細胞様細胞(enterochromaffin-like cell；ECL細胞)から傍分泌されるヒスタミン，③副交感神経(迷走神経)の神経末端から分泌される神経伝達物質アセチルコリンが重要である．
- 壁細胞は，ガストリン受容体，ヒスタミンH_2受容体，アセチルコリンM_1受容体をもち，ガストリン，ヒスタミン，アセチルコリンの刺激により，プロトンポンプ(H^+，K^+-ATPアーゼ)を介した能動輸送によって水素イオン(H^+)を胃内腔に分泌する．壁細胞には，ミトコンドリアが多数存在し，水素イオンの能動輸送に必要なエネルギー〔ATP(アデノシン三リン酸)〕を供給している．
- 胃液分泌に対する自律神経の調節は，迷走神経(副交感神経)が促進的に，内臓神経(交感神経)が抑制的に作用する．自律神経による胃液の分泌調節は，胃腺細胞に対する直接作用のほか，消化管ホルモンの分泌細胞を介した間接的な調節も関与している(p.136，図5-8)．

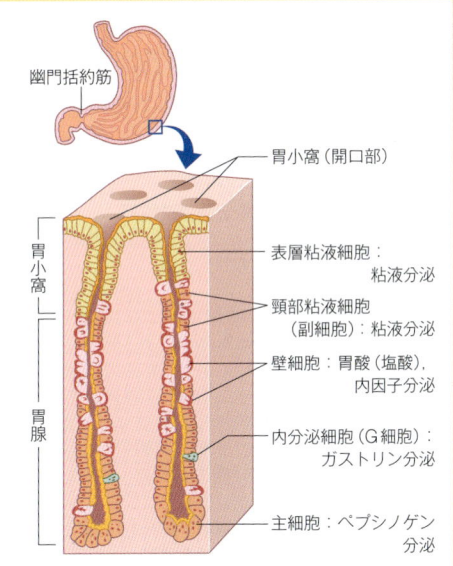

■図5-10 胃腺の構造

2) 胃液分泌の調節

- 胃液分泌の調節は，食物刺激の受容部位によって，頭相(脳相)，胃相，腸相の3段階に分けられる(図5-11)．

①頭相(脳相)

- 食物の味覚，嗅覚，口腔内の機械的刺激による無条件反射，あるいは，食物に関連する視覚や聴覚による条件反射によって起こる胃液の分泌促進作用を頭相という．
- 頭相における胃液の分泌促進は，中枢神経から迷走神経遠心経路を介して胃腺細胞を刺激する神経性の分泌調節である．迷走神経の遠心路は，幽門前庭部のG細胞にも作用して消化管ホルモンの1つであるガストリンの分泌を促進し，二次的に胃液の分泌を促進する．

②胃相

- 食物が胃に流入することによって胃粘膜が機械的刺激(胃粘膜の伸展)を受け，迷走−迷走神経反射，および壁在神経叢を介した局所反射が起こり，胃酸，ペプシノゲン，ガストリンの分泌促進が起こる．また，消化粥に含まれるタンパク質の分解産物(アミノ酸，ペプチドなど)，カフェイン，有機

などの化学的刺激によっても G 細胞からガストリンが分泌され，胃酸，ペプシノゲンの分泌が促進される．
- 迷走神経は，主に主細胞からのペプシノゲンの分泌を促進し，ガストリンは，主に壁細胞からの胃酸の分泌を促進する．
- ガストリンは胃酸の分泌を強力に促進し胃内の pH を下げるが，pH が 2 以下になるとネガティブ・フィードバック制御によってガストリン分泌は抑制される．
- ガストリンによる胃酸分泌促進作用は，迷走神経（副交感神経）によって増強され，内臓神経（交感神経）によって抑制される．

③ 腸相
- 胃の内容物（酸性の消化粥）が十二指腸に輸送されると，主に消化管ホルモンによる液性の調節（一部は神経性の調節）によって胃酸の分泌が抑制され，胃内容物の十二指腸への移送が抑制される．これは，胃内容物の酸（水素イオン），タンパク質や脂肪の分解産物，高浸透圧などの化学的刺激が十二指腸粘膜の S 細胞，I 細胞に作用して，それぞれセクレチン，コレシストキニンを分泌させ，これらの消化管ホルモンが胃粘膜壁細胞の胃酸の分泌や胃の蠕動運動を直接抑制するか，あるいはガストリンの分泌抑制を介して間接的に胃酸分泌を抑制するためである．
- 胃酸による十二指腸粘膜の刺激は，迷走神経を介する神経性の調節によっても胃酸分泌を抑制する．

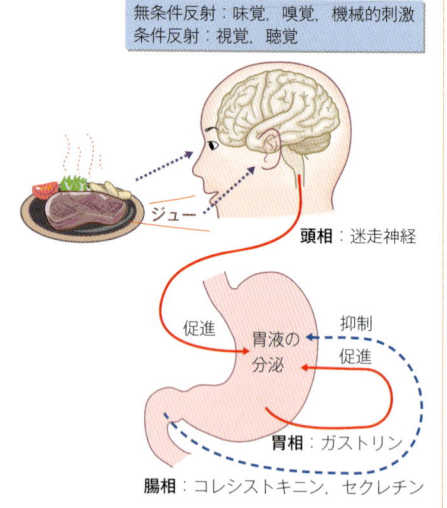

■ 図 5-11　胃液分泌の調節

3）胃液による消化

- 胃液による消化は，主細胞から分泌されるペプシノゲン（不活性型前駆体）が活性化されたペプシンによるタンパク質の消化が主体となる．
- ペプシノゲン（分子量約 3.9 万）からペプシン（分子量約 3.4 万）への活性化は，まず，壁細胞から分泌される塩酸（HCl）によって行われ，一旦，活性型のペプシンが生成すると，ペプシン自身がペプシノゲンを限定分解して自己活性化する（図 5-12）．

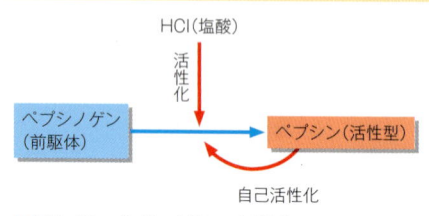

■ 図 5-12　ペプシノゲンの活性化

- ペプシンは，強酸性条件下（至適 pH が 1～3）でペプチド結合を分解するエンドペプチダーゼ（p.142, memo 参照）で，タンパク質のペプチド結合を"ぶつ切り"にして，低分子のポリペプチド（ペプトン）にする．ペプシンは，中性条件下では活性がないので，胃酸の分泌はペプシンによる消化に必須である．
- 胃液には，胃リパーゼも含まれており，膵液リパーゼの分泌が障害された患者などにおいては，食物由来の中性脂肪の分解に役立っている（p.134，表 5-3）．

5. 膵液による消化

1）膵液の分泌

- 膵臓の外分泌腺細胞から分泌される膵液による消化は，小腸における管腔内消化の中心をなす．
- 膵液の 1 日の分泌量は 700～1,500 mL である（p.134，表 5-3）．膵液は，消化酵素，重炭酸イオン（HCO_3^-），ナトリウムイオン（Na^+），塩素イオン（Cl^-）を多く含んでおり，体液とほぼ等張なアルカリ性の液である．

●消化器の解剖生理と機能障害

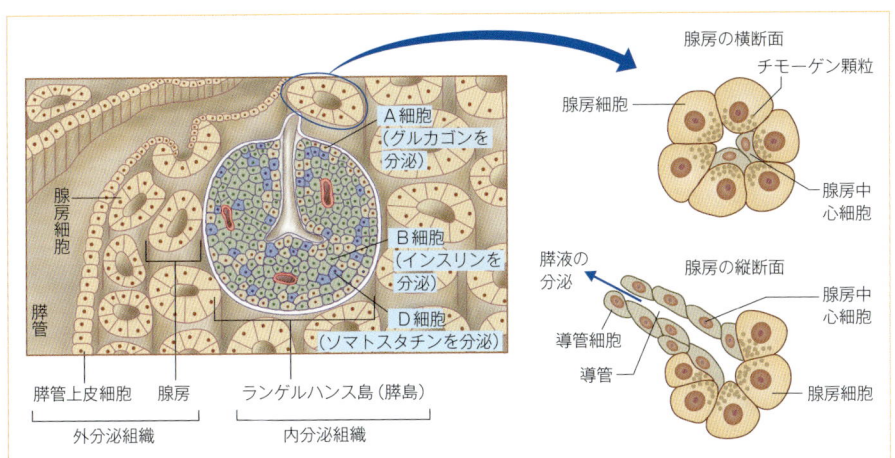

■図 5-13　膵外分泌腺の構造

- 膵臓は，膵液を分泌する外分泌腺としての機能と，インスリンやグルカゴンなどのホルモンを分泌する内分泌腺としての機能を併せもっているが，膵臓組織の大部分（約98%）は外分泌腺細胞によって占められている（図 5-13）。
- 膵外分泌腺は腺房細胞，腺房中心細胞，導管細胞より構成される。
- 腺房細胞は，消化酵素タンパク質を盛んに合成し，これを分泌顆粒（チモーゲン顆粒）として腺房細胞の導管腔側に蓄積している。食物の刺激によって，消化酵素を導管腔に分泌する。腺房細胞は，消化酵素とともに，等張の塩化ナトリウム（NaCl）溶液を分泌する。
- 腺房中心細胞と導管細胞は，大量の水と重炭酸イオン（HCO_3^-）を分泌する。重炭酸イオンは，炭酸水素ナトリウム（$NaHCO_3$）溶液として分泌され，胃酸によって酸性になった胃内容物を中和し，膵液の消化酵素が作用しやすい pH 環境をつくる。
- 膵液の分泌は，消化管ホルモンのセクレチンやコレシストキニンによって促進される（p.136，図 5-8）。
- セクレチンは，胃内容物が十二指腸内に進入すると，消化粥に含まれる酸（水素イオン），ペプチドやアミノ酸，脂肪酸などの化学的刺激によって十二指腸・空腸上部の S 細胞から分泌される。腺房中心細胞，導管細胞に作用して，重炭酸イオンを含む大量のアルカリ性膵液の分泌を促進する。
- コレシストキニンは，タンパク質の分解産物や脂肪酸の刺激によって，十二指腸・空腸上部の I 細胞から分泌され，腺房細胞からの膵液消化酵素の分泌を促進する。

2）膵液の消化酵素

- 膵液に含まれる消化酵素は，三大栄養素に対するすべての消化酵素を含んでおり，管腔内消化の中心的な役割を果たす。
- 膵液の消化酵素（p.134，表 5-3）には，糖質に対しては α アミラーゼ，脂質に対してはリパーゼ（中性脂肪の分解），ホスホリパーゼ A_2（リン脂質の分解），コレステロールエステラーゼ（コレステロールエステルの分解），また，タンパク質に対しては，トリプシン，キモトリプシン，カルボキシペプチダーゼ，エラスターゼなどが含まれている。
- タンパク質を分解する消化酵素およびリン脂質を分解するホスホリパーゼ A_2 は，不活性な前駆体（プロ酵素）として分泌され，分泌後に活性化される。
- 前駆体（プロ酵素）の活性化のプロセス（図 5-14）は，①分泌されたトリプシノゲンは，小腸粘膜の刷子縁に存在するエンテロキナーゼによって，アミノ基末端のヘキサペプチド（6 個のアミノ酸からなるペプチド）が切断され，活性型のトリプシンとなる。②活性型になったトリプシンは，さらにトリプシノゲンを切断し，自己触媒的に活性型のトリプシンを生成する（自己活性化）。③トリプシンはまた，キモトリプシノゲン，プロカルボキシペプチダーゼ，プロエラスターゼ，プロホスホリパーゼ A_2 などの前駆体（プロ酵素）を限定分解し，活性型のキモトリプシン，カルボキシペプチダーゼ，エ

ラスターゼ，ホスホリパーゼA_2を生成する．
- 十二指腸に分泌される前に膵臓内でトリプシンが活性化されないように，膵液中にはトリプシン阻害因子が含まれている．何らかの原因により膵臓内でトリプシンが活性化されると，種々のプロ酵素が活性化され，膵組織自身が消化される．これが急性膵炎である．
- 外分泌された膵消化酵素のごく一部は血中に漏出することもあるが，血中には$α_1$アンチトリプシンなどのタンパク質分解酵素阻害因子があり，漏出した消化酵素の活性を阻害する．

```
トリプシノゲン
（前駆体＝不活性型）

エンテロキナーゼ　　　①活性化
（小腸刷子縁膜酵素）　　　　　②自己活性化
　　　　トリプシン
　　　　（活性型）
　　　　　　　③活性化

キモトリプシノゲン　　　　　　キモトリプシン
プロカルボキシペプチダーゼ　　カルボキシペプチダーゼ
プロエラスターゼ　　　　　　　エラスターゼ
プロホスホリパーゼ$A_2$　　　　ホスホリパーゼ$A_2$

前駆体（プロ酵素）　　　　　　活性型酵素
```

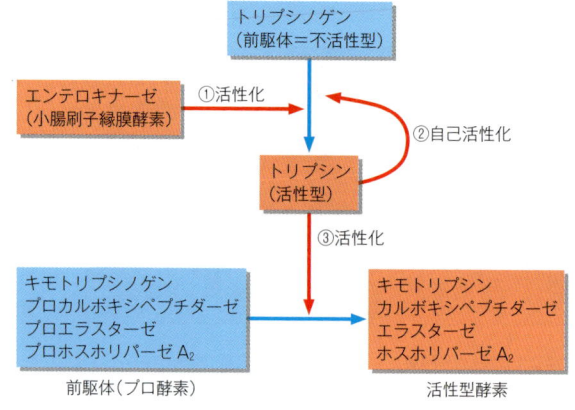

■図5-14　膵消化酵素の活性化

- 膵液中のタンパク分解消化酵素は，以下のような基質特異性を持つ．
 ・トリプシン：塩基性アミノ酸のC末端側のペプチド結合を切断するエンドペプチダーゼ
 ・キモトリプシン：芳香族アミノ酸のC末端側のペプチド結合を切断するエンドペプチダーゼ
 ・エラスターゼ：アラニン，バリン，ロイシン，イソロイシンなどの脂肪族アミノ酸のC末端側のペプチド結合を切断するエンドペプチダーゼ
 ・カルボキシペプチダーゼ：タンパク質のC末端からアミノ酸を切断するエキソペプチダーゼ

---

memo　エンドペプチダーゼ，エキソペプチダーゼとは

- タンパク質分解酵素は，ペプチド結合の切断の仕方によって，エンドペプチダーゼとエキソペプチダーゼに分けられる．
- エンドペプチダーゼは，ペプチド鎖の途中でタンパク質を"ぶつ切り"にする酵素．ペプシン，トリプシン，キモトリプシン，エラスターゼなどが，エンド型の分解をするタンパク質分解酵素である．
- エキソペプチダーゼは，ペプチド鎖の端からアミノ酸を切り離していく酵素．カルボキシペプチダーゼはカルボキシ末端（C末端）より，アミノペプチダーゼはアミノ末端（N末端）よりアミノ酸を1個ずつ切断する．また，ジペプチジルカルボキシ（またはアミノ）ペプチダーゼのように，カルボキシまたはアミノ末端より，ジペプチドを切り離すエキソペプチダーゼも存在する（図5-15）．

エンドペプチダーゼ→エンド型分解＝ぶつ切り

N末端　　　　　　　　　　　　　　　C末端

エキソペプチダーゼ→エキソ型分解＝末端より1個ずつ切断
①カルボキシ末端（C末端）より切断＝カルボキシペプチダーゼ
②アミノ末端（N末端）より切断＝アミノペプチダーゼ

■図5-15　エンドペプチダーゼ，エキソペプチダーゼ

6. 胆汁の分泌と消化に対する補助作用

1) 胆汁の分泌

- 胆汁は肝臓実質細胞から毛細胆管に分泌され，胆管を経由して，十二指腸に分泌される．
- 肝臓から分泌された胆汁（肝胆汁）は，空腹時には大十二指腸乳頭開口部の総胆管括約筋が収縮しているため，一時的に胆嚢に蓄積されて濃縮される（胆嚢胆汁）．
- 胆汁の分泌経路（p.130，図5-5）：肝細胞→毛細胆管→肝胆管→総肝管→（胆嚢からの胆嚢管と合流）→総胆管→（膵管と合流）→大十二指腸乳頭（ファーター乳頭）より十二指腸に分泌．
- 食後，消化粥が胃から十二指腸に移送されると，十二指腸・空腸上部のI細胞からコレシストキニンが分泌され，それによって胆嚢が収縮し，胆汁が十二指腸に分泌される．また，消化粥の刺激によってS細胞から分泌されるセクレチンは，肝臓での肝胆汁の分泌を促進する（p.136，図5-8）．
- 胆汁中には，胆汁酸，コレステロール，胆汁色素（ビリルビン），重炭酸イオン，ナトリウムイオン，ムチンなどが含まれる．胆汁は，小腸での脂質の消化吸収に必要不可欠であるが，消化酵素そのものは含んでいない（p.134，表5-3）．

2) 胆汁酸の合成と腸肝循環（図5-16）

- 胆汁の主要な成分である胆汁酸は，肝臓の実質細胞でコレステロールの水酸化と側鎖の短縮によりコール酸，ケノデオキシコール酸として合成され（一次胆汁酸），グリシンあるいはタウリンと結合（グリシン抱合，タウリン抱合）し，胆汁中に分泌される．
- 分泌された胆汁酸の一部は，腸内細菌によって脱抱合・還元され，デオキシコール酸，リトコール酸となる（二次胆汁酸）．
- 一次胆汁酸および二次胆汁酸は，最終的にはいずれも回腸末端部で再吸収され，門脈を経由して肝臓に輸送され再利用される．肝臓に輸送された胆汁酸は，再び抱合を受け，一次および二次胆汁酸の混合物として分泌される．これを腸肝循環という．

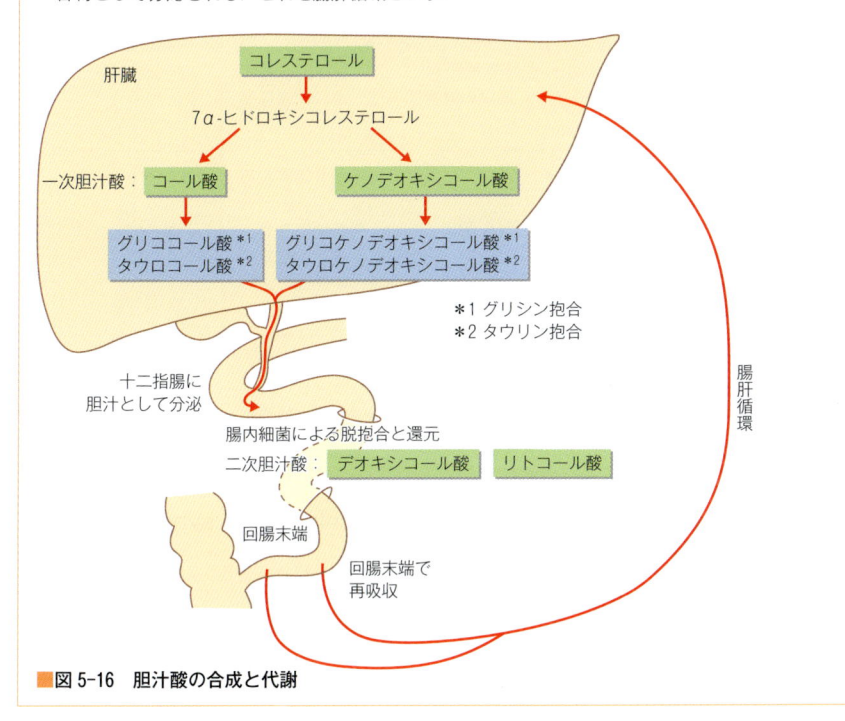

■図5-16 胆汁酸の合成と代謝

- 胆汁酸の腸肝循環量は約2～4gで，1回の食事で約2回転(4～8g)循環する．糞便中には，1日に約0.5gの胆汁酸が排泄され，その分は肝臓でコレステロールから合成されて補充される．

3) 胆汁酸の消化に対する補助作用

- 胆汁中の胆汁酸は，界面活性作用によって食物中の脂肪を乳化し，脂肪分解酵素リパーゼによる消化を促進する．また，胆汁酸は，消化された食物中の脂溶性栄養素(モノアシルグリセロール，長鎖脂肪酸，コレステロール，リン脂質，脂溶性ビタミンなど)と複合ミセルを形成し，吸収を促進する．
- グリシンやタウリンが抱合した抱合型の胆汁酸は，さらに強力な界面活性作用を示し，リパーゼによる中性脂肪の分解，複合ミセル形成による脂溶性栄養素の吸収をより一層促進する．
- 盲管症候群や腸管運動の低下(p.159)に合併する腸内細菌の異常増殖により，胆汁酸の脱抱合が促進され，脂肪の吸収不良を起こすことがある．

7. 消化管ホルモンの分泌異常とフィジカルアセスメント

◆ゾリンジャー・エリソン症候群(Zollinger-Ellison syndrome)
- ガストリン産生腫瘍(ガストリノーマ)によるガストリン過剰分泌を伴う疾患．
- ①胃酸過多，②難治性潰瘍，③下痢などを主症状とする．
- 腫瘍の発生部位は，膵ランゲルハンス島(非β細胞腫瘍)が約80%，そのほかに十二指腸(約10%)，胃(約1%)などにも発生する．悪性化することが多い(50%以上)．
- 多発性内分泌腫瘍1型(MEN1型)に合併することもある．

Physical Assessment

❶難治性潰瘍　根拠▶ ガストリンの過剰分泌により，胃粘膜の壁細胞，主細胞が刺激され，胃酸，ペプシノゲンの分泌が亢進し，胃・十二指腸粘膜の消化性潰瘍を形成する．腫瘍細胞からの分泌であるため，ネガティブフィードバックによる抑制がかからず，高ガストリン血症が持続するので，難治性，多発性の潰瘍を形成する．潰瘍の好発部位は，十二指腸球部である．	➡インタビュー ➡上部消化管造影，内視鏡検査
❷水様性下痢　根拠▶ ガストリンの過剰分泌により大量の胃液が分泌されるため分泌性下痢をきたす(p.159参照)． ❸脂肪便　根拠▶ 胃酸過多のためリパーゼが失活するため，脂肪便になる．その他の膵消化酵素も酸性下では働かないので，消化吸収不良をきたす． ❹上腹部灼熱感(胸やけ)　根拠▶ 胃液の過剰分泌による食道への逆流により逆流性食道炎が起こる．	➡インタビュー
❺低カリウム血症　根拠▶ 高度の水様性下痢によるカリウムの喪失． ❻高カルシウム血症　根拠▶ 約20%は多発性内分泌腫瘍1型(MEN1型)の部分症として発症するため，副甲状腺腫からのパラソルモン(副甲状腺ホルモン)分泌によるものと考えられる．	➡血液生化学検査

◆WDHA症候群(watery diarrhea-hypokalemia-achlorhydria syndrome, 水様性下痢低カリウム血症無胃酸症候群)
- VIP産生腫瘍(VIPoma)によるVIP(血管作動性腸管ペプチド)の過剰分泌を伴う疾患．
  ①水様性下痢，②低カリウム血症，③無(低)胃酸症を呈する．
- 成人では膵ランゲルハンス島腫瘍または褐色細胞腫，小児では神経芽細胞腫によるVIP過剰産生が多い．

Physical Assessment

❶水様性下痢　根拠▶ VIPの過剰分泌により膵液や胆汁，腸液の分泌が著明に亢進し，大量の分泌性下痢をきたす．1日に3～10Lの大量の水様性下痢で，コレラによる水様性下痢（"米のとぎ汁"様下痢）に似ていることから，膵性コレラともいう（p.157,「D.3.-1」下痢」を参照）．		➡インタビュー
❷低カリウム血症　根拠▶ ゾリンジャー・エリソン症候群と同様に，高度の水様性下痢によるカリウムの喪失が原因．		➡血液生化学検査
❸高カルシウム血症　根拠▶ 原因不明．一般に高度の下痢では低カルシウム血症になることが多いにもかかわらず，高カルシウム血症を呈することがこの疾患の特徴．ゾリンジャー・エリソン症候群と同じく，多発性内分泌腫瘍1型（MEN1型）による副甲状腺腫・過形成との関連が考えられている．		
❹無(低)酸症　根拠▶ VIPは胃液の分泌を抑制するため，無(低)酸症を呈する．		➡内視鏡検査 ➡胃液検査

8. 消化管機能障害とフィジカルアセスメント
1）胃切除後症候群

- 胃切除手術のあとには，胃機能の喪失や手術による消化管再建によって，様々な障害が起こるが，それらをまとめて胃切除後症候群という．
- 胃切除後症候群には，早期および後期ダンピング症候群，鉄・ビタミンB₁₂・カルシウム・ビタミンDの吸収障害，盲管症候群（blind loop症候群），胃切除胆石症，逆流性食道炎などがある．

◆ダンピング症候群
- 胃を切除したために，食後に高濃度（高浸透圧）の食物が急速に腸に流入するために起こる症状である．
- 症状の出現する時間によって早期ダンピングと後期ダンピングに分けられる．
- 対策は，1回の食事量を減らし，食事回数を増やすことが重要である（少量頻回食）．

■早期ダンピング症候群
- 高濃度（高浸透圧）の食物が急速に腸に流入するために起こる体液性・自律神経性反射による症状である．
- 機序：①高濃度の食物による高浸透圧刺激→消化管腔内へ細胞外液流入→循環血液量減少→血圧低下，および，②腸壁の急激な伸展による機械的刺激→消化管ホルモン（セロトニン，ヒスタミン，ブラジキニン）の分泌増加→小腸蠕動運動亢進および消化管末梢血管拡張．
- これらの体液性・自律神経性反射が複雑に組み合わされて，様々な腹部症状，血管運動失調症状を起こす．
- 胃切除後10～20％の頻度で発生する．
- 食後20～30分で症状が出現し，1～2時間持続する．
- 術式としては，ビルロートBillroth Ⅱ法に多い．

Physical Assessment

❶腹部症状 ・腹痛 ・悪心・嘔吐 ・下痢	根拠▶ 高濃度の食物による高浸透圧刺激，および腸壁の急激な伸展による機械的刺激により，様々な腹部症状，血管運動失調症状を呈す．	➡インタビュー ➡栄養吸収・代謝機能の概観（全身の観察）

❷血管運動失調症状 ・動悸(頻脈),発汗,顔面紅潮 ・めまい,失神,脱力感		

■後期ダンピング症候群
- 食後の一時的な高血糖によりインスリンが過剰に分泌されるために起こる低血糖発作である.また,低血糖に対して二次的に副腎髄質よりカテコールアミンが分泌されるための交感神経緊張症状が合併する.
- 胃切除後1~5%の頻度で発生する.
- 食後2~3時間後に出現し,30~40分持続する.糖質の摂取により症状が改善する.

Physical Assessment

❶低血糖発作 ・動悸(頻脈),冷汗,空腹感,顔面蒼白,手指振戦 ・めまい,脱力感	根拠▶ インスリン過剰分泌による急激な低血糖症状と,副腎髄質よりカテコールアミンが分泌されるための交感神経緊張症状が出現する.	➡インタビュー ➡栄養吸収・代謝機能の概観(全身の観察)

2) 胃切除後症候群によるその他の障害

Physical Assessment

❶鉄欠乏性貧血(小球性低色素性貧血) 根拠▶ 胃液の分泌低下のため,鉄の吸収が障害される(p.156参照).術後数か月~3年以内に発症することが多い. ❷ビタミンB_{12}欠乏性貧血(巨赤芽球性貧血;悪性貧血) 根拠▶ 胃の壁細胞から分泌される胃内因子の分泌が低下するため,ビタミンB_{12}の吸収が障害される(p.155参照).術後3~10年に発症することが多い. ❸骨代謝障害 根拠▶ 胃切除後の消化・吸収障害のため,カルシウム,ビタミンD,マグネシウムなどが不足し,骨代謝障害(骨軟化症,骨粗鬆症など)をきたす. ❹盲管症候群による消化・吸収不良 根拠▶ ビルロートⅡ法による手術後の盲管症候群では,盲管内での腸内細菌の異常増殖により,吸収不良,下痢,脂肪便,低カルシウム血症,ビタミンB_{12}吸収障害,体重減少をきたすことがある. ❺胃切除胆石症 根拠▶ 胃切除による迷走神経の切断,コレシストキニンなどの消化管ホルモンの分泌低下により,胆嚢の収縮不全,大十二指腸乳頭の運動低下が起こり,さらに逆行性胆道感染が加わって胆石症を発症することがある.ビルロートⅡ法やルーワイ(Roux-en-Y)法に多い. ❻逆流性食道炎 根拠▶ 胃切除による噴門機能喪失のため胆汁・膵液が食道へ逆流.胃切除の術式のうち,空腸間置法では起こりにくい.	➡インタビュー ➡栄養吸収・代謝機能の概観(全身の観察)

3) 慢性胃炎

- 胃粘膜が慢性的に炎症を起こしている状態で,通常,胃粘膜表層の炎症(表層性胃炎)に始まり,胃粘膜固有胃腺の萎縮(萎縮性胃炎)へと不可逆的に進行する.
- 慢性胃炎の原因として,わが国ではピロリ菌の感染によるものが最も多い.まれに自己免疫異常によ

- るもの(悪性貧血を合併しやすい)がある.
- 慢性胃炎は,通常は無症状であるが,時に一般的な胃炎の非特異的症状として,上腹部痛,悪心・嘔吐,腹部膨満感,食欲不振などの症状(上腹部不定愁訴)を伴うことがある.
- 萎縮性胃炎では,胃粘膜固有胃腺の萎縮による胃液の分泌障害のため,低酸症〜無酸症,胃内因子分泌低下を伴うことがある.
- 萎縮性胃炎はしばしば腸上皮化生を伴い,これが分化型胃癌の発生母地となる場合がある.

Physical Assessment

❶腹部症状 ・上腹部痛 ・悪心・嘔吐 ・腹部膨満感 ・食欲不振	根拠▶ 胃粘膜の慢性炎症による胃炎の非特異的症状で,上腹部不定愁訴といわれる.	➡インタビュー
❷胃液の分泌不全による消化・吸収不良	根拠▶ 萎縮性胃炎では,胃粘膜固有腺の萎縮による胃液(胃酸・ペプシン)の分泌障害のため,無(低)酸症,消化不良を伴うことがある.	➡インタビュー ➡栄養吸収・代謝機能の概観(全身の観察)
❷ビタミンB_{12}欠乏性貧血 (巨赤芽球性貧血;悪性貧血)	根拠▶ 自己免疫異常による慢性胃炎では,胃の壁細胞に対する自己抗体による胃内因子の分泌低下のため,ビタミンB_{12}の吸収が障害され,ビタミンB_{12}欠乏性の巨赤芽球性貧血(悪性貧血)を伴うことがある(p.155参照).	

D. 吸収機能

1. 小腸における消化と吸収

1) 小腸粘膜の微細構造

- 小腸粘膜の管腔面(内面)には,粘膜と粘膜下組織が同心円状に約1cmほど隆起した輪状ヒダがあり,さらに粘膜の表面は高さ約1mmの多数の小突起(腸絨毛)によって覆われてビロード状になっている.腸絨毛を形成している粘膜上皮細胞のうちの吸収上皮細胞の管腔側の表面には,さらに細かな(高さ約1μm)ハケ状の微小突起(微絨毛)があり,刷子縁(さっしえん)を形成している(図5-17).このような構造によって,小腸管腔面の表面積は600倍以上に増大し,栄養素の効率的な吸収を可能にしている.
- 微絨毛の表面は,酸性ムコタンパク質の糖衣(グリコカリックス)で覆われ,さらにその表面が粘液層で覆われているため,撹拌されにくい水層を形成している.
- 小腸の粘膜上皮細胞は,吸収上皮細胞,杯細胞,パネート細胞などから構成される.
- 小腸の粘膜上皮細胞は,代謝回転が速く,絨毛の基部(腸腺窩または陰窩)にある未分化な細胞が,増殖・成長し,吸収上皮細胞,杯細胞,パネート細胞などに分化する.
- 小腸の粘膜上皮細胞の90%以上を占める吸収上皮細胞は,陰窩から上方に向かって移動しながら分化・成長し,3〜5日で絨毛の頂部に達し粘膜から離脱する.
- 杯細胞は,腸粘膜の表面を覆う粘液を分泌する.
- 陰窩の基部にあるパネート細胞は,ディフェンシンやリゾチームなどの抗菌物質を分泌し,小腸粘膜からの病原体の侵入を防いでいる.

- 小腸の粘膜内にはリンパ球が集まったリンパ小節が多数存在し，小腸から侵入する病原菌に対する防御機構としての役割を果たしている．回腸では数十個のリンパ小節が集合して，パイエル板を形成している．

2）小腸における消化

- 小腸における消化は，腸管腔に分泌された膵液中の消化酵素による管腔内消化と小腸粘膜細胞の刷子縁（微絨毛）に局在する消化酵素による膜消化によって行われる（図5-17）．
- 小腸粘膜は，栄養素の吸収を効率的に行うために，輪状ヒダ，絨毛，刷子縁（微絨毛）など吸収面積を増大させるための特殊な構造をもっており，栄養素の吸収の大部分は，小腸（特に空腸）において行われる（図5-17）．
- 小腸における管腔内消化は，糖質とタンパク質については，それぞれの高分子結合をエンド型の分解によって"ぶつ切り"にし，少糖類やオリゴペプチドを生成する中間段階の消化を受け持っている（p.142，memo 参照）．
- 管腔内消化によって生成した少糖類やオリゴペプチドは，小腸粘膜上皮細胞の刷子縁に結合している膜消化酵素によって，さらにそれらの構成単位である単糖類やアミノ酸にまで分解される．糖質，タンパク質については，この膜消化が，吸収可能な形にまで分解される最終的な消化（終末消化）である．
- これに対し，中性脂肪の消化は，膵液中のリパーゼによる管腔内消化が終末消化となる．

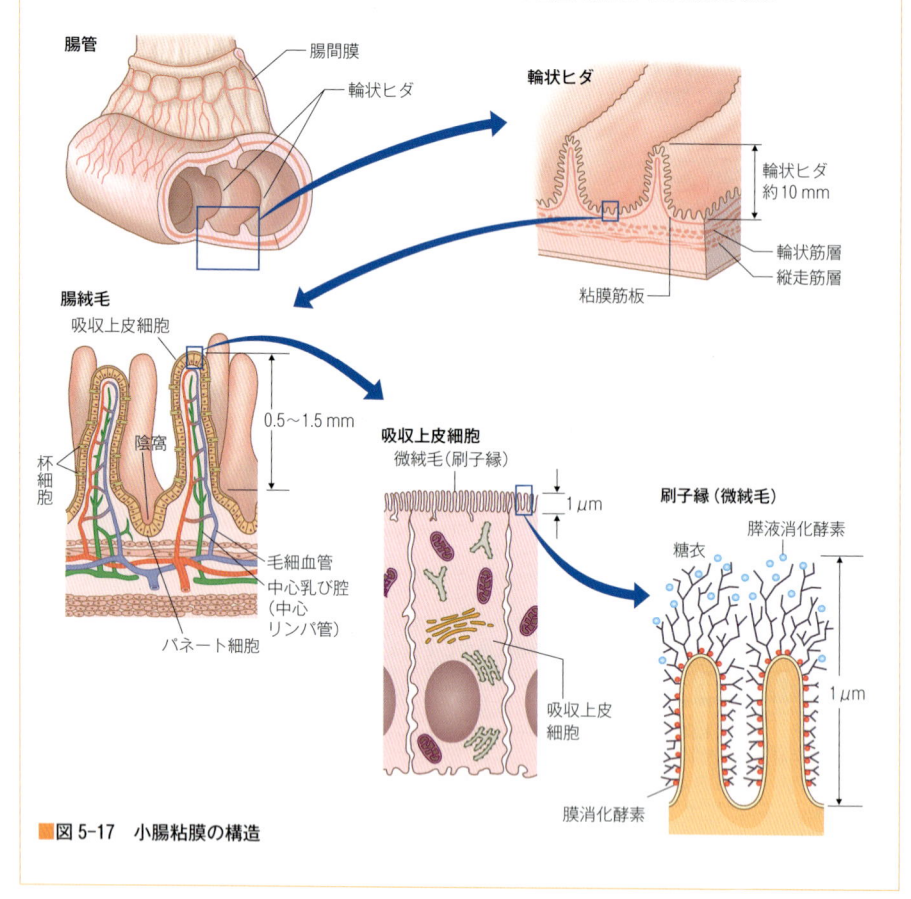

図5-17　小腸粘膜の構造

memo　受動輸送と能動輸送

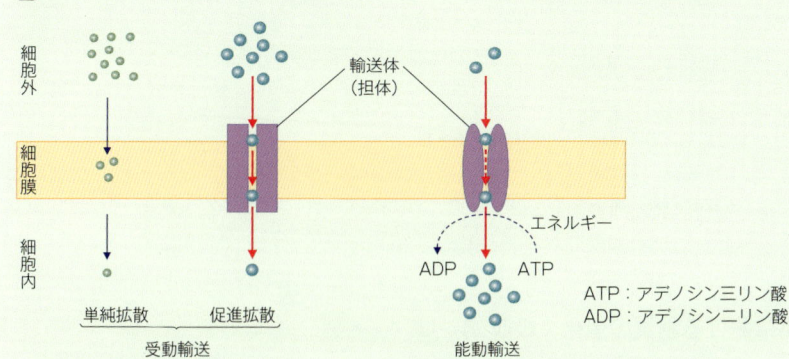

単純拡散　　促進拡散　　　　　　　能動輸送
　　　受動輸送
下り坂輸送：濃度勾配に従う（高→低）　　上り坂輸送：濃度勾配に逆行（低→高）

ATP：アデノシン三リン酸
ADP：アデノシン二リン酸

■ 図5-18　受動輸送と能動輸送

- 受動輸送とは，輸送にエネルギーのいらない拡散による物質の輸送である．受動輸送には，特別の輸送体を利用せず，輸送物質が細胞膜，細胞間接着部位，細胞膜小孔を通過して細胞内に移行する"単純拡散"による場合と，輸送物質に特異的な輸送体を利用する"促進拡散"による場合の2種類がある．ともに，濃度の高いところから低いところに向かう濃度勾配に従った下り坂輸送による物質の移動が起こる．
- 能動輸送とは，輸送にエネルギーが必要な物質の輸送である．能動輸送は，常に，特別の輸送体を利用した輸送である．能動輸送では，エネルギーを消費することによって，濃度の低い側から高い側へ濃度勾配に逆らった上り坂輸送が可能である．

3）小腸における吸収

- 栄養素を吸収する経路として，細胞の中を通過する細胞路と細胞と細胞の間を通過する細胞外路の2つが存在する．
- 細胞外路では，細胞間の接着部位（閉塞帯，デスモソームなど）が吸収の際の通過障壁となるが，水やイオン（特に陽イオン）などの小分子は通過可能である．細胞外路は輸送にエネルギーを必要としない単純拡散による受動輸送（memo参照）のみである．
- 細胞路では，細胞膜を通過する際にエネルギーを必要とする能動輸送と，エネルギーを必要としない受動輸送がある．
- 受動輸送による輸送の方向は，必ず濃度の高い側から低い側への濃度勾配に従った拡散によって輸送される．
- 受動輸送には，脂溶性栄養素のように特別の輸送体を必要とせず，細胞膜のリン脂質層に溶け込んで単純拡散によって吸収される場合と，特異的な輸送体を利用する促進拡散による場合がある．
- 小腸の細胞膜には，直径0.4〜0.9 nmの細孔があり，水や水溶性の小分子（分子量100以下）は，その穴を通して，浸透圧差による浸透や濃度勾配による単純拡散によって吸収される．
- 能動輸送では，輸送にエネルギーが必要であるが，濃度の低い側から高い側へ濃度勾配に逆らった輸送が可能である．そのため，消化管腔の栄養素の濃度が細胞内の濃度よりも低い場合でも細胞内への吸収が可能である．これは，食物中に微量しか含まれていない必要な栄養素を吸収するのに重要である．能動輸送では，特異的な輸送体が必要である．

■表5-5　糖質の消化酵素

酵素	存在部位	消化過程	
アミラーゼ	唾液・膵液	管腔内消化	でんぷん→デキストリン，マルトース （エンド型分解：α-1,4結合をぶつ切りに切断）
グルコアミラーゼ マルターゼ	粘膜上皮	膜消化	デキストリン，マルトース→グルコース （エキソ型分解：α-1,4結合を切断）
イソマルターゼ	粘膜上皮	膜消化	イソマルトース→グルコース （α-1,6結合を切断）
ラクターゼ	粘膜上皮	膜消化	ラクトース→グルコース+ガラクトース
スクラーゼ	粘膜上皮	膜消化	スクロース（ショ糖）→グルコース+フルクトース でんぷん中間消化物→グルコース

4）小腸における糖質の消化・吸収（図5-19，表5-5, 6）

■糖質の消化
- 小腸における糖質の消化は，まず，膵液中のαアミラーゼによる管腔内消化によって，糖質（でんぷん）が大まかにエンド型の加水分解を受け，限界デキストリン，グルコースオリゴマー（3〜10個の重合体），マルトース（麦芽糖）まで分解される．さらに，小腸刷子縁の膜消化酵素グルコアミラーゼ，マルターゼによってα-1,4結合が切断されグルコース（ブドウ糖）が生成される（表5-5）．
- スクロース（ショ糖），ラクトース（乳糖）の二糖類は，スクラーゼ，ラクターゼなどの膜消化酵素による膜消化によって，スクロースはグルコースとフルクトース（果糖），ラクトースはグルコースとガラクトースの単糖にまで分解される（表5-5）．
- でんぷんの枝分かれ部分に相当するα-1,6結合をもったイソマルトースは，イソマルターゼによってグルコースに分解される（表5-5）．
- 図5-19では，簡便のため，グルコアミラーゼ，マルターゼ，スクラーゼ，イソマルターゼは別々の酵素として描いているが，実際は，グルコアミラーゼおよびスクラーゼとイソマルターゼは，同一酵素分子内に2つの活性部位をもっている．グルコアミラーゼ，スクラーゼ，イソマルターゼは，それぞれの基質に対する活性だけでなく，マルトースを分解するマルターゼ活性ももっている．したがって，小腸粘膜のマルターゼ活性は，独立した酵素の活性ではなく，3つの酵素のマルターゼ活性の総和である．
- 膜消化によって生成された単糖のうち，グルコースおよびガラクトースはNa^+-グルコース共輸送体（sodium-dependent glucose transporter 1；SGLT1）によって，また，フルクトースはグルコース輸送体5（glucose transporter 5；GLUT5）によって小腸細胞内に吸収される．
- 糖質の膜消化では，膜消化酵素に近接してSGLT1やGLUT5の糖輸送体が存在し，膜消化によって生成した単糖類を効率よく吸収している．
- SGLT1は，消化管と小腸細胞内のナトリウムイオン（Na^+）の濃度差〔消化管（細胞外）＞小腸細胞内〕を利用してNa^+とともにグルコースを取り込む輸送体である．細胞内に入ったNa^+は，小腸粘膜細胞のナトリウムポンプ（Na^+, K^+-ATPアーゼ）によってATP（アデノシン三リン酸）のエネルギーを消費して細胞外にくみ出されるので，SGLT1によるグルコースの輸送は，全体としてみるとエネルギーの必要な能動輸送である．
- このように目的とする物質そのものの輸送にはエネルギーが不要であるが，それと一緒に共輸送されたものを排出する時にエネルギーを必要とするような能動輸送を間接的能動輸送という．この場合，2つの輸送体の連携によって実行される間接的能動輸送なので，二次性能動輸送という（表5-6）．
- 小腸細胞内に輸送された単糖類が小腸細胞から細胞外に出る時は，すべての単糖類（グルコース，ガラクトース，フルクトース）が，小腸細胞の底面あるいは側面にあるグルコース輸送体2（GLUT2）による促進拡散によって輸送される．小腸細胞から細胞外に出た単糖類は，毛細血管から腸間膜静脈，門脈を経由して肝臓へと輸送される（図5-19）．

■ 表 5-6　糖質の吸収機構

栄養素の種類	能動・受動	輸送機構	経由	
グルコース	能動輸送(二次性能動輸送)	Na^+-グルコース共輸送	門脈	腸管→小腸：SGLT 1 小腸→血管：GLUT 2, Na^+, K^+-ATP アーゼ
ガラクトース	能動輸送	Na^+-グルコース共輸送	門脈	グルコースと同じ
フルクトース	受動輸送	促進拡散	門脈	腸管→小腸：GLUT 5 小腸→血管：GLUT 2

SGLT 1：Na^+-グルコース共輸送体，GLUT：グルコース輸送体

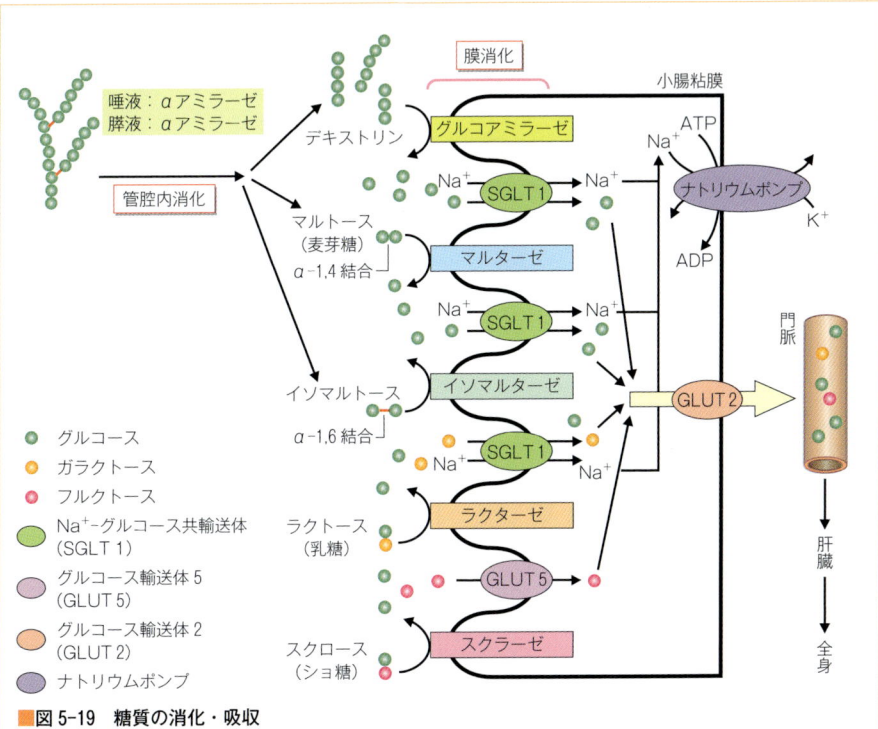

■ 図 5-19　糖質の消化・吸収

5）小腸におけるタンパク質の消化・吸収（図5-20，表5-7, 8）

- 小腸では，胃液のペプシンで消化されたタンパク質分解物が，膵タンパク質消化酵素による管腔内消化と，小腸粘膜細胞刷子縁の膜消化酵素による膜消化によって分解される．
- 小腸におけるタンパク質の消化は，糖質と同様に，刷子縁の膜消化酵素による膜消化が終末消化となる．
- 膵液のタンパク質消化酵素の多くがエンドペプチダーゼ(トリプシン，キモトリプシン，エラスターゼ)で，タンパク質の大部分(約60%)はアミノ酸が2～6個結合したオリゴペプチドまで分解される．一部は，膵液のエキソペプチダーゼ(カルボキシペプチダーゼ)により少量の遊離アミノ酸を生じる．

■ アミノ酸・ペプチドの吸収
- 膵液の消化酵素による管腔内消化によって生成したオリゴペプチドは，さらに小腸粘膜刷子縁の膜消化酵素(アミノペプチダーゼ，ジペプチダーゼ，トリペプチダーゼなどの膜ペプチダーゼ)による膜消化によって，アミノ酸にまで分解され，小腸細胞内に吸収される．

■ 表5-7　タンパク質の消化酵素

酵素	存在部位	消化過程	
ペプシン	胃液	管腔内消化	タンパク質→ペプチド（エンド型分解）
トリプシン	膵液	管腔内消化	タンパク質，ポリペプチド→オリゴペプチド（エンド型分解）
キモトリプシン	膵液	管腔内消化	タンパク質，ポリペプチド→オリゴペプチド（エンド型分解）
エラスターゼ	膵液	管腔内消化	タンパク質，ポリペプチド→オリゴペプチド（エンド型分解）
カルボキシペプチダーゼ	膵液	管腔内消化	タンパク質，ポリペプチド→アミノ酸 ＊カルボキシ末端よりアミノ酸を1個ずつ切断（エキソ型分解）
アミノペプチダーゼ	粘膜上皮	膜消化	オリゴペプチド→アミノ酸 ＊アミノ末端よりアミノ酸を1個ずつ切断（エキソ型分解）
ジペプチダーゼ	粘膜上皮	膜消化	ジペプチド→アミノ酸

■ 表5-8　タンパク質（アミノ酸）の吸収

	能動・受動	輸送機構	経由	特徴
アミノ酸	能動輸送	Na^+共輸送	門脈	中性アミノ酸，酸性アミノ酸，塩基性アミノ酸，イミノ酸輸送系などがある
ジペプチド	能動輸送	H^+共輸送	門脈	吸収後，小腸細胞内でアミノ酸に分解（一部はペプチドのまま血中へ）

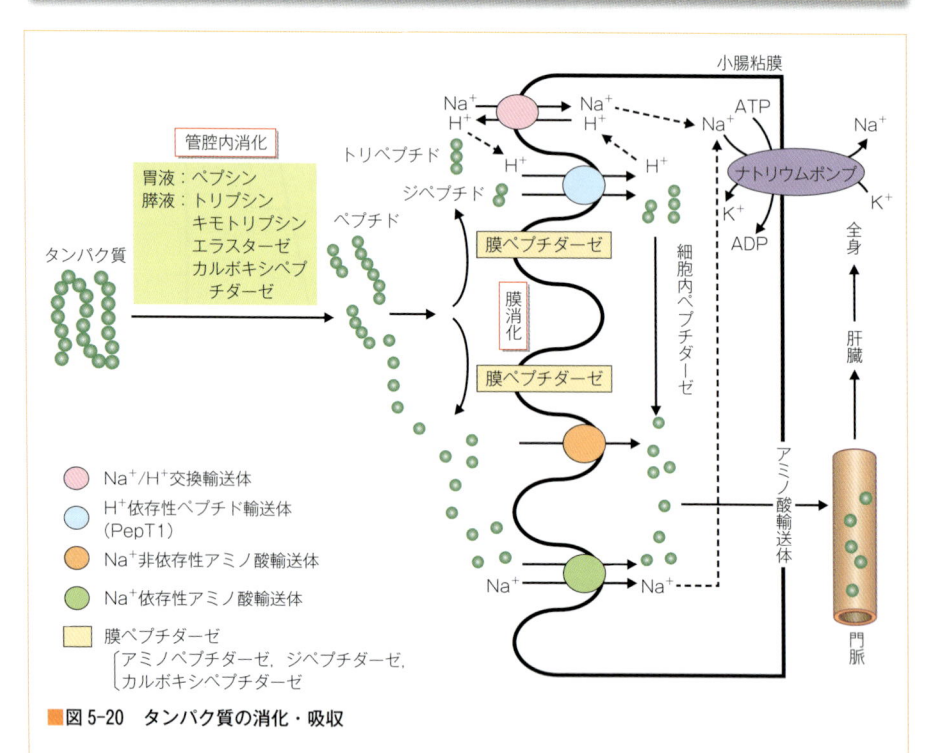

■ 図5-20　タンパク質の消化・吸収

● 小腸粘膜刷子縁の膜ペプチダーゼには，ペプチドのアミノ末端から酸性アミノ酸を切り離すアミノペプチダーゼ A，中性アミノ酸を切り離すアミノペプチダーゼ N，カルボキシ末端やアミノ末端からジペプチドを切り離すジペプチジルカルボキシペプチダーゼ，ジペプチジルアミノペプチダーゼなど

> **memo** ペプチド輸送体（PepT 1）によるペプチドの輸送
>
> - ペプチド輸送体（PepT 1）が共輸送の相手として利用する細胞外の水素イオン（H^+）は，小腸細胞の刷子縁の細胞膜にある Na^+/H^+ 交換輸送体によって，細胞内の H^+ が Na^+ と入れ替わりに細胞外（管腔側）に輸送されたものである．刷子縁には，糖衣や粘液層のように拡散しにくい水層があり，局所的に H^+ の濃度が高くなるため，その濃度勾配を利用して，ジペプチド，トリペプチドが H^+ と共に細胞内に輸送される．細胞内に入った H^+ は，Na^+/H^+ 交換輸送体によって Na^+ と交換して細胞外に輸送される．H^+ と交換して細胞内に入った Na^+ は，ATPのエネルギーを消費してナトリウムポンプによって細胞外にくみ出される．このように，3つの輸送体の連携によって，間接的にエネルギーを消費して能動輸送する場合を三次性能動輸送という．
> - ペプチド輸送体は，アミノ酸輸送体に比べると粘膜障害や輸送システムの先天異常の影響を受けにくい．アレルギーによる粘膜障害を伴うセリアック病やアミノ酸輸送体の先天的な異常であるハートナップ Hartnup 病では，アミノ酸輸送は障害されているが，ペプチド輸送は正常に近い輸送活性を保持していることが知られている．

のエキソペプチダーゼが存在する．
- アミノ酸を吸収する輸送体には，中性アミノ酸輸送体，アルカリ性アミノ酸輸送体，酸性アミノ酸輸送体など数種類の輸送体が知られており，そのうちの多くは，グルコースの輸送体と同様に，Na^+ の濃度勾配を利用して Na^+ との共輸送でアミノ酸を輸送する Na^+ 依存性アミノ酸輸送体による間接的能動輸送（二次性能動輸送）である．
- 小腸粘膜細胞のアミノ酸輸送体には，Na^+ を利用しない Na^+ 非依存性アミノ酸輸送体も存在する．小腸粘膜細胞には，ジペプチドやトリペプチドのままで輸送するペプチド輸送体（PepT 1 など）が存在する．ペプチド輸送体は，アミノ酸輸送体とは異なり，水素イオン（H^+）の濃度勾配を利用した H^+ の共輸送による間接的な能動輸送（H^+ 依存性ペプチド輸送体）である．
- 小腸粘膜細胞に吸収されたジペプチド，トリペプチドは，細胞内のペプチダーゼによってアミノ酸まで分解される．
- 小腸細胞内に吸収されたアミノ酸が小腸細胞から細胞外に出る時は，小腸細胞の側面あるいは底面にある数種類のアミノ酸輸送体（Na^+ 非依存性アミノ酸輸送体による促進拡散）によって輸送される．
- 小腸細胞から細胞外に出たアミノ酸は，毛細血管から腸間膜静脈，門脈を経由して肝臓へと輸送される（図5-20）．また，細胞の側・底面には，血中のアミノ酸を小腸細胞内に輸送する逆方向の輸送体も存在し，グルタミン，グルタミン酸が血中より小腸細胞に取り込まれてエネルギー源として利用される．

6）小腸における脂質の消化・吸収（図5-21，表5-9, 10）

- 小腸における脂質の消化は，中性脂肪を分解する膵液リパーゼが主体となる．また，胃液（胃リパーゼ）や唾液中（舌リパーゼ）にも少量のリパーゼが存在し，中性脂肪の消化に役立っている．
- 膵液中の脂質分解酵素にはそのほかに，コレステロールエステラーゼ（コレステロールエステル→コレステロール＋脂肪酸）や，ホスホリパーゼ A_2（リン脂質→リゾリン脂質＋脂肪酸）が存在する（表5-9）．
- 食物中の脂質の消化では，糖質，タンパク質とは異なり，管腔内消化が終末消化となる．
- 脂質の消化・吸収には，胆汁中の胆汁酸が重要な働きをする．まず，胆汁酸は，その界面活性作用によって脂肪を乳化し，リパーゼによる消化を促進する．さらに，モノアシルグリセロールや脂肪酸などの脂質消化分解物と複合ミセルを形成し，小腸細胞への吸収を促進する．
- 膵液中にはまた，リパーゼによる中性脂肪の消化を促進するコリパーゼが分泌される．コリパーゼは膵臓から分泌される分子量約1.1万のタンパク質で，リパーゼに結合して乳化した脂肪の水層と脂質層の界面にリパーゼの活性部位を固定することにより中性脂肪の消化を促進している．
- 中性脂肪の消化では，グリセロールにエステル結合している脂肪酸の炭素鎖の長さによって消化・吸

■表 5-9　脂質の消化酵素

酵素	部位	消化過程
舌リパーゼ 胃リパーゼ	唾液 胃液	管腔内消化	トリアシルグリセロール → ジアシルグリセロール＋脂肪酸
膵リパーゼ	膵液	管腔内消化　トリアシルグリセロール → モノアシルグリセロール＋2脂肪酸
ホスホリパーゼ A_2	膵液	管腔内消化　リン脂質 → リゾリン脂質＋脂肪酸
コレステロールエステラーゼ	膵液	管腔内消化　コレステロールエステル → コレステロール＋脂肪酸

■表 5-10　脂質の吸収

脂質の種類	輸送の種類	経由	特徴
モノアシルグリセロール	受動輸送・単純拡散	リンパ管	モノアシルグリセロールは，胆汁酸とミセルを形成して吸収される．吸収後，小腸細胞内でトリグリセロールに再合成されて，キロミクロンとなり，リンパ管経由で輸送． 脂溶性ビタミン，コレステロールもキロミクロンに取り込まれてリンパ管経由で輸送される．
長鎖脂肪酸	受動輸送・単純拡散	リンパ管	小腸吸収上皮細胞で中性脂肪に再合成されて，キロミクロンとしてリンパ管経由で輸送．
短鎖・中鎖脂肪酸	受動輸送・単純拡散	門脈	長鎖脂肪酸に比べて，吸収が速い．短鎖・中鎖脂肪酸の形で門脈経由で輸送． 吸収に胆汁酸は不要．
コレステロール 脂溶性ビタミン	受動輸送・単純拡散	リンパ管	コレステロール，脂溶性ビタミンは，胆汁とミセルを形成して吸収され，キロミクロンに取り込まれてリンパ管経由で輸送される．

収のされ方が異なる．

■**中鎖脂肪・短鎖脂肪の場合**（表 5-10，図 5-21）
- 炭素数が 8～12 の中鎖脂肪酸，6 以下の短鎖脂肪酸が結合した中性脂肪（中鎖脂肪，短鎖脂肪）は，胃リパーゼ，舌リパーゼによって分解されやすく，さらに膵液リパーゼによってほぼ完全に脂肪酸とグリセロールに分解される．分解された中鎖・短鎖脂肪酸およびグリセロールは，そのまま単純拡散によって小腸細胞に吸収され，小腸から毛細血管に入りアルブミンと結合し，門脈を経由して肝臓へ，さらには全身の末梢組織へと輸送される．
- 中鎖脂肪，短鎖脂肪は，通常の食品中に含まれる割合は少量であるため，あまり生理的意味をもたないが，その消化・吸収のされやすさから，人工的に合成された中鎖脂肪が経腸栄養剤のエネルギー源として用いられる．

■**長鎖脂肪の場合**（表 5-10，図 5-21）
- 炭素数が 14 個以上の長鎖脂肪酸からなる中性脂肪（長鎖脂肪）は，中鎖・短鎖脂肪に比べると，かなり複雑な機構によって消化吸収される．
- 長鎖脂肪は脂溶性が強いため，リパーゼの消化には胆汁酸による脂肪の乳化が必要で，また，小腸細胞への吸収にも胆汁酸との複合ミセルの形成が必要である．リパーゼによる消化や複合ミセルの形成には，界面活性作用の強いグリシンやタウリンと抱合した抱合型胆汁酸がより有効に作用する．
- 長鎖脂肪の大部分（約 70％）は，膵リパーゼによってグリセロールの 1，3 位の脂肪酸エステル結合が分解され，2-モノアシルグリセロールと長鎖脂肪酸になる．
- 生成した 2-モノアシルグリセロールと長鎖脂肪酸は，（抱合型）胆汁酸の作用によって，コレステロール，リン脂質，脂溶性ビタミンなどの他の脂溶性栄養素とともに複合ミセルを形成し，単純拡散によって小腸細胞に取り込まれる．
- 小腸細胞に取り込まれた 2-モノアシルグリセロールと長鎖脂肪酸は，小腸細胞の滑面小胞体で中性脂肪に再合成され，ゴルジ装置に輸送されてアポタンパク質（B 48，CⅠ，CⅡなど）と結合し，リポタンパク質〔キロミクロン（カイロミクロン）〕が形成される．吸収されたコレステロールやリン脂質

■ 図 5-21　脂質の消化・吸収

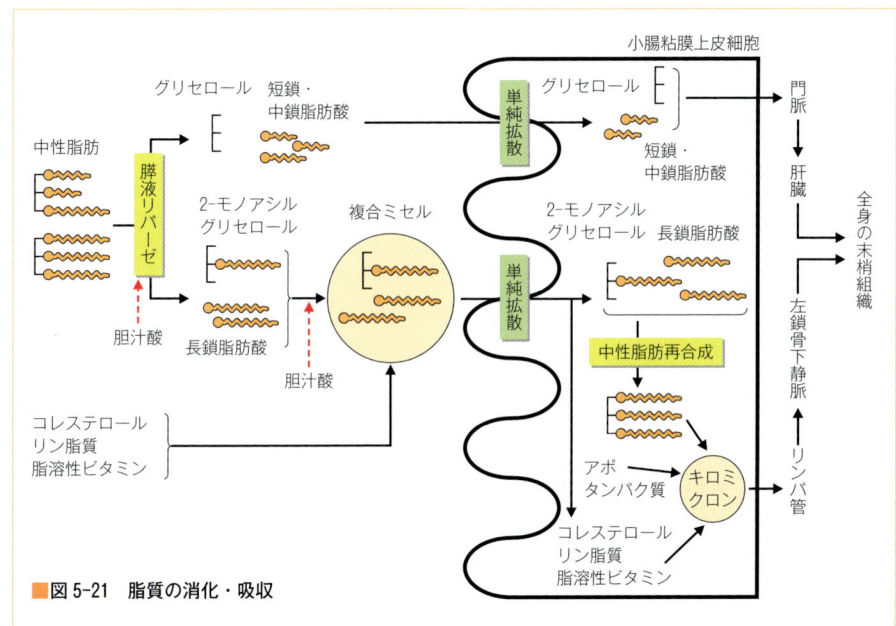

（リゾリン脂質）も小腸細胞で再び脂肪酸とエステル結合し，キロミクロンに取り込まれる．
- キロミクロンは，小腸細胞の側底面よりエキソサイトーシス（開口分泌）によって細胞外に分泌され，リンパ管（乳び管）に入り，胸管を経由して左鎖骨下で左鎖骨下静脈に合流し，全身に輸送される．

7）ビタミンの吸収

■脂溶性ビタミンの吸収
- 脂溶性のビタミン（ビタミン A, D, E, K）は，他の脂溶性栄養素と同様に，（抱合型）胆汁酸の作用によって，モノアシルグリセロール，長鎖脂肪酸などとともに複合ミセルを形成し，単純拡散によって小腸細胞に吸収される．吸収後は，キロミクロンに取り込まれ，リンパ管を経由して静脈に合流し，全身に輸送される（p.162, 図 5-23）．
- 脂溶性ビタミンは体内に蓄積しやすいので，過剰に摂取した場合は過剰症になる危険がある．
- 体内のビタミン A（レチノール，レチナール，レチノイン酸）は，レチノールの水酸基に脂肪酸がエステル結合したレチニルエステルとして肝臓に貯蔵されている．
- ビタミン A 前駆体カロテノイドは，吸収後，一部がカロテノイド開裂酵素によってビタミン A に変換される．体内にビタミン A が十分ある時は，カロテノイドからビタミン A への変換が抑制されるのでカロテノイドの摂取は過剰症になりにくい．

■水溶性ビタミンの吸収
- 水溶性ビタミンであるビタミン B 群およびビタミン C は，単純拡散，促進拡散，能動輸送などの経路によって小腸細胞に取り込まれる．通常の食事のようにビタミンの消化管濃度が数 μM と低い場合は，ナトリウムとの共輸送による間接的能動輸送によって吸収される．
- 吸収された水溶性ビタミンは，他の水溶性栄養素と同様に，門脈経由で肝臓へ，さらに全身へ輸送される（p.162, 図 5-23）．
- 水溶性ビタミンは，一般に過剰に摂取しても尿中に排泄されるので過剰症の危険は少ないが，逆に，体内に蓄積されないので欠乏症になりやすい．
- ビタミン B_{12} は，胃の壁細胞から分泌される内因子（糖タンパク質の一種）と結合し，回腸末端から吸収される．胃全摘手術などによって，内因子の分泌が欠如すると，ビタミン B_{12} の吸収障害をきたし，ビタミン B_{12} 欠乏による巨赤芽球性貧血（悪性貧血）を発症することがある．

8) 無機質の吸収

■カルシウム（Ca）の吸収
- カルシウムの吸収は，小腸細胞内を通過する細胞路と細胞と細胞の間を通過する細胞外路がある．消化管管腔から小腸内への吸収はともに受動輸送であるが，細胞路では，小腸細胞から細胞外に出る時には，側・底面膜の Ca^{2+}-ATPアーゼによる能動輸送によってカルシウムイオン（Ca^{2+}）がくみ出されるので，全体としてはエネルギーの必要な間接的能動輸送である．
- 細胞路では，Ca^{2+} を小腸粘膜細胞の微絨毛側から側・底面側へ細胞内を移送する過程が律速段階になる．小腸細胞内のカルシウム結合タンパク質（CaBP；カルビンディン）は，この過程を著明に促進する．ビタミンDは，小腸でのCa吸収を促進するが，それは，ビタミンDによってカルビンディンの遺伝子発現が促進されるためである．

■鉄（Fe）の吸収
- 鉄の吸収は，主に上部小腸（十二指腸～空腸）で行われる．受動輸送（鉄が高濃度の場合），能動輸送（低濃度の場合）の2つの吸収機構がある．
- 鉄の吸収は，体内の鉄保有量によって調節されており，通常の食物中の鉄の吸収率は10～15％であるが，鉄欠乏時には吸収率が2倍以上に増加する．鉄欠乏がなければ，1日約1mgの鉄が消化管から吸収され，同量の鉄が排泄される．
- 鉄の吸収率は，動物性タンパク質に多く含まれるヘム鉄（ヘム色素の鉄）が高く（20～30％），植物性食品に多く含まれる非ヘム鉄は低い（10％以下）．ヘム鉄はそれ自体の吸収率が高く，食物中の他の成分の影響を受けにくいが，非ヘム鉄の吸収率は他の成分によって変化しやすい．
- 還元型の鉄（Fe^{2+}）は酸化型の鉄（Fe^{3+}）より吸収されやすい．したがって，非ヘム鉄は，ビタミンCなどの還元剤とともに摂取すると，吸収率が高くなる．ビタミンCを多く含む植物性食品の非ヘム鉄は，比較的吸収されやすい．
- そのほかに，獣肉（meat），魚肉（fish），鶏肉（poultry）の共存によっても，非ヘム鉄の吸収が促進される（MFP効果）．
- 胃酸による鉄の溶解も吸収に重要である．
- 鉄欠乏時の最初の変化は，貯蔵鉄量の減少を反映する血清フェリチンの低下である．血清フェリチンは，ヘモグロビン低下などの貧血の徴候が出る前に減少する．

9) 水の吸収

- 消化管には唾液，胃液，膵液，胆汁，腸液などの消化液が1日約7L分泌され，また，飲料水や食物中の水分として約2L/日の水が入り，1日合計約9Lの大量の水分が消化管に流入する．
- 消化管に流入した水分の大部分（約98％）は再吸収され，糞便中には1日100～200mLの水分だけが排泄される．水は，小腸で約7～8L，大腸で残りの約1～2Lが吸収される．
- 水の吸収は，浸透圧の差を駆動力とした，低浸透圧部位から高浸透圧部位への受動的な水の移動が主体となる．塩分の多い高浸透圧性の食事を摂取した場合，食物中の Na^+ や Cl^- は小腸細胞の種々の受動輸送系および能動輸送系によって細胞内に輸送され，最終的には細胞内の浸透圧が高くなるため，水は細胞外（腸管腔内）から細胞内へ吸収される．
- 小腸細胞膜を通過しにくい硫酸マグネシウム（$MgSO_4$）のような電解質，あるいは吸収されにくいマンニトールのような非電解質を投与すると，腸管腔内の浸透圧が上昇し，水分の吸収が阻害されるので，下痢（浸透圧性下痢）をきたす（表5-11）．硫酸マグネシウムやマンニトールは，この作用を利用して下剤として用いられる．

2. 大腸における発酵と吸収

　大腸は糞塊の形成・移送をするほか，小腸で吸収されなかった水・電解質の吸収，腸内細菌による未消化物の発酵およびその分解物の吸収が行われる．

　食物繊維，難消化性オリゴ糖，糖アルコールなどは，消化酵素では分解されないので，未消化の状態で大腸に移行し，大腸の腸内細菌の発酵（生物学的消化）によって分解され，酢酸，プロピオン酸，酪酸などの短鎖脂肪酸が生成される．

■表 5-11 下痢の病態と原因疾患

	浸透圧性下痢	滲出性下痢	分泌性下痢	腸管運動異常による下痢
病態	栄養素の吸収が障害され,吸収されない溶質により腸管腔内の浸透圧が高くなり,水分が増加して下痢が生じる	腸管の炎症により血管の膜透過性が亢進し,病変部位から血液や滲出液が多量に出る	毒素やホルモンなどの作用で,腸管壁から水分分泌が亢進することによって生じる	腸管運動の亢進または低下によって生じる
原因	消化酵素の不足・欠損 ・慢性膵炎,乳糖不耐症 吸収面積・活性の低下 ・短腸症候群,セリアックスプルー,盲管症候群 薬剤による浸透圧の増加 ・塩類下剤(硫酸マグネシウムなど),マンニトール,ソルビトール,ラクツロースなど	ウイルス性腸炎 ・ロタウイルス,アデノウイルスなど 細菌性腸炎 ・赤痢菌,サルモネラ菌,腸結核など 炎症性腸疾患 ・潰瘍性大腸炎,クローン病など 抗生物質起因性腸炎 ・出血性腸炎,偽膜性腸炎,MRSA 腸炎など その他 ・放射線腸炎	毒素によるもの ・細菌性コレラ,病原性大腸菌感染症,ロタウイルス感染性腸炎 ホルモンによるもの ・ゾリンジャー・エリソン症候群*1,WDHA 症候群*2	亢進によるもの ・過敏性腸症候群,甲状腺機能亢進症 低下によるもの ・糖尿病,全身性硬化症,全身性エリテマトーデス

*1 ゾリンジャー・エリソン症候群(p.144 参照)
*2 WDHA 症候群:水様性下痢低カリウム血症無胃酸症候群(p.144 参照)

生成された短鎖脂肪酸のうち,酪酸は大腸粘膜細胞のエネルギー源として優先的に利用され,酢酸,プロピオン酸は血流に入り,肝臓,筋肉などで利用される.食物繊維や難消化性オリゴ糖などのエネルギーは,通常の糖質のエネルギー(4 kcal/g)より低いが,1 g 当たり 1〜2 kcal に相当する.
　そのほか,未消化のタンパク質や剥離した腸粘膜細胞も腸内細菌の発酵によって分解される.
　発酵によって,短鎖脂肪酸以外に,乳酸,コハク酸,吉草酸などの有機酸,炭酸ガス,水素ガス,メタンガス,硫化水素,アンモニア,インドール,スカトールなどが生成される.炭酸ガス,水素ガス,メタンガスなどのガス成分は,腸内ガスとして排出されるが,一部は吸収されて,呼気中に排出される.
　食物繊維,オリゴ糖,糖アルコールを過剰に摂取すると,腸内ガスが大量に発生し,腹鳴,下腹部圧迫感,排ガスなどの症状が出ることがある.また,生成した脂肪酸,有機酸などにより腸管内の浸透圧が上昇して,下痢を生じることもある.

3. 消化・吸収機能障害とフィジカルアセスメント

1) 下痢

- 下痢とは,糞便中の水分が増加し,糞便が液状〜泥状になった状態をいう.
- 消化管には,唾液や胃液,膵液,胆汁,腸液などの消化液(約 7 L/日)および,飲料水や食物中の水分(約 2 L/日),合計約 9 L/日の水分が流入する.
- 消化管に流入した水分は,小腸で約 7〜8 L,大腸で残りの約 1〜2 L が吸収され,糞便中に排泄される水分量は約 100 mL にすぎない.したがって,小腸や大腸の異常によって,水分の過剰分泌や吸収障害が起きると下痢を呈することになる.
- 下痢は,その発生機序より,①浸透圧性下痢,②滲出性下痢,③分泌性下痢,④腸管運動異常による下痢に分類される(表 5-11).

Physical Assessment

| ❶体重減少
❷脱水 | 根拠▶ 下痢による栄養素の消化・吸収障害,水分の喪失,カリウムの喪失,HCO_3^-(重炭酸イオン)の喪失によって | ➡インタビュー
➡栄養吸収・代謝機能の概観(全身の |

		起こる一般的な症状.	観察)
	❸電解質異常(低カリウム血症) ❹代謝性アシドーシス		➡血液生化学検査
	❺しぶり腹(テネスムス)	根拠▶ 排便がない(あるいは少量)にもかかわらず,腹痛を伴った便意を頻繁に催すこと.大腸下部の炎症(潰瘍性大腸炎,アメーバ赤痢),直腸癌など直腸周辺の病変で生じる.裏急後重(りきゅうこうじゅう)ともいう.	➡インタビュー

◘ 浸透圧性下痢
● 糖質,脂質,タンパク質などの栄養素の吸収が障害され,腸管腔の浸透圧が高くなる(腸管腔の浸透圧 > 小腸吸収細胞内の浸透圧)ために,水分が腸管内で増加することによる下痢.
● 浸透圧性下痢をきたす原因には,①消化酵素の不足・欠損,②吸収面積・活性の減少,③腸管腔の浸透圧を高める物質(下剤など)の経口投与などがある.

Physical Assessment

❶消化酵素の不足・欠損　根拠▶ 慢性膵炎(膵酵素の分泌低下),乳糖不耐症(小腸刷子縁の膜酵素ラクターゼの欠損). ❷吸収面積・活性の減少　根拠▶ 短腸症候群(小腸の広汎切除による吸収面積減少),セリアックスプルー(グルテンに対する免疫異常による小腸絨毛の萎縮),盲管症候群(盲管内での腸内細菌異常増殖による脂肪,ビタミンB_{12}などの吸収障害),回腸切除(胆汁酸の再吸収障害)など. ❸浸透圧を高める物質(下剤など)の経口投与　根拠▶ 硫酸マグネシウム,マンニトール,ソルビトール,ラクツロースなどの物質は小腸で吸収されにくいために腸管内の浸透圧が上昇する. ❹脂肪便　根拠▶ 脂肪の吸収不良のため,脂肪便を伴うことが多い.「吸収不良」のPhysical Assessment(p.160)参照.	➡インタビュー

◘ 滲出性下痢
● 消化管粘膜上皮細胞の炎症により,吸収障害が起きるとともに,炎症部位より滲出液が出ることによって腸内容の水分が増加して起こる下痢.
● 滲出性下痢をきたす原因には,①ウイルス性腸炎(ロタウイルス,アデノウイルス感染など),②細菌性腸炎(赤痢菌,サルモネラ菌,腸結核など),③炎症性腸疾患(潰瘍性大腸炎,クローン病など),④抗生物質起因性腸炎(出血性腸炎,偽膜性腸炎,MRSA腸炎など),⑤その他(放射線腸炎など)がある.
● 潰瘍性大腸炎,クローン病については「第6章　排泄機能とその破綻　①排便のための解剖生理と機能障害」参照.

Physical Assessment

❶血性下痢　根拠▶ 滲出性下痢は粘膜の炎症を伴うので,血管の透過性が亢進してしばしば血性の下痢を認める. ❷粘血便　根拠▶ 潰瘍性大腸炎に特徴的な血便.潰瘍からの出血と炎症による粘液が混合されて粘血便となる.同じ炎症性腸疾患(IBD)の1つである	➡インタビュー

クローン病は，肉眼的な出血はほとんどないため粘血便はみられない→鑑別点として重要である．
そのほかに，細菌性赤痢でも粘血便がみられる．
❸**出血性腸炎**　根拠▶　抗生物質の不適切な投与による菌交代現象がもとになって起こる（抗生物質起因性腸炎）．起炎菌はクレブシエラ菌．血便が特徴．若年者に多い．
❹**偽膜性腸炎**　根拠▶　これも抗生物質起因性腸炎の1つ．起炎菌はクロストリジウム菌．偽膜形成が特徴．幼児と高齢者に多い．

◆**分泌性下痢**
- ホルモン，毒素の作用で粘膜細胞から水分が分泌されて起こる水様性下痢．
- 分泌性下痢をきたす原因には，ホルモンによるものとして①ゾリンジャー・エリソン症候群，②WDHA（水様性下痢低カリウム血症無胃酸）症候群などがあり，毒素によるものとして，①細菌性コレラ，②病原性大腸菌感染症，③ロタウイルス感染性腸炎（乳児下痢症）などがある．

Physical Assessment

❶米のとぎ汁様下痢　根拠▶　大量の水分の分泌を伴う，非常に希薄な水様性下痢．コレラ，ロタウイルス感染，WDHA症候群などでみられる．	➡インタビュー

◆**腸管運動異常による下痢**
- 腸管の運動が亢進した場合や逆に低下した場合にも，下痢を起こすことがある．

Physical Assessment

❶**腸管運動亢進による下痢**　根拠▶　腸管運動の亢進によって短時間で腸内を通過するため，水分の吸収が不十分になって起こる下痢．過敏性腸症候群，甲状腺機能亢進症などでみられる． ❷**過敏性腸症候群**　根拠▶　心理的なストレスなどが原因となって起こる腸管運動の機能的な異常．下痢，便秘などの便通異常と腹痛が特徴的である．腹痛は排便によって改善することが多い．下痢型，便秘型，下痢・便秘交替型がある． ❸**腸管運動低下による下痢**　根拠▶　腸管運動の低下によって腸内容物が停滞し，腸内細菌が異常増殖するために起こる下痢．腸内細菌の増殖は，胆汁酸の脱抱合を促進し，脂肪の吸収障害を招き，下痢をきたすことがある．糖尿病神経障害，全身性硬化症，全身性エリテマトーデス（SLE）などでみられることがある．	➡インタビュー

2）吸収不良症候群

- 吸収不良症候群とは，栄養素の消化あるいは吸収機構の異常のため，慢性下痢，栄養障害，体重減少などの症状を呈する疾患群の総称である．
- 吸収不良症候群は，原発性と続発性があるが，様々な疾患に合併して二次的に起こる続発性の方がはるかに多い．旧厚生省の特定疾患消化吸収障害調査研究班の調査では，膵外分泌障害が35％，クローン病が11％，小腸切除が10％（そのうち，残存小腸100 cm未満の短腸症候群が5％），膵切除が10％（そのうち膵全摘が4％），胃切除が9％（そのうち胃全摘が4％）となっている．
- 摂取された栄養素は，消化管内で主に膵液の消化酵素により管腔内消化を受け，次に小腸粘膜細胞刷

■表 5-12 吸収不良症候群の病型分類

①管腔内消化障害型	・酸分泌障害(無酸症)→H⁺によるセクレチン分泌刺激の欠如→膵酵素の分泌低下 ・管腔内 pH の低下(ゾリンジャー・エリソン症候群など)→膵酵素の活性低下 ・膵外分泌機能不全(慢性膵炎,膵切除)→膵酵素の分泌低下・欠如 ・胆汁酸合成障害・分泌障害(肝障害)→脂肪吸収障害 ・胆汁酸プールの減少(回腸病変,回腸切除)→胆汁酸腸肝循環の低下→脂肪消化吸収障害 ・管腔内細菌叢の異常(盲管症候群)→胆汁酸の脱抱合増加→脂肪消化吸収障害
②腸粘膜消化吸収障害型	・刷子縁膜酵素欠損・活性低下:二糖類分解酵素欠損・活性低下,乳糖不耐症,イソマルターゼ欠損症,ジペプチダーゼ欠損症,エンテロキナーゼ欠損症 ・糖輸送体障害:グルコース,ガラクトース,フルクトース吸収障害 ・アミノ酸輸送体障害:ハートナップ病(中性アミノ酸輸送系障害),青いおむつ症候群(トリプトファン輸送障害),シスチン尿症(シスチン,リジン,アルギニン,オルニチン共輸送系障害) ・細胞内リポタンパク代謝異常(無βリポタンパク血症) ・吸収面積減少(セリアック病,アミロイドーシス,クローン病,短腸症候群)
③輸送経路障害型	・リンパ管系異常(腸リンパ拡張症,クローン病,ウィップル病,腸リンパ管形成不全) ・血管系異常(慢性腸間膜静脈血栓症,慢性腸間膜動脈閉塞症)

子縁の膜消化酵素によって膜消化を受け,さらに,単純拡散や輸送体による促進拡散・能動輸送によって小腸細胞に吸収され,門脈やリンパ管を経由して肝臓および全身に運搬される.
- 吸収不良症候群は,これらの消化吸収過程のどこが障害されたかによって,①管腔内消化障害型,②腸粘膜消化吸収障害型,③輸送経路障害型の 3 つに分けられる(表 5-12).

◻吸収不良
- 栄養素は,複雑な過程を経て消化・吸収されるので,それに関わるどの段階の障害でも吸収不良の症状・所見を呈する.
- 吸収不良症候群では,原因にかかわらず,①体重減少,②浮腫(低タンパク血症),③貧血,④全身倦怠感などが共通の症状として認められる.

Physical Assessment

❶**体重減少・衰弱** 根拠▶ 三大栄養素,特にエネルギーとタンパク質の消化吸収障害(タンパク質・エネルギー栄養失調症;protein-energy malnutrition(PEM))が原因となる.

❷**浮腫・低アルブミン血症** 根拠▶ タンパク質の消化吸収不良によって起こる.

❸**貧血** 根拠▶ 鉄,ビタミン B_{12},葉酸などの吸収障害によって起こる.

❹**脂肪便** 根拠▶ 中性脂肪の吸収は,他の栄養素に比べると複雑な段階を経て吸収されるので,消化吸収過程の様々な異常は,脂肪の吸収障害を合併することが多い.胆汁酸の合成障害(肝障害),胆汁酸分泌障害(胆石症,胆嚢癌,膵頭部癌など),複合ミセルの形成不全(胆汁酸分泌低下,腸内細菌による抱合型胆汁酸の脱抱合),膵酵素の分泌低下(慢性膵炎,膵癌)などが原因で脂肪の吸収障害をきたす.

❺**斑状出血・点状出血・血尿** 根拠▶ 脂溶性ビタミンであるビタミン K の吸収障害によって,ビタミン K 依存性血液凝固因子(第Ⅱ,Ⅶ,Ⅸ,Ⅹ因子)の合成が障害されて出血傾向を呈する.

❻**低カルシウム血症・テタニー** 根拠▶ 脂溶性ビタミンであるビタミン D の欠乏によってカルシウムの吸収が低下し,低カルシウム血症およびその特有の症状であるテタニーや骨形成障害(骨軟化症など)が起こる.

➡栄養吸収・代謝機能の概観(全身の観察)
➡インタビュー

memo 原発性吸収不良症候群

- 代表的な原発性吸収不良症候群としては，セリアック病（セリアックスプルー），熱帯性スプルー，ウィップル Whipple 病，乳糖不耐症などがある．
- セリアック病（セリアックスプルー）は，小麦タンパク質であるグルテンに対する免疫異常によって小腸粘膜が障害される疾患．30〜40歳の白人女性に多くみられる．すべての栄養素において吸収不良があるが，特に脂肪の吸収不良が顕著で脂肪便がみられる．慢性下痢，体重減少を合併する．治療は無グルテン食を投与する．
- 乳糖不耐症は，小腸刷子縁膜消化酵素のラクターゼ（乳糖をグルコースとガラクトースに分解する酵素）が欠損または減少しているために起こる疾患．牛乳を飲むと牛乳中の乳糖を分解できないため，腹痛や下痢を起こす．生下時からラクターゼ活性が欠損しているもの（先天性ラクターゼ欠乏症）や，生下時にはラクターゼ活性が正常で加齢とともに減少するもの（原発性成人型ラクターゼ欠損症）がある．成人型では，乳児まではミルク栄養で生育が可能で，離乳以後に徐々にラクターゼ活性が減弱する．黄色人種や黒人には成人型のタイプが多い．無乳糖食，乳糖分解酵素（ラクターゼ）の投与で治療する．

memo テタニー

- 低カルシウム血症による間欠性筋緊張性の筋収縮．筋の被刺激性の亢進を示すクヴォステック Chvostek 徴候やトルソー Trousseau 徴候がみられる．また，助産師手位といわれる特有の手の形をした筋拘縮も特徴である（図5-22）．

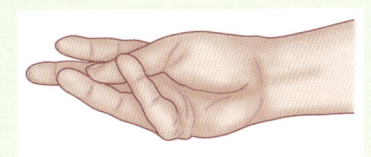

■図5-22　助産師手位

E. 栄養素を代謝する機能

1. 栄養素の代謝のメカニズム

1) 栄養素の吸収経路

- 小腸で吸収された栄養素は，水溶性栄養素と脂溶性栄養素では異なる経路で輸送される（図5-23）．
- 水溶性栄養素と脂溶性栄養素の輸送経路で最も異なる点は，水溶性栄養素は，直接，血管（門脈）に入り，最初に肝臓を経由して全身の循環系に入るのに対し，脂溶性栄養素は，まずリンパ管に入り，その後静脈系に合流して，肝臓を経由しないで全身の循環系に入ることである．
- 単糖類，アミノ酸，短鎖・中鎖脂肪酸などの水溶性栄養素は，小腸細胞に吸収されると小腸粘膜下の毛細血管に入り，腸間膜静脈から門脈を経由して肝臓に輸送され，さらに，下大静脈→心臓→大動脈→全身へ輸送される．
- 中性脂肪（長鎖脂肪），コレステロール，脂溶性ビタミンなどの脂溶性栄養素は，小腸細胞に吸収後，細胞内でキロミクロンを形成してリンパ管に入り，乳び管→胸管を経由して左鎖骨下で左鎖骨下静脈に合流し，上大静脈→心臓→大動脈→全身へ輸送される．
- 吸収された栄養素の体内運搬経路を図5-24に示す．

2) 糖質の吸収後の代謝

- 小腸で吸収されたグルコースは，門脈を経由して肝臓に入る．肝臓では，食後分泌されるインスリンの作用（＝エネルギー充足のシグナル）によって，肝臓グリコーゲンの合成が促進され，糖新生が抑制される（p.163, memo「血糖維持機構」を参照）．

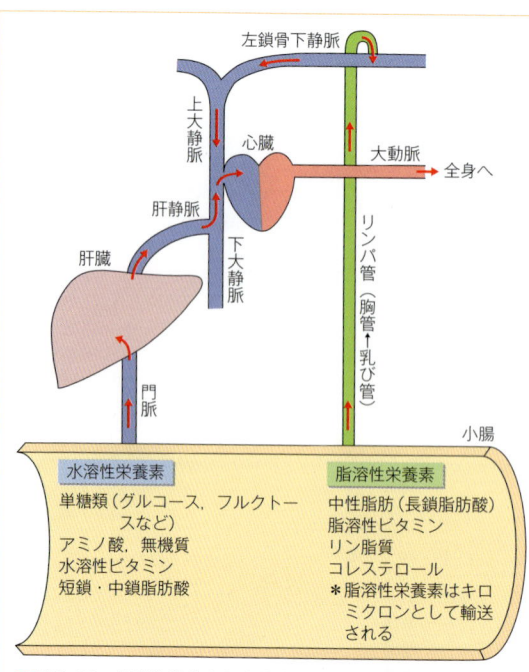

■図5-23 水溶性栄養素と脂溶性栄養素の吸収経路

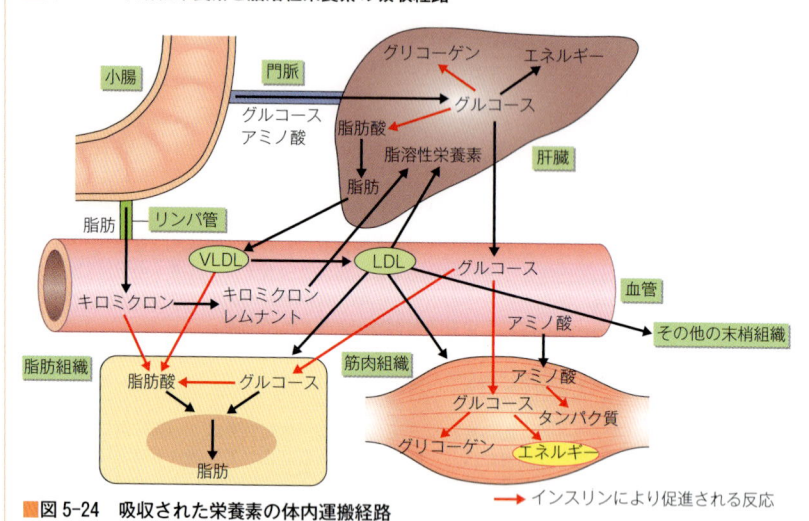

■図5-24 吸収された栄養素の体内運搬経路

- 肝臓グリコーゲンは，血糖維持に重要で，血糖が低下した場合には分解されてグルコースとなり，血中に放出されて血糖を増加させるために利用される．空腹時や飢餓時などにエネルギー不足のシグナルとして分泌されるグルカゴンやアドレナリンなどのホルモンは，肝臓グリコーゲンの分解を促進する．また，これらのホルモンは，乳酸やアミノ酸からのグルコース合成(糖新生)も促進する．
- 吸収されたグルコースの一部は，肝臓をそのまま通過し，末梢循環に入って，脳や筋肉のエネルギー

源として利用される.
- 食後，グルコースの供給が十分ある時は，筋肉細胞に取り込まれたグルコースからグリコーゲンが合成され，筋肉細胞内に蓄積される．インスリンは筋肉のグリコーゲンの合成を促進する．
- グルコースの代謝にはビタミンB_1が必要であるが，中心静脈栄養などで大量のグルコースを投与する時は，ビタミンB_1の補給を十分にしないと，乳酸アシドーシスになる危険があるので注意が必要である．

memo 血糖維持機構

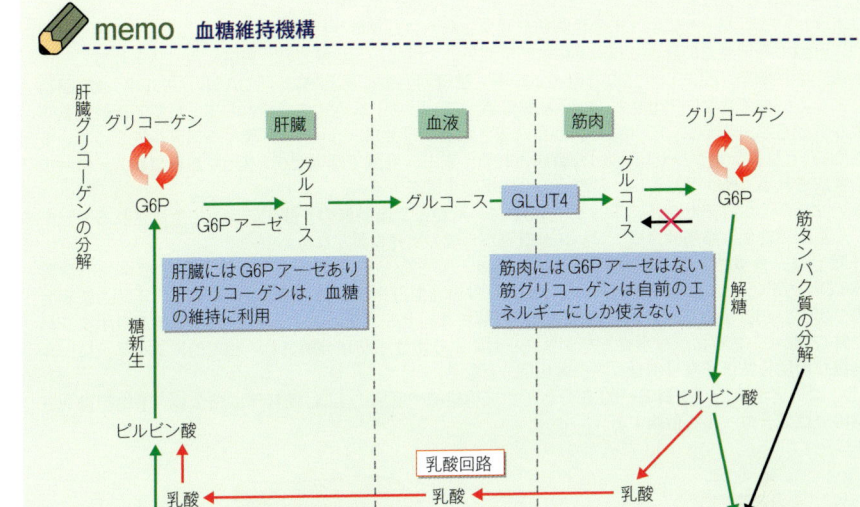

■ 図 5-25 血糖維持機構

- 血糖（血液のグルコース）は，脳などのエネルギー源として非常に重要であるため，血糖が下がった時に血液にグルコースを供給して血糖を維持することは生体にとって非常に重要である．
- 血糖維持機構には，"肝臓グリコーゲンの分解"と"糖新生"の2種類の機構が存在する．
- 肝臓グリコーゲンは，肝臓自身のエネルギー源としてはほとんど利用されず，下がった血糖を補給するために利用される．肝臓は，グリコーゲンの分解によって生成するグルコース-6-リン酸（G6P）を加水分解してグルコースにするグルコース-6-リン酸ホスファターゼ（G6Pアーゼ）をもっているため，グルコースを血中に供給できる（グルコースは細胞膜を通過できるがG6Pは通過できない）．
- 生体内のグリコーゲン貯蔵量は筋肉が最大であるが，筋肉にはG6Pアーゼがないため，筋肉のグリコーゲンは血糖を上げるためには利用できず，もっぱら筋肉自身のエネルギー源として利用される．
- 糖新生とは，糖以外のものからグルコースを合成する代謝経路のことである．乳酸（乳酸回路）またはアラニン（グルコース・アラニン回路）を原料とする糖新生が知られている．
- 糖新生系についても，G6Pアーゼをもつ肝臓（および腎臓）が糖新生をする主要な臓器である．
- 乳酸回路は，運動によって下がった血糖を上げる時に利用される機構で，筋肉で運動によって産生された乳酸を原料としてグルコースを合成する回路である．
- グルコース・アラニン回路は，比較的長時間の飢餓によって低下した血糖を上げる機構で，体タンパク質の分解あるいはピルビン酸へのアミノ基転移反応によってできるアラニンから肝臓でグルコースを合成する回路である．

3）脂質の吸収後の代謝（図5-26）

- 小腸で吸収された食事由来の中性脂肪は，コレステロール，脂溶性ビタミンなどとともにキロミクロンに取り込まれ，リンパ管経由で静脈に入り，全身に輸送される．
- キロミクロンに含まれる中性脂肪は，循環中に，末梢組織の毛細血管内皮細胞の表面に存在するリポタンパクリパーゼによって脂肪酸とグリセロールに分解される．キロミクロンのアポタンパク質CⅡ（アポCⅡ）は，リポタンパクリパーゼを活性化する．生成した脂肪酸は末梢組織に取り込まれ，筋肉などの末梢組織ではエネルギー源として利用され，脂肪組織では中性脂肪合成の原料として利用される．
- インスリンは，脂肪組織のリポタンパクリパーゼを活性化し，脂肪酸の取り込みを促進するとともに，中性脂肪の合成も促進する．
- リポタンパクリパーゼによって中性脂肪が減少したキロミクロン（キロミクロンレムナント）は，最終的に肝臓の毛細血管の肝性リパーゼによって残りの中性脂肪が分解され，肝臓に取り込まれる．
- 食後，中性脂肪，グルコースなどのエネルギー基質が過剰にある時は，TCA（トリカルボン酸）回路によって処理できないアセチルCoA（補酵素A，コエンザイムA）*を原料として，肝臓で新規に脂肪酸が合成され，さらに，グルコースから合成されるグリセロール-3-リン酸とエステル結合して，中性脂肪（トリアシルグリセロール）が合成される．また，肝臓ではアセチルCoAからコレステロールも合成される．インスリンは，これらの合成反応を促進する．
  - *アセチルCoA（アセチルコエンザイムA）は，解糖系や脂肪酸のβ酸化によって生成されるアセチル基の活性型．脂肪酸合成，コレステロール合成の出発物質となる．
- 肝臓では，合成された中性脂肪，コレステロールを取り込んで新たに超低密度リポタンパク質（VLDL）が作られ，血中に放出される．VLDLは循環血液中でキロミクロンと同様に，毛細血管表面のリポタンパクリパーゼにより中性脂肪が分解され，その含量が減少してIDL（中間密度リポタンパク質）となり，さらに，リポタンパクリパーゼにより中性脂肪が分解され，相対的にコレステロール含量が増加した低密度リポタンパク質（LDL）となる．
- LDLは，アポタンパク質B-100を介して，末梢組織や肝臓のLDL受容体に結合し，末梢組織や肝臓にコレステロールを供給する．

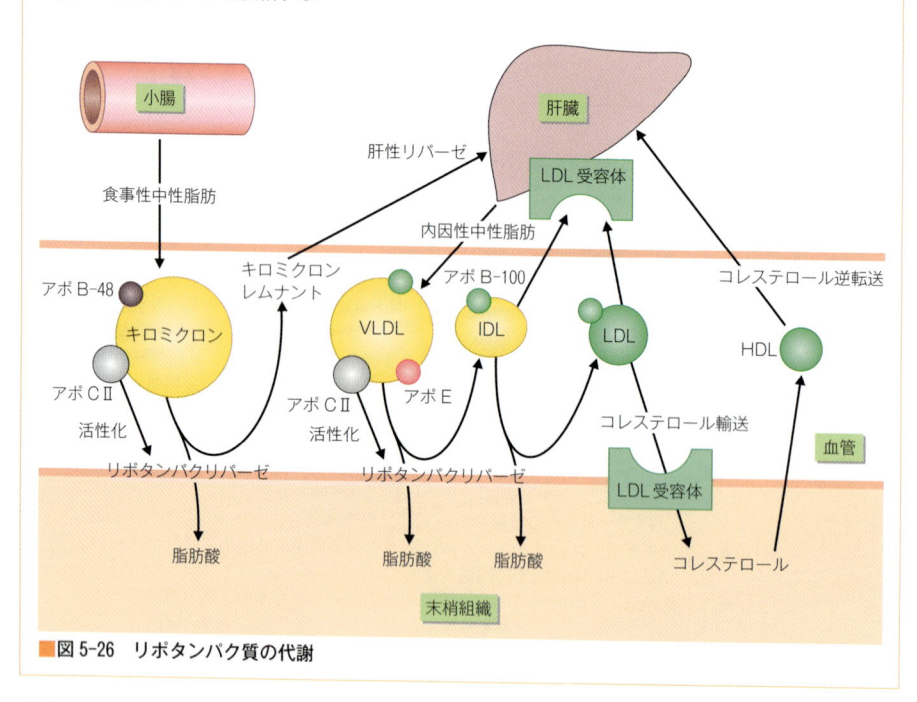

■図5-26 リポタンパク質の代謝

4）アミノ酸の吸収後の代謝

- 通常，成人（体重 60 kg）では，1 日に約 65 g のタンパク質を摂取し，同量のタンパク質が排泄される．また，体内では 1 日に約 180 g のタンパク質が新しく合成され，同量のタンパク質が分解される．
- 体内のタンパク質（アミノ酸）の摂取と排泄，合成と分解は動的平衡状態を保っており，これを窒素平衡*という．
  - ＊窒素平衡：タンパク質の摂取・排泄，合成・分解のバランスがとれて，体内のタンパク質量，アミノ酸量が一定に維持されていること．タンパク質の収支は，タンパク質（アミノ酸），尿素などに含まれる窒素量のバランスとして示されることから，窒素平衡という．
- 栄養として吸収されたアミノ酸は，本来，タンパク質合成のための原料として利用される．食事由来のアミノ酸，体タンパク質の分解で生じたアミノ酸は，ともにアミノ酸プールに蓄えられ，タンパク質合成に利用される．
- 糖質，脂質の栄養（エネルギー基質）が不足すると，タンパク質がエネルギー源として利用される．その場合，アミノ酸のアミノ基が除去されたあとの炭素骨格（αケト酸）が TCA 回路で酸化されてエネルギーとなる．アミノ基は，肝臓で尿素に変換され，腎臓より尿中へ排泄される．
- 小腸で吸収された食事由来のアミノ酸の大部分は，門脈経由で肝臓に入るので，肝臓はアミノ酸代謝の中心的な役割を果たしている．

memo　リポタンパク質の構造と特徴

- リポタンパク質は，リン脂質の一重膜によって取り囲まれた粒子で，脂質栄養の運搬体である．リポタンパク質粒子の表面には，両親媒性（親水基と疎水基を両方もつ）の遊離コレステロールやタンパク質（アポタンパク質）が存在し，リポタンパク質粒子の中央部には，脂溶性の強いトリアシルグリセロール（中性脂肪）やコレステロールエステルが局在する．
- リポタンパク質の物理化学的特徴や役割について，表 5-13 にまとめた．

表 5-13　リポタンパク質の役割

リポタンパク質の種類	運搬する脂質	運搬する経路	アポタンパク質	特徴
キロミクロン	食事性中性脂肪の運搬体	消化管 →リンパ管（胸管） →左鎖骨下静脈 →末梢組織・肝臓	アポ B-48 アポ C I，II	血管表面のリポタンパクリパーゼ（LPL）の作用で中性脂肪が分解され，キロミクロンレムナント（キロミクロン残余体）へ変化 アポ C II は，LPL を活性化する
VLDL（超低密度リポタンパク質）	内因性中性脂肪の運搬体	肝臓 →末梢組織	アポ B-100 アポ C I，II アポ E	血管表面のリポタンパクリパーゼ（LPL）の作用で中性脂肪が分解され，IDL から LDL へと変化 ＊IDL＝中間密度リポタンパク質 アポ C II は，LPL を活性化する
LDL（低密度リポタンパク質）	コレステロールの運搬体	肝臓 →末梢組織	アポ B-100	過剰では動脈硬化の原因 "悪玉コレステロール" アポ B-100 は LDL 受容体に結合
HDL（高密度タンパク質）	コレステロールの逆輸送運搬体	末梢組織 →肝臓	アポ A I，II	末梢組織の過剰なコレステロールを肝臓へ逆転送 "善玉コレステロール" アポ A I は，HDL がコレステロールを逆転送するのに重要な LCAT の活性化因子

LPL：リポタンパクリパーゼ，LCAT：レシチンコレステロールアシルトランスフェラーゼ

- 肝臓は取り込んだアミノ酸を原料にアルブミンなどの種々のタンパク質を合成し，また，アミノ酸の分解，相互変換，合成を制御することによって，体タンパク質の合成に必要なアミノ酸プールの量を調節している．
- 肝臓は分岐鎖アミノ酸（バリン，ロイシン，イソロイシン）に対するアミノ基転移酵素の活性が低いため，分岐鎖アミノ酸だけは，肝臓で代謝されず，肝臓を通過して主に筋肉に輸送される．
- 筋肉は，分岐鎖アミノ酸の主要な代謝臓器である．筋肉では，分岐鎖アミノ酸のアミノ基を除去して，残りのαケト酸が 筋肉のエネルギー源として利用される．分岐鎖アミノ酸のアミノ基はアラニン，グルタミンに転換されて筋肉から血中に移行し，肝臓や腎臓に輸送され，尿素，アンモニアとして尿中に排泄される．

2. 栄養素の代謝機能の障害とフィジカルアセスメント

1) 肝硬変

- 肝臓は栄養代謝の中心となる臓器であるため，肝硬変などの肝機能障害によって，栄養素の様々な代謝異常を呈する．

Physical Assessment

❶浮腫，腹水，胸水 ❷低アルブミン血症	根拠▶ 肝臓のアルブミン合成障害により低アルブミン血症となり，血漿膠質浸透圧が低下し，浮腫，腹水や胸水の貯留を招く．	➡インタビュー ➡栄養吸収・代謝機能の概観（全身の観察）
❸低血糖	根拠▶ 肝臓グリコーゲン量の減少，糖新生の障害により，空腹時の血糖維持ができず低血糖となる（p.161, E.1-2参照）．特に，食事の間隔が長くなる夕食と翌日の朝食の間は，夜間睡眠中あるいは早朝時に低血糖症状が出現することがある．対策として，就寝前に200 kcal程度の糖分補給（late evening snack；LES）が有効である．	➡インタビュー
❹分岐鎖アミノ酸の低下，フィッシャー比（BCAA/AAA比）の低下	根拠▶ 肝臓の尿素回路によるアンモニア処理を代償するため，筋肉では分岐鎖アミノ酸*が消費されるため血中の分岐鎖アミノ酸が減少する．また，通常は肝臓で代謝される芳香族アミノ酸**が代謝されないので，血中の芳香族アミノ酸は増加し，フィッシャー比（BCAA/AAA比）が低下する．	➡栄養吸収・代謝機能の概観（全身の観察）
❺肝性脳症 ・傾眠～嗜眠～昏睡 ・錯乱・せん妄状態 ・羽ばたき振戦	根拠▶ 肝硬変では肝臓のアンモニア処理能力の低下に加えて，側副血行（門脈-体循環シャント）の増加により，脳内アミンの原料となる芳香族アミノ酸が肝臓を経由せず直接脳に供給されること，また消化管内の腸内細菌により生成したアンモニア，メルカプタンも直接脳に供給されることより，多彩な精神・神経症状が	➡インタビュー ➡栄養吸収・代謝機能の概観（全身の観察）

●消化器の解剖生理と機能障害

	出現する(肝性脳症). 肝性脳症には, 分岐鎖アミノ酸補給(分岐鎖アミノ酸製剤), 消化管浄化(便通改善, ラクツロース・難吸収性抗生物質投与)などが有効である.	
❻脂肪便	根拠▶ 肝臓の胆汁酸合成障害, および胆汁うっ滞による脂肪の消化吸収障害.「吸収不良」の Physical Assessment (p.160)参照.	➡インタビュー
❼肝性口臭	根拠▶ 腸内細菌によりメチオニンの分解によって生成したメルカプタンが呼気に排出され, 卵の腐ったような口臭がする.	➡インタビュー ➡栄養吸収・代謝機能の概観(全身の観察)

* 分岐鎖アミノ酸：BCAA(branched chain amino acid)＝バリン, ロイシン, イソロイシン
** 芳香族アミノ酸：AAA(aromatic amino acid)＝フェニルアラニン, チロシン

2) 脂肪肝

- 様々な原因によって, 肝臓細胞内に中性脂肪が過剰に蓄積した状態のことである(脂質が肝重量の10％以上：組織学的には肝小葉の30％以上の肝細胞に脂肪滴がみられる状態). 肝細胞での中性脂肪合成には, グルコース, 脂肪酸, アルコールなどが原料となる.
- 脂肪肝の原因には, 以下のようなものが挙げられる. ①〜③が三大原因である. ①アルコール過剰摂取, ②肥満・糖尿病, ③糖質・カロリーの過剰摂取, 高カロリー輸液, ④飢餓・栄養不良(タンパク質栄養失調；クワシオルコル), ⑤妊娠(急性妊娠性脂肪肝)*, ⑥ライ Reye 症候群** など
    - * 急性妊娠性脂肪肝：妊娠後期に急激に重症化する予後不良の肝疾患. 臨床的には劇症肝炎に類似し, 急激に肝不全に陥る. 病理組織像では, 少数の大脂肪滴が認められる通常の脂肪肝とは異なり, 肝細胞内に多数の小脂肪滴の沈着が認められる.
    - ** ライ症候群：ウイルス感染の後に全身の臓器の脂肪変性と急性脳症・肝不全をきたす予後不良の疾患. 通常, 小児に多くみられる. アスピリンなどの解熱鎮痛薬の投与が発症に関連するとされる. 肝臓では, 急性妊娠性脂肪肝と同様, 小脂肪滴の沈着がみられる.
- 非アルコール性脂肪性肝炎(non-alchoholic steatohepatitis；NASH)：アルコール飲酒に関連しない脂肪肝を, 非アルコール性脂肪性肝疾患(non-alchoholic fatty liver disease；NAFLD)といい, その中で, 単純な脂肪蓄積だけがみられるものを単純性脂肪肝, 脂肪蓄積に加え肝組織の炎症・壊死を伴うものを非アルコール性脂肪性肝炎(NASH)という. 通常, 脂肪肝は可逆的で予後の良いものが多いが, NASH は, 将来, 肝硬変, 肝癌に移行するリスクが高いので注意が必要である.
- 脂肪肝の発生機序：
    - ・肝細胞の脂肪酸の合成亢進：上記原因の①〜③
    - ・肝細胞の脂肪酸分解抑制：上記原因の①, ⑤, ⑥
    - ・肝細胞からの中性脂肪の分泌障害(VLDL アポタンパク質合成障害, VLDL 分泌障害)：上記原因の④, ⑤

Physical Assessment

❶アルコール多飲　根拠▶ 大量に飲酒する人の80％以上に脂肪肝がみられる. ❷肥満　根拠▶ BMI＞25 で約30％, BMI＞30 で約80％に脂肪肝が合併する. ❸非アルコール性脂肪性肝炎(NASH)　根拠▶ アルコールの飲酒歴がないにもかかわらず脂肪肝がみられる時は, NASH に注意する必要がある. ま	➡インタビュー ➡栄養吸収・代謝機能の概観(全身の観察)

5 栄養吸収・代謝機能とその破綻

た，メタボリック症候群に合併する非アルコール性の脂肪肝は NASH の可能性がある．

第6章

排泄機能とその破綻

［排便機能］
［排尿機能］

体内で不要になったものを棄てる

体内に取り込まれた様々な物質は，分解や合成を経て生命維持に活用されるが，代謝の最終産物や不消化物などが残る．こうした不要なものを体外に排出することを排泄という．排泄物には便，尿，汗，二酸化炭素，喀痰などがあるが，この章では主に便と尿の排泄について解説する．

1 排便機能

排便のための解剖生理と機能障害

清村紀子

A. 便を排泄するための構造

1. 排泄とは

　われわれ生物は，常に外界と物質のやり取りを行う開放系に属している．体外から取り込んだ酸素や栄養は，体内で活用できる物質に変換され（物質代謝），いわゆる"血や肉を形成"したり，エネルギー生成（エネルギー代謝）に関与することで，生命活動の一翼を担っている．こうした代謝の過程で生じた物質の多くは，いくつかの経路の中で分泌と吸収を繰り返し，最終的に体内でもはや利用価値のないものだけが残る．体内で利用価値のない副産物を体外に排出することを排泄といい，排泄を担う器官を排泄器官，排泄されたものを排泄物という．広義には，排泄器官として腎臓，大腸，皮膚，肺が挙げられ，排泄物には尿，便，汗，二酸化炭素，喀痰などが含まれる．

　尿を排泄することを排尿といい，便を排泄することを排便という．便の排泄に関わるのは消化器系の中でも特に大腸とそれに続く肛門で，これら器官と神経系の連動によって便を体外へ排出することができる．

2. 排便に関わる大腸の構造

　消化管は口から肛門に至る1本の管で，これに，消化吸収に関わる唾液腺，肝臓，膵臓，胆囊（のう）などの器官が加わり消化器系を形成する（図6①-1）．消化管は，口⇒食道⇒胃⇒十二指腸⇒小腸から，回盲弁を経て大腸に至る．胃以降の消化器官は腹腔内に位置している．回盲弁から肛門までの大腸の長さは約1.5ｍになる．大腸は，右下腹部の盲腸とこれに付着する虫垂⇒右側腹部の上行結腸⇒上腹部の横行結腸⇒左側腹部の下行結腸⇒大きくうねり骨盤内へ入るＳ状結腸⇒骨盤内の直腸⇒肛門管から肛門に至る．

　消化管の組織は，内側から粘膜，粘膜下組織，筋層，漿（しょう）膜で構成される．このうち筋層は平滑筋からなり，内側には輪走する輪状筋層，外側には縦走する縦走筋層がある．大腸の大部分を占める結腸の縦走筋は3か所に集合してヒモ状構造を成し，表面に見える．これを結腸ヒモという．結腸は袋状に隆起した結腸膨起を形成し，膨起と膨起の間の半月ヒダが内面に突出している．結腸の漿膜には，腹膜垂と呼ばれる脂肪の詰まった房状のものが多数付着している．結腸ヒモと腹膜垂は大腸特有の構造である（p.131，図5-7参照）．

　消化管の運動や分泌は，自律神経系（外来神経）と消化管に特有の内在神経によって制御される．内在神経は，粘膜下組織にあるマイスナー神経叢（そう）（粘膜下神経叢）と，輪状筋層と縦

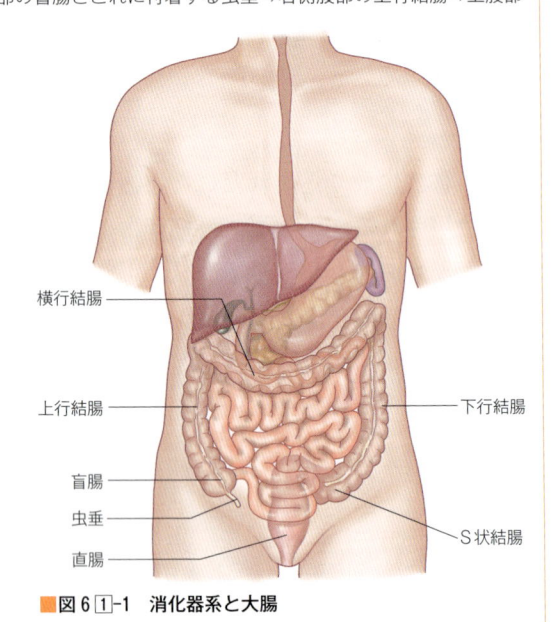

■図6①-1　消化器系と大腸

1 排便機能 ●排便のための解剖生理と機能障害

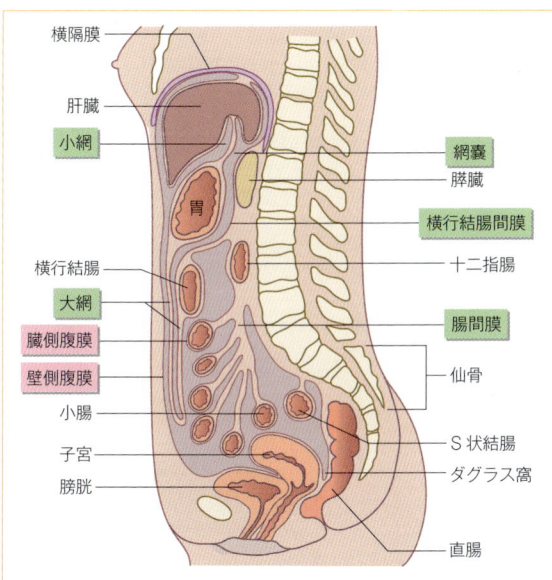

■図6①-2　直腸の走行と腹膜腔（女性，矢状面）

横行結腸は，図6①-1，2に示すように，身体の前面に点線のように位置しているが，ここでは大腸の主要な動脈を見せるため，横行結腸を上方に押し上げた形状で描いている．

■図6①-3　肛門の構造

■図6①-4　大腸の主要な動脈

走筋層の間にあるアウエルバッハ神経叢（筋層間神経叢）から成る．マイスナー神経叢は消化液，粘液の分泌を調整し，アウエルバッハ神経叢は消化管運動を調整する．消化管の内在神経は，消化管を直接支配できる興奮・抑制の反射回路を形成しており，中枢神経からの指令がなくても独立して機能を発揮することができる．

　S状結腸から移行する直腸は，伸展性に富んだ全長15～20 cm程度の消化器官で，仙骨の前面に沿って骨盤内を下行し，尾骨の先端を越えた付近から後，下方に向きをかえて肛門管に達する（図6①-2）．
　直腸と肛門管の間には，直腸粘膜と肛門上皮の間にある歯状線と呼ばれる境界部がある（図6①-3）．直腸の筋は肛門管へ連なり，発達した輪状筋である内肛門括約筋を形成する．直腸の筋と内肛門括約筋は平滑筋からなり，自律神経によって調整され，交感神経優位で収縮し，副交感神経優位で弛緩する．内肛門括約筋を取り囲むように位置する外肛門括約筋は，肛門挙筋から連続し，恥骨や坐骨とつながる．

6　排泄機能とその破綻

外肛門括約筋と肛門挙筋は体性神経支配の骨格筋で，自分の意思で締めたり緩めたりすることができ，排便を随意的に制御している．内肛門括約筋，外肛門括約筋，いずれも通常は収縮し，一定の力で肛門管を閉じている．直腸と肛門管の一帯の粘膜下には，静脈の末端で毛細血管が網目状に集まった直腸静脈叢が発達しており，痔核の発生と関連がある．
　大腸を栄養するのは，腹大動脈から分岐する上腸間膜動脈と下腸間膜動脈である．上腸間膜動脈が十二指腸から横行結腸の口側2/3まで，下腸間膜動脈がそれ以降の血液供給を担っている（前頁，図6①-4）．
　腹腔には，臓器を覆う臓側腹膜と腹側および背側の腹壁内面を覆う壁側腹膜によって形成される腹膜腔が存在する．臓側腹膜と壁側腹膜は全体としてはつながっているため，1つの袋状の腹膜腔が形成される．腹膜腔内に位置するものを腹膜内器官，それ以外を後腹膜器官と呼ぶ．腹膜内器官の大部分は，中に血管，リンパ管，神経を収める腹膜が二重に合わさった腸間膜によって腹膜腔内に吊り下げられるように位置している（p.171, 図6①-2）．
　上行結腸，下行結腸，直腸は後腹膜器官で，盲腸，横行結腸，S状結腸は腹膜内器官である．横行結腸とS状結腸は，短い腸間膜によって腹膜腔内にぶら下げられているため可動性がある．

3. 排便機能

　排便機能の重要な要素は，①便の生成，②便の移送，③排便の調節機構，の3つで，これらが連動することで「排便機能」は成り立っている（図6①-5）．

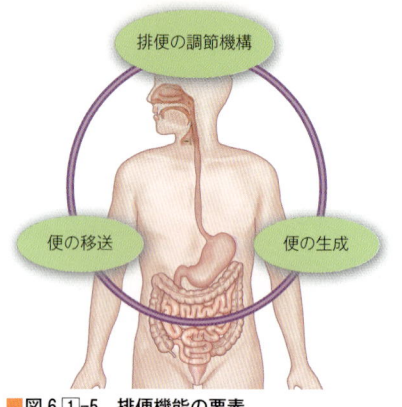

図6①-5　排便機能の要素

B. 便の生成

1. 固形便の生成

　からだの中に取り込んだ食物は，口⇒食道⇒胃⇒小腸と消化管を移動する間に消化吸収を受け，大腸の入口にたどりつくまでに15時間程度を要するといわれている．
　からだで利用可能な水分や栄養素は，小腸までに大部分が吸収される．
　大腸で吸収される水分は，全体のわずか10％程度（1～2L/日）にすぎないが，大腸に達した時点の腸内容物は，まだ液体の状態である．
　大腸では，蠕動運動，逆蠕動，分節運動によって，内容物が肛門に向かって非常にゆっくりと移動していく．この間に水分が吸収されて，下行結腸下部でようやく固形の便（糞便）が形成される（図6①-6）．

1）大腸での消化・吸収・分泌

- 大腸で分泌される腸液は，酵素をほとんど含まない粘液で，主に腸壁の保護と便の移送のための潤滑油としての役割を果たしている．
- 大腸の主な機能は水，電解質の吸収と分泌である．大腸の上皮細胞では，ナトリウムポンプの能動輸

1 排便機能 ●排便のための解剖生理と機能障害

送によってナトリウムイオン（Na⁺）が吸収され，その結果生ずる浸透圧勾配と電気的勾配により水分とクロールイオン（Cl⁻）が吸収される。
- 一方，大腸の上皮細胞に存在するカリウムチャネルではカリウムイオン（K⁺）が大腸内へ分泌される。このため，慢性的に下痢が続くと低カリウム血症を呈する。
- 大腸では腸内細菌の働きによって，食物繊維の消化が行われる。

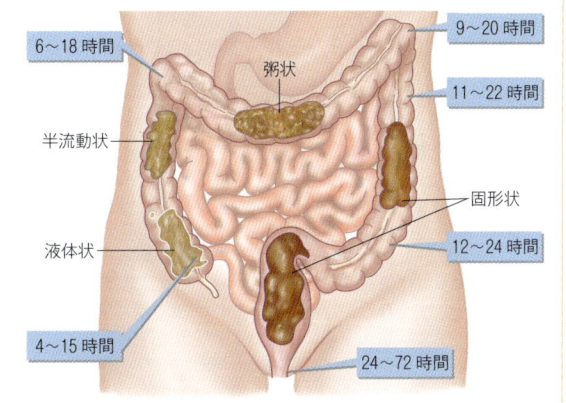

図6 1-6　食物の到達時間とその性状

（図中ラベル：6〜18時間／9〜20時間／11〜22時間／12〜24時間／4〜15時間／24〜72時間／粥状／半流動状／液体状／固形状）

2）腸内細菌叢

- 大腸内には腸内細菌叢（フローラ）が形成されており，大腸菌やビフィズス菌，腸球菌など100種類以上の細菌が常在している。
- 腸内細菌叢を形成するのは，大きく病原菌（有害菌），共生菌（有用菌），片利（へんり）共生菌（日和見菌）の3つのグループに分類され，先天的に一定の比率で体内に存在している。
- 通常は，宿主である生体に有用な菌が有害な菌を抑え，腸内細菌叢のバランスを保ち，腸内環境を整えている。
- 片利共生菌は数の上では最も多く，通常は人体に影響を及ぼすことはほとんどない。しかし，病原菌と共生菌の動向によって，いずれか優勢な方に加担する性質をもつ。
- 共生菌は，小腸までで消化吸収されなかった物質をもとに，発酵による分解と合成を行うことで，人体に有益な発酵物質を作りだし，腸内環境を正常に保ったり（腸内を酸性に保ち有害な菌の繁殖を抑え，有益な菌の生育を促進する），様々な生理作用（免疫力を高める，有毒物質・発癌物質の抑制，短鎖脂肪酸・ビタミンB群・ビタミンK・アミノ酸の合成，ミネラルの吸収）を活性化することに寄与する。
- 病原菌は，小腸までで消化吸収されなかった物質をもとに腐敗を起こし，人体に悪影響を及ぼす有毒物質や発癌物質を生成するとともに，腸内環境を悪化させる。
- 腸内細菌による発酵では水素，二酸化炭素，メタンなど無臭のガスが発生する。一方，タンパク質が腐敗し，アミノ酸の分解がさらに進むとインドール，スカトール，アンモニア，硫化水素といった悪臭を放つ物質が産生される。
- 腸内細菌は，ビリルビン代謝の過程において，大腸に達した一部の抱合型ビリルビンをウロビリノゲンへ還元している。ウロビリノゲンは，さらに還元，酸化によってステルコビリン（便の色素の主成分）へと変化し，最終的には便と一緒に体外へ排出される。

memo　プロバイオティクスとプレバイオティクス

- プロバイオティクスとは，抗生物質（アンティバイオティクス）に対する批判から生まれた概念で，乳酸菌を代表とする人体に有益な働きをする生きた微生物を指す。予防医学に基づき，プロバイオティクスの働きを健康の維持・増進に生かすという考え方がヨーロッパを中心に広がった。
- プレバイオティクスとは，プロバイオティクスを増殖・活性化させる食品群を指す。発酵食品である納豆はその代表といえる。

6　排泄機能とその破綻

✎ memo　バクテリアル・トランスロケーション（bacterial translocation）

- 1979 年に Berg らによって提唱された概念で，腸内細菌が異常増殖し，腸管粘膜上皮のバリアを越えて体内に移行した状態を示す．
- 全身的な栄養状態の悪化，全身性・局所性の免疫力低下，腸粘膜萎縮による機能低下，腸管運動障害，細網内皮系の機能低下，抗生物質の乱用などが背景にある．
- 体内に移動した腸内細菌は，血液・リンパを介して全身に広がり，感染を引き起こす．
- 概念の導入当時は，感染源が明らかでない敗血症や多臓器不全の原因として捉えられていた．現在では，より広範な概念として理解されており，菌体の直接侵入だけでなく，菌体やエンドトキシンが腸管粘膜の免疫応答細胞に貪食されたり，リンパ節で捕捉されることで産生される炎症性サイトカインが引き起こす全身性炎症反応症候群（SIRS）を含めて捉えられている．
- 治療上，絶食状態を余儀なくされる重症患者の栄養管理において，特に問題となり，バクテリアル・トランスロケーションを防ぐための早期からの経腸栄養の効果について，議論がなされている．

3）便の成分・性状

- 便は，食物に由来しない成分を主成分とするため，基本的には，食べた物の種類や量によって便の成分が変化することはないといわれている．ただし，便に含まれる水分量・色・臭いは，消化管の機能や摂取した食物や水分量，腸内環境によって異なってくるため，結果として摂取した食物や水分量に影響を受ける．
- 便は，水分 75％（200〜250 mL 程度），固形分 25％ から成る．固形分には，消化されなかった食物の残渣，細菌，剥離した腸粘膜細胞，リン酸塩，硫酸塩が含まれる．
- 便の色を形成するのは，ビリルビン代謝の過程で生じたステルコビリンやウロビリノゲンである（図 6 1-7）．
- 腸内細菌による発酵によって，水素，二酸化炭素，メタンなどのガスが産生され，これらは無臭である．また，小腸で消化吸収されなかったタンパク質（特に動物性タンパク質）が腐敗すると，便臭のもととなるスカトールやインドールが発生する．
- 健康な成人の場合，便は 1 日に 150〜200 g 程度排出され，バナナ 1〜2 本程度の量が目安とされる．形状は半固形で軟らかい．色は黄茶褐色で，わずかに便臭がする．
- 便は，硬さ別に 7 つのタイプに分類される（図 6 1-8）．タイプ 1 と 2 が便秘の状態とされ，排便に困難を伴う．

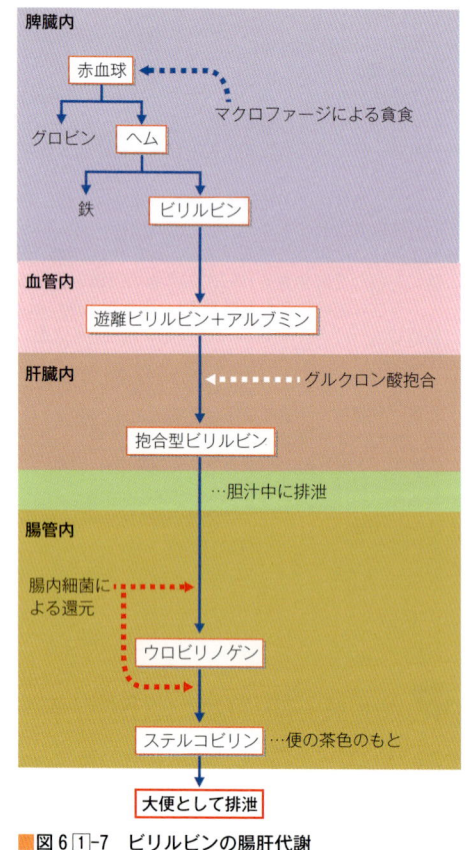

図 6 1-7　ビリルビンの腸肝代謝

① 排便機能 ●排便のための解剖生理と機能障害

タイプ1	兎糞(とふん)様のコロコロした便 ナッツのような硬い塊に分かれている(通過しにくい)	タイプ4	普通便 ソーセージもしくはへびのような形状で，なめらかで軟らかい
タイプ2	硬便 ソーセージのような形状で硬い	タイプ5	軟便 軟らかく，しかし明らかに縁を認める小さな塊(通過が容易)
タイプ3	やや硬い便 ソーセージのような形状で表面がひび割れている	タイプ6	泥状便 縁は不規則で軟らかい泥状態
		タイプ7	水様便 水のような便(固形物を含まない)

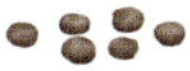

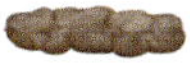

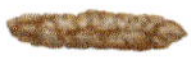

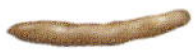

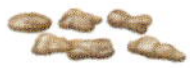

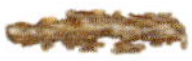

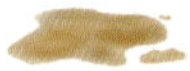

■図6①-8　ブリストル大便チャート

2. 便の生成の障害とフィジカルアセスメント

　便は，体外から取り込んだ食物・水分を消化吸収した結果，最後に残ったものである．剥離した腸粘膜細胞も同時に排泄されるため，たとえ絶食状態であっても理論的には便は生成される．したがって，便は，小腸を含めた腸管の消化吸収機能，分泌，腸内細菌叢の状態を示す1つの指標となり得る．
　便の性状，色，量，混入物の有無は，消化管の消化吸収機能のみならず，時として全身性の疾患の存在を示す客観的なデータとして重要な意味を持つ(表6①-1)．
　大腸の吸収機能が種々の原因によって低下すると，便に含まれる水分量が増加し下痢を呈する．激しい下痢や慢性的な下痢では，体内からの水分喪失による脱水のみならず，低カリウム血症を呈する．
　下痢は，症状出現の期間(急性下痢と慢性下痢)，病変部位(表6①-2)，発生機序によって分類される(表6①-3)．

■表6①-1　便の異常と病態との関連

便の状態		病態	疑われる主な疾患
色	赤色(血便)	下部消化管での出血は，便の周囲に血液が付着する	大腸癌，直腸癌，大腸ポリープ，潰瘍性大腸炎，クローン病，虚血性大腸炎，内痔核，大腸憩室炎
	黒色(タール便)	上部消化管での出血時に血液中の鉄分が胃液で酸化され，黒くなる	胃潰瘍，十二指腸潰瘍，マロリー・ワイス症候群，食道静脈瘤
	白色(灰白色便)	胆汁が排泄されないため，ウロビリノゲンやステルコビリンが作られず便の色が抜ける	総胆管結石，胆管癌，先天性胆道閉鎖症，先天性胆道拡張症，膵頭部癌，閉塞性黄疸
	緑色(緑色便)	腸内細菌叢のバランスが崩れ，胆汁からウロビリノゲンやステルコビリンが作られず，胆汁色素(ビリベルジン)がそのまま排出される	溶血性黄疸
臭い	酸性臭	腸内細菌による異常発酵で生じる．病的には，脂肪や糖質の消化吸収不良のために異常発酵で有機酸が多く発生したり，便に脂肪分が含まれるために強い酸性臭を呈する	膵炎，膵臓癌，膵外分泌機能不全
	腐敗臭	腸内細菌による腐敗によって生じる．病的にはタンパク質の分解が進むことでインドール，スカトール，アンモニアなどが産生されるために腐敗臭を呈する	大腸癌
混入物	粘液(液便)	腸管に炎症があることで，腸管が分泌する粘液が大量に排泄される	感染性腸炎，過敏性大腸炎
	食物残渣	腸管の消化吸収機能が低下すると消化吸収されなかった食物残渣が混入する	

6 排泄機能とその破綻

■ 表6 1-2　病変部位別の下痢の分類

	小腸性下痢	大腸性下痢
便の性状	不消化便	粘液便, 血便
1回の排便量	多量	少量
排便回数	変化なし	増加
テネスムス*	なし	あり
疼痛	排便による軽快なし	排便による軽快あり
嘔吐	あり	なし

＊テネスムス：しぶり腹

■ 表6 1-3　発生機序別の下痢の分類

	浸透圧性, 吸収不良性下痢	滲出性下痢	分泌性下痢	腸管運動異常による下痢	
原因	便の水分含有量増加	腸粘膜の炎症による滲出	便への水分分泌増加	便の急速な通過	脂肪の吸収障害
機序	腸管内容物の吸収障害 ⇩ 腸管内浸透圧上昇 ⇩ 体液の腸管への移行 ⇩ 腸管内容液の増加 ⇩ 下痢	腸粘膜の炎症 ⇩ 腸に滲出液増加 ⇩ 腸管内容物の増加 ⇩ 下痢	腸粘膜の分泌亢進 ⇩ 腸管内容液の増加 ⇩ 下痢	腸の運動亢進 ⇩ 急速な内容物の通過 ⇩ 水分の吸収不良 ⇩ 下痢	腸管運動低下 ⇩ 腸内細菌の異常増殖 ⇩ 胆汁酸の脱抱合* ⇩ 水や脂肪の吸収障害 ⇩ 下痢

＊脂肪酸はグリシンやタウリンなどと結合(抱合)し胆汁として分泌される．こうした物質と抱合した胆汁酸は抱合型胆汁酸と呼ばれる．胆汁酸の脱抱合が起きると，胆汁酸の分泌量が減る

◆感染性腸炎
- 病原微生物が腸管内へ侵入・定着・増殖して発症する疾患で，下痢，嘔吐，発熱を呈する．
- 原因となる病原微生物は，細菌，ウイルス，寄生虫，真菌などがある．
- O157(病原性大腸菌)，サルモネラなどは夏季に，ロタウイルス，ノロウイルスなどは冬季に活動が活発になり，集団食中毒の原因となることがある．
- 感染性腸炎は，症状とインタビューによってほぼ特定可能である．

Physical Assessment

❶ 腹痛，発熱(炎症症状)　根拠▶ 病原微生物が経口的に侵入し，腸粘膜に定着・増殖することで炎症を引き起こすため，炎症症状である発熱，腹痛が出現する．
❷ 下痢，腹部不快感(下部消化管症状)　根拠▶ 腸粘膜の炎症で滲出液が増加し，腸内容物が増加するため滲出性下痢が出現する．
❸ 悪心・嘔吐，食欲不振(上部消化管症状)　根拠▶ 腸粘膜に炎症があると，腸管の消化吸収機能が低下するため，消化器症状が出現する．
❹ 症状出現までに摂取した食物と症状出現の経過　根拠▶ 原因となる病原菌によって，症状発現までの潜伏期間や症状発現の程度が異なる．
❺ 同様の症状を呈する人の有無　根拠▶ 原因菌は経口で体内へ侵入する場合が大半である．食物，患者の吐物や便などを介して侵入するため，同じ食物を摂取したり，家族に同様の症状が認められると，同じ原因菌による感

➡インタビュー

染性腸炎の疑いが強くなる．また，学校や会社などでの集団感染の危険もあり，保健所への届け出が必要となる場合がある． ❻**既往歴と抗生物質使用の有無** 根拠▶ 全身性疾患などで宿主の免疫力が低下していると，症状が重篤化する危険性がある．また，抗生物質は，腸内に常在する人体に有益な菌も死滅させ，腸内細菌叢のバランスを破綻させる危険性がある．腸内細菌叢のバランスが破綻すると，時に腸内に抗生物質抵抗性の菌が増殖し，腸管粘膜に炎症を引き起こすことがある． ❼**海外渡航歴** 根拠▶ 地域によっては衛生環境が整っていない国もあるため，特に発展途上国への渡航歴がある場合は，コレラ，赤痢といった感染症のおそれもあるため． ❽**ペット飼育の有無** 根拠▶ ペットとして飼育している動物の，特にサルモネラ，カンピロバクター，エルシニアなどの動物寄生性の病原体が問題となる．病原体の体内への侵入経路は，ほとんどが経口であるため，飼育方法についても注意が必要である．	➡インタビュー
❾**腸蠕動音亢進（聴診器を使わずに聴取することもある）** 根拠▶ 腸管運動が亢進しているため． ❿**高い鼓音** 根拠▶ 病原菌の侵入・定着・増殖によって腸内細菌叢のバランスが破綻し，発酵・腐敗が進んでガスの発生が増加し，腸管内にガスが貯留し緊張が高まることがある．	➡腹部の聴診
⓫**圧痛** 根拠▶ 腸管の炎症，腸管内のガスの貯留によって圧痛を伴う場合がある．	➡腹部の触診
⓬便の培養で病原菌検出	➡便培養検査

🔷クローン病
- クローン病は，口腔から肛門に至るまでの消化管のどの部分にも起こりえる，慢性の非特異性肉芽腫性の炎症性腸疾患である．
- 原因は不明とされるが，最近の研究では，何らかの異常な遺伝子や環境因子由来の抗原に対する免疫系の反応異常があると考えられている．
- 小腸末端部が好発部位で，非連続性，区域性に病変が形成されるのが特徴である．再燃と寛解を繰り返し，慢性的な経過をたどる．
- 症状は多彩で，瘻（ろう）孔，狭窄，膿瘍などの腸管の合併症や口内炎，壊疽（えそ）性膿皮症，関節炎，虹彩炎，結節性紅斑，原発性硬化性胆管炎，脂肪肝，胆石症，尿管結石，肛門部病変などの腸管外の合併症も多く認められる．肛門部病変が先行して発見されることも少なくない．
- 患者数は，人口10万人あたり約23.3人と推計され，欧米に比べると1/10前後と少ない．
- 10～20代の若年者に多く，2：1の割合で男性に多い．
- 環境因子，動物性タンパク質や脂肪の摂取，喫煙などとの関連も指摘されている．
- クローン病の根本的治療法は確立しておらず，炎症を抑える対症療法と栄養管理が中心となる．著しい狭窄や，膿瘍が生じて薬物療法でコントロールできない場合は，手術の適応となる．手術に至るケースは，発症後5年で約33％，10年で約70％といわれている．

Physical Assessment

❶**腹痛** 根拠▶ 腸管に病変が存在すると，炎症によって痛みが生じる． ❷**下痢（時に下血）** 根拠▶ 小腸や大腸に病変が存在すると，水分の吸収不良によって下痢を呈する．	➡インタビュー

❸発熱　根拠▶ 炎症性の病変のため発熱をきたす． ❹体重減少　根拠▶ 胃や小腸に病変があると，栄養の消化吸収が不良となり，体重が減少する． ❺倦怠感　根拠▶ 消化吸収機能が低下すると，栄養状態が悪化するため倦怠感を生じる．また，肛門部病変が悪化すると痔出血による貧血を呈し，これによっても倦怠感を生じる． ❻痔出血を含む肛門部病変の有無　根拠▶ 肛門部病変の発見が先行することも少なくない．	➡インタビュー
❼眼瞼結膜蒼白の有無　根拠▶ 肛門部病変がある場合は，特に痔出血による貧血も考えられる．また，他の消化管であっても病変の炎症が高度であると粘膜組織からの出血があり，これが慢性的に持続すると貧血になる．	➡排便機能の概観 （全身の観察）
❽炎症反応の上昇〔白血球数（WBC），赤血球沈降速度（ESR），C反応性タンパク質（CRP）など〕　根拠▶ 炎症性の病変のため炎症反応が上昇する． ❾低栄養（総タンパク，血清アルブミン，総コレステロール）　根拠▶ 栄養の消化吸収が不良となり，低栄養状態を呈する． ❿貧血〔ヘモグロビン（Hb），ヘマトクリット（Ht），鉄（Fe）〕　根拠▶ 肛門部病変がある場合は，特に痔出血による貧血も考えられる．また，他の消化管であっても病変の炎症が高度であると粘膜組織からの出血があり，これが慢性的に持続すると貧血になる．また，胃病変があり胃液分泌に影響があると，鉄の還元が阻害されて体内に吸収されにくくなるため，鉄欠乏性貧血を呈する．	➡血液検査
⓫潜血反応　根拠▶ 下部消化管に病変があり炎症が高度であったり，特に痔出血があると，便の潜血反応が陽性となる．	➡便潜血検査
⓬内視鏡所見（敷石像，縦走潰瘍，不整形潰瘍，アフタ）　根拠▶ 非連続性，区域性に病変が形成されるため，腸の残存した正常粘膜が敷石を敷き詰めたように見える．また，不整形の潰瘍やアフタが多発するため，長軸方向に5cm以上の長さの潰瘍を形成する．	➡大腸内視鏡検査
⓭造影検査所見（敷石像，縦走潰瘍，狭窄，瘻孔）　根拠▶ 非連続性，区域性に病変が形成されるため，腸の残存した正常粘膜が敷石を敷き詰めたように見える．また，不整形の潰瘍やアフタが多発するため，長軸方向に5cm以上の長さの潰瘍を形成する．クローン病では深い潰瘍を形成するため，瘻孔になりやすい．	➡注腸造影検査・小腸造影検査
⓮サルコイドーシス様の非乾酪性肉芽腫，腸管壁の全周性の炎症	➡生検組織学的検査

◪潰瘍性大腸炎
- 潰瘍性大腸炎は，大腸の粘膜にびらんや潰瘍を呈するびまん性の炎症性腸疾患である．感染性腸炎やクローン病との鑑別が重要である．
- 病変は，直腸から連続的に口側に広がる性質があり，直腸から結腸全体に広がり，全周性に連続する病変を特徴とする．
- 病変の広がりで全大腸炎，左側大腸炎，直腸炎，病期によって活動期と寛解期，臨床的重症度で軽症，中等症，重症，激症，臨床経過で再燃寛解型，慢性持続型，急性激症型，初回発作型にそれぞれ分類される．
- 潰瘍性大腸炎の患者数は，約8,000人/年ずつ増加しており，現在では約11万人強と推計されてい

- る．米国の患者数に比べると1/10と少ない．
- 若年者から高齢者までに発症し，男女差もない．喫煙者は発症しにくいともいわれる．
- 原因としては，遺伝的因子，腸内細菌の関与，免疫機構の異常，自己免疫反応の異常，食生活などの環境因子などが指摘されるが，いずれも確定されるものでなく，現時点では原因不明である．
- 潰瘍性大腸炎の根本的治療法は確立しておらず，大腸の炎症を抑え，症状をコントロールすることが中心となる．大量の出血や腸管穿（せん）孔などに至る場合は，手術を行うこともある．
- 口内炎，結節性紅斑，壊疽性膿皮症，関節炎，強直性脊椎炎，虹彩炎，原発性硬化性胆管炎，脂肪肝，胆石症などを合併することがある．
- 再燃と寛解を繰り返す．大腸癌のリスクが高いが，生命予後は健常者と変わりはないといわれる．

Physical Assessment

❶発熱　根拠▶ 炎症により発熱をきたす． ❷腹痛　根拠▶ 炎症による疼痛，および大腸粘膜の炎症によって腸管の蠕動運動の機能が失われ，腸管が痙攣（けいれん）するように動くために腹痛が生じる． ❸下痢　根拠▶ 大腸粘膜の炎症によって腸管の機能が失われるため，水分の吸収が十分に行えず下痢になる． ❹粘血便もしくは下血　根拠▶ 病変の炎症があると，粘膜組織からの出血によって粘血便もしくは下血を呈する． ❺体重減少　根拠▶ 栄養の消化吸収不良によって体重が減少する． ❻食習慣と嗜（し）好　根拠▶ 食生活の欧米化など食嗜好との関連が指摘される． ❼ストレス　根拠▶ 環境因子としてストレスとの関連が指摘される． ❽家族歴　根拠▶ 遺伝的因子との関連も指摘される．	➡インタビュー
❾炎症反応の上昇（WBC，ESR，CRPなど）　根拠▶ 炎症性の病変のため炎症反応が上昇する． ❿低栄養（総タンパク，血清アルブミン，総コレステロール）　根拠▶ 栄養の消化吸収が不良となり，低栄養状態を呈する． ⓫貧血（Hb，Ht，Fe）　根拠▶ 病変の炎症があると粘膜組織からの出血があり，粘血便や時に下血を呈し，これによって貧血になる．	➡血液検査
⓬眼瞼結膜蒼白の有無　根拠▶ 粘血便や下血があると貧血になる．	➡排便機能の概観（全身の観察）
⓭連続するびまん性の炎症像	➡大腸内視鏡検査
⓮粘膜粗糙（ぞう）像，鉛管像（ハウストラ（結腸膨起）の消失），腸管の狭窄・短縮　根拠▶ 初期は粘膜全体が腫脹し，炎症が強くなると粘膜表面がそげ落ちてびらんや潰瘍を形成する．また，腸粘膜の炎症によって腸管の蠕動運動の機能が失われ，腸管が痙攣するようにしか動かないため，結腸膨起が消失する．慢性化し，症状が悪化すると，腸粘膜の萎縮や病変部の瘢痕によって腸管が短縮したり狭窄する．	➡注腸造影検査
⓯粘膜固有層にびまん性の炎症細胞の浸潤，陰窩（いんか）膿瘍，杯細胞の減少	➡生検組織学的検査

◪過敏性腸症候群

- 器質的疾患が認められず，腹痛，便通異常などの腹部不定愁訴が慢性的に持続する機能的腸疾患である．

- うつ状態，不安感，緊張感，睡眠障害などの精神症状や，自律神経失調症状を高い頻度で認める．
- 脳-腸相関（脳と消化器の機能的関連）が病態に関わる．
- ストレス環境下での症状出現が特徴的で，朝の通学・通勤電車やバスの中，大勢の人の前で何かしようとする時などに，急に腹痛や便意が出現するといった症状の出現・悪化を認める．また，ストレスフルな状況を考えるだけで症状が出現することもある．
- 消化器内科を受診する患者では比較的多く，器質的疾患の有無を確認した上で診断が確定する．
- 国際的診断基準である Rome Ⅲ による分類では，便の性状によって，便秘型，下痢型，混合型，分類不能型の 4 つに分けられる．
- 器質的疾患を除外するために，下部消化管内視鏡検査，注腸造影検査，血液検査などを実施する．

Physical Assessment

❶ 慢性的な腹痛
❷ 便通異常（下痢，便秘，あるいは下痢と便秘を繰り返す）やトイレに行けない場所や状況での急な便意の出現
❸ ストレスによる症状悪化の有無
❹ 消化器症状（悪心・嘔吐，心窩部痛，食欲低下など）
❺ 身体症状（頭痛，めまい，動悸，易疲労感など）
❻ 精神症状（抑うつ感，不眠，不安感，意欲低下など）

　根拠▶ 過敏性腸症候群は，脳-腸相関がその病態に深く関わるため，ストレスによる発症や症状悪化を呈する．ストレスを認識すると自律神経を介した腸管の運動異常によって下痢や便秘を引き起こす．腸管の不調は，自律神経を介して脳に伝えられ，ストレスと認識される．こうした悪循環によって，消化器症状のほか，精神症状や自律神経失調症状を認める．患者は，排便異常に対して必要以上に過敏になっているため，トイレに行けない場所や状況は特にストレスとなって，そうした場所や状況で便意を催してしまう．また，こうしたことが結果として，不安感や抑うつ感を引き起こすことになる．

➡ インタビュー

虚血性大腸炎

- 腸間膜動脈の末梢枝の可逆性の血流障害で，限局的に腸粘膜の壊死や浮腫，びらん，潰瘍を生じる炎症性疾患で，便秘や排便時のいきみなどを誘因として発症する．
- 下行結腸，S 状結腸に好発し，血流が比較的豊富な上行結腸や直腸には少ない．
- 多くの場合，内科的治療によって数日間で症状は消失する．
- 高齢者に多く，動脈硬化，糖尿病，心臓弁膜症，心不全，脳血管障害などの基礎疾患を有する場合が多い．

Physical Assessment

❶ **突然の腹痛**　**根拠▶** 腸管の虚血によって突然の腹痛を呈する．特に左側に出現することが多い．
❷ **下痢**　**根拠▶** 腸管の虚血による大腸機能低下で水分の吸収が不十分となり，下痢を呈する．
❸ **血便**　**根拠▶** 腸管の虚血によって腸管粘膜に壊死，浮腫，びらん，潰瘍などを生じるため，出血によって血便になる．
❹ **既往歴，腹部の手術歴**　**根拠▶** 動脈硬化，糖尿病，心臓弁膜症，心不全，脳血管障害などの基礎疾患を有する人に好発する．また，腹部の手術の既往があると，腸管の癒着などで便秘になることにより発症することがある．
❺ **排便習慣**　**根拠▶** 頑固な便秘による排便時のいきみによって発症すること

➡ インタビュー

が多い.	➡インタビュー
❻炎症反応の上昇（WBC，ESR，CRPなど）　根拠▶ 炎症性の病変のため炎症反応が上昇する.	➡血液検査
❼粘膜浮腫，暗赤色の膨隆，多発びらん，縦走潰瘍　根拠▶ 粘膜に炎症があると浮腫を呈する．また，粘膜下に浮腫や出血があると腸粘膜が隆起する．びらんが多発するために，縦に走る潰瘍となって認められる．	➡大腸内視鏡検査
❽母指圧痕像　根拠▶ 粘膜下に浮腫や出血があるため腸粘膜の隆起が起こり，母指で圧迫したような円形の母指圧痕像を呈する．	➡注腸造影検査

C. 便の移送

1. 大腸の運動と便の移送

　便は，腸管の中を腸管の運動によって口側から肛門側へ向かって移送される．大腸の運動は，主に蠕動運動，逆蠕動，分節運動である（図6①-9）．蠕動運動は，輪状筋と縦走筋の協調的な収縮によって，内容物を口側から肛門側の長軸方向へ送っている．分節運動では，主として輪状筋が関与し，内容物を小分けにしながら腸液とかき混ぜている．逆蠕動は，肛門側から口側に向かっての通常の蠕動運動とは逆の動きである．逆蠕動によって，内容物は一定時間大腸内にとどまることになる．

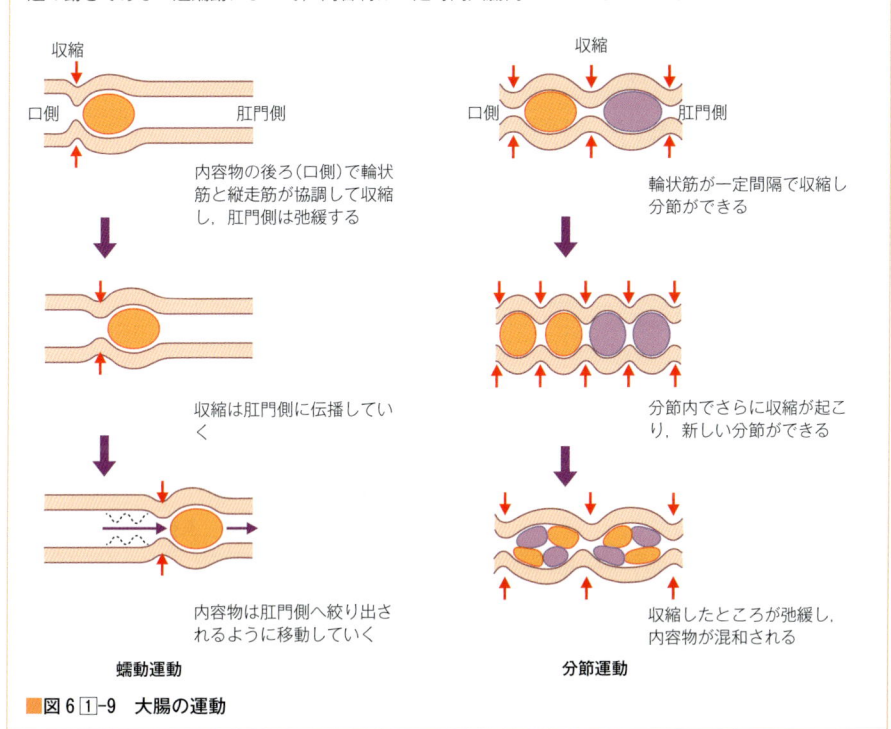

■図6①-9　大腸の運動

盲腸，上行結腸では蠕動運動と逆蠕動が盛んで，内容物の混和と水の吸収が行われる．横行結腸以降では蠕動運動またはわずかな振子運動が時折認められるだけである．横行結腸以降の蠕動運動は，1日に1〜2回程度出現するのみで，横行結腸からS状結腸にかけて腸内容物を一掃するような大きな蠕動波が生じる．この大きな蠕動波を生じる蠕動運動を特に大蠕動という．

　大腸の運動は，胃や小腸からの影響を受けて反応する．胃に食物が入ってくると大腸の運動が活発になる．これを胃-大腸反射（胃-結腸反射）といい，胃-小腸反射や胃-回盲反射とともに起こる．この時に起こる大腸の蠕動運動が大蠕動である．夜間，空になっていた胃に食物を取り込んだ朝食後に便意を感じたり，ミルクを飲んだ赤ちゃんがすぐに排便をするのはこのためである．

　大蠕動によって腸管内の内容物は一掃され，直腸に達する．内容物によって直腸内圧が高まると便意や排便反射が出現する．大蠕動は1日に1〜2回ほどしか起こらないため，この機を逃すと，排便の機会を逸することとなり，習慣的な便秘を引き起こす原因にもなる．特に，空腹の状態で覚醒し，空の胃に食物を取り込むことになる朝食後の便意は，定期的な排便習慣を身につける上でも大切にしなければならない．

2. 便の移送の障害とフィジカルアセスメント

　便の移送障害には，主として，便を運ぶ腸管の運動障害と便が通る腸管の通過障害が挙げられる．

　運動障害や通過障害があると，内容物が長時間腸管内に停滞するために便秘になる．便秘は，器質性便秘と機能性便秘に区分される．

　器質性便秘は，癌，ポリープ，腸管の癒着などの器質的病変に由来する．癌やポリープなどで腸管が狭まると，便が細くなったり（便柱狭小），狭い腸管を通過するために病変部や周囲の組織を傷つけることで出血を伴うことがある．

　機能性便秘は，腸管の機能低下に由来する．機能性便秘は，さらに弛緩性便秘，直腸性便秘，痙攣性便秘に分類される（表6①-4）．

　通過障害や運動障害が高度になると，腸閉塞（イレウス）の病態を呈する．イレウスは，通過障害を伴う機械的イレウスと運動障害を伴う機能的イレウスに分類され，さらに機械的イレウスは閉塞性と絞扼（こうやく）性，機能的イレウスは麻痺性と痙攣性に区分される（図6①-10）．

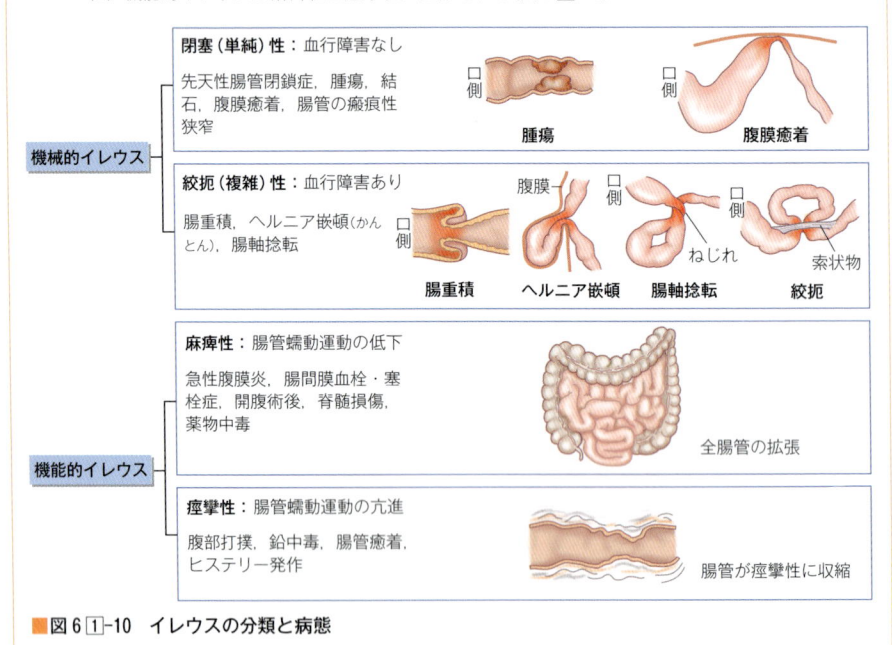

図6①-10　イレウスの分類と病態

機械的イレウス
- 閉塞（単純）性：血行障害なし
  - 先天性腸管閉鎖症，腫瘍，結石，腹膜癒着，腸管の瘢痕性狭窄
  - 腫瘍／腹膜癒着
- 絞扼（複雑）性：血行障害あり
  - 腸重積，ヘルニア嵌頓（かんとん），腸軸捻転
  - 腸重積／ヘルニア嵌頓／腸軸捻転／絞扼

機能的イレウス
- 麻痺性：腸管蠕動運動の低下
  - 急性腹膜炎，腸間膜血栓・塞栓症，開腹術後，脊髄損傷，薬物中毒
  - 全腸管の拡張
- 痙攣性：腸管蠕動運動の亢進
  - 腹部打撲，鉛中毒，腸管癒着，ヒステリー発作
  - 腸管が痙攣性に収縮

■表6 1-4 機能性便秘の分類

	弛緩性便秘	直腸性便秘	痙攣性便秘
原因	食事量低下，食物繊維の摂取不足，運動不足，加齢，腹筋の筋力低下	習慣的な便意の抑制	自律神経失調
機序	腸管への機械的刺激が不足し，大腸の蠕動運動の低下をきたす．腸管全体が弛緩・拡張する ⇩ 内容物の停滞時間が増し，必要以上に水分が吸収される	便意を繰り返し抑制する ⇩ 直腸壁の圧上昇に対する感受性が低下 ⇩ 排便反射が減弱して，便意が生じにくくなる ⇩ 内容物の停滞時間が増し，必要以上に水分が吸収される	自律神経の失調 ⇩ 横行結腸以降の大腸が過度に痙攣性の収縮を起こす（内容物移送に効果のない収縮） ⇩ 腸管内が狭まり内容物の移送に時間を要する ⇩ 内容物の停滞時間が増し，必要以上に水分が吸収される
リスク因子	高齢者，長期臥床，経産婦，下剤の服用	旅行などの環境変化，不規則な生活，ストレス，多忙，痔核	過敏性大腸炎やS状結腸憩室の既往
便の形状	太くて硬い	硬い便の後，軟らかい便が一気に排泄される	非常に硬く，兎糞状のコロコロした便
特徴と随伴症状			残便感，過敏性大腸炎では交替性便通障害（下痢と便秘を繰り返す），排便前に腹痛があるが排便によって軽快する場合が多い

🔷イレウス

- 腸管内腔の狭窄や閉塞，あるいは腸管の蠕動運動の障害によって，腸内容物が通過障害を起こした病態．
- 原因によって機械的イレウスと機能的イレウスに分類される．
- 機械的イレウスでは，特に血行障害を伴う絞扼性イレウスは放置すると重篤な状態に至る危険があり，直ちに開腹によるイレウス解除術を行う必要がある．

Physical Assessment

	機能的イレウス		機械的イレウス		
	麻痺性イレウス	痙攣性イレウス	閉塞性イレウス	絞扼性イレウス	
❶腹部症状	・腹部膨満感 ・腹痛 根拠▶ 腸管内の通過障害があるため，病変部より口側の腸管に内容物やガスが貯留し，腸管内圧が上昇して腹部膨満感や腹痛が出現する．腸内容物が停滞すると有害な腸内細菌が増殖し，発酵が激しくなるためガスが貯留しやすい．また，特に絞扼性イレウスでは，組織の壊死，血管透過性の亢進による血液成分の漏出から穿孔や腹膜炎をきたし，激しい腹痛が持続する．閉塞性イレウスでは間欠的な腹痛を伴う．麻痺性イレウスでは強い痛みがない場合がある．				➡インタビュー
❷消化器症状	・悪心・嘔吐（初期は胃内容物や胆汁，その後，糞便臭のする吐物） 根拠▶ 腸管内の通過障害があり，病変部より口側の腸管に内容物やガ				

	機能的イレウス		機械的イレウス		
	麻痺性イレウス	痙攣性イレウス	閉塞性イレウス	絞扼性イレウス	
	スが貯留するため.				➡インタビュー
❸排便障害	・排ガス・排便の停止　根拠▶ 腸管内の通過障害があるため，ガスや便が肛門へ移送されない.				
❹炎症反応	—		・発熱　根拠▶ 機械的イレウスでは，腸内細菌叢のバランスが破綻することでエンドトキシンが大量に放出される. このため，穿孔を伴うと腹膜炎に至り，またエンドトキシンが血中に流入すると敗血症に至る.		
❺ショック症状	—		・ショックの5P（顔面蒼白，末梢血管の虚脱，冷汗，脈拍触知不能，呼吸不全） ・ショック指数（脈拍数/収縮期血圧）2.0以上 ・血圧低下，頻脈，尿量減少，意識障害 根拠▶ 機械的イレウスでは，病変部より口側の腸管の拡張と内圧の上昇が起こる. これによって生じる腸管の血流障害や血管透過性の亢進によって，血漿成分や電解質が漏出して体液喪失を原因とする循環血液量減少性ショックに至ることがある. また，腸内細菌叢のバランスが破綻することでエンドトキシンが大量に放出され，これが血中に流入することで敗血症や血液分布異常性ショックに至ることもある.		
❻既往歴, 常用薬	・薬剤：抗精神病薬, 抗コリン薬, コデインリン酸塩, モルヒネ, 抗パーキンソン薬, 三環系抗うつ薬, 血管拡張薬, 抗癌剤 ・既往歴：パーキンソン病, 強皮症, 糖尿病, 甲状腺機能低下症	・既往歴：ヒステリー発作	・既往歴：慢性的な便秘, 悪性腫瘍, 開腹術後の腸管癒着, 炎症性腸疾患後の腸管癒着	・既往歴：鼠径（そけい）ヘルニア	

	機能的イレウス		機械的イレウス		
	麻痺性イレウス	痙攣性イレウス	閉塞性イレウス	絞扼性イレウス	
❼腹部所見	—	・蠕動不穏 根拠▶ 病変部より上部の拡張した腸管の蠕動運動が亢進し，周期的に繰り返す様子が腹壁外より視診できる．			➡腹部の視診
	・腸蠕動音消失または減弱 根拠▶ 腸蠕動が消失もしくは減弱しているため，腸蠕動音は消失もしくは減弱する．	—	・金属音．ただし，絞扼性イレウスで壊死が進行すると腸管運動が低下し腸蠕動音は消失する 根拠▶ 腸蠕動音は，腸管の運動に伴い腸内容物が空気と混じり合って移動する際に生じる音である．閉塞していない口側の腸蠕動が亢進し，腸液の表面で気泡がはじける時に「カランカラン」といった金属が鳴るような音が聴取される．特に閉塞性イレウスでよく聴取される．		➡腹部の聴診
	—		・鼓音 根拠▶ 病変部より口側の腸管内に内容物とガスが貯留するため，病変部の直前部位で鼓音が生じる．		
	—	・索状物の触知 根拠▶ 痙攣した腸管を索状物として触れることがある．	・便や腫瘤の触知 根拠▶ 閉塞の原因となっている便や腫瘤を触れることがある．	・ヴァール徴候（絞扼部の腸管が局所的な鼓腸を示し，腫瘤として触れる） 根拠▶ 病変部の腸管が局所的に拡張するため，腫瘤として腹壁より触れることがある．	➡腹部の触診
			・腹膜刺激症状（ブルンベルグ徴候，筋性防御など） 根拠▶ 機械的イレウスでは，腸内細菌叢のバランスが破綻することでエンドトキシンが大量に放出される．このため，穿孔を伴うと腹膜炎に至ることがある．		
❽脱水と電解質異常	・Hb，Ht，TP，RBC の上昇 ・Na，Cl，K の減少 根拠▶ 病変部より口側の腸管内に多量の細胞外液が貯留するため脱水状態となり，血液の濃縮と電解質喪失が起こる．嘔吐を繰り返すこと				➡血液検査

	機能的イレウス		機械的イレウス		
	麻痺性イレウス	痙攣性イレウス	閉塞性イレウス	絞扼性イレウス	
	も電解質異常の原因である.				➡血液検査
❾炎症反応	—		・WBC 増加, CRP 上昇, ESR 亢進 根拠▶ 機械的イレウスでは, 腸内細菌叢のバランスが破綻することでエンドトキシンが大量に放出される. このため, 穿孔を伴うと腹膜炎に至り, またエンドトキシンが血中に流入すると敗血症に至る.		
❿X線写真所見	・立位でのニボー(鏡面像) 根拠▶ 立位では, 気体は上に, 液体は下に移動するために, 水平に液面を形成する.				➡X線検査

◆大腸癌
- 大腸に発生した上皮性悪性腫瘍で, 直腸とS状結腸に多く認められる.
- 環境因子として食生活の欧米化(動物性タンパク質, 高脂肪食, 食物繊維の摂取減少)のほか, 遺伝的因子の関与も指摘される. 直系の親族に大腸癌の既往があるとリスク要因となり, 特に遺伝性非ポリポーシス大腸癌や家族性大腸腺腫症は, 大腸癌のリスク要因として確立している.
- 癌の占拠部位によって症状に違いがある.

Physical Assessment

右側結腸	左側結腸	直腸	
❶家族歴 根拠▶ 遺伝性非ポリポーシス大腸癌, 家族性大腸腺腫症は, 大腸癌のリスク要因として確立されている. ❷食習慣 根拠▶ 動物性タンパク質や脂肪の過剰摂取による発癌物質の産生亢進と, 食物繊維の摂取量減少による腸内容物の停滞時間の延長は, 発癌物質と腸粘膜との接触時間を増加させる. これらが大腸癌発生の要因の1つといわれる. ❸血便 根拠▶ 腸内容物と癌が接触することで出血するため, 血便を呈する. ❹便秘 根拠▶ 癌による腸管の内腔占拠や大腸機能障害で便秘を呈する.			➡インタビュー
❺腹痛 根拠▶ 右側結腸の大腸癌では症状が出現しにくいために, 病状が進行している場合が多く, このため, 痛みを訴えることが多い.	❺粘血便 根拠▶ 病変が肛門に近いため, 粘血便として認識されることが多い.	❺便柱狭小 根拠▶ 直腸内腔が癌によって狭くなるため, 便柱が狭小となる.	
❻眼瞼結膜蒼白 根拠▶ 右側結腸の大	—		➡排便機能の概観(全身の観察)

右側結腸	左側結腸	直腸	
腸癌では症状が出現しにくいために，慢性的な出血に伴う貧血を呈することが多い．			➡排便機能の概観（全身の観察）
❼腫瘤触知 根拠▶ 右側結腸の大腸癌では症状が出現しにくいために，病状が進行している場合が多く，このため，腹部に腫瘤を触知することが多い．		—	➡腹部の触診
—		❼腫瘤触知 根拠▶ 下部直腸の進行癌では，指診によって腫瘍を触れる．	➡直腸・肛門の指診（触診）
❽便潜血反応陽性 根拠▶ 腸内容物と癌が接触することで出血するため，便に血液が混入する．			➡便潜血検査
❾癌胎児性抗原（CEA） 根拠▶ CEAは癌が産生する糖タンパク質の一種で，細胞が癌化すると血液中に多量に出現する．			➡腫瘍マーカー検査
❿アップルコアサイン（りんごの芯様像） 根拠▶ 大腸内腔の狭窄があると，りんごをかじって芯だけを残したような像を呈する．			➡注腸造影検査

◇痔核，裂肛，痔瘻

- 排便習慣や生活習慣などで肛門に物理的・化学的刺激が加わることで発症する．
- 病変部位は，腹部側を12時，左大腿部側を3時，背部側を6時，右大腿部側を9時として表現する．
- 痔核は直腸下部および肛門静脈叢のうっ血により生じる静脈疹で，肛門管の歯状線より上方に発生する内痔核と歯状線より下方に発生する外痔核に分けられる．内痔核は，11時・3時・7時の部位に好発する．
- 裂肛は肛門縁に生じた裂傷で，便秘や硬便などによる無理ないきみが原因で発症する．
- 痔瘻は肛門陰窩から侵入した細菌による肛門腺の感染が原因とされ，肛門周囲膿瘍から続発することが多い．肛門陰窩から肛門外につながる瘻管と難治性の瘻孔を形成する疾患である．通常，自然治癒は期待できず，手術療法の適応となる．

Physical Assessment

痔核	裂肛	痔瘻	
❶排便時の痛み 根拠▶ 歯状線より上方は知覚神経がない	❶排便時の出血 根拠▶ 肛門管上皮が断裂しているため出	❶排便に関係しない痛み 根拠▶ 細菌感染とそれに伴う炎症が	➡インタビュー

痔核	裂肛	痔瘻	
ため，内痔核では痛みはないが，外痔核では痛みが伴う． ❷排便時の出血 根拠▶ 便が痔核を刺激することで出血する．	血する． ❷排便時とその後も続く痛み 根拠▶ 肛門管上皮の断裂部を便が通過するため痛みが生じ，排便後も持続する．	存在するため，排便に関係しない痛みが常にある．	➡インタビュー
❸貧血 根拠▶ 出血が慢性的に持続すると貧血を呈する．	―	―	➡排便機能の概観（全身の観察） ➡血液検査
❹肛門外側の腫瘤 根拠▶ 外痔核では肛門外側に腫瘤を確認できる．血栓が形成されると赤黒い瘤となり，痔核が脱出して戻らなくなると嵌頓(かんとん)痔核を確認できる．	❹スキンタグ（見張りいぼ） 根拠▶ 裂傷が潰瘍となり，いぼを形成する．	❷肛門周囲の二次口とそこからの排膿 根拠▶ 痔瘻は瘻孔を形成し，これが肛門外に開口する．細菌感染とそれに伴う炎症により膿がたまり，これが排出される．	➡肛門の視診，指診（触診）
❺腫瘤 根拠▶ 内痔核は，11時・3時・7時の部位に好発するため，この部位に腫瘤を確認することが多い．	❺肛門上皮の浅い裂傷	―	➡肛門鏡検査
―	❻指診に伴う強い痛み 根拠▶ 指診によって裂傷部を刺激するため．	―	➡直腸・肛門の指診（触診）

D. 排便の調節機構

1. 排便の調節機構

　便が直腸に到達し，直腸内圧が30〜40 mmHg程度まで上昇すると，"排便したい"という感覚（便意）を感じる．便意は，時間，場所，状況を問わず，いつでも，どこで感じても不思議ではない．しかし，生まれたばかりの赤ちゃんやトイレットトレーニングをしていない乳幼児を別にして，電車の中で急に便意を感じたとしても，その場で排便することは一般的にない．われわれは，便が直腸に到達する時間やその時の場所をコントロールすることはできないが，便意を我慢することはできる．

　排便は，自律神経系の排便を促進あるいは抑制する反射と，体性神経系の排便を促進あるいは抑制する働きによって制御され，多岐にわたる機能の協調作用によってなされる．

1) 排便中枢

- 排便の下位中枢は，仙髄（S_2〜S_4）にあり，脊髄排便中枢，あるいは脊髄肛門中枢という．
- 排便に関する上位中枢は，大脳皮質，橋（橋排便中枢）にある．

2) 排便のメカニズム（図6 1-11）

- 便は，主に直腸の収縮による便の押し出しと，内・外肛門括約筋の弛緩による出口の開口によって体外へ排出される．
- 直腸の筋肉と内肛門括約筋は自律神経の拮抗支配で，意思をもってコントロールすることはできない．交感神経優位で直腸の筋収縮は抑制され，内肛門括約筋の収縮が促進される．副交感神経優位ではその逆に働く．一方，外肛門括約筋や肛門挙筋は体性神経支配で意思をもって収縮・弛緩することができる．
- 排便は，自律神経系と体性神経系の多岐にわたる協調作用によって成立する．その中でも，特に重要なのが排便反射である．便が直腸に到達することで直腸壁が伸展し，内圧が40〜50 mmHgに達すると，直腸壁の伸展受容器が刺激されて排便反射が起こる．排便反射は，主として直腸の筋収縮と内肛門括約筋の弛緩により引き起こされる．
- 排便反射は，自律神経系と内在神経の促進する働きと抑制する働きにより制御されている．骨盤神経を介した仙髄レベルでの脊髄反射と内在神経を介した壁内反射は排便反射を促進し，結腸神経を介した腰髄レベルでの脊髄反射は排便反射を抑制する．
- 直腸壁伸展の情報は，上位中枢である橋排便中枢や大脳皮質へも伝えられる．大脳皮質に伝わること

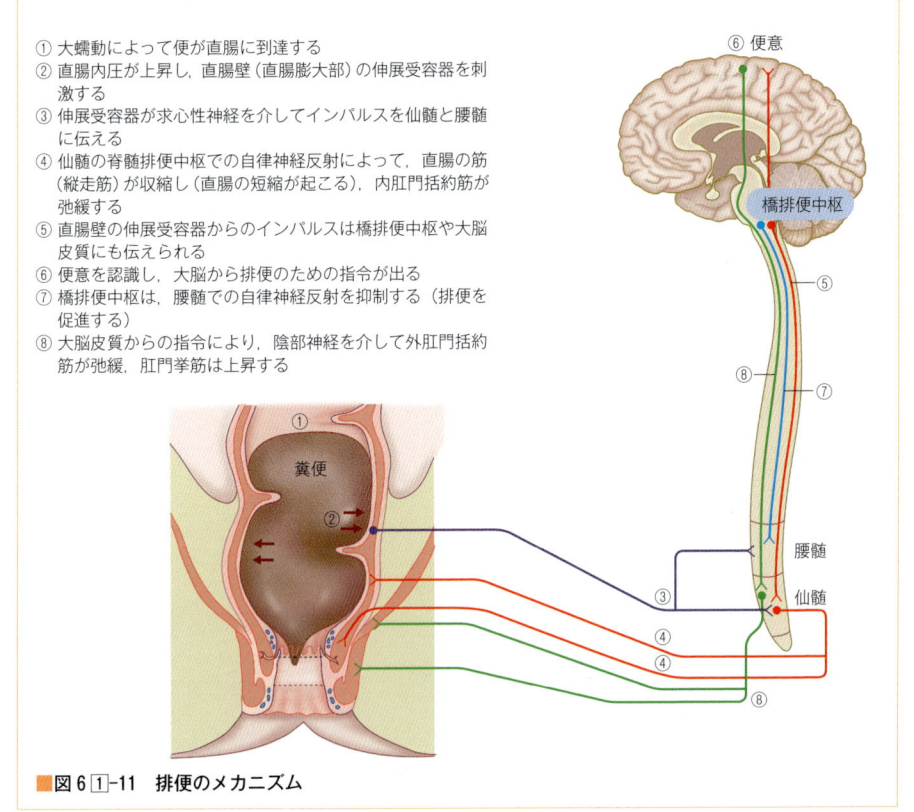

① 大蠕動によって便が直腸に到達する
② 直腸内圧が上昇し，直腸壁（直腸膨大部）の伸展受容器を刺激する
③ 伸展受容器が求心性神経を介してインパルスを仙髄と腰髄に伝える
④ 仙髄の脊髄排便中枢での自律神経反射によって，直腸の筋（縦走筋）が収縮し（直腸の短縮が起こる），内肛門括約筋が弛緩する
⑤ 直腸壁の伸展受容器からのインパルスは橋排便中枢や大脳皮質にも伝えられる
⑥ 便意を認識し，大脳から排便のための指令が出る
⑦ 橋排便中枢は，腰髄での自律神経反射を抑制する（排便を促進する）
⑧ 大脳皮質からの指令により，陰部神経を介して外肛門括約筋が弛緩，肛門挙筋は上昇する

■図6 1-11　排便のメカニズム

で便意を感じる.
- 脊髄排便中枢は,通常大脳皮質からの指令で抑制を受けている.大脳皮質は,意思に基づいて便を排出するか我慢するか決定する.排便の準備が整い,排便の意思がある場合は,大脳皮質からの抑制が解除され,①陰部神経を介して外肛門括約筋を弛緩させる,②横隔神経と肋間神経を介して横隔膜や腹筋を収縮させたり,声門閉鎖や吸息での呼吸停止によって腹圧を高める(=いきみ),③陰部神経を介して肛門挙筋を収縮させて,肛門管を腹側に引き寄せることで直腸と肛門管の間を屈曲させたり(図6[1]-12),あるいは弛緩させたりすることで便を肛門から排出させるように働く.また,橋排便中枢での反射は,結腸神経を介した腰髄レベルでの脊髄反射を抑制することで排便を促進する.
- 一方,排便の準備が整わない,あるいは排便の意思がない場合は,大脳皮質からの指令によって,陰部神経を介して外肛門括約筋を収縮させるとともに,大脳皮質が橋排便中枢の働きを抑制することで,便の排出を阻止するように働く.

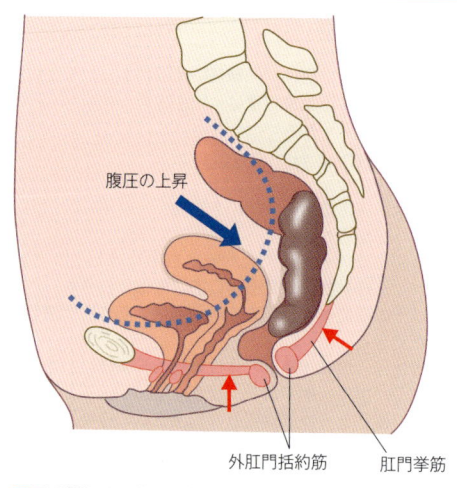

■図6[1]-12 意思に基づく排便

2. 排便の調節機能の障害とフィジカルアセスメント

　生理的な排便が障害されると,便秘や便失禁(表6[1]-5)といった状態を呈する.こうした状態を排便障害という.主な排便障害の原因は,分娩・手術・感染・加齢・薬剤などに伴う肛門括約筋の機能障害である.一方,事故などで脊髄を損傷すると,排便の調節機能が維持できないために排便障害を呈する.
　脊髄排便中枢は仙髄にある.仙髄より上位の障害では,反射が亢進することで内肛門括約筋は痙性となるため便秘を呈する.仙髄より下位の障害では,内肛門括約筋が弛緩するため便失禁を呈する.

■表6[1]-5 便失禁の分類

原因による分類	
分類	主な原因
外傷性便失禁	・経腟分娩時肛門括約筋損傷 ・肛門部手術:痔瘻,肛門周囲膿瘍,会陰・肛門外傷など ・骨盤内手術:直腸癌術後 ・放射線性直腸炎 ・先天性肛門部疾患:鎖肛術後,ヒルシュスプルング病術後
神経原性便失禁	・脊髄障害:脊髄損傷,二分脊椎,脊柱管狭窄症 ・末梢神経疾患:多発性硬化症,糖尿病 ・中枢神経疾患:パーキンソン病,脳卒中
特発性便失禁	・加齢(内肛門括約筋の機能低下,直腸肛門感覚の低下) ・経産婦
その他	・後天性肛門部疾患:内痔核,直腸脱 ・認知症 ・下剤の慢性的な乱用 ・重症の下痢

(表6①-5　便失禁の分類 つづき)

症状による分類		
分類		主な原因
漏出性便失禁	・便意がなく気づかないうちに漏れ出る：内肛門括約筋の機能低下・障害 ＊下着に便汁が付着する程度	・加齢（内肛門括約筋の変性と収縮力低下） ・内肛門括約筋変性症 ・直腸性便秘 ・巨大結腸症 ・経腟分娩時肛門括約筋損傷 ・肛門部手術による括約筋損傷：痔瘻，肛門周囲膿瘍，会陰・肛門外傷など ・骨盤内手術：直腸癌低位前方切除術など
切迫性便失禁	・便意は感じるがトイレまで我慢できずに漏れ出る：外肛門括約筋の機能低下・障害 ＊大量の便が漏れ出るため，汚染は下着にとどまらず洋服まで及ぶ	・外肛門括約筋変性症 ・過敏性腸症候群 ・下剤の慢性的な乱用 ・重症の下痢 ・脊髄障害：脊髄損傷，二分脊椎，脊柱管狭窄症 ・末梢神経疾患：多発性硬化症，糖尿病 ・中枢神経疾患：パーキンソン病，脳卒中 ・経産婦 ・放射線性直腸炎 ・先天性肛門部疾患：鎖肛術後，ヒルシュスプルング病術後
機能性便失禁	・排便動作ができない，認知力が低下しているなどの機能的障害によって漏れ出る	・認知症

2 排尿機能

排尿のための解剖生理と機能障害

内藤誠二

A. 尿を排泄するための構造

　尿の生成と排泄に関わる臓器は，腹膜の背側に位置していることから後腹膜臓器とも呼ばれる．腎臓，腎盂(う)，尿管などの上部尿路と，膀胱，尿道などの下部尿路に分類され，下部尿路の機能は神経系によって巧みに調節されている．

　この章では，主に下部尿路の機能に焦点をあてて解説する．上部尿路に関しては「第1章　ホメオスタシスとその破綻 ④ 体液調節機能」を参照されたい．

1. 上部尿路（腎臓，腎盂，尿管）

　腎臓は尿を生成する臓器であり，左右1対で重量はおよそ130～150g程度である．頭側は横隔膜に囲まれ，肋骨に包み込まれる位置に存在する．腎実質は薄い被膜で覆われており，さらに周囲脂肪組織に囲まれ，その外側を丈夫な腎筋膜で覆われている．腎筋膜は別名ジェロタ Gerota 筋膜とも呼ばれ，副腎をも包み込む臨床上極めて重要な膜である．

　心拍出量（5L/分）の約1/5～1/4という大量の血液が腎動脈から流入し，これが糸球体で濾過される

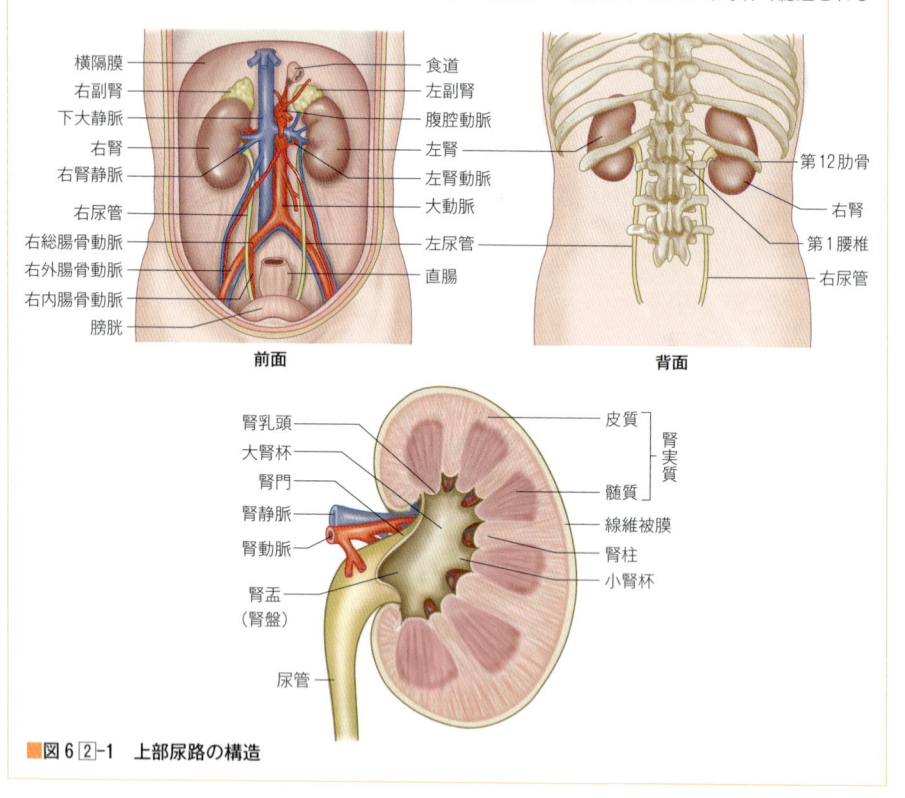

■ 図6 ②-1　上部尿路の構造

ことで尿の源が生成される．これを原尿と呼び，成人で1日に140～170Lにも及ぶ．この原尿は尿細管で99%が再吸収を受けたのち，最終的に1日1～1.5L程度が尿として腎盂に集まり，尿管を通って膀胱にためられる（図6②-1）．

尿管は腎盂と膀胱をつなぐ長さ25cm程度，直径4～7mmの管腔臓器であり，途中に生理的狭窄部位が3か所存在する（①腎盂尿管移行部，②総腸骨動脈との交差部，③膀胱尿管移行部）．このためしばしば尿管結石がこれらの部位に嵌頓（かんとん）することがある．単なる管腔臓器ではなく，頭側から足側に向かって絶えず蠕動運動を行うことで，尿を膀胱まで運んでいる．尿管と膀胱の移行部には，膀胱にたまった尿が逆流しないための逆流防止機能が備わっている．

上部尿路における尿の生成のメカニズムは，「第1章　ホメオスタシスとその破綻　④体液調節機能」に詳しい．

2. 下部尿路（膀胱，尿道）

膀胱は尿を一時的にためておくための臓器であると同時に，尿意を神経の中枢に伝えて必要時にこれを排出するための臓器である．蓄尿時には膀胱内圧は低く維持されるが，排尿時には膀胱排尿筋の収縮に伴って膀胱内圧が上昇すると同時に尿道括約筋が弛緩することによってスムーズな排尿が行われる．健常成人の膀胱容量はおよそ300～400mL程度である．膀胱の筋層は平滑筋で構成されるが，排尿時に収縮して尿を排出するという意味で排尿筋とも呼ばれる．また膀胱出口部から尿道の移行部にかけては平滑筋による括約機能が備わっており内尿道括約筋と呼ばれる（図6②-2）．

尿道は内尿道口から外尿道口まで通じている管腔で，男性で約16～20cm，女性で3～4cmの長さである．男性の尿道は後部尿道と前部尿道に分けられる．後部尿道は前立腺に囲まれる前立腺部尿道と骨盤底筋群が取り囲む膜様部尿道に分けられ，前部尿道はさらに球部尿道と振子部尿道に分類される．また男性では膜様部尿道，女性では尿道の中間部において横紋筋が厚く尿道を取り囲んでいる．これが外

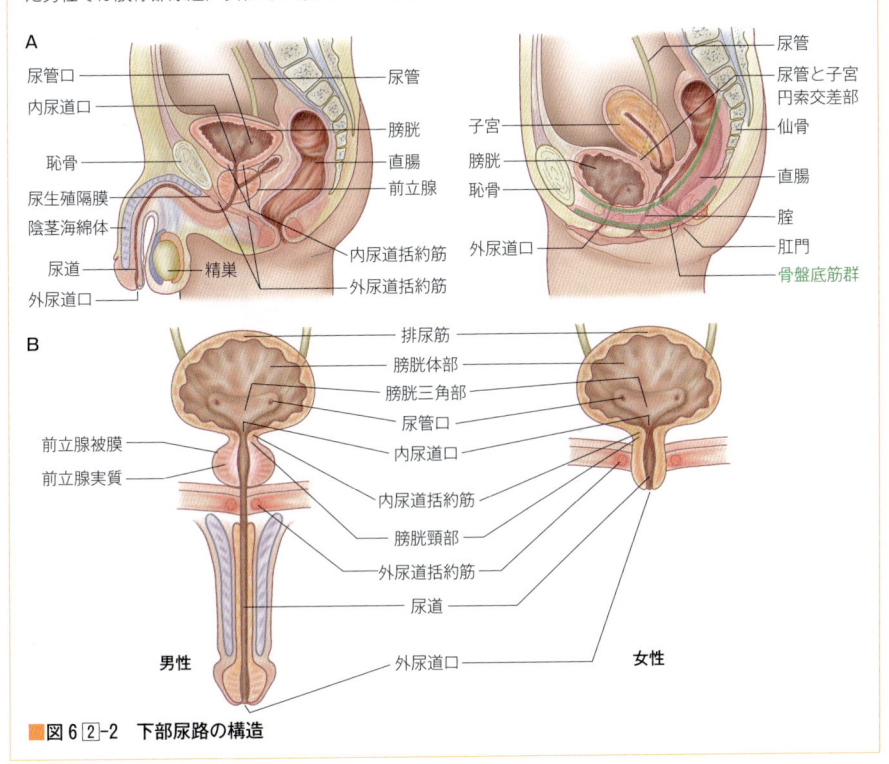

図6②-2　下部尿路の構造

尿道括約筋である．外尿道括約筋の外側には，尿道を挙上支持する形で骨盤底筋群が存在する（図6[2]-2）．これら尿道括約筋は，蓄尿時に緊張を維持して尿失禁を防止する．内尿道括約筋の緊張は無意識に制御されるのに対して（自律神経支配），外尿道括約筋と骨盤底筋の収縮は意識的に調節することも可能である（体性神経支配）．

3. 下部尿路の神経支配

下部尿路は蓄尿および排尿に関して重要な役割を果たすが，その機能は3種類の末梢神経（副交感神経，交感神経，体性神経）によって巧みに調節されている（図6[2]-3）．

■**副交感神経（骨盤神経）**
排尿時の膀胱収縮にとって最も重要な神経である．仙髄（S_2～S_4）から始まり，骨盤神経となって膀胱平滑筋（排尿筋）に広く分布する．神経末端からアセチルコリンが放出されると，膀胱平滑筋に存在するムスカリン受容体と結合して収縮が起こる．

■**交感神経（下腹神経）**
蓄尿時の膀胱平滑筋弛緩と内尿道括約筋収縮にとって重要な神経である．胸腰髄（T_{11}～L_2）から始まり，下腹神経となって膀胱平滑筋，内尿道括約筋に広く分布する．神経末端からアドレナリンが放出されると，膀胱平滑筋に存在するβ受容体と結合して弛緩を起こすと同時に，内尿道括約筋に存在する$α_1$受容体と結合して収縮を起こす．これらの作用によって蓄尿状態を維持している．

■**体性神経（陰部神経）**
仙髄（S_2～S_4）から始まり，陰部神経となって外尿道括約筋と骨盤底筋へ分布する．これら横紋筋の緊張を無意識にあるいは意識的に調節する．

上記3つの神経系は，それぞれが上位中枢，すなわち大脳や橋の支配を受けており，これらが複雑に機能して排尿を調節している．

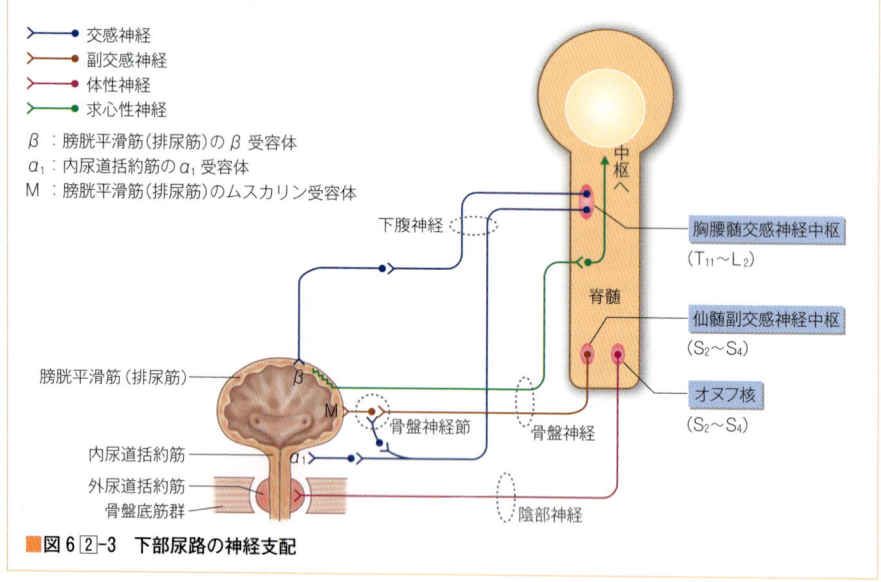

- ━● 交感神経
- ━● 副交感神経
- ━● 体性神経
- ━● 求心性神経

β ：膀胱平滑筋（排尿筋）のβ受容体
$α_1$：内尿道括約筋の$α_1$受容体
M ：膀胱平滑筋（排尿筋）のムスカリン受容体

図6[2]-3 下部尿路の神経支配

B. 尿の生成と体液調節

尿は腎臓で生成されたのち，腎盂，尿管，膀胱を経由して尿道から排出される．尿の排泄には，体内の老廃物を体外へ棄てることと同時に，体液バランスを調節するという重要な役割がある（「第1章　ホ

メオスタシスとその破綻 ④体液調節機能」参照).

1. 体液

　水分は全体重の60％程度を占めている．女性は男性よりやや少なめ，小児は成人や老人よりやや多めである．
　体内分布としては，細胞内液(体重の40％程度)，細胞外液(体重の20％程度)に分類され，細胞外液はさらに血漿(体重の5％程度)と組織間液(体重の15％程度)に分けられる．
　血漿は，その組成を直接調節できる唯一の体液区分であり，腎臓からの尿の生成を通して調節されている．

2. 尿の生成

　腎の基本構造は血管とネフロンである．ネフロンは血液を濾過する糸球体と再吸収によって尿成分を調節する尿細管で構成され，1つの腎臓に100万個程度存在している．
　1分間に100 mL程度の原尿が濾過されるが，この原尿は尿細管を通過する過程で成分や濃度の調節が行われ，最終的には尿として1日1～1.5 L程度が生成され，体外に排出される．

3. 体液の恒常性(ホメオスタシス)

　尿生成・排泄の目的の1つは身体で産生された代謝物・老廃物を体外に排出することであるが，もう1つ大切な機能は体液の恒常性を維持することである．水分や食物の経口摂取量が日によって変化しても，適量の水と電解質を尿中に排泄することで生体内の体液量を過不足のないように調節している．濾過された原尿のうち，生体に必要な成分は毛細血管に再吸収され，不要な物質は尿細管に分泌されることで，水，電解質，酸塩基などの恒常性が維持されている．例えば，身体の水分バランスが負に傾いている時，腎臓は体液浸透圧が変化しないように尿を濃縮し，高張尿を排出することで体内水分量を維持している．
　さらに腎臓には体液量，血圧を調節するための内分泌機能も備わっている．腎血流量が低下すると，レニンが分泌され，アンジオテンシンⅠを生成，さらにアンジオテンシンⅠはアンジオテンシン変換酵素によってアンジオテンシンⅡへと変換される．アンジオテンシンⅡはアルドステロン分泌亢進，血管収縮，糸球体濾過量減少など強力な血圧上昇作用を有する．このレニン-アンジオテンシン-アルドステロン系は血圧の維持，体液量の調節において極めて重要な機構である．

4. 尿(量・性状)の異常とフィジカルアセスメント

- 尿は食事の内容や量，水分の摂取量，疾患の有無や薬剤の影響を受けるため，体内の状態を把握したり，疾患を特定するうえでも重要な指標となる．
- 尿量の異常は腎機能障害や排尿障害が原因となって生じる．多尿とは1日尿量が3 L以上に増加した状態を指し，尿崩症や糖尿病などが疑われる．1日尿量が400 mL以下になると乏尿，100 mL以下になると無尿と呼ぶ．乏尿や無尿は，ショック，出血，循環不全などにより，腎血流量や血漿量が減少して生じる腎前性のものと，慢性糸球体腎炎，ネフローゼ症候群，各種腎毒性物質による急性尿細管壊死などの腎実質の機能障害により生じる腎性のものと，さらには尿路結石や腫瘍などにより尿管が閉塞して生じる腎後性のものに分類される．
- 尿の含有物質によって，尿の色調や臭いが変化する．細菌感染による膿尿やアンモニア臭，腫瘍や外傷による血尿は典型的な例である．

▶急性膀胱炎

- 細菌によって膀胱に炎症が起きている病態を細菌性膀胱炎という．臨床的には，慢性膀胱炎よりも急性膀胱炎が問題となり，大半は大腸菌(グラム陰性桿菌)によるもので，尿道からの上行性感染が多い．
- 女性は男性に比較して尿道が短く，腟や肛門が尿道口に近接していて細菌が侵入しやすいため，急性膀胱炎を発症しやすい．

Physical Assessment

❶終末時排尿痛　根拠▶ 膀胱粘膜に炎症があるため，排尿の際に痛みを感じる．	➡インタビュー
❷頻尿　根拠▶ 炎症によって膀胱粘膜が刺激され，膀胱刺激症状としての頻尿を呈する．	
❸下腹部の鈍痛　根拠▶ 膀胱内の炎症によって鈍い痛みを感じる．	
❹ストレス　根拠▶ ストレスは免疫力を低下させ，感染を成立しやすくする．	
❺尿の混濁　根拠▶ 細菌感染によって尿中に細菌や白血球の残骸が混入して混濁する．	➡検査
❻アンモニア臭　根拠▶ 尿素が細菌によってアンモニアに分解される．	

C. 蓄尿機能

　腎臓で産生された尿はいったん膀胱に蓄えられる．これを蓄尿という．一方，膀胱にある一定量以上の尿がたまると，尿意を感じ体外へ排出する．これが排尿である（くわしくは後述）．蓄尿と排尿は下部尿路の基本的な機能であり，人間が一生繰り返す生理機能である．

1. 蓄尿のメカニズム

　膀胱に尿がたまっていく蓄尿期には，膀胱の弛緩とともに尿道括約筋が緊張を維持することで，激しい運動をしても尿は漏れることなく膀胱内に収容される．

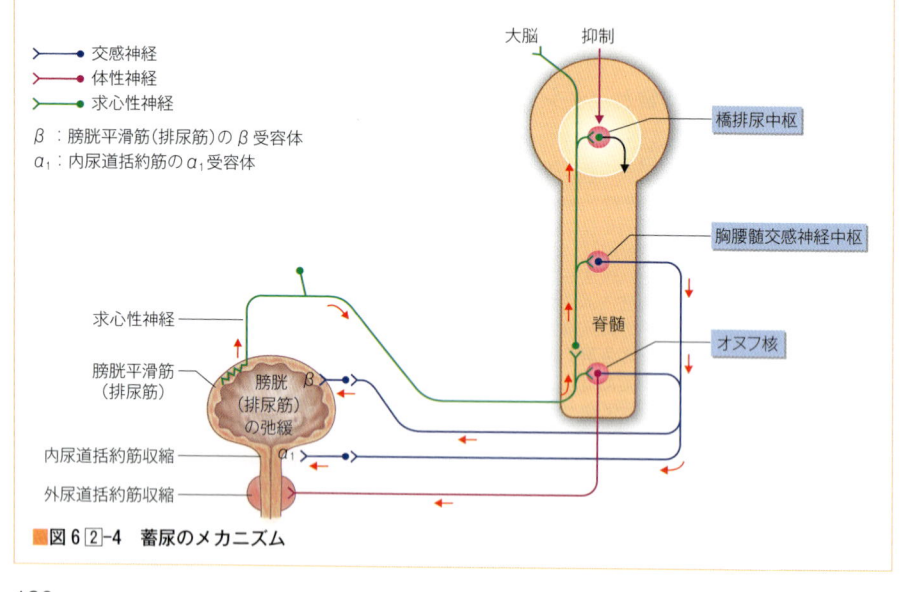

■図6 2-4　蓄尿のメカニズム

蓄尿期における尿の保持には，無意識のうちに行われる蓄尿反射と大脳による随意性調節の2つが関与している（図6②-4）．

1）蓄尿反射

- 蓄尿の際は，尿の貯留に伴い膀胱壁が受動的に伸展される．
- 膀胱壁の伸展刺激は，膀胱に存在する神経末端によって感受され，その信号は脊髄へと送られる．
- 脊髄へと送られた信号は，その後さらに上行して大脳や橋排尿中枢へと伝えられるが，その一部は脊髄内で連絡し，再び膀胱へと向かう交感神経，体性神経，副交感神経の機能を調節する．
- 交感神経を刺激することで内尿道括約筋の緊張を維持するとともに，膀胱平滑筋（排尿筋）を弛緩させる．
- 体性神経である陰部神経を経由して外尿道括約筋の緊張性収縮を惹起する．
- 排尿に促進的である副交感神経の神経伝達を抑制し，さらなる蓄尿環境を整える．
- 上記の内容が無意識のうちに行われるのが蓄尿反射である．

2）随意性調節

- 大脳に伝えられた信号は尿意を惹起する．
- 尿意は通常，膀胱内に150 mL前後の尿がたまった時点で感じられるもので，初発尿意と呼ばれる．
- さらに尿がたまっていくと尿意は増強するが，大脳は最大膀胱容量の直前まで排尿を抑制するように橋排尿中枢に働きかける．
- 膀胱容量が300〜400 mLとなり，最大膀胱容量に近くなると尿意はさらに高まるが，この最大尿意を受けて，大脳から発する信号は脊髄を経て膀胱へと伝わり，蓄尿反射で前述した3つの神経系（交感神経，副交感神経，体性神経）を介して，さらなる蓄尿環境を整える．
- 上記の内容は意識的に行うことが可能であり，随意性調節と呼ばれる．

2. 蓄尿障害とフィジカルアセスメント

蓄尿障害を生じる疾患の代表である，過活動膀胱 overactive bladder（OAB）と腹圧性尿失禁について簡単に触れる．

◆過活動膀胱（OAB）

- 尿意切迫感（突然の耐えがたい尿意）を必須とし，通常は頻尿を伴い，時に切迫性尿失禁を伴う状態をいう．
- 神経因性OABと非神経因性OABに分類される．
- 神経因性OABは脳血管疾患，中枢神経疾患，脊髄疾患などに認められ，文字通り神経障害により蓄尿メカニズムが破綻することによって生じる．
- 非神経因性OABには下部尿路閉塞疾患（前立腺肥大症など），加齢，骨盤底筋のぜい弱化など，様々な原因が考えられているが，原因不明の特発性が最も多い．
- 治療としては抗コリン薬を中心とした薬物療法が行われることが多い．

Physical Assessment

❶**尿意切迫感** 根拠▶ OABの必須症状．急に起こる，抑えられないような強い尿意． ❷**頻尿と夜間頻尿** 根拠▶ OABに通常随伴する症状． ❸**切迫性尿失禁** 根拠▶ OABに随伴する可能性のある症状．尿意切迫感に伴う尿漏れ．腹圧性尿失禁との鑑別が重要．	➡インタビュー
❹OABSS（overactive bladder symptom score） 根拠▶ OABに	➡検査

関する質問票．
- ❺排尿記録　根拠▶ 尿意切迫感や頻尿の程度を評価する．尿量の確認（多尿の有無を確認）にも有用．

➡検査

◆ **腹圧性尿失禁**
- 咳やくしゃみなど，腹圧がかかった時に尿が漏れる状態であり，中高年以降の女性に比較的多い．
- 原因として，妊娠・分娩，肥満，加齢に伴う骨盤底筋のぜい弱化，更年期の女性ホルモン低下による尿道および尿道周囲組織の弾力低下，などが考えられている．
- 高齢女性では切迫性尿失禁（尿意を感じると，我慢できず，トイレにたどり着く前に尿が漏れる状態）を合併していることが多く，鑑別が重要である．
- 治療としては骨盤底筋の筋力回復を目的とした骨盤底筋体操，薬物療法，手術療法などが行われる．
- 男性では腹圧性尿失禁はまれであるが，前立腺肥大症に対する経尿道的前立腺手術や前立腺癌に対する根治的前立腺摘除術後などに起こることがある．

Physical Assessment

❶尿が漏れるタイミング　根拠▶ 咳やくしゃみ，階段の上り下り，重い物を持ったりした時に漏れる．切迫性尿失禁との鑑別が重要． ❷出産回数　根拠▶ 多いほど骨盤底筋への負担が大きく，発症しやすい．	➡インタビュー
❸骨盤臓器脱の有無　根拠▶ 膀胱瘤，直腸瘤，子宮脱などの骨盤臓器脱を合併することが多い．	➡排尿機能に関する視診
❹ストレステスト　根拠▶ 膀胱内に尿が充満した状態で努責や咳をしてもらい，尿道から腹圧に一致した尿漏出があるかどうかを検査する．腹圧性尿失禁の存在を裏づける検査．	➡検査

---

memo　コンチネンスケア

- コンチネンスとは「禁制」を意味し，排尿や排便が正常にコントロールされている状態を指す．一方，インコンチネンスは失禁のことであり，意識しないで，あるいは意志に反して尿や便が漏れる状態を指す．
- 尿失禁は，女性にとってきわめて大きな身体的・精神的・社会的な悪影響を与え，QOLを低下させる障害の1つである．特に公の場での予知できない突然に起こる尿失禁は，患者に大きな精神的苦痛を与え，様々な社会活動や日常行動に制限を与えている．
- わが国における2003年の調査によると，40歳以上の女性の43.9％が尿失禁の経験を有し，人口の高齢化に伴い罹患率は増加するといわれている．そのタイプは腹圧性尿失禁が半数を占め，切迫性尿失禁が10％程度，両者合わせた混合性尿失禁が30％程度とする報告が多い．
- このうち外科的治療が可能な尿失禁は腹圧性尿失禁に限られ，その他の尿失禁では一般的に過活動膀胱と同様に抗コリン薬を中心とする薬物療法が行われることが多い．理学療法としての骨盤底筋体操も効果的であることが認識されており，薬物療法との併用で行われている．

D. 排尿機能

1. 排尿のメカニズム（図6②-5）

　排尿することを決意すると，外尿道括約筋と骨盤底筋が意識的に緩められ，同時に大脳から橋排尿中枢への蓄尿指示が解除され，その結果，排尿が開始される．

　橋排尿中枢からの信号は膀胱に2つの重要な働きをもたらす．1つは副交感神経を興奮させて排尿筋収縮を起こすことである．もう1つは交感神経と体性神経を抑制して，内・外尿道括約筋を弛緩させることである．

　これらの結果，膀胱排尿筋の収縮と尿道括約筋の弛緩が同時にもたらされ，膀胱内の尿はスムーズに体外に排出される．

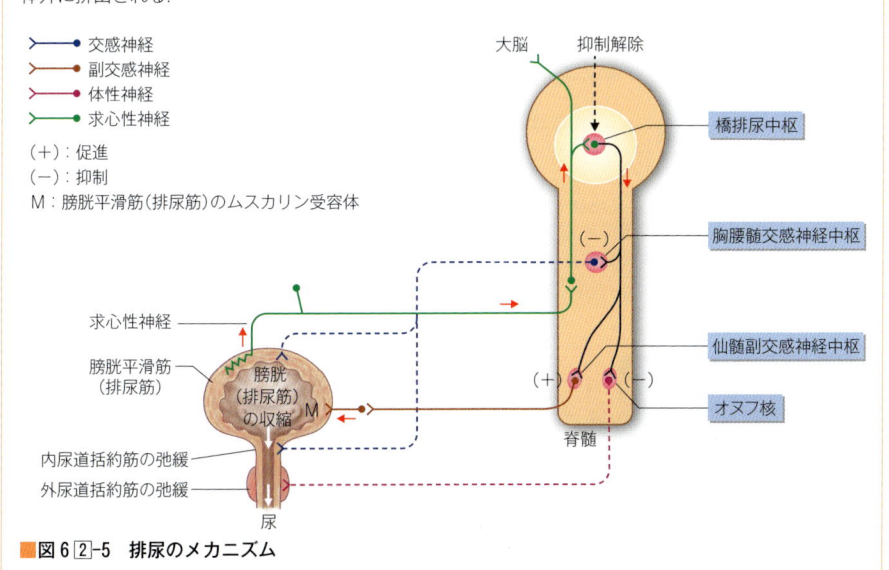

図6②-5　排尿のメカニズム

2. 尿排出障害とフィジカルアセスメント

　尿排出障害を生じる疾患の代表である，神経因性膀胱と前立腺肥大症について簡単に触れる．

◆神経因性膀胱
- 中枢や末梢の神経疾患，糖尿病，骨盤内手術後などでは，これら神経系排尿メカニズムの障害によって，程度の差こそあれ排尿障害を惹起することとなり，これを神経因性膀胱と呼ぶ．
- 神経因性膀胱に特異的な症状はないため，下部尿路症状（頻尿，尿意切迫感，排尿困難，残尿感など）の有無を十分に聴取する必要がある．
- 尿流測定，残尿量測定，膀胱内圧測定などで客観的評価を行い，尿排出障害の程度が強い，あるいは安全な蓄尿ができない（蓄尿時に膀胱内圧が低く保てない）場合には，排尿方法を再検討する必要がある．
- そのままの排尿を継続していると，将来的に膀胱変形や膀胱尿管逆流，そして腎機能障害を惹起する可能性があるため，間欠導尿や尿道カテーテル留置，膀胱瘻（ろう）造設などを考慮することもある．

Physical Assessment

❶既往歴　根拠▶ 神経因性膀胱を生じる可能性のある疾患について問診する． ❷排便と性機能　根拠▶ 同系統の神経系で調節されているため，障害されることが多い．	➡インタビュー
❸直腸診　根拠▶ 肛門括約筋の緊張が低下していることが多い．	➡排尿機能に関する触診
❹残尿測定　根拠▶ 残尿が増加していることが多い．超音波検査で測定． ❺腎機能検査，腎エコー　根拠▶ 長期にわたる神経因性膀胱では膀胱変形から腎機能障害をきたすことがある． ❻膀胱内圧測定　根拠▶ 蓄尿時に膀胱内圧が高いと将来的に腎機能障害をきたしやすい．	➡検査

◆前立腺肥大症

- 前立腺は男性にのみ存在する臓器であり，膀胱の直下に位置し，その内部を尿道が貫通している．
- 腫大した前立腺により尿道の閉塞を生じ，膀胱排尿筋にも影響を及ぼすため，尿排出障害（排尿困難，尿線途絶など）のみならず蓄尿障害（頻尿，尿意切迫感など）を含めた多彩な症状を呈する．
- 治療は薬物療法が中心に行われるが，尿閉を繰り返す場合や薬物療法で効果不良の場合は手術も考慮する．

Physical Assessment

❶排尿困難　根拠▶ 肥大前立腺で尿道が圧迫されて生じる． ❷頻尿　根拠▶ 肥大前立腺で膀胱と尿道が圧迫されて生じる．	➡インタビュー
❸下腹部の膨瘤　根拠▶ 残尿が非常に多い尿閉状態では下腹部が膨らむ．	➡排尿機能に関する視診
❹直腸診　根拠▶ 肥大した前立腺を触知する．	➡排尿機能に関する触診
❺尿流測定　根拠▶ 肥大前立腺で尿道が圧迫されることで尿流が低下する． ❻残尿測定　根拠▶ 排尿困難に伴い残尿が増加する．超音波検査で測定． ❼超音波検査　根拠▶ 肥大前立腺の大きさを推定する．	➡検査

第7章

運動機能とその破綻

からだを動かす

骨格筋の収縮によって，関節が動いたり固定されたりすることを運動という．円滑な運動のためには，骨格，関節，靱帯，筋肉といった運動器系の機能が必要であり，神経系が筋収縮を調節している．

運動器の解剖生理と機能障害

木下裕光

A. 運動とは

1. 運動とは

　人間は自立して生活するために様々な動作を行っている．毎日繰り返される基本的な一連の動作を日常生活動作(activities of daily living；ADL)といい，立ったり座ったりする起居動作，家屋内の移動，排泄動作，食事摂取，衣服着脱，洗面，入浴などの身のまわりの動作を指す．また，より広い範囲の動作である，近隣への移動，調理，整理整頓，洗濯，階段の昇降，交通機関の乗り降りなどを生活関連動作(activities parallel to daily living；APDL)という．さらに高度で熟練した動作として，労働における作業，スポーツにおける活動や芸術面における演技などが挙げられる．

　このような動作は，身体を支える骨格に付着する骨格筋が収縮し，関節が動くことによって可能となる．例えば，肘を曲げるという動作は，大脳皮質にある運動中枢からの指令が脊髄や末梢神経である筋皮神経によって伝えられて，上腕二頭筋が収縮し，前腕の橈（とう）骨を上腕に引きつける力が働く．その際，肘関節が動き，肘の屈曲という「運動」が起こる(図7-1)．

　「運動」は，人間が動作を行うために，神経系と運動器系により身体を動かすことなのである．円滑な運動を可能にする身体の構造は，身体を支える骨格系，しなやかな動きを生み出すための関節や靱帯，関節を動かす筋肉からなる運動器系，そして，筋肉の収縮を調節する神経系で構成されている．

　老化，疾病，外傷などにより運動器系や神経系の機能が衰えると，運動が困難となり，生活における自立度が低下し，日常生活で介護が必要となる要介護状態や寝たきりになる可能性が高くなる．人間における運動の最大の特徴として，立位姿勢と二足歩行がある．人間は常に，重力に抗して，様々な体位をとるが，このような身体の構えを「姿勢」と呼んでいる．立位姿勢を維持するためには，抗重力とバランス保持が必要である．抗重力とバランス保持には，運動器系（骨格の形態，関節機能，抗重力筋など）と神経系（平衡機能，姿勢反射など）が複雑な仕組みで関与している．また，正常歩行は，立位姿勢から開始され，足の踏み出しなど，関与する仕組みがさらに複雑となる．さらに，骨関節疾患，神経筋疾患，中枢神経疾患などによる異常姿勢，異常歩行(跛行（はこう）)が，転倒による外傷や日常生活動作の支障を引き起こす原因となる．このため，運動について理解するには，運動器系と神経系の構造，機能，病的な状態を知り，筋力や関節可動域などの運動器系の機能を正確に測定し，評価する方法を知る必要がある．

　運動の基本は骨の動きである．基本となる体位（解剖学的基本肢位）における3つの基本的平面において身体を区分し，その区分に含まれる骨が，関節を中心に，どの方向に移動するかで運動の方向を表すことができる．

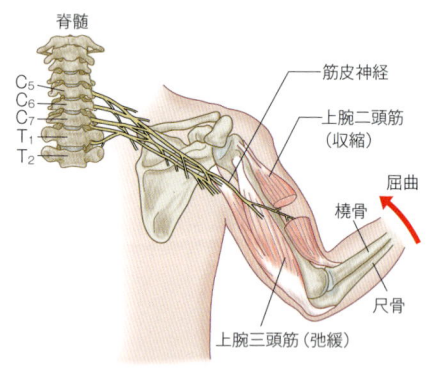

図7-1　上肢の運動（屈曲）

2. 身体の区分

　身体は中軸部と体肢とに区分される．さらに中軸部は頭頸部と体幹に，体肢は上肢と下肢に分けられる．各区分に含まれる骨の概要を以下に示す．
①頭頸部：頭蓋骨と頸椎が含まれる．
②体幹部：胸部，腹部，骨盤部に区分され，胸郭，胸腰椎，骨盤骨が含まれる．
③上肢：体幹から離れている部分を自由上肢，自由上肢を体幹に連結する部位を上肢帯という．自由上

肢は上腕，前腕，手に区分され，上腕骨，橈骨，尺骨，手根骨，中手骨，手指骨が含まれる．上肢帯には，鎖骨，肩甲骨が含まれる．
④下肢：体幹から離れている部分を自由下肢，自由下肢を体幹に連結する部位を下肢帯という．自由下肢は大腿，下腿，足に区分され，大腿骨，膝蓋骨，脛(けい)骨，腓(ひ)骨，足根骨，中足骨，足趾骨が含まれる．下肢帯には，骨盤を構成する寛骨(腸骨，恥骨，坐骨からなる)が含まれる．

3. 基本体位と基本的平面
1) 基本となる体位

- 動きの基本となる体位を解剖学的基本肢位と呼ぶ．
- 解剖学的基本肢位は，直立して顔を前に向け，両上肢を体側に沿って下垂し，手掌を前に向けるものである(図7-2)．

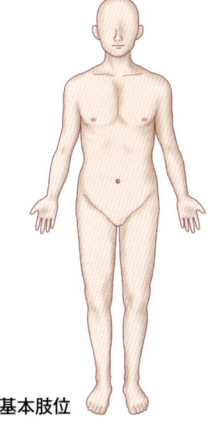

■図7-2 解剖学的基本肢位

2) 3つの基本的平面(図7-3, 4)

- 矢状面：頭蓋骨の矢状縫合(前後方向)と平行な面で左右に分ける．身体の中心で切った矢状面は特に正中面と呼ばれる．
- 冠状面(前額面)：頭蓋骨の冠状縫合(左右方向)と平行な面，または前額と平行な面で前後に分ける．
- 水平面(横断面)：身体を水平に横切る面で上下に分ける．

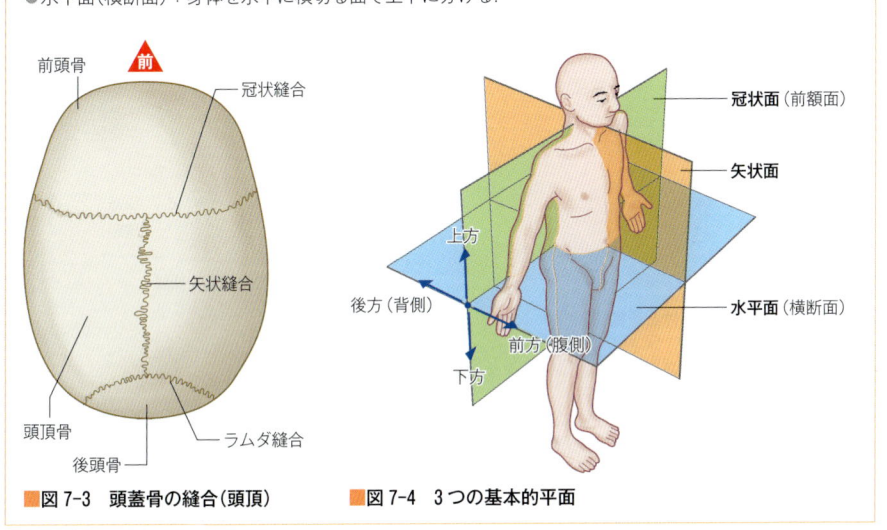

■図7-3 頭蓋骨の縫合(頭頂)

■図7-4 3つの基本的平面

4. 身体における方向と運動の方向

1）身体における方向（図7-4）

- 内側と外側：矢状面で分けて，身体の中心に近い方を内側，遠い方を外側という．
- 前方と後方：冠状面で分けて，前を前方，後を後方という．腹側と背側ということもある．
- 上方と下方：水平面で分けて，上を上方，下を下方という．頭側と尾側ということもある．
- 近位と遠位：自由上肢や自由下肢などを水平面で分けて，体幹に近い方を近位，遠い方を遠位という．

2）矢状面における運動

- 屈曲と伸展：基本的に，隣接する2つの部位が近づく動きが屈曲，遠ざかる動きが伸展である．
- 肘関節では，上腕と前腕が近づく動きが屈曲，遠ざかる動きが伸展である（図7-5 a）．
- 肩関節，頸部，体幹では，前方への動きが屈曲，後方への動きが伸展である（図7-5 b）．
- 頸部や体幹では，屈曲を前屈，伸展を後屈ということもある（図7-5 c）．
- 手関節，手指では，手掌側への動きが屈曲，手背側への動きが伸展である．手関節，手指の屈曲を掌屈，伸展を背屈ということもある（図7-5 d）．
- 足関節，足趾では，足底側への動きが屈曲，足背側への動きが伸展である．屈曲を底屈，伸展を背屈ということもある（図7-5 e）．

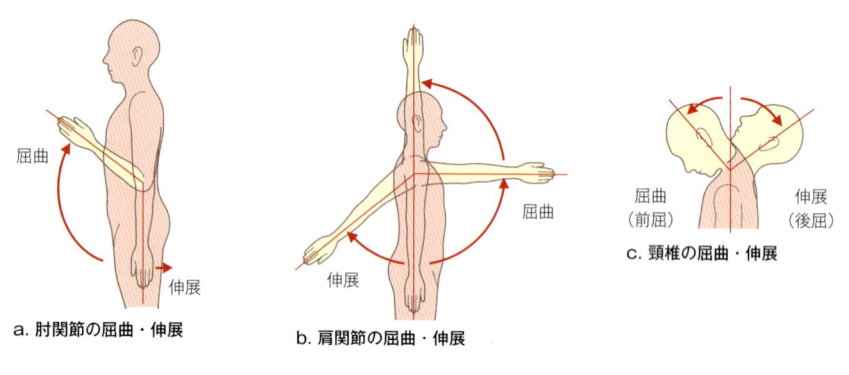

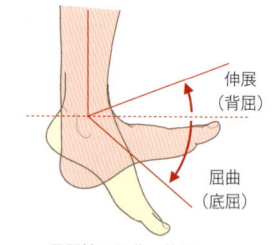

a. 肘関節の屈曲・伸展

b. 肩関節の屈曲・伸展

c. 頸椎の屈曲・伸展
屈曲（前屈）　伸展（後屈）

d. 手関節の屈曲・伸展
伸展（背屈）　屈曲（掌屈）

e. 足関節の屈曲・伸展
伸展（背屈）　屈曲（底屈）

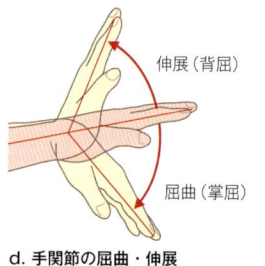

■図7-5　矢状面における運動

3）冠状面における運動

- 外転と内転：体幹の正中面や手指の中心軸から遠ざかる動きが外転，近づく動きが内転である．例えば，肩関節では，体幹から上腕が遠ざかる動きが外転，近づく動きが内転である（図7-6 a）．
- 右側屈と左側屈：頸部，体幹の正中面から右方向への動きが右側屈，左方向への動きが左側屈である（図7-6 b）．

●運動器の解剖生理と機能障害

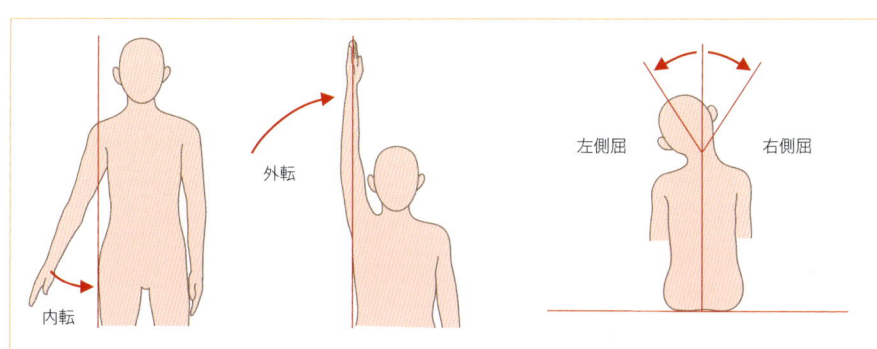

a. 肩関節の外転・内転

b. 頸椎の側屈

■図 7-6　冠状面における運動

4）水平面における運動

- 外旋と内旋：肩関節または股関節では上腕軸または大腿軸を中心として外方へ回旋する動きが外旋，内方へ回旋する動きが内旋である（図 7-7 a）。
- 水平屈曲と水平伸展：肩関節を 90 度外転した位置から前方への動きが水平屈曲，後方への動きが水平伸展である（図 7-7 b）。
- 右回旋と左回旋：頸部と胸腰部に関しては，中軸部の中心軸から右方に回旋する動きが右回旋，左方に回旋する動きが左回旋である（図 7-7 c）。

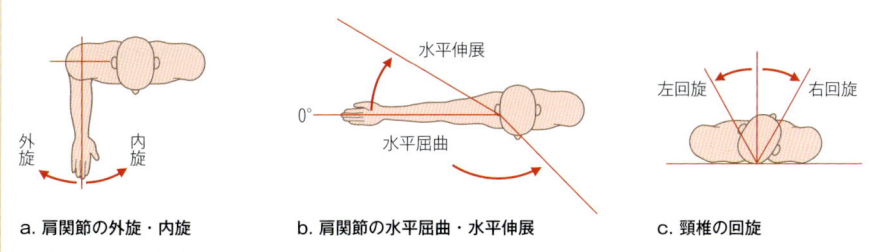

a. 肩関節の外旋・内旋

b. 肩関節の水平屈曲・水平伸展

c. 頸椎の回旋

■図 7-7　水平面における運動

5）特殊な運動

- 回外と回内：前腕に関しては，肘関節を 90 度屈曲して，前腕軸を中心にして外方に回旋する動き（手掌が上を向く動き）が回外，内方に回旋する動き（手掌が下を向く動き）が回内である（図 7-8 a）。
- 橈屈と尺屈：手関節の手掌面の運動で橈側（母指側）への動きが橈屈，尺側（小指側）への動きが尺屈である（図 7-8 b）。
- 母指の運動：手掌面の運動が橈側外転と尺側内転（図 7-8 c），手掌面と垂直な平面の動きが掌側外転と掌側内転（図 7-8 d），母指で小指の先端または基部を触れる動きが対立である。
- 外返しと内返し：足部の運動で足底が外方を向く動きが外返し，足底が内方を向く動きが内返しである（図 7-8 e）。

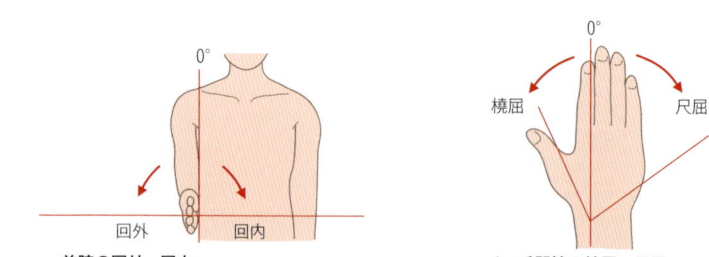

a. 前腕の回外・回内

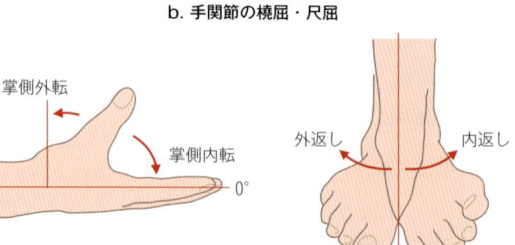

b. 手関節の橈屈・尺屈

c. 母指の橈側外転・尺側内転

d. 母指の掌側外転・掌側内転

e. 足部の外返し・内返し

■ 図 7-8　特殊な運動

5. 運動機能

　運動機能の重要な要素は，①からだを支える骨格，②しなやかな動きを生み出すための関節，③関節を補強する靱帯，④動くことのできる筋組織，⑤筋収縮のメカニズムと神経支配，の5つで，これらの骨格や関節，靱帯，筋，神経がそれぞれの機能を担うことで「運動」は成り立っている．

B. からだを支える骨格

1. 骨の形状と構造

1）骨の形状

- 骨格を構成する骨には様々な形状があり，形状によって，長管骨，短骨，扁平骨，種子骨に分類される．
- **長管骨**（長骨）：自由上肢，自由下肢の大部分を構成する長い管状の骨で，上腕骨，大腿骨などがある（図 7-9）．
- 長管骨の両端の膨らんだ部分を骨端といい，中央の管状の部分を骨幹という．
- 骨端から骨幹へ徐々に移行する部分を骨幹端といい，成長期には骨端と骨幹端の間にある成長軟骨板で盛んに骨がつくられ，長管骨が長軸方向に成長する．
- 成長軟骨板は，成長終了後に骨端成長板と呼ばれる板状の骨となる．
- 骨端の関節を構成する部分には関節軟骨がある．
- **短骨**：短く不規則な骨で，手根骨，足根骨などがある．
- **扁平骨**：板状の平らな骨で，頭蓋，骨盤の一部，胸骨などがある．
- **種子骨**：腱に含まれる小さな骨で，膝蓋骨も大腿四頭筋と膝蓋腱に含まれる種子骨とされる．

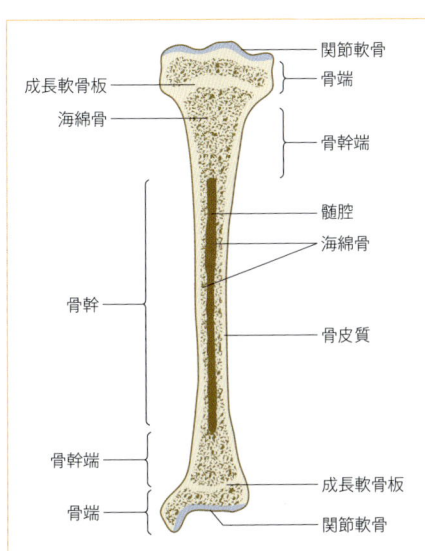

■図7-9　長管骨の構造

2) 骨の構造

- 骨は，関節，靱帯，筋肉などとともに身体を支持し，骨格となる結合組織であり，骨端の関節軟骨を除いて骨膜に覆われ，外側にある硬い骨皮質と中心部の骨髄にある軟らかい海綿骨からなる（図7-9）．
- 骨は細胞と細胞外基質からなる結合組織である．
- 骨の細胞には骨芽細胞，破骨細胞，骨細胞があり，細胞外基質にはコラーゲンなどのタンパク質とカルシウム，リンなどからなるミネラルが存在する．ミネラルが結晶となって硬い骨組織がつくられる．

2. 骨の代謝

　骨は，骨をつくる骨芽細胞と骨を壊す破骨細胞の働きによって，一生を通じて常につくりかえられている．破骨細胞は古い骨を壊し，骨芽細胞は血中のカルシウムを取り込んで壊された分と同じ分の新しい骨をつくり，バランスが保たれている．

　カルシウムは神経機能，筋肉収縮，血液凝固など生命の維持や活動に必要不可欠なミネラルであり，血中のカルシウム濃度を一定に保つ必要がある．骨には，血液中のカルシウムの濃度を一定にするためのカルシウムの貯蔵庫としての機能がある．血中のカルシウムの濃度が低下すると，ホルモンなどの作用で破骨細胞が骨を壊して血中にカルシウムを放出し，補充する．

　骨の代謝に関係する因子として，カルシウム以外では，副甲状腺ホルモン，甲状腺ホルモン，カルシトニン，活性型ビタミンDなどがある．食物から取り入れられたビタミンDは，腸管から吸収され，脂肪組織に蓄えられる．また，日光の照射（紫外線）を受けて皮膚でもプロビタミンDからビタミンDが生成される．ビタミンDは，肝臓と腎臓で代謝されて活性型ビタミンDとなる．一方，ステロイド薬として多用されている副腎皮質ホルモンは，過剰になると骨の代謝を障害する．

　単位面積当たりの骨の量を骨量（骨密度）というが，全身の骨量が減ってもろくなり，骨折を起こしやすくなる状態を骨粗鬆（しょう）症という．加齢，閉経による女性ホルモン分泌の減少，栄養障害，疾病，ステロイド薬の使用などにより，骨の代謝のバランスが崩れると骨粗鬆症を引き起こし，腰背部痛，脊柱の変形，骨折など運動器機能の低下につながる．

3. 骨の機能

　骨には，身体の支持，運動，臓器の保護，造血，カルシウムの貯蔵など様々な生理作用があるが，運

動に大きく関与するのは身体支持作用と運動作用である．
　身体支持作用とは身体を支え，姿勢を保つことである．運動作用は骨格に付着する筋肉の収縮を効果的に伝えることによって，関節を支点とした運動を行う．
　生活する上で身体には様々な力が加わる．体重などの重力，運動による筋力，身体の外から加わる外力などにより，骨に加えられる圧力を機械的刺激（力学的ストレス）という．
　骨には，加えられた機械的刺激に適合するように形態や強度を変化させる機能がある．運動や体重増加などにより機械的刺激が増加すると，骨量が増えて骨が強くなり，機械的刺激が減少すると，骨量は減少する．

4. 骨の病的状態とフィジカルアセスメント

1）骨萎縮

- 一部の骨に急激な骨量の減少（廃用性骨萎縮）が生じることを骨萎縮という．骨折を起こしやすくなる．
- 原因として，寝たきりによる非荷重，ギプスなどによる固定（不動），運動麻痺などによる骨に対する機械的刺激の減少が挙げられる．

2）骨折

- 骨が解剖学的な連続性を断たれた状態を骨折という．
- 通常，骨折を起こすと，疼痛，腫脹，変形などにより，運動器の機能が著しく低下する．
- 骨に対する外力のかかり方による骨折の分類として，①外傷性骨折，②病的骨折，③疲労骨折がある．
- **外傷性骨折**：正常な骨に強い外力が加わって生じる．交通事故，転落・転倒事故，スポーツなどで起こることが多い．
- **病的骨折**：疾病などにより骨の強度が低下し，通常では考えられないような軽微な外力で生じる．骨粗鬆症，廃用性骨萎縮，癌の骨転移を含む骨腫瘍，化膿性骨髄炎などで起こる．高齢者では，上腕骨頸部，橈骨遠位端，胸腰椎，大腿骨頸部が骨粗鬆症を背景とする骨折の好発部位である．
- **疲労骨折**：健常な骨に，通常は骨折を起こさないような負荷が繰り返し加わることで生じる．長時間の歩行などにより中足骨に起こる行軍骨折やスポーツ選手の走者骨折などがある．
- 骨折の治療には長期間を要することが多く，過度な安静によって様々な副作用を生じることがある．特に高齢者における身体活動の低下は，骨・関節・筋肉などの運動器ばかりでなく内臓や神経などの機能低下をきたす，廃用症候群の原因となる場合が多い．

📝 memo　骨折の治癒過程

- 骨が外力により解剖学的な連続性を断たれた状態が骨折である．骨組織には再生能力があり，骨折が起こると新しい骨が形成されて修復される．骨は特異な組織であり，正常な修復過程であれば，損傷しても瘢痕を残さずに治癒する．骨折の修復過程は，一般的に，炎症期，修復期，再造形期に分けられる．

①**炎症期**：骨折が起こった直後に血管が損傷されて血腫が形成され，外傷性炎症反応が起こる時期である．骨折部を取り囲む部位で骨形成細胞や毛細血管の増殖が認められ，肉芽組織が形成される．

②**修復期**：肉芽組織内に骨形成および軟骨形成が起こる時期である．骨折部を取り囲む組織を仮骨と呼ぶ．仮骨にカルシウムやリンなどのミネラル（骨塩）が沈着して骨組織に置き換わり，骨折部は，骨梁（りょう）によって固く癒合していく（固化）．

③**再造形期**：再造形は，骨改変またはリモデリングとも呼ばれ，骨折部に骨形成や骨吸収が行われ，機能的修復が行われて，元来の解剖学的構造に復元される．骨の再造形は，若年であるほど活発であり，小児では骨変形も自家矯正されるが，加齢により再生能力が減弱し，成人では再造形が完了するのに数年間を要することがある．

大腿骨頸部骨折

- 骨粗鬆症を有する高齢者に多発し，骨折部位により，大腿骨頸部内側骨折，大腿骨頸部外側骨折，大腿骨転子下骨折などに分けられる．
- 歩行中のつまずきや転倒によって起こることが多く，転倒直後に起立不能となり，股関節部の疼痛を訴える．
- 一般に，肢位は股関節の伸展・外旋位となり，患肢の短縮を認めることもある．
- 疼痛のため自動運動や他動運動が不能となり，ADL に支障をきたす．
- 受傷者は高齢で全身合併症を有する場合が多く，保存治療では寝たきり（廃用症候群）となる可能性が高くなるため，早期離床，早期日常生活復帰を目的として，手術療法が選択されることが多い．

Physical Assessment

❶股関節部の疼痛・腫脹・皮下出血　根拠▶ 骨折による炎症症状，出血による腫脹，皮下出血によって疼痛が引き起こされる．	➡運動機能の概観（全身の観察） ➡運動器系の視診・触診
❷患肢の短縮　根拠▶ 骨折部の転位により，健側と比べ，患肢が短縮する．	➡下肢長の測定
❸顔面蒼白，冷汗　根拠▶ 骨折時の血管損傷による急性出血や骨折部からの出血によってショックを引き起こす．	➡運動機能の概観（全身の観察）
❹廃用症候群　根拠▶ 骨折部の疼痛により，自動運動や他動運動が不能となり，座位や起立が困難となる．セルフケア不足となり廃用症候群の危険性が高まる．	

3）骨変形

- 疾病や外傷により，骨に変形をきたすことがある．
- 自由肢で中枢側に対して末梢側が矢状面から離れる方向に変形したものを外反変形，その逆を内反変形という．膝関節で外反変形があるといわゆる X 脚，内反変形があると O 脚となる．
- 長管骨の外側方向へのねじれを外捻，その逆を内捻という．
- 脊柱では前方凸，後方凸，側方への変形を，正常の彎(わん)曲状態を含めて，それぞれ前彎，後彎，側彎という．
- 手・指関節の橈骨側への変形を橈側偏位，尺骨側への変形を尺側偏位という．
- 手足，手指，足趾の複数関節の複合的変形に対しては，独特の呼び方がある．例えば，末梢神経障害による猿手，鷲手(わしで)，関節リウマチによる手指の変形としてスワンネック変形，ボタン穴変形，関節リウマチによる足の変形として外反母趾，開張足(かいちょうそく)，槌趾(つちゆび)，扁平三角状変形などがある．
- 骨の成長障害，骨折，脱臼などにより，四肢の長さに左右差を生じることがある．特に，下肢長に左右差が生じた場合，跛行など歩行障害の原因となる．

C. しなやかな動きを生み出すための関節

　関節とは，相対する 2 つ，あるいは，それ以上の骨を連結する構造体をいう．可動性によって，不動関節，半関節，可動関節に分けられる．
①**不動関節**：可動性が全くないか，ごくわずかしか動かない関節である．例えば，遠位脛腓(けいひ)関

節，頭蓋骨の縫合(p.203，図7-3)は，線維性組織で直接結合している．
②**半関節**：可動性がわずかにある関節である．例えば，脊椎の椎体間関節は，椎体間に線維軟骨である椎間板とその内部に埋もれた髄核があり，隣接する椎体間の力を吸収・分散するクッションの役割を担っている．
③**可動関節**：可動性が大きく，身体の大部分の関節がこの関節である．関節軟骨，関節包，関節腔，滑膜組織によって構成され，滑膜関節ともいう．

ここでは，運動時にしなやかな動きを生み出すための関節として，主に可動関節について述べる．

1. 可動関節の形状

向かい合う関節面の形によって可動関節の形状は分類され，関節の動きの方向や動く範囲(関節可動域)は，関節の形状に従う(図7-10)．
①**球関節**：あらゆる方向に動くことができて，関節可動域が大きい(例：肩関節，股関節)．
②**楕円関節**：2方向に回転ができる(例：手関節)．
③**鞍(あん)関節**：2方向に回転ができる(例：手根中手関節)．
④**蝶番(ちょうつがい)関節**：ドアの開閉のように，1方向に回転ができる(例：膝関節，肘関節)．
⑤**車軸関節**：車輪のように，1つの軸の周りに回転ができる(例：近位橈尺関節，正中環軸関節)．

あらゆる方向に動く
(例：股関節)
球関節

2方向に回転
(例：手関節)
楕円関節

2方向に回転
(例：手根中手関節)
鞍関節

1方向に回転
(例：肘関節の腕尺関節)
蝶番関節

1つの軸の周りに回転
(例：正中環軸関節)
車軸関節

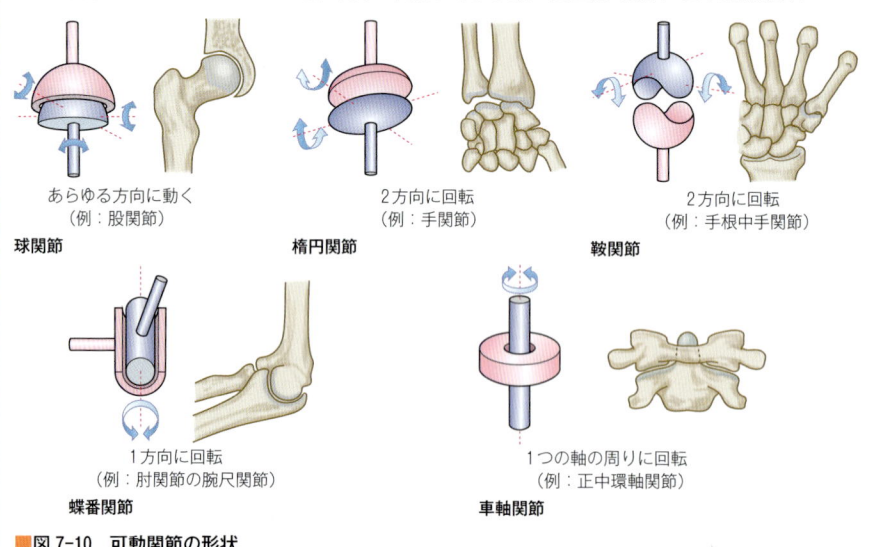

■図7-10　可動関節の形状

2. 関節の構造と機能

1) 関節の構造(図7-11)

- 関節を構成するのは，骨端，関節軟骨，関節包，滑膜，靱帯などである．ここでは関節軟骨，関節包，滑膜の基本的な構造について述べる．
- **関節軟骨**：関節を構成する骨端部を覆う軟骨(硝子軟骨)で，接触する関節面は滑らかである．
- **関節包**：2つ以上の骨を結ぶ結合組織で，関節の周りを袋のように包んでいる．関節包に包まれた内部の空間を関節腔という．主として，関節包の外側にあって，骨と骨の結合を補強するのが靱帯である．
- **滑膜**：関節包の内面を覆い，粘稠(ねんちゅう)な滑液を分泌する．滑液は，関節腔を満たし，機械における潤滑油のように，関節面の摩擦を減らす働きをしている．また，関節軟骨には血管やリンパ管がないので，滑液によって栄養を与えられる．

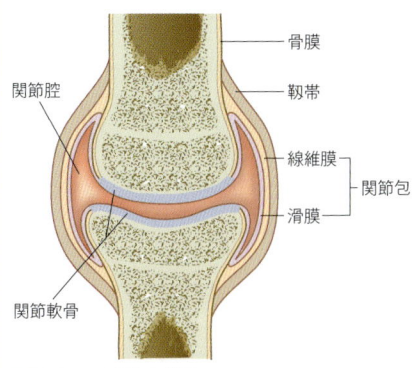

■図7-11 関節の構造

2）関節の機能

- 関節の機能として，身体を支える支持作用と筋肉が収縮した時に動きを生じる可動作用がある．
- **支持作用**：関節には，関節包や靱帯によって骨と骨を連結し，また，骨に加わる体重や筋肉の収縮による機械的刺激を和らげる働きがある．
- **可動作用**：関節軟骨，滑膜，滑液の働きによって関節面の摩擦は非常に小さく，筋肉が収縮して関節が動く際に，しなやかな動きを生み出すことができる．
- 関節機能の評価として関節が動く範囲を表す関節可動域（range of motion；ROM）が，最も基本的で重要である．
- わが国では，日本整形外科学会，日本リハビリテーション医学会によってROMの表示，測定法（ROM-T）などが定められている．
- 標準的なROMを参考可動域という．

3．関節の病的状態

1）関節弛緩

- 関節包や靱帯が弛緩しているためにROMが異常に増大し，支持性が低下した状態を関節弛緩という．例えば，指関節や膝関節を伸展する時の参考可動域は0度であるが，関節弛緩があると0度以上に過伸展することが可能となる．
- 関節の安定性がさらに低下し，異常な関節運動が生じて関節の機能を果たさない関節を動揺関節という．
- 関節弛緩の原因としては，先天奇形，マルファン症候群やエーラス・ダンロス症候群のような先天性結合組織疾患，感染，外傷による靱帯の損傷や断裂，関節リウマチによる関節炎などがある．関節包や靱帯にゆるみを生じて関節が不安定となり，脱臼や関節破壊を起こしやすくなる．

2）関節拘縮，関節強直

- ROMが低下した状態を関節拘縮，関節強直という．
- 関節拘縮は，関節包，靱帯，筋肉の短縮や癒着，皮膚の瘢痕形成などにより生じる．外傷，関節炎，変形性関節症，長期間のギプス固定，神経麻痺などが関節拘縮の原因となる．
- 関節強直は，関節包内の構成体である関節軟骨，骨，滑膜の病変によって生じる．外傷や関節炎による関節軟骨の広範囲な破壊が相対する関節面における骨組織の癒合をもたらした状態を，特に骨性強直といい，関節の可動性は完全に失われる．
- フィジカルアセスメントについては，「変形性膝関節症」(p.214)参照．

3）関節痛，関節腫脹

- 関節痛，関節腫脹をきたす疾患は多いが，関節リウマチのように全身の関節滑膜が炎症を起こす場合，変形性関節症など関節内に原因がある場合，浮腫，滑液包炎，筋肉や腱の炎症など関節周囲に原因がある場合がある．
- 関節内では，関節腔に関節液（関節水腫）や血液（関節血腫）が貯留している場合もある．
- 関節周囲は，骨腫瘍や軟部組織腫瘍の好発部位であり，関節疾患との鑑別が必要となる．
- フィジカルアセスメントについては，「変形性膝関節症」(p.214) 参照．

D. 関節を補強する靱帯

1. 靱帯の構造と機能

　靱帯は帯状の結合組織で，長軸方向に牽引されると伸張され，牽引する力が取り除かれると元の長さに戻る．ほとんどの靱帯は関節包の外面にある関節外靱帯であるが，膝関節の前十字靱帯や後十字靱帯のような関節内靱帯もある．

　靱帯には，強力に骨と骨を連結し，静止した状態における関節を安定化させる働きがある．また，望ましくない方向への運動を抑制し，関節の運動を安定化させる働きがある．

2. 靱帯の病的状態

　靱帯のゆるみや断裂があり，靱帯が緊張する方向にストレスをかけて過度の関節の動きがみられ，関節の安定性が低下した状態を，関節の不安定性という．

　例えば，膝関節は屈曲，伸展という矢状面での関節可動域は広いが，冠状面での運動は内側側副靱帯と外側側副靱帯によって制限されて，矢状面での運動が安定している．しかし，膝の内側側副靱帯のゆるみや断裂がある場合，膝を外反する方向に力を加えると，正常と考えられる側（健側）の膝と比べてゆるみを認める．これを膝関節の外側への側方不安定性という（図 7-12）．

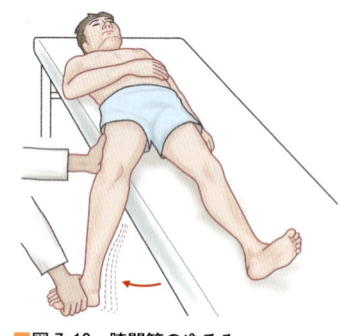

図 7-12　膝関節のゆるみ（側方不安定性）

E. 動くことのできる筋組織

1. 筋肉の構造

　直接あるいは腱や腱膜などを介して骨を動かす筋肉を骨格筋という．骨格筋は意思によって収縮させることができる随意筋である．筋肉は紡錘形をしていることが多く，筋肉の中央部を筋腹という．大抵の場合，両端は腱または腱膜に移行して，それぞれ別の骨，軟骨，靱帯に付着している．腱を介さずに直接，骨に付着する筋肉もある．

　筋肉の付着部のうち，体幹に近く固定されたままの部位を起始と呼び，体幹から遠く筋肉の収縮により関節の運動を生じる部位を停止という（図 7-13）．

　骨格筋は筋線維（筋細胞）という細長い細胞が多数集まって束となり，筋膜という膜に包まれている．筋線維内には，さらに細い筋原線維が束になって密に並んでいる．筋原線維の中にはアクチンとミオシンという線維状のタンパク質（フィラメント）が規則正しく配列している．太いミオシンが存在する部分

は暗く見え，A帯と呼ばれる．ミオシンのない部分は明るく見え，I帯と呼ばれる．

A帯とI帯が規則正しい横縞模様を呈するため，骨格筋は横紋筋と呼ばれる．I帯の中央に直角に走るZ帯があり，1つのZ帯から次のZ帯までを筋節といい，筋原線維の形態上の単位である（図7-14）．

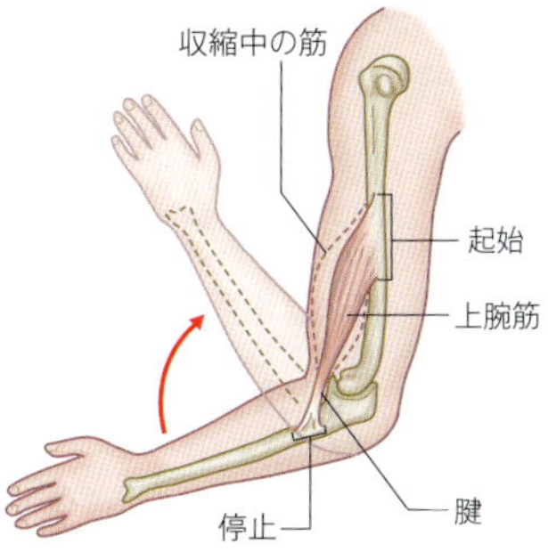

■図7-13 筋の起始と停止

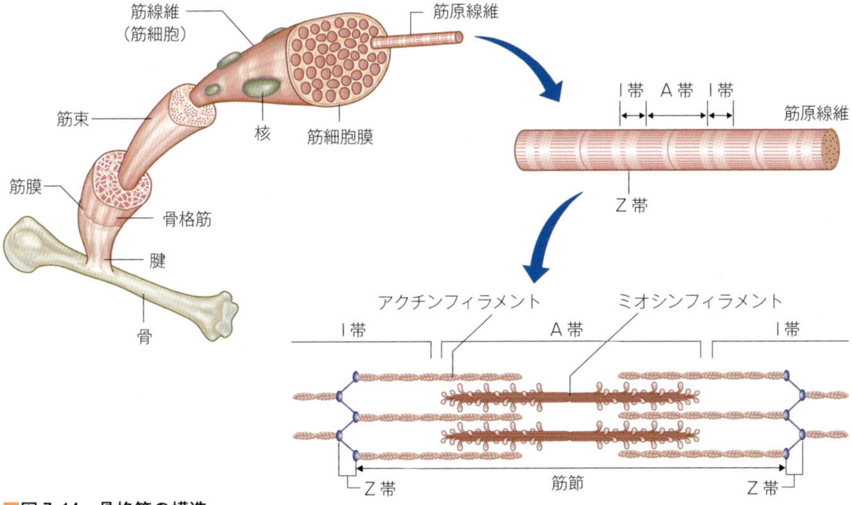

■図7-14 骨格筋の構造

2. 筋肉の機能

骨格筋の働きには，①運動作用，②熱産生作用，③ポンプ作用がある．

① **運動作用**：骨格筋が収縮，弛緩することにより関節運動が生じる．関節の屈曲に働く筋を屈筋，伸展に働く筋を伸筋という．また，ある筋の収縮によって関節運動が起きる時，その筋を主動筋と呼び，主動筋と逆の働きをする筋を拮抗筋という．例えば，膝関節の伸展では，伸筋である大腿四頭筋が主動筋であり，屈筋であるハムストリングス（大腿後部の大腿二頭筋，半腱様筋，半膜様筋を合わせた大腿屈筋群）は拮抗筋である．主動筋が収縮する時，拮抗筋は弛緩し，運動が円滑に行われるように主動筋と拮抗筋は協調して働いている．また，身体を動かさない時も骨格筋は一定の緊張状態にあり，関節を安定に支持し，一定の姿勢を保持する作用がある．

② **熱産生作用**：骨格筋が収縮，弛緩する時にエネルギーが消費されるが，その際に熱が発生する．運動時には骨格筋による熱産生が起こるため，発汗などの体温調節が必要となる．また，寒冷時には筋肉の「ふるえ」が生じて熱を産生し，体温調節に関与する．

③ **ポンプ作用**：筋肉は収縮によって，近接して走る静脈やリンパ管に圧を及ぼし，循環系において心臓への還流を促進する筋ポンプ作用がある．静脈やリンパ管には弁があり，圧を受けると「しごかれる」ように一方向のみに血液やリンパ液が流れる．例えば，足部に浮腫がある場合，患肢を挙上して足関節の底屈と背屈を繰り返すと，筋ポンプ作用によって血液やリンパ液が還流して浮腫が軽減する．

3. 筋の病的状態とフィジカルアセスメント

1) 筋萎縮

- 筋力は，日常生活レベルの筋力を発揮すれば維持され，正しい方法で筋力訓練を行うと徐々に増加する．一方，長期の臥床などにより筋収縮を行わないでいると筋力は低下し，絶対安静の状態では5～6週間で半分となる．また，筋萎縮も並行して進行し，2か月以内に筋腹の断面積は半分になる．このように筋肉を使用しないことによって生じる筋力低下と筋萎縮を廃用性筋萎縮という．
- 萎縮した筋肉をもとの機能に回復させるには長期間を要するため，予防が重要である．
- 廃用性筋萎縮の予防のためには，できる限り早期に離床させ日常生活に復帰できるように指導することが重要となる．
- 筋萎縮を正確に評価するためには，CTやMRIなどの画像診断が有用であるが，簡便な評価法として四肢周囲長(径)の計測がある．
- 四肢周囲長(径)は，筋肉が萎縮すると小さくなり，筋肉の回復・肥大や腫脹があると大きくなる．

2) 筋力低下

- 筋力低下の原因としては，中枢や末梢の神経障害(脳血管障害，脊髄損傷，末梢神経障害など)，変性疾患(進行性筋ジストロフィーなど)，筋肉・腱の外傷・障害による疼痛(筋損傷，腱断裂，筋炎など)，神経筋接合部障害(重症筋無力症など)，骨・関節の障害や変形(骨折，関節炎など)，廃用性筋萎縮(ギプス固定，長期臥床など)などがあげられる．
- 筋力は，筋線維が収縮し関節を動かす力を測定する．筋力を測定する方法として，特別な検査器具を用いない徒手筋力検査法(manual muscle testing；MMT)が広く用いられている．

▶ 変形性膝関節症

- 膝関節の疼痛を主訴とする変性疾患であり，様々な病因により発症するが，大部分は特に誘因がなく発症する．
- 変形性膝関節症は高齢の女性に多く，膝の内側に痛みを訴える内反変形(O脚)型が多い．
- 初期の症状は立ち上がりや歩きはじめの疼痛のみであるが，進行すると関節可動域制限，筋力低下，関節の変形・腫脹をきたし，階段昇降や歩行が困難となる．
- 治療として，理学療法などの保存治療や人工関節置換術などの手術治療が行われる．

Physical Assessment

❶ 膝の関節拘縮(伸展制限による歩行困難，屈曲制限により正座やしゃがみ動作ができなくなる) 根拠▶ 関節軟骨の摩滅や骨の変形による疼痛，関節内の関節液貯留(関節水腫)などが関節可動域に影響を及ぼす．	➡ 関節可動域測定
❷ 大腿四頭筋の筋力低下，筋萎縮(大腿周囲長の短縮，椅子からの立ち上がり，階段・坂道の昇降が困難) 根拠▶ 疼痛が原因で患肢への荷重を避けることにより，大腿四頭筋などの筋萎縮が生じ，筋力低下が起こる．	➡ 四肢周囲長測定，徒手筋力検査法
❸ 膝関節の変形，腫脹(関節腫脹があっても熱感がないことが多い，関節水腫による腫脹は膝蓋骨近位部に現れやすい) 根拠▶ 変形性膝関節症は非炎症性疾患であり，関節軟骨の摩滅片が滑膜を刺激して滲出液が産生され，関節腔内に貯留する．	➡ 運動器系の視診・触診

F. 筋収縮のメカニズムと神経支配

　人間は，感覚受容器を通してもたらされた身体外部からの痛覚や温度覚などの感覚刺激，食欲などの内的欲求，思考や感情によって起こった意思などの情報が動機となって，神経系の指令により，運動器系を通じて様々な運動を行って外部の環境に働きかける．このように神経系は，筋の収縮によって起こる運動を支配している．

　神経系は神経細胞（ニューロン）が多数集まって，互いにシナプスという神経接合部を通じて網目状組織（ネットワーク）をつくり，神経伝達物質という化学物質を通じて情報を伝達し，人間が全体として調和のとれた動きができるように，運動器やその他の各器官の働きを調節している．

　神経系は中枢神経系と末梢神経系に分類され，また，感覚受容器など末梢で受け取った情報を中枢に伝える求心性神経と，中枢の情報を運動器など末梢の効果器に伝える遠心性神経に分けられる．中枢神経系における神経の経路を伝導路といい，求心性神経が走行する経路を上行伝導路，遠心性神経が走行する経路を下行伝導路という．末梢神経系では，求心性神経を感覚神経，遠心性神経を運動神経という．

1. 筋収縮のメカニズム

　筋線維が収縮することにより筋力を生じる．個々の筋線維の収縮力は一定であり，筋力は筋線維の数に比例する．筋線維に共通した筋肉の収縮と弛緩は以下の機序で起きる．
① 筋を支配する運動神経の興奮が神経終末に伝えられ，神経伝達物質であるアセチルコリンが放出され，筋細胞に伝えられる．神経終末と筋細胞の接する部分を神経筋接合部という．
② アセチルコリンが筋細胞を興奮させ，活動電位が発生する．
③ 筋細胞の興奮によって筋小胞体からカルシウムイオンが細胞内に放出される．
④ カルシウムイオンによって，アクチンとミオシンが結合して，滑走することによって筋肉が収縮する．
⑤ 活動電位が終了するとカルシウムイオンは筋小胞体に取り込まれ，アクチンとミオシンの結合が離れて筋肉は弛緩する．

2. 筋の神経支配

1) 骨格筋の神経支配

- 骨格筋を支配する運動神経は，α運動神経とγ運動神経からなる．
- **α運動神経**
- 脊髄の前角にあるα運動神経の細胞体から出た軸索は，前根という神経線維の束を通って末梢神経となり，骨格筋に向かって伸び，骨格筋に近づくにつれて多数の枝に分かれ，それぞれが1本の筋線維に分布する．
- 1個のα運動神経と，それによって支配されている筋線維群を運動単位（または神経筋単位）という（図

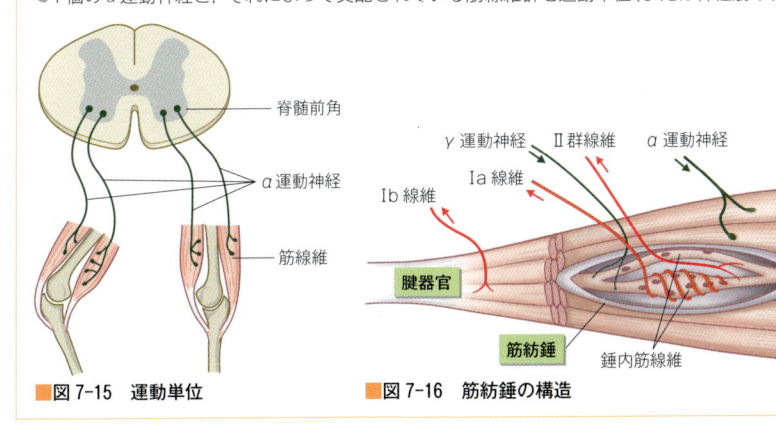

■ 図7-15　運動単位

■ 図7-16　筋紡錘の構造

7-15).
- 1つの運動単位に属する筋線維の数は，手指の筋など微細な運動に関与する筋では少なく，体幹の筋など粗大な運動に関与する筋で多い．
- 運動神経の興奮が神経終末に伝えられ，神経筋接合部においてアセチルコリンが放出され筋収縮が起きる．

■ γ運動神経
- 筋肉内には筋紡錘と呼ばれる感覚受容器があり，筋肉の情報を中枢神経系に伝える働きがある．筋紡錘の中には錘内筋線維という特殊な筋線維群が皮膜に包まれており，その筋線維が骨格筋の収縮に応じて長さを変え，骨格筋の長さ（筋長）が測定される．その情報が求心性神経であるIa線維を通じて中枢に伝えられる．γ運動神経は，錘内筋線維を支配する遠心性神経であり，筋紡錘の感度を調節している（図7-16）．
- 腱にも腱器官（ゴルジ腱器官）と呼ばれる感覚受容器があり，筋肉の張力を測定し，その情報が求心性神経を通じて中枢に伝えられる．

2）運動に関与する神経系の概要

- 中枢神経系には様々な運動の統合や調節を行う領域があり，これを運動中枢という．ここでは運動に関与する神経系の概要について述べる（運動神経の詳細は「第8章 神経系の解剖生理と機能障害」参照）．

■ 中枢神経系
- 中枢神経系は，部位別に脳と脊髄に分類される．さらに，脳は大脳，間脳，小脳，脳幹に分けられ，脊髄は頸髄，胸髄，腰髄，仙髄に分けられる．
- 大脳には，運動の指令を発する大脳皮質と運動の計画を実行に移す大脳基底核がある．
- 間脳は視床，視床下部，下垂体からなる．
- 視床は，脊髄や脳幹からもたらされる感覚情報を大脳皮質に伝える伝導路の重要な中継所である．
- 小脳は，筋緊張の調節，身体の平衡，姿勢の保持，運動の微妙な調節などを行い，スポーツや芸術などの熟練した運動の記憶と学習にも関与している．
- 脳幹は中脳，橋，延髄からなり，循環，呼吸，嚥下，排尿など生命維持に重要な中枢のほか，脳神経を介する脳幹反射の中枢がある．
- 脊髄には運動反射の中枢が多く存在し，運動調節を行っている．
- 運動中枢は，大脳，間脳，小脳，脳幹，脊髄など広い領域に存在する（図7-17）．

■ 末梢神経系
- 末梢神経系は，12対の脳神経と31対の脊髄神経とに分類される．
- 運動に関与する脳神経は，動眼神経，滑車神経，三叉神経，外転神経，顔面神経，舌咽神経，迷走神経，副神経，舌下神経である．
- 脊髄神経は，脊椎の椎骨と椎骨の間にある椎間孔から出るため，1つの椎骨ごとに1対の脊髄神経が対応している．上から頸神経（8対），胸神経（12対），腰神経（5対），仙骨神経（5対），尾骨神経（1対）と呼ばれる．
- 1対の脊髄神経に対応する脊髄を脊髄分節といい，頸髄，胸髄，腰髄，仙髄に分けられる．
- 各分節の脊髄神経は，脊髄の前方あるいは後方から出入りし，それぞれ前根と後根と呼ばれている．
- 前根を通る神経線維は運動神経，後根を通る

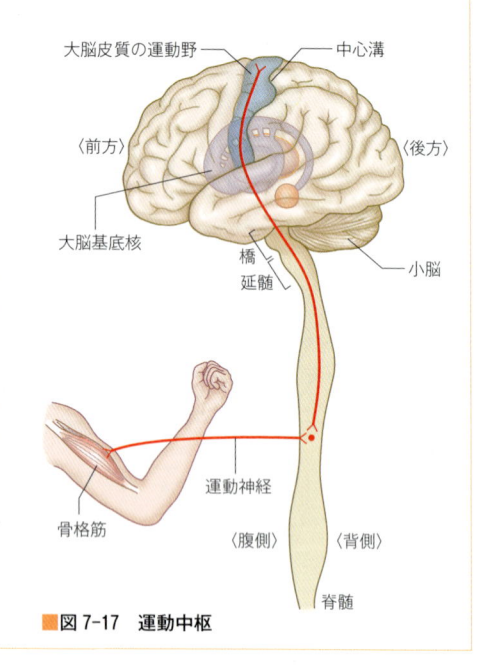

■ 図7-17 運動中枢

- 神経は感覚神経である．
- 前根と後根は合流して混ざり合い，1本の脊髄神経となって各分節の神経孔から出る．その後，前枝と後枝に分かれる．
- 前枝は四肢・体幹腹側の筋・皮膚に分布する．四肢に分布する脊髄神経は，脊髄を出てまもなく互いに吻合し，腕神経叢，腰神経叢，仙骨神経叢など網目状の神経叢を形成する．その後，筋や皮膚を支配する末梢神経に分かれていく．
- 後枝は，背部の筋および皮膚に分布する．

3）随意運動

- 人間が自らの意思によって身体を動かすことを随意運動という．
- 随意運動に関する指令は，大脳皮質の運動野から発せられ，脳幹，脊髄，末梢神経の運動神経を通じて筋肉に伝えられて，運動が行われる．
- 運動を行う際には，感覚情報や意思などが大脳皮質の連合野において統合され，運動を行う筋肉の順番，筋収縮の程度，筋収縮の持続時間などの運動プログラムが決定され，大脳皮質運動野，大脳基底核，小脳，脳幹，脊髄などに情報が伝えられ，運動の調節が行われる．
- 大脳皮質から筋肉への情報は，大脳皮質にある運動ニューロンと脊髄の前角にある運動ニューロンによって伝えられる．
- 大脳皮質から脊髄前角までを上位運動ニューロン，脊髄前角から筋肉までを下位運動ニューロンという．
- 骨格筋を支配するα運動神経とγ運動神経は下位運動ニューロンである．

4）運動反射

- 熱いストーブに手を触れると思わず手を引っ込めるように，ある刺激に対して意思とは関係なく，運動器などの効果器が自動的に応答する一連の過程を「反射」という．
- 中枢神経系でニューロンが反射のためのネットワークを作っている場所を反射中枢という．
- 脊髄や脳幹には運動反射の中枢が多く存在し，運動の調節に関わっている．
- 情報の伝わる場所は反射弓と呼ばれ，受容器－求心性神経－反射中枢－遠心性神経－効果器の5つの要素からなる．
- 反射は，効果器による分類として，運動反射，自律神経反射，内分泌反射に分けられる．
- 運動に反応が起こる運動反射には，脊髄レベルで起こる脊髄反射と，脳幹のレベルで起こる脳幹反射がある．
- 脊髄反射として，伸張反射（臨床において上腕二頭筋，上腕三頭筋，膝蓋腱，アキレス腱などの腱反射の確認に応用されている），拮抗抑制，屈曲反射，交叉性伸展反射などがある．
- 脳幹にも，感覚受容器からの情報に対する脳神経の運動反射である脳幹反射の中枢が多く存在する．
- 脳幹反射には，角膜反射，前庭反射，咽頭反射，咳嗽反射などがある．

3. 運動に関与する神経系の病的状態とフィジカルアセスメント

　脳血管障害，脊髄損傷，腫瘍やヘルニアなどによる脳・脊髄・脊髄神経の圧迫，神経の変性疾患などにより，神経組織や伝導路に障害をきたすことがある．
　上位運動ニューロンは，随意運動が円滑に行われるように脳幹や脊髄における運動反射を調節している．このため，上位運動ニューロンに障害が生じると，随意運動が困難となる．一方，脳幹反射や脊髄反射は残存し，上位運動ニューロンによる調節が効かなくなるため，痙性麻痺，腱反射の亢進，病的反射，クローヌス（間代），排尿・排便障害（膀胱・直腸障害）など，長索路症状と呼ばれる所見がみられる．
　下位運動ニューロンが含まれる脊髄前角，脊髄神経，末梢神経の疾患では，筋肉が収縮しない弛緩性麻痺となり，筋萎縮，筋力低下，感覚障害，腱反射の減弱・消失などが出現する．また，大脳基底核や小脳の病変では，不随意運動や運動失調などをきたす．

◆頸椎椎間板ヘルニア

- 頸椎椎間板の変性により，椎間板内部の髄核が脊椎内に脱出（ヘルニア）し，脊髄神経（神経根）または脊髄（頸髄）を圧迫して発症する（図 7-18）．
- 30～50 歳代の男性に多く，頸椎下位の頸椎椎間板に生じることが多い．
- 急性期には頸部・上肢の疼痛，運動・感覚障害が生じ，進行すると体幹，下肢に及ぶ運動・感覚障害，歩行障害，膀胱・直腸障害などがみられる．
- 治療としては，ヘルニアによる圧迫を取り除く手術などが行われる．

Physical Assessment

❶頸椎の関節可動域制限（自発痛，運動痛） 根拠▶ ヘルニアが周囲組織に炎症を引き起こして疼痛を生じ，頸椎の関節可動域制限をきたす．	➡運動機能の概観（全身の観察） ➡インタビュー ➡関節可動域測定
❷神経根症状（上肢放散痛，上肢筋力低下，上肢感覚障害，上肢腱反射減弱） 根拠▶ ヘルニアによる脊髄神経（神経根）の圧迫により，その脊髄神経が支配する領域の運動神経や感覚神経が障害される（図 7-18）．	➡運動機能の概観（全身の観察） ➡インタビュー ➡徒手筋力検査法，感覚検査，腱反射
❸脊髄圧迫症状（筋力低下，感覚障害，歩行障害，下肢腱反射亢進，病的反射陽性，膝・足クローヌス，排尿・排便障害） 根拠▶ ヘルニアによる脊髄の圧迫により，圧迫部位以下の運動障害，感覚障害が生じる．また，下肢や膀胱・直腸の神経に関与する上位運動ニューロンの障害によって，下肢痙性麻痺による歩行障害，腱反射の亢進，病的反射，クローヌス，膀胱・直腸障害がみられる（図 7-18）．	➡運動機能の概観（全身の観察） ➡インタビュー ➡徒手筋力検査法，感覚検査，腱反射，病的反射

ヘルニアが神経根を圧迫する　　ヘルニアが脊髄を圧迫する（正中ヘルニア）

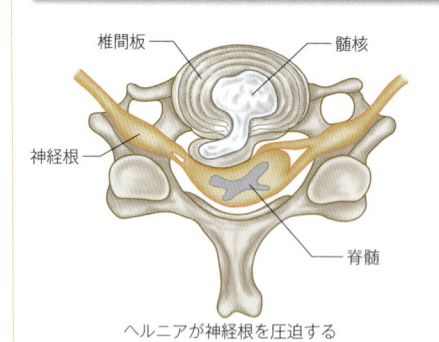

■図 7-18　頸椎椎間板ヘルニア

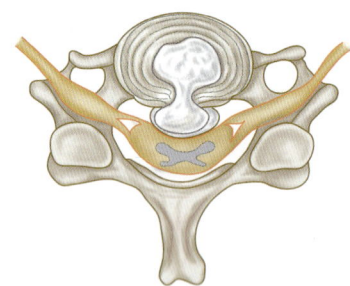

第8章
運動調節機能と
その破綻

動きを調節する

受容器を介して受容した情報を中枢神経系で処理・統合し，そこから組み立てられた運動プログラムを運動ニューロンを介して骨格筋群に伝達することで運動が行われる．この章では，運動調節機能を担う要素として，中枢神経での運動の制御とプログラムの構築，運動ニューロンによる運動指令の伝導と伝達について解説する．

神経系の解剖生理と機能障害

清村紀子

A. 神経系

1. 動物性機能と植物性機能

　生物の生理機能は，生命維持に必須な，循環，呼吸，消化，排泄，代謝，内分泌などを含む植物性機能と，動物特有な知覚・運動・精神機能を営む動物性機能に大別される．
　動物性機能は，情報を知覚する，からだを動かすといったヒトが能動的に生きていくための重要な機能といえる．動物性機能が失われ，植物性機能のみ残存する状態は植物状態と表現され，脳幹機能を含む全脳機能が停止した脳死状態とは区別される．

2. 情報（刺激）-反応（応答）の仕組み

　私たちは，変化する外部環境に適応することで生命を維持し，日々生活している．薄暗い道であっても，つまずくことなく歩行でき，氷点下の気候の中にあっても急激に体温が低下することはない．また，全速力で走った後は，酸素供給量を維持するために呼吸数や脈拍数は増加し，ウイルスや細菌が体内に侵入すると，これらを撃退するために体温が上昇する．こうした生体の反応は，情報（刺激）-反応（応答）の仕組みによって成り立っている．
　情報-反応の仕組みは，情報を受容する受容器，それを処理・判断する中枢神経，反応を示す効果器，そして，これらをつなぐ末梢神経系の4つの要素から構成される．私たちは，外部環境の変化を，光，音，味，におい，温度，圧力，感触，痛みなどの情報として捉えている．一方，内部環境の変化は器官の壁にかかる圧や液体に溶けた物質（水溶性，脂溶性）の濃度などから情報を捉えている．捉えた情報は中枢神経による判断を経て，状態・状況に応じた反応の指令として効果器へと伝えられる．
　生命を維持し，安全で快適な生活を送ることができるのは，からだの内外の環境変化へ瞬時に反応するシステムによって内部環境が安定的に保たれているからにほかならない．こうした内外の環境の変化を情報として受け取り，適切に処理する役割を内分泌系とともに担うのが，神経系と筋骨格系の連動したシステムである．

3. 神経系の概観

　神経系は，中枢神経と末梢神経からなる．中枢神経は，脳と脊髄からなり，末梢神経は構造上，脳から出る脳神経と脊髄から出る脊髄神経より構成されている（図8-1）．
　中枢神経の脳と脊髄は，①骨格である頭蓋骨と脊柱，②軟膜，くも膜，硬膜の3層からなる髄膜，③脳室および軟膜とくも膜の間のくも膜下腔を満たす脳脊髄液，の3つの構造物で物理的衝撃から守られている．さらに，脳には化学的な保護機構として血液脳関門が備わっている．
　脳の毛細血管は，他の器官とは異なり，血管の内皮細胞同士がタイト結合（タイトジャンクション，密着結合．細胞と細胞が強く結合する）で連なるため，物質の移動に制限がある．これを血液脳関門という．血液脳関門が存在することで，脂溶性（脂に溶けやすい性質．この性質をもった物質は細胞膜を通過しやすい）でない有害物質は，脳組織内へと容易に侵入できない仕組みになっている．
　末梢神経は機能的に，受容器から中枢神経へ情報を伝える感覚神経（求心性神経），中枢神経からの指令を効果器に伝える運動神経（遠心性神経）で捉えることができる．また，皮膚，眼，耳などの外受容器が捕捉する情報を処理し，効果器である骨格筋へ指令を伝える体性神経系と，体内の酸素濃度，血糖値，pHなどの内部環境の情報を内受容器（圧受容器，化学受容器など）で捕捉し，中枢神経の処理を経て，効果器である平滑筋，腺などへ指令を伝える自律神経系に区分される．さらに，自律神経系には，交感神経系と副交感神経系の2つの系統が存在する．交感神経系は，"闘争もしくは逃走"の神経と呼ばれ，興奮状態の時に優位に働き，ストレス反応とも関連がある．副交感神経系は，"食事と休息"の神経と呼ばれ，リラックスした状態の時は副交感神経が優位に働く（図8-2）．

●神経系の解剖生理と機能障害

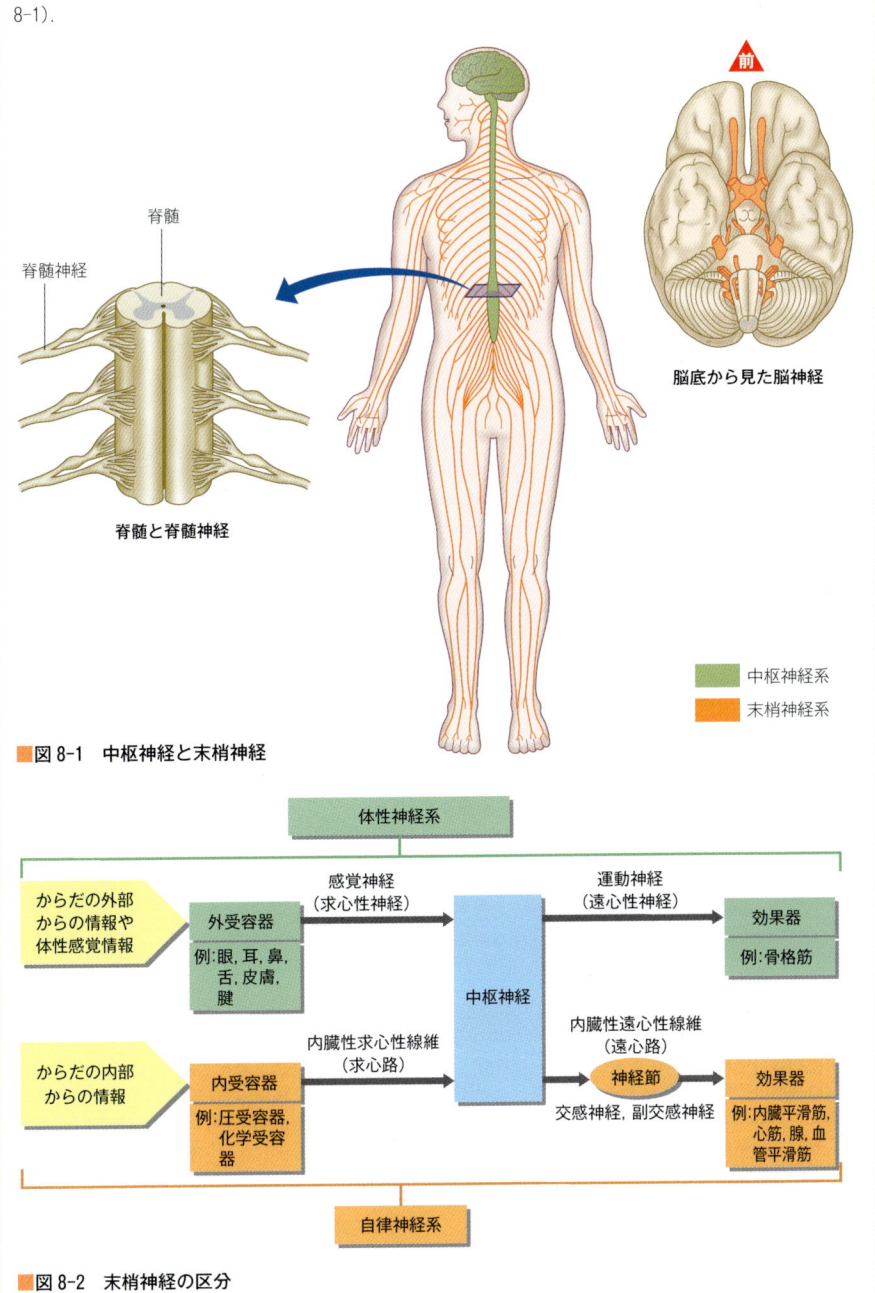

　神経系に関する用語は，大きく肉眼解剖学的，組織学的，機能学的に名称がつけられ，同じものを指していても表現が異なる場合がある．何を捉え何を説明しようとしているかによって用語は異なる（表8-1）．

図 8-1　中枢神経と末梢神経

脊髄神経／脊髄／脊髄と脊髄神経／脳底から見た脳神経／中枢神経系／末梢神経系

図 8-2　末梢神経の区分

体性神経系

- からだの外部からの情報や体性感覚情報 → 外受容器（例：眼，耳，鼻，舌，皮膚，腱） →（感覚神経／求心性神経）→ 中枢神経 →（運動神経／遠心性神経）→ 効果器（例：骨格筋）
- からだの内部からの情報 → 内受容器（例：圧受容器，化学受容器） →（内臓性求心性線維／求心路）→ 中枢神経 →（内臓性遠心性線維／遠心路）→ 神経節（交感神経，副交感神経）→ 効果器（例：内臓平滑筋，心筋，腺，血管平滑筋）

自律神経系

8　運動調節機能とその破綻

■表8-1 神経系に関する主要な用語の整理

肉眼解剖学的用語	神経核(または核)	中枢神経内の主に灰白質からなる神経細胞体の集まり
	神経節	末梢神経内の主に灰白質からなる神経細胞体の集まり
	柱(索)	脊髄に認められる主に白質からなる神経線維の集まる神経組織部分
	伝導路	中枢神経にあって，共通の機能をもつ神経線維が2つもしくは3つのニューロンを介しながら束になって走行しているもの．末梢の感覚を中枢へ伝えるものを上行(求心性)伝導路，中枢の指令を末梢に伝えるものを下行(遠心性)伝導路という
	神経線維	末梢神経での軸索の束
組織学的用語	灰白質	神経細胞体が集まる神経組織部
	白質	神経線維の集まる神経組織部で，ほとんどが有髄神経線維からなる
	軸索	神経細胞の長く伸びた突起
	樹状突起	神経細胞の細い突起
	髄鞘	中枢神経では希突起膠細胞(オリゴデンドロサイト)，末梢神経ではシュワン細胞が形成する軸索を包む被膜のこと．絶縁体の働きをする
	神経細胞(ニューロン)	神経細胞体，軸索，樹状突起からなる基本的機能単位
	神経膠細胞(グリア細胞)	神経細胞の支持細胞
機能学的用語	感覚神経細胞(ニューロン)	受容器からの感覚情報を中枢神経へ伝えるニューロン
	運動神経細胞(ニューロン)	運動指令を中枢神経から効果器へ伝えるニューロン．脊髄前角や脳幹の神経核に始まり，骨格筋を直接支配するものを下位運動ニューロン，大脳皮質運動野や脳幹の神経核に始まり下位運動ニューロンを活動させるものを上位運動ニューロンという
	介在神経細胞(ニューロン)	感覚(入力)，運動(出力)以外のニューロンで，ニューロンとニューロンの間を結合し，局所的神経回路をつくるニューロン
	受容器	特定の刺激を受容する細胞
	中枢	共通の機能を有する神経細胞体の集まり
	効果器	神経から伝えられる指令に特定の反応を示す細胞，器官
	体性	骨格筋の制御や体性感覚に関する
	内臓性	内臓機能の制御や内臓感覚に関する
	随意的	意識下での
	不随意的	無意識下での
	感覚性神経線維(求心性神経線維)	受容器からの感覚情報を中枢へと伝える神経線維
	運動性神経線維(遠心性神経線維)	運動指令を中枢神経から効果器へと伝える神経線維

4. 神経細胞と神経組織

　神経組織は，神経細胞(ニューロン)と神経膠(こう)細胞(グリア細胞)の2種類の細胞からなる．
　神経細胞は，神経細胞体とそこから延びる樹状突起，軸索という2種類の突起によって構成される．軸索に，絶縁体の役割を果たす髄鞘(しょう)を有するものを有髄神経，髄鞘がないものを無髄神経と呼ぶ．髄鞘と髄鞘の間にある隙間をランヴィエ絞輪という．末梢神経ではシュワン細胞が，中枢神経では希突起膠細胞(オリゴデンドロサイト)が髄鞘を形成している．
　軸索は，先端部分で枝分かれし，最末端部は神経終末(シナプスボタン)となって，他の神経細胞の樹状突起や他の組織との間にシナプス間隙と呼ばれる隙間を挟んでシナプスを形成する(図8-3)．
　感覚ニューロンの神経細胞体は脊髄神経節にあり，脊髄後角で介在ニューロンとシナプスを形成する．介在ニューロンは脊髄前角で運動ニューロンとシナプスを形成し，運動神経線維は効果器に至る．

●神経系の解剖生理と機能障害

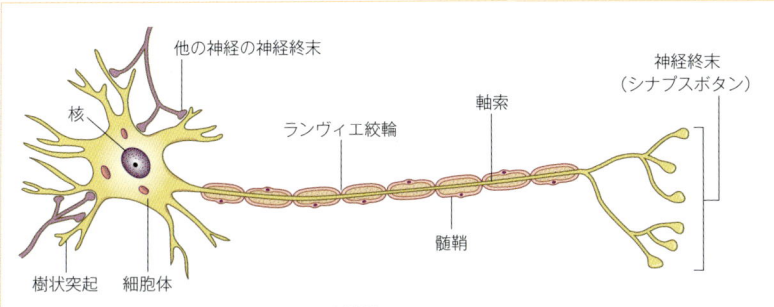

■図8-3　神経細胞(ニューロン)の細胞構築

　神経膠細胞は，神経組織における神経細胞以外の細胞の総称で，中枢神経と末梢神経ではその種類が異なる．中枢神経では星状膠細胞，希突起膠細胞，小膠細胞，上衣細胞の4種類があり，末梢神経では外套(とう)細胞(衛星細胞)とシュワン細胞の2種類がある．中枢神経での神経膠細胞は，神経細胞と毛細血管との物質交換に寄与したり(星状膠細胞)，髄鞘を形成することで神経細胞の機能を高めたり(希

■表8-2　脳神経

番号と固有名称	タイプ	起源	目的地	機能
第1脳神経：嗅神経	特殊感覚性	嗅上皮	大脳皮質嗅覚野	嗅覚
第2脳神経：視神経	特殊感覚性	網膜	大脳皮質視覚野	視覚
第3脳神経：動眼神経	体性運動性	中脳	外眼筋，上眼瞼(けん)挙筋	眼球運動，眼瞼運動
	副交感神経性		瞳孔括約筋，毛様体筋	瞳孔収縮，水晶体の厚み調整
第4脳神経：滑車神経	体性運動性	中脳	上斜筋	眼球運動
第5脳神経：三叉神経	体性感覚性	眼神経 上顎神経 下顎神経	橋(三叉神経感覚神経核)	顔面の感覚
	体性運動性	橋	咬筋群，咀しゃく筋群	咀しゃく
第6脳神経：外転神経	体性運動性	橋	外側直筋	眼球運動
第7脳神経：顔面神経	体性運動性	橋	表情筋	表情筋の運動
	体性感覚性	舌	橋(顔面神経核)	舌前2/3の味覚
	副交感神経性	橋	涙腺，顎下腺，舌下腺	涙と唾液の分泌
第8脳神経：内耳神経	特殊感覚性	前庭神経 蝸牛神経	橋(前庭神経核) 延髄(蝸牛神経核)	平衡覚 聴覚
第9脳神経：舌咽神経	体性運動性	延髄	咽頭の筋群	嚥下
	体性感覚性	舌	延髄(舌咽神経感覚神経核)	舌後1/3の味覚
	副交感神経性	延髄	耳下腺	唾液の分泌
第10脳神経：迷走神経	副交感神経性	延髄	胸腔，腹腔，骨盤腔の内臓	内臓感覚，平滑筋の運動，腺からの分泌
	体性感覚性	咽頭	延髄(迷走神経感覚神経核)	咽頭の体性感覚
	体性運動性	延髄	口蓋・咽頭の筋群	嚥下
第11脳神経：副神経	体性運動性	延髄 第1～5頸髄	軟口蓋，咽頭・喉頭の筋，胸鎖乳突筋，僧帽筋	嚥下 頭・肩の運動
第12脳神経：舌下神経	体性運動性	延髄	舌筋群	舌の運動

8　運動調節機能とその破綻

223

■ 図8-4 脊髄神経

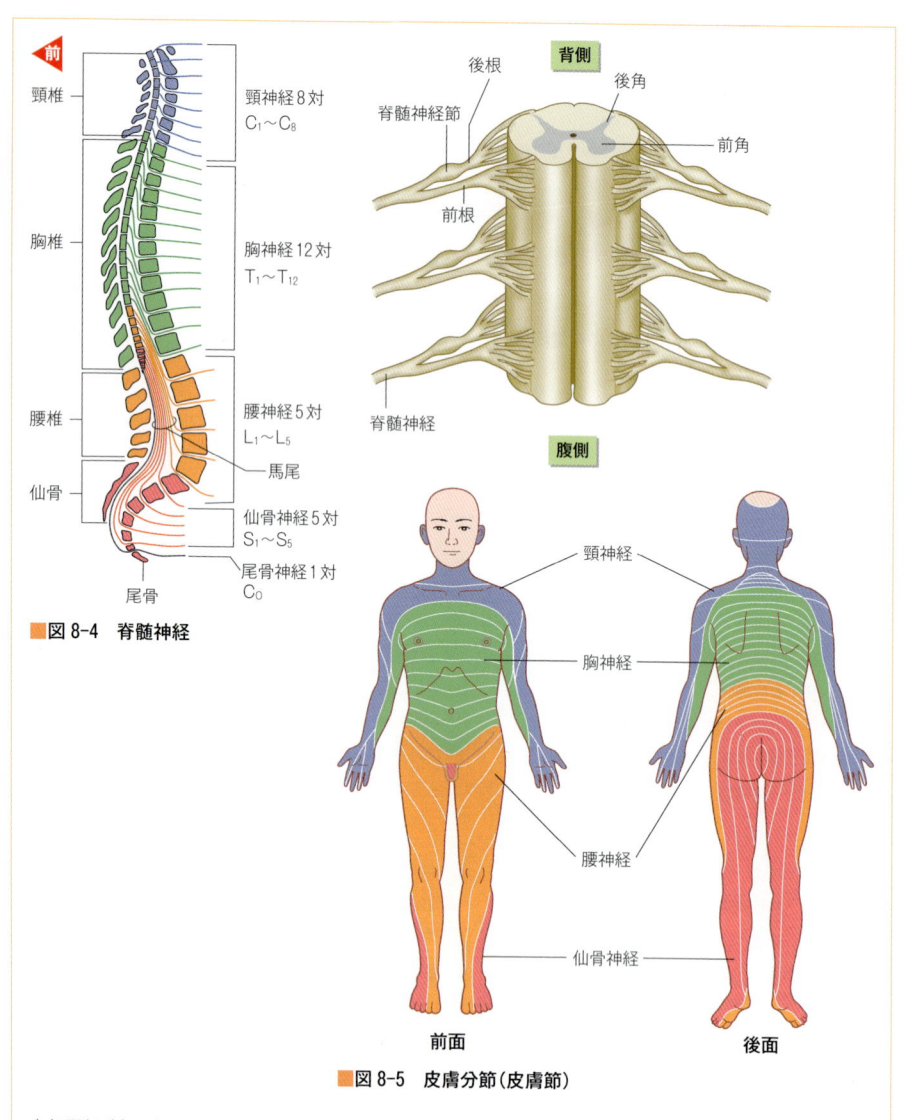

■ 図8-5 皮膚分節（皮膚節）

突起膠細胞），あるいは異物の貪食（小膠細胞），脳室の壁を構成する（上皮細胞）など，その種類によって様々な機能を有する．

5. 情報と指令の伝導と伝達を担う末梢神経（体性神経系）

　末梢神経は，脳神経12対（第1脳神経〜第12脳神経），脊髄神経31対からなる．肉眼的に確認できるのは脳神経と脊髄神経のみであるが，そこに含まれる神経線維は異なる機能をもつ．
　脳や脊髄から出た末梢神経では，いくつかの神経線維が集まって1本の神経という束となって走行する．神経線維には，機能上，体性感覚性神経線維，体性運動性神経線維，内臓性感覚性神経線維，内臓性運動性神経線維（交感神経性と副交感神経性）が存在する．束になった神経の中には，機能的に異なる

神経線維が混在している．たとえば，第7脳神経である顔面神経は，体性運動性神経線維，体性感覚性神経線維，副交感性神経線維を含む混合性の神経である．

脳に出入りする12対の脳神経は，多彩な神経線維を含む（表8-2）．脳神経の神経核の多くは脳幹に存在している．

脊髄の背側面からは感覚神経線維を含む後根が，腹側面からは運動神経線維を含む前根がそれぞれ出入りする（図8-4）．後根から感覚性神経線維が脊髄に入り，前根から運動性神経線維が脊髄を出る法則をベル・マジャンディの法則という．

後根と前根は脊髄を出た後，合流し1本の脊髄神経となって脊椎の椎間孔を出ていく．脊髄神経は，出入りする椎間孔の高さで，頸神経（8対：C_1〜C_8），胸神経（12対：T_1〜T_{12}），腰神経（5対：L_1〜L_5），仙骨神経（5対：S_1〜S_5），尾骨神経（1対：C_0）の名前が付いている（図8-4）．

脊椎は脊髄に比べて早く成長するため，脊椎と脊髄の長さが異なる．結果的に，脊髄は脊椎より短く第1〜第2腰椎の高さで終わるため，脊髄神経は，自らが出入りする椎間孔の位置まで脊柱管を下行することになる．脊髄が終わる第1〜第2腰椎の高さ以降の脊髄神経は，椎間孔まで束になって走行することから，馬尾と呼ばれる（図8-4）．

脊髄神経は椎間孔を出てすぐに，背中の皮膚や筋へ分布する後枝と，からだの前面へ分布する前枝に分かれる．胸神経領域以外の前枝は，神経叢（そう）と呼ばれる神経が絡み合う複雑な構造を形成し，この中で異なる高さの脊髄神経からの神経線維を交換・整理した上で，標的となる皮膚や筋へと分布していく．その支配域が背中の皮膚・筋に限局する後枝に対し，前枝の支配域は広範に及ぶ．

脊髄神経は，皮膚，骨格筋，内臓平滑筋，血管平滑筋に分布していき，皮膚に分布するものを皮枝，筋に分布するものを筋枝と呼ぶ．皮枝のうちC_1以外の皮膚の感覚を支配する脊髄神経は，特定の皮膚領域からの感覚情報を集めており，この皮膚領域は皮膚分節（皮膚節）と呼ばれる（図8-5）．皮膚分節は，脊髄や脊髄神経と対応するため，皮膚の知覚状態は損傷部位を特定する上で重要な判断材料となり得るため重要である．内臓平滑筋や血管平滑筋に分布するのは自律神経線維で，交感神経線維はT_1〜T_{12}およびL_1〜L_3もしくはL_4から出て，副交感神経線維は脳神経の一部およびS_2〜S_4から出る．

6. 情報の判断と指令：中枢神経

中枢神経では，神経細胞と神経線維の存在する部位が比較的明確に分かれており，組織学的に神経細胞が存在する灰白質と神経線維が存在する白質とに区分される．大脳では内側に白質があり，表面を薄く覆うように灰白質が存在するが，脊髄では中心部にH字形の灰白質があり，その周りを白質が取り囲む構造になっている．脳は，大脳（終脳とも呼ばれる），間脳（視床，視床下部），脳幹（中脳，橋，延髄），小脳からなり（図8-6），それぞれの機能を果たしている（表8-3）．

大脳は左右の大脳半球からなる．大脳半球は，右半球がからだの左側，左半球がからだの右側の感覚と運動を制御しているため，左大脳半球に何らかの障害があると，症状・徴候は右半身のいずれかに出現することになる．

大脳の表面には灰白質である大脳皮質，その下に白質，さらにその内側に灰白質の塊である大脳基底核がある．大脳基底核は，線条体（尾状核と被殻），淡蒼球，視床下核，黒質からなる（図8-7）．大脳基底核は，視床と大脳皮質からの入力を受け，脳幹の脳神経核および視床を介して大脳皮質に出力する．また大脳基底核同士は連絡経路を有しており，このネットワークは運動の調節に関与している．

大脳皮質は，表面の大部分を占める進化の過程において最も新しい新皮質と，大脳半球の内側にあって系統発生的には古い旧皮質や古皮質からなる大脳辺縁系（図8-8）とに区分される．新皮質では，特定の機能を分担する領域が比較的明確な部位があり（機能局在），その周囲には連合野と呼ばれる高次の脳機能に関与する領域が存在する．

大脳辺縁系は，大脳と間脳の境界部にそった神経核と伝導路で構成される複数の脳組織の構造物の総称で，機能的意味あいが大きい．

一方，脳の構造物としては，脳実質に加え脳室がある（図8-9）．脳室は，脳室壁を構成する上皮細胞によって脳実質との間に境をもつ．上皮細胞が毛細血管を巻き込む形で形成された複合体で，脳室側へ突出している構造物を脈絡叢（そう）と呼ぶ．脈絡叢では毛細血管内の血漿から脳脊髄液が産生され，脳室内へと分泌されている．

脳室は，左右の側脳室，第3脳室，第4脳室の4つの脳室からなり，これらの脳室同士はモンロー孔（室間孔）と中脳水道でつながっている．脈絡叢で産生された脳脊髄液は，第4脳室に向かって流れ，第

■表 8-3 脳の機能

区分		機能
大脳（終脳）		・意識，思考，判断，言語などの知的活動・精神活動および運動，感覚をつかさどる ・記憶の保持と処理
間脳	視床	・嗅覚以外の感覚情報を受け取り，統合・処理した上で大脳皮質へと投射する ・大脳基底核と小脳からの運動調整に関わる情報を中継し，運動の制御・微調整に関与する
	視床下部	・自律神経系，内分泌系の統合中枢としての機能を有し，ホメオスタシスの維持に関与する ・体温調節中枢，摂食・満腹中枢がある ・サーカディアンリズム（概日リズム）を刻む
脳幹	中脳	・視覚情報と聴覚情報の処理と大脳皮質への投射 ・運動調節に関与 ・姿勢反射中枢，瞳孔反射中枢，輻輳反射中枢がある
	橋	・延髄とともに呼吸の調節をつかさどる ・小脳と視床への感覚情報の中継
	延髄	・呼吸，心拍，血圧調節の中枢，嚥下反射の中枢，嘔吐反射の中枢がある ・視床への感覚情報の中継
小脳		・複雑で熟練を要する運動を円滑に行うための運動調整 ・姿勢と平衡の制御

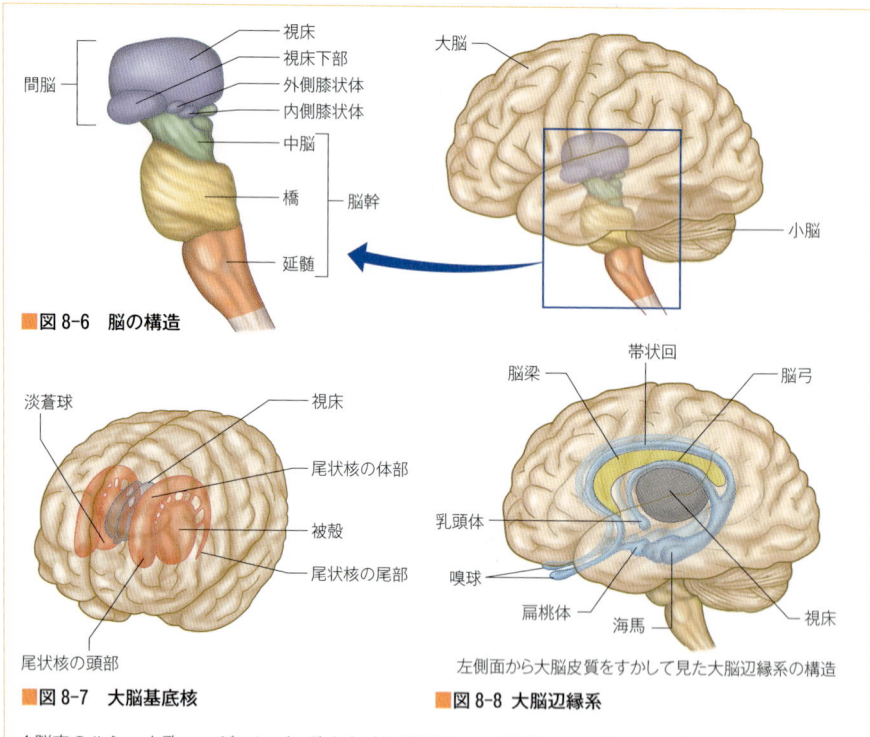

■図 8-6 脳の構造

■図 8-7 大脳基底核

■図 8-8 大脳辺縁系

左側面から大脳皮質をすかして見た大脳辺縁系の構造

4 脳室のルシュカ孔，マジャンディ孔からくも膜下腔および脊髄の中心管へと至り，くも膜下腔を循環し，最終的には，くも膜から硬膜を貫いて硬膜静脈洞に突出するくも膜顆粒から静脈内へと吸収される．
　脊髄は延髄からつながり，脊髄神経の出入りする高さによって，頸髄，胸髄，腰髄，仙髄，尾髄に区

● 神経系の解剖生理と機能障害

■図 8-9　脳室

■図 8-10　脊髄

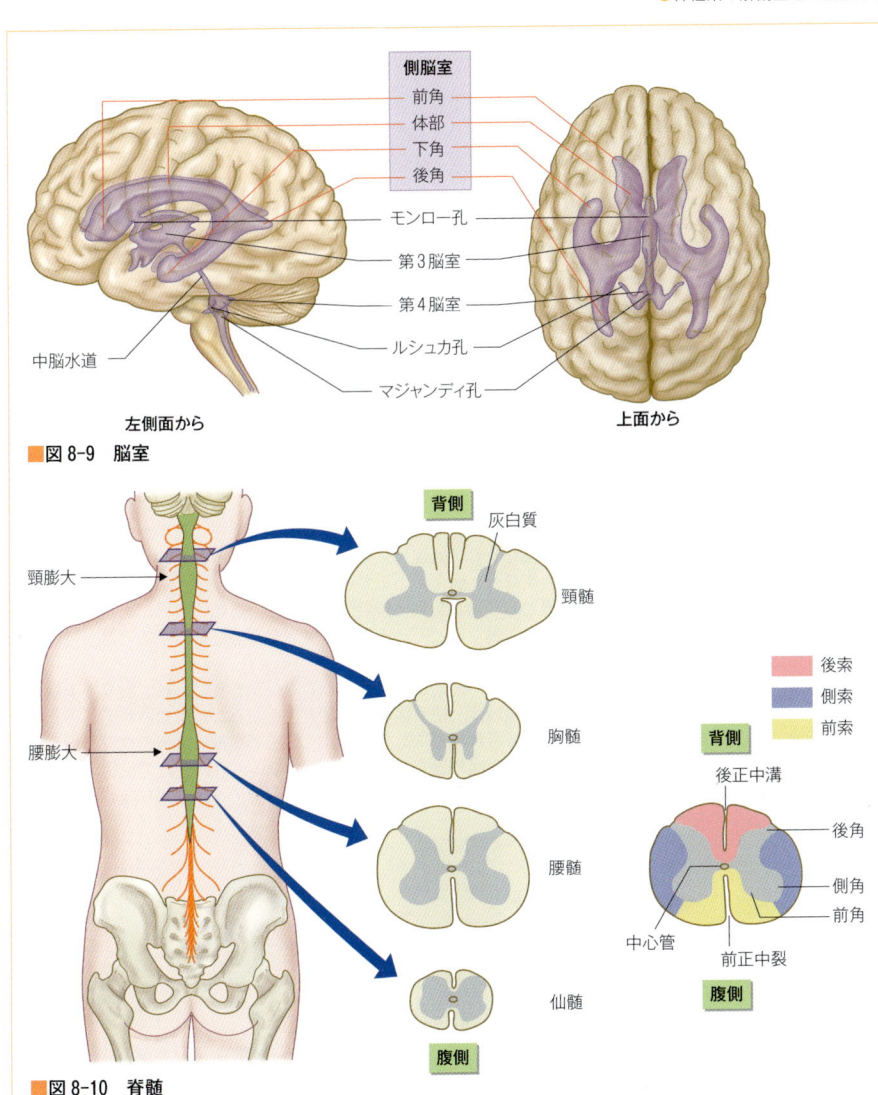

分される（脊髄分節，図 8-10）．脊髄には，2 か所の紡錘状にふくらんだ部分がある（頸膨大，腰膨大）．頸膨大は，腕神経叢を構成する神経が出入りする脊髄分節とほぼ一致しており，上肢に連絡する神経細胞が集まる．腰膨大は，腰仙骨神経叢を構成する神経が出入りする脊髄分節とほぼ一致しており，下肢に連絡する神経細胞が集まる．脊髄の下端は脊髄円錐と呼ばれ，第 1～2 腰椎の高さに一致する（前掲図 8-4）．

　脊髄へ入る感覚神経の神経細胞は，後根が脊髄に入る手前にある脊髄神経節にある．灰白質が後方へ突出する後角には，感覚ニューロンを中継する介在ニューロンの神経細胞が集まり，灰白質が前方へ突出する前角には，運動ニューロンの神経細胞が集まる．胸髄など一部の脊髄では，灰白質が側方に突出する側角があり，ここには自律神経の神経細胞が集まる．脊髄の白質は，前索，側索，後索の 3 つの部位に分けられる（図 8-10）．

7. 興奮の伝導と伝達

　神経系では，ニューロン同士がシナプスによって結合され，複雑なネットワークを形成している．
　神経での興奮の伝わり方には，伝導と伝達という2種類がある．活動電位が軸索を伝わる仕組みを伝導といい，神経伝達物質の分泌を起点に活動電位がシナプスを介してニューロンから他のニューロンに伝わる仕組みを伝達という．
　情報や指令は，受容した刺激に対応して発生する局所電位と，局所電位が閾値を超えた場合に発生する活動電位によって次の細胞へと伝えられる．
　軸索では，活動電位が神経線維に沿って発生を繰り返すため，長い距離であっても興奮は減衰することなく伝導することができる．
　シナプスでの伝達では，興奮がそのまま伝えられる場合と興奮が抑制されて伝えられる場合とがある．活動電位が神経終末に到達すると神経伝達物質がシナプス間隙に拡散し，次の細胞の受容体と結合することでイオンの流入が起こり，このイオンの流入を起点に活動電位が発生する．流入するイオンは，神経伝達物質と受容体との関係によって異なり，どのイオンが流入するかによって，興奮がそのまま伝えられるかあるいは抑制されるのかが決まってくる．

8. 運動調節機能

　私たちが，合目的的な身体運動を実施することができるのは，運動制御に関連する中枢神経が連動しながら，感覚受容器を介して捕捉した情報を統合・処理し，その結果組み立てられた適切な運動プログラムを，運動を実行するのに必要な骨格筋群へと伝えているからである．脊髄レベルでは，骨格筋への相反性抑制によって主動筋と拮抗筋の律動的な動きを実現している．また，運動の実行にあたっては，平衡感覚や深部感覚などをもとに姿勢反射が働くことで，運動に見合った姿勢を維持することが可能となっている．
　大脳皮質一次運動野の機能局在の領域面積は，運動の習得によって変化するといわれており，手指のように巧妙な動きを要求される部位の支配領域は，使えば使うほど大きくなることが知られている．刻一刻と変化する周囲の状況に応じ瞬時に実行される意味ある運動は，緻密で複雑な情報の処理と指令によって成り立つ．こうした情報の受容と処理を繰り返すことで，運動は学習され，そして記憶される．新しいスキルが，反復練習によって熟達した技術へと変化するのは，中枢神経の学習成果にほかならない．

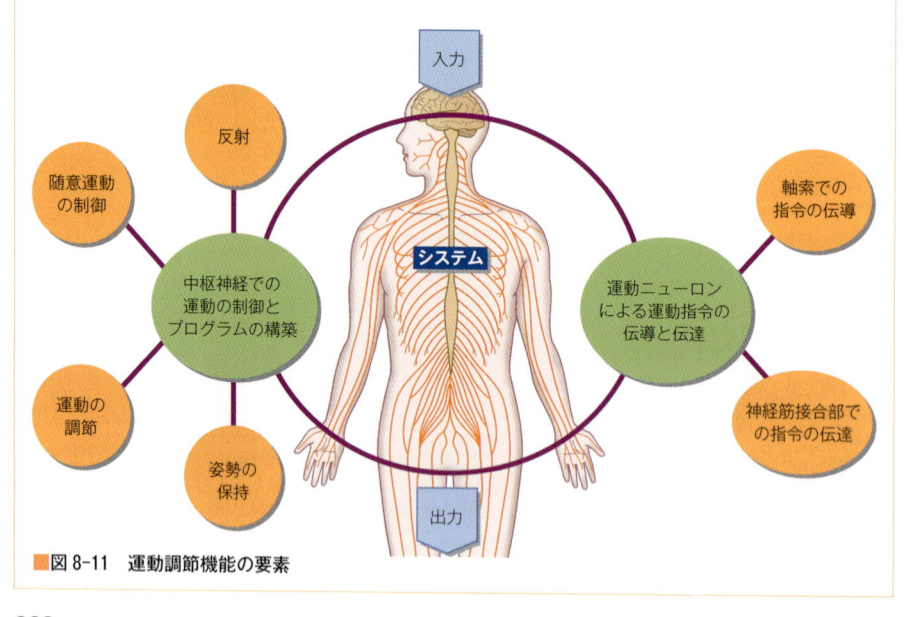

■図8-11　運動調節機能の要素

緻密で複雑な運動機能調節を理解するために重要な要素は，大きく分けて，①中枢神経での運動の制御とプログラムの構築，②運動ニューロンによる運動指令の伝導と伝達，の2点である（図8-11）．それぞれのサブユニットとして，運動の制御とプログラムの構築には，反射，姿勢の保持，随意運動の制御，運動の調節の4点が，運動指令の伝達と伝導には，軸索での指令の伝導，神経筋接合部での指令の伝達の2点が含まれる．本章においては，運動調節機能に限定し「入力⇒システム⇒出力」の主としてシステムに焦点を当てて，フィジカルアセスメントに必要な知識を整理していく．

B. 中枢神経での運動の制御とプログラムの構築

1. 運動の制御とプログラムの構築

体性運動機能は，階層的な運動制御システムが働くことによって成り立っている．運動制御システムは，「入力⇒処理・統合⇒出力」からなるが，下位から上位の階層にいくにしたがい，生成される運動指令（運動プログラム）は複雑さを増していく．例えば，熱いストーブに手を触れてしまったら"熱い"と意識にのぼる前に思わず手を引っ込める反射が起こる．こうした反射は，脊髄や脳幹での暫定的な命令によって無意識に実行されるもので，最も単純な運動制御システムである．

一方，テニスのラリーの最中にエンドラインの奥深くを狙ってショットを打つ際は，動きの中で姿勢を安定させ，かつ動員するあらゆる筋肉の活動を協調させて微妙な力加減でボールを打つ．こうした複雑で変化に富んだ随意運動は，大脳皮質，小脳，脳幹，大脳基底核，脊髄といった運動制御に関わる中枢神経によってもたらされる最も高いレベルの運動制御システムである．

「運動の制御とプログラムの構築」では，反射，姿勢の保持，随意運動の制御，運動の調節の4つのサブユニットについて整理する．

1) 反射

- 反射とは，特定の刺激に対して，大脳皮質を経由せず無意識に起こる素早い反応を意味し，最も単純な運動制御により成り立つ．
- 反射の情報を処理する場所を反射中枢といい，反射に関与する神経回路を反射弓という．
- 反射は，発生時期により先天的反射，後天的反射，情報処理の場所により脊髄反射，脳幹反射，反応の性質により体性反射，内臓性反射，神経回路の複雑性により単シナプス反射，多シナプス反射，などに分類される．
- 脳幹神経核に反射中枢を有する脳幹反射は，脳死判定基準の指標の1つになっている（p.231，memo参照）．
- 反射の多くは，危険を回避するために備わっているといわれている．
- 図8-12，13には脊髄反射に含まれる伸張反射と屈曲反射を示す．
- 伸張反射は唯一の単シナプス反射である．大腿四頭筋腱を叩くことで筋の伸張が起こると，筋肉内の筋紡錘の興奮がⅠa線維から脊髄前角のα運動ニューロンとのシナプス結合を介して大腿四頭筋を収縮させる（図8-12）．
- 皮膚に何らかの刺激が加わると，屈曲反射によって刺激から四肢を遠ざけようとする．例えば画びょうを踏むといった強い刺激であると，同側肢の屈曲だけでなく，同時に対側肢の伸展が起こる．これを交叉性伸展反射という（図8-13）．

2) 姿勢の保持

- 深部感覚の1つである位置覚とそれに関連する感覚をもとに，安静時，運動時を通して，からだの位置の平衡を保つための反射を姿勢反射という．
- 姿勢反射は，姿勢を維持するための反射の総称である．
- 姿勢反射には，持続性頸反射，立ち直り反射，持続性迷路反射などがあり，脊髄から大脳皮質に至るまでの中枢神経のレベルで統合される．
- 頭部，頸部，肩，骨盤の位置を立て直す反射の中枢が中脳に存在することは，中枢神経の障害によっ

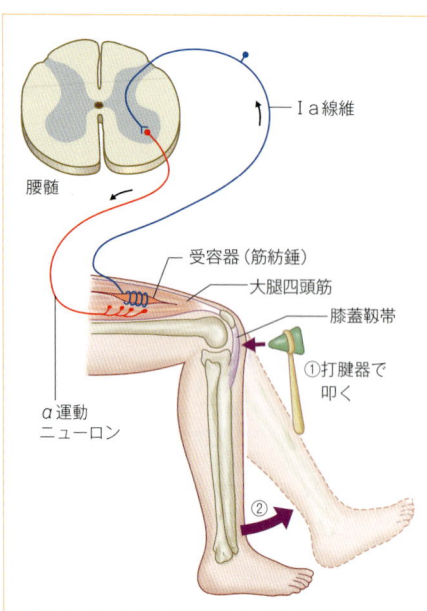

■図 8-12　伸張反射（単シナプス反射）

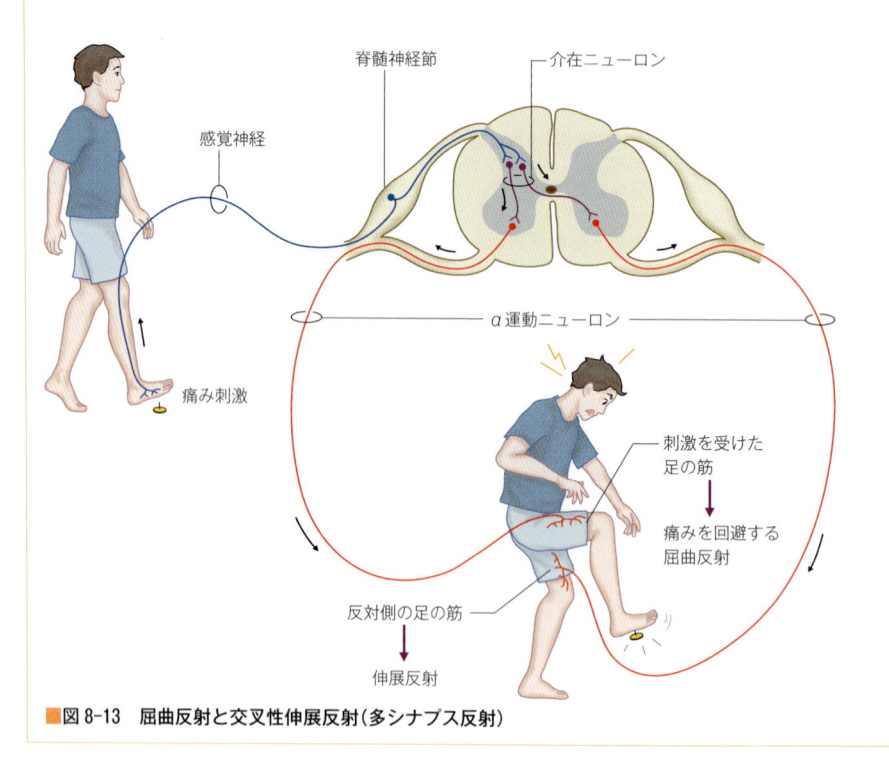

■図 8-13　屈曲反射と交叉性伸展反射（多シナプス反射）

> **memo** 脳死判定：臓器の移植に関する法律施行規則第2条より
>
> ● 脳死判定は，脳の器質的な障害によって，深昏睡（ジャパン・コーマ・スケール（JCS）で300に，グラスゴー・コーマ・スケール（GCS）で3に該当する状態）および自発呼吸が消失した状態で，器質的な脳障害の原因となる疾患が確実に診断されていて，原疾患に対して行い得るすべての適切な治療を行った場合であっても回復の可能性がないと認められた者に行われるものと定められている．
>
> 〈除外〉
> 1) 生後12週（在胎週数が40週未満であった者にあっては，出産予定日から起算して12週）未満の者
> 2) 急性薬物中毒により深昏睡，および自発呼吸を消失した状態にあると認められる者
> 3) 直腸温が32℃未満（6歳未満の者にあっては，35℃未満）の状態にある者
> 4) 代謝性障害，または内分泌障害により深昏睡，および自発呼吸を消失した状態にあると認められる者
>
> 〈確認すべき事項〉
> ⅰ) 中枢神経抑制薬，筋弛緩薬その他の薬物が判定に影響していないこと
> ⅱ) 収縮期血圧が，1歳未満では65 mmHg以上，1歳以上13歳未満では年齢に2を乗じて得た数値に65を加えて得た数値以上，13歳以上では90 mmHg以上，であること
>
> 〈判定基準〉
> 以下の状態を確認した時点から少なくとも6時間（6歳未満では24時間）を経過した後も同様の状態が確認される場合．
> ① 深昏睡
> ② 瞳孔が固定し，瞳孔径が左右とも4 mm以上
> ③ 脳幹反射（対光反射，角膜反射，毛様脊髄反射，眼球頭反射，前庭反射，咽頭反射および咳反射）の消失
> ④ 平坦脳波
> ⑤ 自発呼吸の消失
>
> 〈留意事項〉
> A：自発運動，除脳硬直，除皮質硬直，またはけいれんが認められる場合は判定を行ってはいけない
> B：聴性脳幹誘発反応の消失を確認するように努める
> 注）法に規定される脳死判定の具体的な方法は，上記にまとめた「臓器の移植に関する法律施行規則（平成9年10月8日厚生省令第78号，平成22年6月25日最終改正）」のほか，個々の検査方法については，「臓器の移植に関する法律の運用に関する指針（ガイドライン）（平成9年制定，平成24年5月1日一部改正）」，「法的脳死判定マニュアル（平成22年度厚生労働科学研究費補助金厚生労働科学特別研究事業「脳死判定基準のマニュアル化に関する研究班」報告書）」に準拠し行われる．

て臥床状態にある患者であっても，中脳機能が維持されているなら，起座位さらに訓練によっては立位をとることも理論上は可能であり，ベッドサイドでのADL拡大へ向けた援助や運動機能訓練を組み立てる上で重要である．

3) 随意運動の制御

- 複雑で変化に富んだ随意運動は，運動の計画と運動の遂行という段階を経て発現する．
- 意思は前頭連合野で形成され，各種感覚情報とともに大脳皮質連合野へと伝えられる．
- 意思・感覚情報を受け取った大脳皮質連合野は，運動の意図を形成する．
- 大脳皮質連合野で形成された運動の意図は，運動連合野（運動前野，補足運動野），大脳基底核，小脳へと伝えられ運動計画が形成される．
- 運動遂行の指令は，運動連合野から大脳皮質一次運動野へ送られる．
- 大脳皮質一次運動野は，大脳基底核や小脳からのフィードバックを受け運動連合野からの指令を修正する．

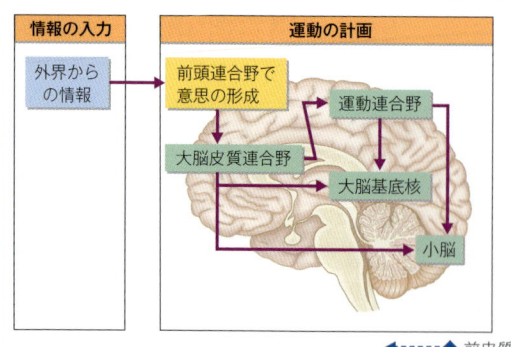

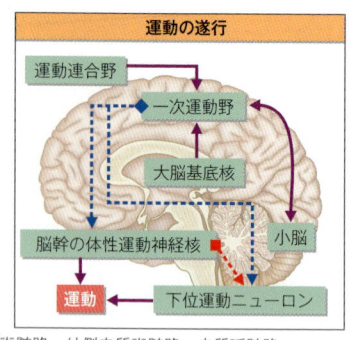

■図 8-14　随意運動の制御

- 最終的に，姿勢および運動協調などを調整した運動指令は，大脳皮質一次運動野から運動ニューロンを通って，脳幹・脊髄に局在する下位の運動制御中枢に伝えられ運動が実行される(図 8-14)．
- ピアノの練習を繰り返し行うと，4週間程度の経過で大脳皮質一次運動野の手指の領域やピアノの演奏に関わる筋群の領域が広くなるといわれている．運動することで学習し，反復動作を繰り返すことで熟練する．
- 同じ動作を反復することは，神経系レベルで考えると，ある特定の神経回路を繰り返し働かせていることを意味する．
- 神経回路を継続的に機能させていると，シナプスでの伝達効率が変化したり，新たなシナプス結合が生じたり，あるいは不要なシナプス結合が減少したりする．このような脳やシナプスが変化する性質をシナプスの可塑性という．
- シナプスの可塑性は，熟練の技や運動の獲得に関係しており，臨床では機能回復訓練を考える上で重要である．

4）運動の調節

- 大脳基底核と小脳は，運動の調節，姿勢の制御に関わっている．
- 大脳基底核と小脳は，運動制御のプロセスでは計画形成の段階に寄与する．
- 大脳基底核は，体性運動の協調的調節と運動の学習に関わる．
- 大脳基底核は，大脳皮質との間に「大脳皮質-基底核ループ」と呼ばれる入力と出力の回路，および脳幹と「大脳基底核-脳幹系」と呼ばれる回路を有する．
- 大脳基底核は「大脳皮質-基底核ループ」と「大脳基底核-脳幹系」の2つの回路を用いて協調的運動の調節を行っている．例えば，歩行する際，歩行の開始・停止および歩行中の危険物の回避などの運動については「大脳皮質-基底核ループ」が，歩行動作の各期に必要とされる各筋肉の緊張やリズムをもった四肢の動きについては「大脳基底核-脳幹系」がそれぞれ関与している(図 8-15)．
- 大脳基底核が関わる運動の学習には，①刺激に対する反応を予測し，予測と実際との誤差を捉えて運動の予測に関する学習をする，②以前に実行した動作情報から最適な反応パターンを学習する，の2つの系があると考えられている．
- 小脳は，より早くかつ種々の要素を加味した複雑な運動制御を行う学習的運動制御の中枢である．
- 大脳皮質が指令した運動と実際の運動の誤差は，感覚系や大脳皮質を介して小脳へ送られ，小脳はこの誤差をゼロにするように神経回路を修正すると考えられている．
- 卓越した技術を習得する訓練の過程は，小脳の学習過程でもある．
- 小脳に適切な運動パターンが定着すると，"自然にからだが動く"域に達する．からだで覚えるのではなく，むしろ小脳で覚えると理解する方が理にかなっている．

● 神経系の解剖生理と機能障害

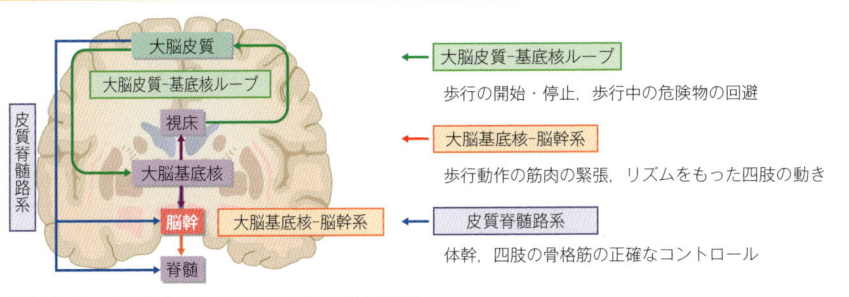

■ 図 8-15 大脳基底核における協調的運動の調節

2. 運動の制御とプログラムに関する障害とフィジカルアセスメント

1) 運動麻痺

- 運動麻痺とは，大脳皮質一次運動野から骨格筋線維までの神経路における部分的もしくは完全な遮断によって随意運動の障害が生じている状態を意味する．
- 中枢神経や末梢神経の損傷，骨格筋の変性あるいはシナプス伝達障害など，様々な要因によって起こり得る．
- 運動麻痺は，程度・分布の違い，筋緊張状態，神経路の障害部位などによって分類される（表 8-4）．

2) 運動調節の障害

- 運動調節に関わる大脳基底核や小脳に何らかの病変があると，意図しない運動（不随意運動）が出現したり，協調的な運動ができない（運動失調，共同運動障害，ジスメトリア（測定障害），変換運動障害，筋トーヌス低下，振戦などを示す）といった症状を呈する．

■ 表 8-4 運動麻痺に関連する用語と状態

区分	用語	状態
程度	完全麻痺	完全に運動能力を喪失した状態
	不全麻痺	運動麻痺の程度が軽く運動能力が残っている状態
分布	単麻痺	上下肢のうち 1 肢のみに運動麻痺が認められる状態
	片麻痺	身体の一側の上下肢に運動麻痺が認められる状態で，交代性片麻痺[*1]と交叉性片麻痺[*2]がある
	対麻痺	左右の上肢または下肢に対称性に運動麻痺が認められる状態で，脊髄性対麻痺，末梢神経性対麻痺，脳性対麻痺がある
	四肢麻痺	両上下肢に運動麻痺が認められる状態
筋緊張状態	痙性麻痺	筋肉の痙縮を伴う運動麻痺が認められる状態
	弛緩性麻痺	筋緊張の低下を伴う運動麻痺が認められる状態
障害部位	中枢性麻痺	中枢のニューロンの障害（上位運動ニューロンの障害）によって起こる運動麻痺
	末梢性麻痺	下位運動ニューロンより末梢での障害による運動麻痺で，核性麻痺[*3]，核下性麻痺[*4]を含む

*1 交代性片麻痺：片側の上下肢の麻痺と反対側の脳神経麻痺があるもの．
*2 交叉性片麻痺：一側の上肢とその対側の下肢が麻痺するもの．
*3 核性麻痺：下位運動ニューロンの障害で起こる．
*4 核下性麻痺：下位運動ニューロンより末梢部の障害で起こる．

- 運動失調とは，ある運動を遂行する際，円滑な運動ができない状態を意味し，様々な筋肉が協働して動くことができないことから協調運動障害ともいわれる．
- 運動失調は障害部位によって，大脳性失調，小脳性失調，感覚性失調〔脊髄性失調（後索運動失調）と末梢神経性失調〕，前庭性失調（迷路性失調）に分類される（表8-5）．
- 不随意運動とは，自分で動かそうという意思とはまったく無関係に起こる，または自分で止めることのできない運動をいう．
- 不随意運動は，様々な疾患で起こり，それぞれ特徴的な動きがみられる（表8-6）．
- ジスメトリア（測定障害）は，測定異常ともいわれ，四肢の随意運動を行う際，目標とするところで動きを止めることのできない現象をいい，目標の手前にしか到達しない測定過小と目標を行き過ぎてしまう測定過大がある．

ハンチントン病
- 第4染色体に局在する遺伝子の変化を原因とする常染色体優性遺伝性の慢性進行性の神経疾患で，30歳代で発症することが多い．
- 大脳基底核，特に線条体（被殻，尾状核）に脱落と変性が起こる．
- 遺伝子診断で確定が可能である．
- 20歳以下で発症するものは，特に若年型ハンチントン病という．
- 画像所見で大脳基底核，特に被殻と尾状核に萎縮が認められ，自分の意思とは無関係に四肢や体幹を振り回し，踊るような舞踏運動を呈するのが特徴である．
- 現段階では，原因を除去する根本的な治療法は確立していないため，症状を緩和するための対症療法が行われる．

■表8-5 運動失調の分類と特徴

分類		特徴
大脳性失調		腱反射亢進，バビンスキー反射（+）
小脳性失調		深部感覚障害（−），ロンベルグ徴候（−），体幹運動失調（+），四肢運動失調（+）
感覚性失調	脊髄性失調	深部感覚障害（+），ロンベルグ徴候（+），温痛覚障害（−）
	末梢神経性失調	深部感覚障害（+），ロンベルグ徴候（+），温痛覚障害（+）
前庭性失調		深部感覚障害（−），ロンベルグ徴候（−），体幹運動失調（+）

■表8-6 不随意運動の分類と特徴・原因

分類	特徴	原因	主な疾患
ミオクローヌス	電撃的な非律動性の運動（ピクッとする動き）	大脳皮質，脳幹，脊髄の障害	クロイツフェルト・ヤコブ病
チック	顔面，肩，頸部などの比較的急激でリズミカルな反復収縮	精神的要素	ジル＝ド＝ラ＝トゥレット症候群
振戦	主動筋と拮抗筋が交互に収縮する相反性の比較的規則的な運動	大脳基底核，小脳，中脳の障害	パーキンソン病，本態性振戦
舞踏運動	不規則で非対称性で一定の傾向がなく多種多様な円滑な素早い動き	線条体，視床下核の障害	ハンチントン病
バリズム	舞踏運動より振幅が大きい，上下肢を大きく投げ出すような動き	視床下核の障害	視床下核部位の脳血管障害
アテトーゼ	四肢，主に手指に認められる比較的ゆっくりとした不規則で持続的なくねらせるような動き	大脳基底核の障害	脳性麻痺
ジストニア	不随意で持続的な筋緊張の亢進で，肢位や姿勢の異常が起こる	大脳基底核の障害	変形性筋ジストニア

Physical Assessment

	初期	後期	
❶精神症状	・人格変化　・易怒性 ・無気力　　・攻撃性 ・易疲労感　・不眠 ・異常行動　・偏執性の妄想	・情緒不安定 ・不機嫌 ・抑うつ状態	➡インタビュー
	根拠▶ 大脳皮質の萎縮によるもの．病期が進行すると白質を含め，大脳全体が萎縮する．		
❷認知障害	・記銘力低下 ・判断力低下 ・行動の計画とその実行能力の低下	・失外套症状 ・視空間認知能低下	
	根拠▶ 大脳皮質の萎縮によるもの．病期が進行すると白質を含め，大脳全体が萎縮する．		
❸家族歴	根拠▶ 本症は，常染色体優性遺伝性の疾患であり，病的遺伝子をもっていれば100％発症するといわれている．		
❹不随意運動	・舞踏運動 ・口唇を中心とする歪め運動，しかめ面，舌打ち，手指の背屈（変な癖のようにも見える） ・構音障害	・動作緩慢 ・筋固縮 ・嚥下障害	➡運動調節機能の視診・触診
	根拠▶ 線条体は，大脳皮質，視床，脳幹からの入力を受け，かつ他の大脳基底核との連絡経路である出力系も有する．線条体細胞の90〜95％はGABA（γ-アミノ酪酸）作動性ニューロン（抑制性ニューロン）で，黒質や淡蒼球に出力する．ハンチントン病で，線条体から黒質や淡蒼球への経路が脱落・変性することで，運動の抑制制御が解除され，運動の亢進が起こる．		
❺随意運動障害	・巧緻運動の障害 ・眼球運動障害	・日常生活行動に介助を要する	
	根拠▶ 大脳基底核の機能障害によって，運動の調節がうまくいかず，緻密な運動が実行できなくなる．		

🔷パーキンソン病

- 中脳黒質にあるドパミン産生神経細胞の変性・脱落に伴うドパミン（神経伝達物質の1つ）の産生減少と，レビー小体（好酸性の異常タンパク質の一種）の出現という2つの大きな特徴がある進行性の神経変性疾患である．
- パーキンソン症候群（パーキンソニズム）との鑑別が必要である．パーキンソン症候群とはパーキンソン症状を呈するパーキンソン病以外の疾患の総称で，薬剤性，脳血管性，進行性核上性麻痺，多系統

萎縮症，大脳皮質基底核変性症，特発性正常圧水頭症などが含まれる．
- 50〜60歳代で発症するケースが多く，わが国での有病率は人口10万人当たり100〜150人と推計され，高齢化に伴って有病率は上昇している．
- 安静時振戦，筋固縮，無動や寡動，姿勢反射の障害が主要な症状で，このほかに2つの動作が同時にできない，リズムをもった速い動きができない，といった運動症状に加え，精神症状を呈する．
- 病因は解明されておらず，ミトコンドリアの機能障害，特定遺伝子の突然変異，環境要因など様々な説が論じられている．現段階では，原因は1つではなく複数の事象が関係しているという説が有力である．

Physical Assessment

❶不随意運動	・安静時振戦（毎秒4〜6回程度） ・無動，寡動（仮面様顔貌，低く単調な話し方，動作の緩徐・前屈，姿勢変換の拙劣） ・歯車現象（関節を他動的に伸展させると，間欠的・断続的な抵抗を感じ，なめらかに動かない現象）を伴う筋強縮（上肢に多い） ・鉛管現象（関節を他動的に動かすと，はじめから終わりまで鉛管を曲げるような抵抗を伴う現象）を伴う筋強縮（下肢や頸部に多い） **根拠▶** 黒質からのドパミン作動性ニューロンは，線条体からの出力系のコリン作動性ニューロンに対して抑制的に機能する．中脳黒質でのドパミン産生低下によって，線条体でのコリン作動性ニューロンへの抑制が効かず，コリン作動性ニューロンの機能が亢進するため，筋緊張が高まり筋強縮をきたす．また，線条体から淡蒼球へのGABA作動性ニューロン（抑制性ニューロン）による活動も低下するために淡蒼球の機能亢進をきたし，かつ淡蒼球から視床を介した大脳皮質への出力系の抑制性ニューロンが過度に活動するために動作が緩慢となる．	➡運動調節機能の視診・触診
❷姿勢反射・歩行障害	・前傾姿勢 ・歩行時の手の振りの欠如，突進現象，歩幅の狭小，小刻み歩行，立ち直り反射障害 **根拠▶** 大脳基底核の主要な神経伝達物質であるドパミンの産生が減少するために，神経細胞間での情報処理に障害をきたし，姿勢の安定を瞬時に保つことができず，かつ律動的に歩行することができない．	
❸自律神経症状	・がんこな便秘　・排尿障害　・発汗障害 ・流涎（りゅうぜん）　・嚥下障害　・起立性低血圧 ・食後低血圧　・唾液分泌過多 **根拠▶** 副交感神経の緊張と，交感神経の部分的な緊張のため．	
❹精神症状	・抑うつ症状 **根拠▶** セロトニンとともにカテコールアミン系の神経伝達物質の低下によると考えられている．	➡インタビュー

❺認知障害	・記憶力低下 根拠▶ 大脳皮質の広範囲にレビー小体が出現すること，および脳代謝の変化と代謝に関する脳内のネットワークの異常によると考えられている．	➡インタビュー

◘脊髄小脳変性症
- 脳血管障害，炎症，腫瘍などの原因が明らかな二次性の運動失調以外の運動失調を主症状とする原因不明の神経変性疾患の総称である．多くの場合，10～20年単位で徐々に進行していく．
- 多くの病型があるが，その原因によって大きくは孤発性(非遺伝性)と遺伝性に分類され，全体の65％は孤発性である．
- 有病率は，人口10万人あたり7～10人程度である．
- 機能予後については，進行が遅い場合は問題ないが，進行が速い場合は数年でベッドから起き上がれない状態となる．
- 主な症状は小脳障害の症状だが，病型によってはパーキンソニズム，上位運動ニューロン障害，自律神経障害，末梢神経障害，知能障害など，様々な症状を呈する．

Physical Assessment　＊小脳障害の症状のみ記載

❶協調運動	・指鼻試験(脊髄後索障害) ・指鼻指試験(失調) ・測定障害：目標に向けて運動すると行きすぎたり，届かなかったりする ・運動分解：通常一連の動きとして実施可能な運動が，複数の運動に分けてようやく達成できる ・かかと膝試験でのリズム，力，部位の乱れ ・かかと脛試験での前後左右への乱れ ・変換運動障害(拮抗運動反復不能) ・字がうまく書けない ・構語障害(ろれつが回らない，音と音がつながる) 根拠▶ 運動の調整に関する中枢である小脳の障害によって，複数の筋肉の動きを連動させた協調的な運動が困難となる．	➡運動調節機能の神経診察
❷筋緊張	・四肢の筋の緊張低下 ・関節の過伸展性亢進 ・関節の被動性亢進 根拠▶ 運動の調整に関する中枢である小脳の障害によって，複数の筋肉の動きを連動させた協調的な運動が困難となる．	
❸姿勢・歩行	・酩酊歩行，千鳥足 ・開脚歩行，広基性歩行 ・継ぎ足歩行での外側への踏み出し ・失調性歩行：体幹動揺，足を左右に広げる，重心が後ろに残る 根拠▶ 運動の調整に関する中枢である小脳の障害によって，複数の筋肉の動きを連動させた協調的な運動が困難となるため，バランスをとってリズミカルに歩くことが困難になる．また，立ち直り反射，歩行反射，抗重力反射に協調運動障害が出現するために，姿勢の保持が困難になる．	➡運動調節機能の視診・触診

❹不随意運動	・企図振戦（小脳半球障害） 根拠▶ 小脳に障害をきたすと，協調的な運動の調整が効かないために，目的をもった運動の際に振戦が起こる．上位運動ニューロン障害がなければ安静時の振戦は認めない．	➡運動調節機能の視診・触診

C. 運動ニューロンによる運動指令の伝導と伝達

1. 運動ニューロンと下行伝導路
1）上位運動ニューロンと下位運動ニューロン

- 骨格筋の運動を支配する神経細胞を運動ニューロンと呼び，上位運動ニューロンと下位運動ニューロンに区分される．
- 大脳皮質一次運動野や脳幹の神経核に始まり下位運動ニューロンを活動させるものを上位運動ニューロン，脊髄前角や脳幹の神経核に始まり骨格筋を直接支配するものを下位運動ニューロンという（図8-16）．
- 上位運動ニューロンの軸索が通る中枢神経内での経路を下行伝導路という．
- 下行伝導路は，長い間，随意運動の主要経路としての錐体路と，錐体路以外の経路として錐体外路に分類されてきた．
- 錐体路は，大脳皮質の錐体細胞に起こり，その線維が延髄で錐体を形成することからこの名がついたが，皮質延髄路や前皮質脊髄路の線維の一部は錐体を通過しない．
- 錐体外路は，解剖学的に同定することはできず，加えて機能的にも様々な機能に関与する多くの異なる系から成り立っている．当然，随意運動が錐体路のみで成り立っているわけではない．
- 上記の観点から，近年では錐体路・錐体外路という用語は用いられない傾向にある．
- 下行伝導路には，大脳皮質一次運動野に始まる前皮質脊髄路，外側皮質脊髄路，皮質延髄路，脳幹の神経核に始まる前庭脊髄路，視蓋脊髄路，赤核脊髄路，網様体脊髄路がある（図8-17）．
- 大脳皮質一次運動野に始まる伝導路を通る上位運動ニューロンは，大脳皮質からの運動指令を下位運動ニューロンに伝達する．
- 脳幹の神経核に至る上位運動ニューロンは，運動に伴う平衡や姿勢の調節，眼・頭・頸部・腕の位置の調節に関与する．
- 上位運動ニューロンの神経細胞体は，大脳皮質一次運動野にあり，軸索は下行伝導路を通り，下位運動ニューロンとシナプスを形成する．
- 下位運動ニューロンの神経細胞体は，脊髄前角もしくは脳幹の神経核にあり，軸索は末梢神経として伸びて骨格筋とシナプスを形成する．
- 下位運動ニューロンには，α運動ニューロンとγ運動ニューロンがある．
- 下位運動ニューロンにおいて，α運動ニューロンは骨格筋と神経筋接合部（終板）を形成し，γ運動ニューロンは骨格筋の筋紡錘内の錘内筋を支配する．筋紡錘からはⅠa線維が求心性線維（感覚神経線維）として脊髄に入力情報を送っている．
- 上位運動ニューロンからの入力は，α・γ両方の運動ニューロンへ伝えられる．
- 上位運動ニューロンにおいて，γ運動ニューロンが興奮し錘内筋が収縮すると，Ⅰa線維が興奮し，この興奮がα運動ニューロンへ入力される．つまり，骨格筋の収縮には，α運動ニューロンからの直接の経路（直接制御：α系）と，γ運動ニューロンを介しての経路（間接制御：γ系もしくはγ環という）の２つの経路が存在する．

●神経系の解剖生理と機能障害

■図 8-16　上位運動ニューロンと下位運動ニューロン

上位運動ニューロン
- 皮質延髄路
- 皮質脊髄路

下位運動ニューロン
- 皮質延髄路
- 皮質脊髄路

■図 8-17　大脳皮質運動野に始まる下行伝導路

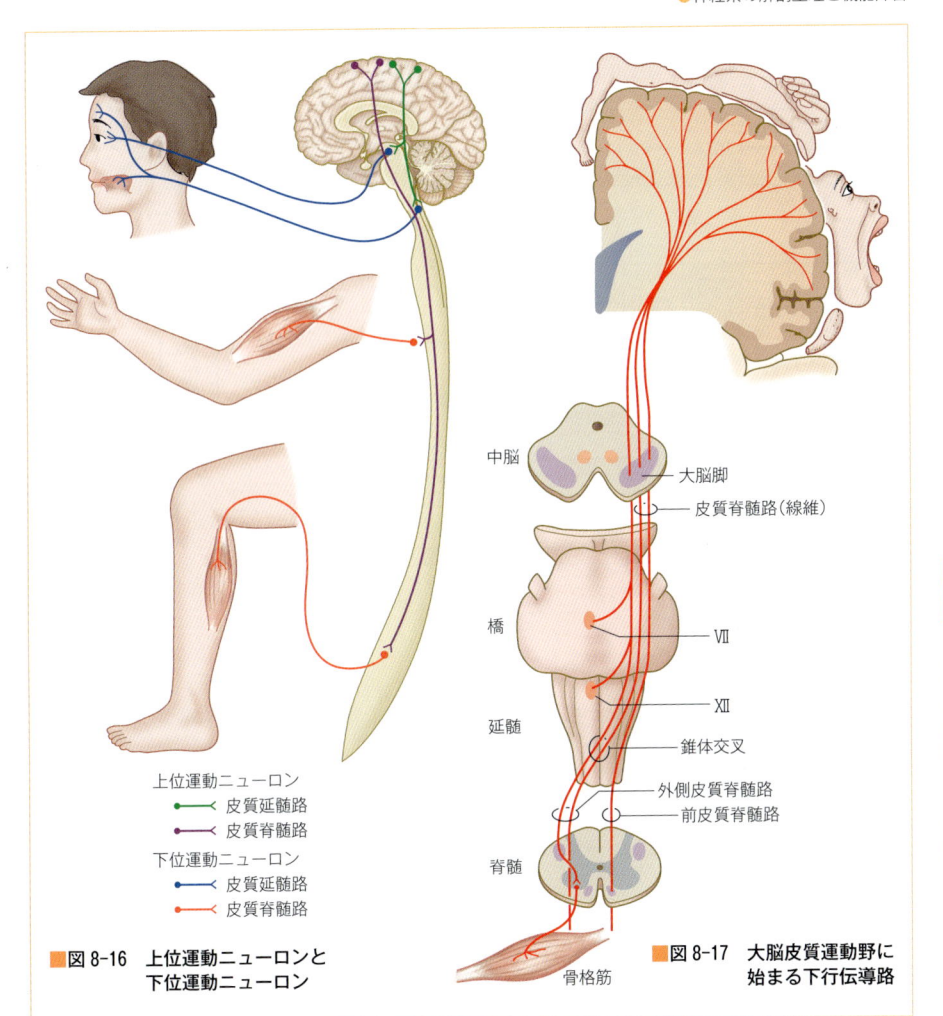

中脳 ─ 大脳脚、皮質脊髄路（線維）
橋 ─ Ⅶ
延髄 ─ Ⅻ、錐体交叉
脊髄 ─ 外側皮質脊髄路、前皮質脊髄路
骨格筋

2) 軸索での指令の伝導の仕組み

- 受容器が捕捉した情報や中枢神経からの指令は，すべて電気的信号に変換され伝えられる．
- すべての細胞の内と外では，存在するイオンが異なる．
- イオンには陽イオンと陰イオンがあるために，細胞の内と外では電位差が生じる．この電位差を膜電位と呼ぶ．
- 生物の細胞膜は，イオンの通り道として受動輸送に関わるイオンチャネルや能動輸送に関わるイオンポンプを備えており，細胞内外のイオンはこうした通り道を通過して移動する．
- 定常状態にある細胞内には K^+ が多く存在し，細胞外には Na^+ が多く存在する．
- 細胞膜にある K チャネルの中には，開きっぱなしのものが存在するため，細胞内の K^+ は少しずつ細胞外へ漏れ出ており，細胞外に比べ細胞内は負に帯電した状態にある．これを静止電位と呼ぶ．
- 神経細胞は，化学的刺激（神経伝達物質）や電気的刺激（イオン）を受けると，膜電位が変化し（脱分極*），閾値に達すると活動電位が生じる．
- 閾値に達する刺激では必ず活動電位を生じるが，逆に閾値に達しない刺激（情報）では活動電位を生じ

■図8-18 軸索の伝導

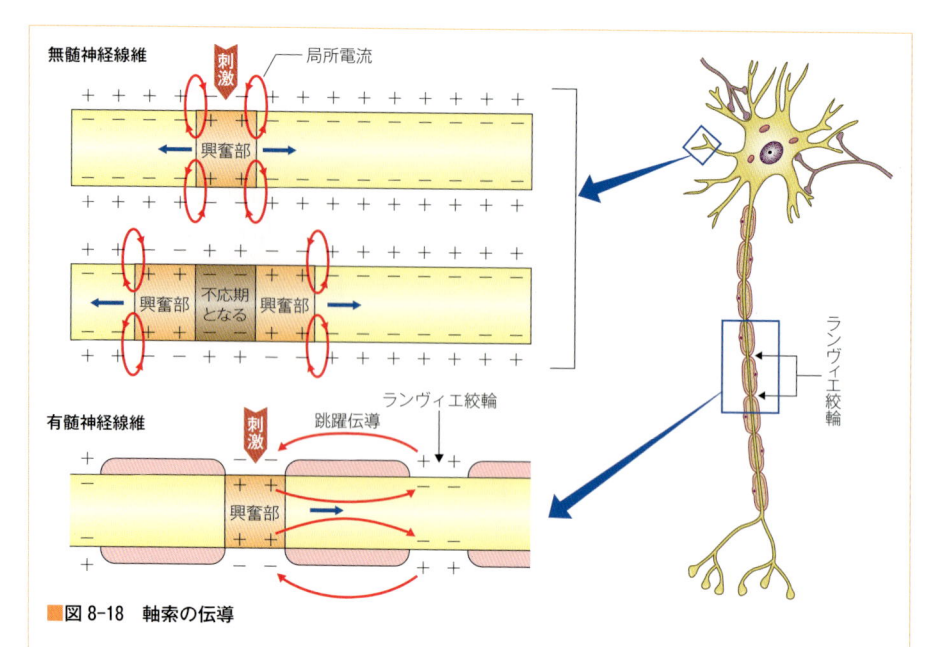

- ることはない．これを「全か無の法則」と呼ぶ．
- 興奮が起きると，興奮部と興奮していない部分とで電位差が生じる．
- 電流はプラスからマイナスへ向かって流れる（局所電流）ため，興奮部の隣が次々に興奮していき，興奮は弱まることなく（不減衰伝導），両方向へと伝導していく（両方向伝導）．
- 絶縁性の高い髄鞘を有する有髄神経は，こうした伝導が，ランヴィエ絞輪からランヴィエ絞輪へと跳躍伝導されるため（図8-18），無髄神経に比べて伝導速度が速い．

＊脱分極：静止電位の時は，細胞膜を挟んでプラスとマイナスに分極している．この分極状態を脱するという意味で脱分極と表現する．神経細胞の静止電位は−70〜−60 mV 程度で，脱分極すると膜電位は 0 mV に近づく．0 mV を超えることをオーバーシュートという．

3）シナプスでの伝達の仕組み

- シナプスにおいて，インパルス（興奮，活動電位）を伝える側の細胞はシナプス前細胞，インパルスを受け取る側の細胞はシナプス後細胞と呼ばれる．
- シナプスには，細胞間結合の間でインパルスを伝達する電気的シナプスと，シナプス間隙を隔ててインパルスを伝達する化学的シナプスがある．
- 化学的シナプスには，シナプス後細胞に脱分極電位（興奮性シナプス後電位）を生じさせる興奮性シナプスと，シナプス後細胞に過分極電位（抑制性シナプス後電位）を生じさせる抑制性シナプスがある（図8-19）．
- 抑制性シナプスによる興奮の抑制をシナプス後抑制という．
- 興奮性シナプスからは，興奮性神経伝達物質が放出され，これによってシナプス後細胞での Na^+ の透過性が増大するため脱分極が起こる．
- 抑制性シナプスからは，抑制性神経伝達物質が放出され，これによってシナプス後細胞での Cl^- の透過性が増大するため過分極が起こる．
- 図8-20のようなシナプスの配置では興奮性シナプスの伝達は抑制されることがある．これをシナプス前抑制という．
- 図8-20の①の興奮は，②に抑制性シナプス後電位を生じさせる．①の興奮によって②から③への伝達は抑制されたことになる．

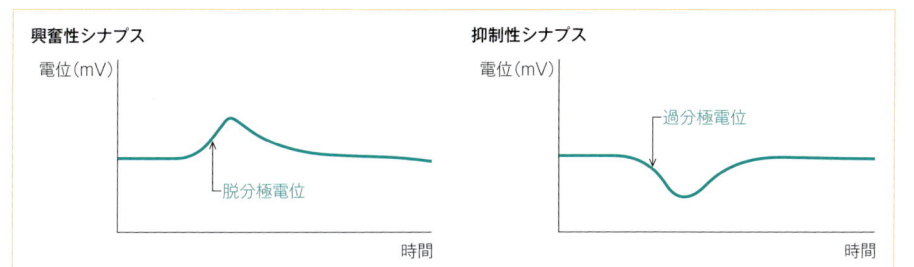

■図 8-19　興奮性・抑制性シナプス後細胞の電位

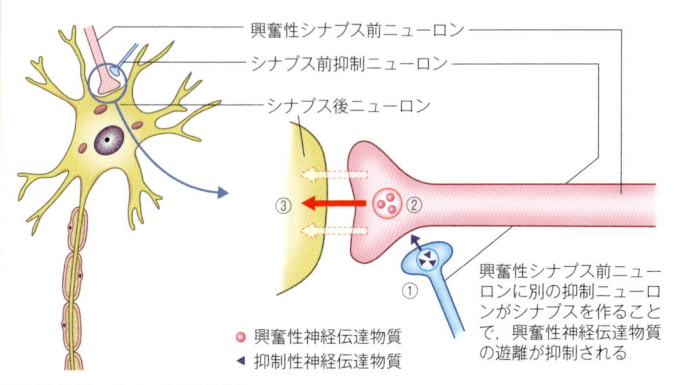

■図 8-20　シナプス前抑制

① 活動電位がシナプス前細胞末端に到達する
② Ca チャネルが開き，Ca^{2+} が細胞内へ流入する
③ 細胞内の Ca^{2+} 濃度上昇によりシナプス間隙へ神経伝達物質が放出される
④ 放出された神経伝達物質は，シナプス後細胞の細胞膜上にある神経伝達物質の受容体と結合する
⑤ 神経伝達物質の受容体結合により Na チャネルが開き，細胞内へ Na^+ が流入する

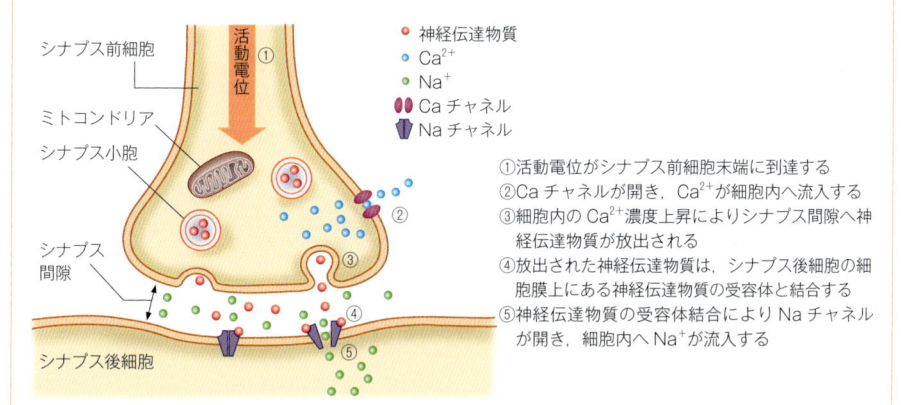

■図 8-21　シナプスでの伝達

- 神経伝達物質はシナプス前細胞の細胞体で生成され，神経終末まで運ばれてシナプス小胞の中に蓄えられている．
- シナプスを介した興奮の伝達は，シナプス間隙に放出された神経伝達物質とシナプス後細胞の受容体との結合が起点となるが，関与する神経伝達物質と受容体の関係によって，興奮性の信号（興奮性インパルス）が伝えられる場合と抑制性の信号（抑制性インパルス）が伝えられる場合があり，中枢神経系では，特に，この接続が非常に複雑である．
- ニューロンは，他のニューロンから同時に興奮性インパルスと抑制性インパルスを受け取り，様々な

- パターンに統合される.
- 神経終末に活動電位が達すると(図8-21の①), 電位依存性のCaチャネルが開き, 細胞外からCa^{2+}が流入する(②).
- 神経終末には, 神経伝達物質を蓄えたシナプス小胞が存在し, 神経終末のCa^{2+}濃度が増加すると, シナプス小胞からシナプス間隙へと神経伝達物質(ここでは骨格筋を対象としているのでアセチルコリン)が放出される(図8-21の③).
- 神経伝達物質(アセチルコリン)が, 接続する筋細胞の細胞膜にある受容体と結合する(図8-21の④)と, 接続する筋細胞の細胞膜にあるNaチャネルが開き, 筋細胞外からNa^+が筋細胞内へ一気に流入(⑤)し, 活動電位が発生する.
- 活動電位の発生をきっかけに筋収縮のシステムが作動する.

4) 神経筋接合部での指令の伝達の仕組み

- 骨格筋の筋線維と体性運動ニューロンの神経終末との間のシナプス接合部を神経筋接合部もしくは運動終板という(神経と筋線維の間のシナプスでの伝達については,「3) シナプスでの伝達の仕組み」図8-21参照).
- 神経筋接合部の体性運動ニューロン神経終末のシナプス小胞に蓄えられている神経伝達物質はアセチルコリンで, 筋線維の細胞膜にはアセチルコリン受容体が存在する.
- 神経筋接合部のシナプス間隙に開口分泌されたアセチルコリンが, 化学物質作動型イオンチャネルでもあるアセチルコリン受容体に結合すると, アセチルコリン受容体イオンチャネルが開く.
- Na^+が, 電気的濃度勾配に従って開いたチャネルを通って筋線維の細胞膜(筋細胞膜)外から細胞膜内へ流入し, これによって活動電位が発生し, 筋原線維の収縮のシステムが駆動する(図8-22).

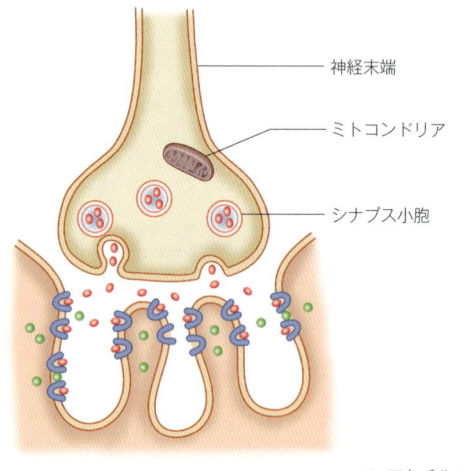

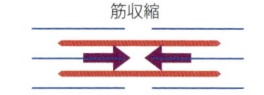

図8-22 神経筋接合部での伝達

2. 運動指令の伝導・伝達の障害とフィジカルアセスメント

1) 運動ニューロンの障害

- 運動ニューロン障害は, 上位運動ニューロン障害と下位運動ニューロン障害に区分される. 上位運動ニューロン障害は錐体路症状と呼ばれていたが, 前述した通り, 錐体路・錐体外路という用語はあまり用いられない傾向にある.
- 上位・下位運動ニューロン障害は, 単独で出現する場合もあるが, 神経変性疾患では, おおむね両者が共存することが多い.
- 上位運動ニューロンに障害があると, 正常では認められない反射(病的反射)の出現や反射の亢進が認められる.
- 1つの動作を行う時に, 作動する筋肉を主動筋, 主動筋と相反する動きをする筋肉を拮抗筋という.
- スムーズな運動のために, 大脳皮質一次運動野から, 主動筋に対しては興奮を促進する指令が, 拮抗

- 筋に対しては興奮を抑制する指令が，それぞれ送られる．
- 主動筋の筋紡錘からの興奮はⅠa線維によって脊髄へ伝えられ，主動筋のαニューロンには興奮性の入力を，拮抗筋のαニューロンには介在ニューロンを介して抑制性の入力を送る．これを相反神経支配という．
- 上位運動ニューロン障害では，拮抗筋への抑制が効かないため，反射の亢進や病的反射の出現が起こる．
- 主な病的反射については表8-7に，上位運動ニューロン障害と下位運動ニューロン障害の違いについては表8-8に示す．

◘ 筋萎縮性側索硬化症（ALS）

- 上位運動ニューロンと下位運動ニューロンが選択的にかつ進行性に侵される原因不明の難治性の疾患である．主に中年以降に発症する．
- 男女比は約2：1で男性に多く，有病率は人口10万人当たり2〜7人といわれている．
- 家族歴を伴う場合，家族性筋萎縮性側索硬化症と呼ばれ，患者の10％程度がこれに該当する（多くが常染色体優性遺伝）．
- 発病危険因子として，患者発生に地域性があることから環境要因やあるいは外傷などが指摘されるが確実性は証明されていない．
- 運動ニューロンのみが障害され，感覚障害や自律神経の障害は認めない．
- 外眼筋麻痺，膀胱直腸障害，感覚障害，褥瘡は四大陰性徴候（出現しにくい症状）と呼ばれる．
- 陰性徴候である外眼筋の機能は，コミュニケーションの手段として活用される．
- 末期まで意識があるため，患者や家族にとっての精神的苦痛は大きい．

■ 表8-7 主な病的反射

病的反射	検査方法	正常所見	異常所見
ワルテンベルグ反射	回外位で手の母指以外の4本の指を屈曲させて，これに検者の指をかけて引き合う	変化なし	母指が内転屈曲（片側のみ）
ホフマン反射	手の中指の爪を内側に屈曲するようにはじく	変化なし	母指が内転屈曲（片側のみ）
トレムナー反射	手の中指を背屈気味にして手背側にはじく	変化なし	母指が内転屈曲（片側のみ）
バビンスキー反射	足底を踵骨側から足指の方向に向かって，外縁から内側に向かうようにこすりあげる	母趾が底屈	母趾は背屈し，他の指は扇状に開く
チャドック反射	外果の下を後ろから前にこする	変化なし	母趾は背屈し，他の指は扇状に開く
オッペンハイム反射	脛骨内側縁を上から下に向かってこする	変化なし	母趾が背屈
マリー・フォア反射	足趾を握り強く底屈する	変化なし	下肢全体が屈曲

■ 表8-8 上位運動ニューロン障害と下位運動ニューロン障害の違い

	上位運動ニューロン障害	下位運動ニューロン障害
深部腱反射	亢進	低下
バビンスキー反射	陽性	陰性
筋萎縮	なし	あり
筋線維束攣縮	なし	あり
筋緊張（筋トーヌス）	痙性	弛緩性
筋力	低下	低下
障害の出現側	錐体交叉より上の病変では反側 錐体交叉より下の病変では同側 （上位運動ニューロンの多くは皮質脊髄路を通るため）	障害側と同側

- 初発症状によって上肢型，下肢型，球型，混合型，発症様式によって普通型（上位・下位運動ニューロン障害），進行性球麻痺（下位運動ニューロン障害のみ：脳幹の脳神経核運動神経細胞のみに障害），脊髄性進行性筋萎縮症（下位運動ニューロン障害：脊髄前角細胞のみに障害）などに分類される．
- 予後不良で，発症からの平均余命は3.5年といわれる．

Physical Assessment

❶上位運動ニューロン障害	・痙縮 ・深部腱反射亢進 ・手指・足趾屈曲反射陽性 ・バビンスキー徴候陽性 **根拠▶** 上位運動ニューロンの障害によって，拮抗筋の抑制が働かず，通常は上位運動ニューロンによって抑制されている筋の動きが出現するため，反射の亢進や病的反射のような強調された動きとなって出現する．		➡運動調節機能の神経診察
❷下位運動ニューロン障害	・筋緊張低下 ・筋萎縮（手の母指球筋や小指球筋，手の甲の骨間筋の萎縮が目立つ） ・筋力低下 ・筋線維性攣縮（筋肉がピクピクする） ・呼吸障害 **根拠▶** 下位運動ニューロンは直接骨格筋に接続し骨格筋を支配するため，脊髄前角の運動ニューロンが障害されると，筋緊張低下や筋萎縮が脊髄神経の分布する筋に出現する．		➡運動調節機能の視診・触診 ➡運動調節機能の神経診察
❸球症状	・言語不明瞭 ・抑揚のない鼻声 ・ゆっくりとした話し方 ・嚥下障害 **根拠▶** 下位運動ニューロンは直接骨格筋に接続し骨格筋を支配するため，脳幹の脳神経核の運動ニューロンが障害されると，筋緊張低下や筋萎縮が脳神経の分布する筋（頭頸部）に出現する．咽喉頭の筋は，発声や嚥下に関与するため構音障害や嚥下障害が出現する．		➡運動調節機能の概観（全身の観察） ➡インタビュー ➡運動調節機能の視診・触診

◼球麻痺

- 延髄の舌咽・迷走・舌下神経核の変性・萎縮によって起こる病変で，真性球麻痺と仮性球麻痺がある．
- 延髄はかつてその形状から球と呼ばれており，その名残として球麻痺という用語が用いられている．
- 下位運動ニューロンの病変に伴うものを球麻痺（真性球麻痺），両側性の上位運動ニューロンの病変に伴うものを仮性球麻痺という．

Physical Assessment

	球麻痺	仮性球麻痺	
	根拠▶ 下位運動ニューロン障害があるため，運動機能・反射が減弱・消失する．	**根拠▶** 下位運動ニューロンの機能は維持されるため，運動機能に障害はなく，延	➡運動調節機能の概観（全身の観察） ➡インタビュー

			髄より上部に中枢を有する反射は亢進し，延髄以下に中枢を有する反射は減弱・消失する．	➡運動調節機能の視診・触診
❶嚥下反射	なし		あり	➡感覚機能の診察
❷喉頭挙上	不十分		十分	
❸構音障害	弛緩性で，気息性		痙性，絞扼努力性	
❹嚥下障害	固形物が飲み込みにくい		液体が飲み込みにくい	
❺舌萎縮	あり		なし	
❻軟口蓋反射	あり		なし	
❼咽頭反射	減弱・なし		あり	
❽嘔吐反射	なし		あり	
❾下顎反射	減弱		亢進	
❿カーテン徴候	あり		なし	

2) 中枢神経脱髄：伝導の障害

- 軸索での伝導速度は，軸索の直径と髄鞘化の程度によって異なる（表8-9）．
- 脱髄とは，炎症などを起点に賦活化されたマクロファージによって髄鞘が崩壊した状態をいう（図8-23）．
- 脱髄が起こると，軸索での電気的信号の伝導速度に遅延が起こる．

炎症，感染，中毒などにより髄鞘が破壊され，インパルスの伝導ブロック，伝導速度の遅延が起こり，神経症状が現れる

■図8-23 脱髄

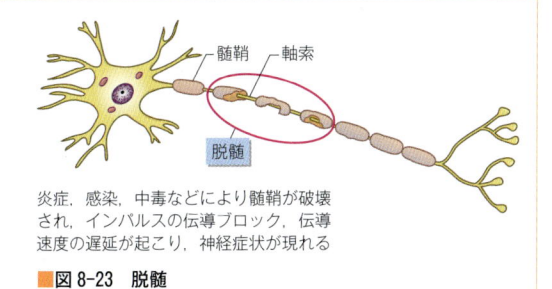

■表8-9 神経の伝導速度

種類		髄鞘	直径（μm）	伝導速度（m/秒）
A	α	有髄	12〜20	70〜120
	β		5〜12	30〜70
	γ		3〜6	15〜30
	δ		2〜5	12〜30
B		有髄	<3	3〜15
C		無髄	0.4〜1.2	0.5〜2

◘ 多発性硬化症

- 大脳，小脳，脳幹，視神経，脊髄などの中枢神経内の2か所以上の部位において，時間的・空間的に脱髄病巣が多発し，再発と寛解を繰り返す疾患．
- わが国の有病率は，人口10万人当たり1～5人程度だが，欧米では人口10万人当たり30～100人で若年成人の神経疾患で最も多く認められる疾患である．
- 原因はいまだ不明であるが，遺伝的要因，環境的要因，感染などの要因が関与することで自己免疫反応を引き起こしていると考えられている．
- 脱髄巣は，大脳白質（特に脳室周囲），脳幹，小脳，脊髄白質，視神経に好発するといわれ，病変部位によって症状は様々である．

Physical Assessment

大脳	❶気分変調 ❷情動障害 ❸理解力低下 ❹記銘力低下	根拠▶ 大脳（大脳辺縁系を含む）は，情動や高次脳機能をつかさどるため，大脳内での脱髄によってこうした機能が低下する．	→インタビュー →運動調節機能の視診・触診 →感覚機能の診察
視神経	❶視力低下 ❷視野欠損 ❸色覚異常 ❹眼球運動時の眼痛 ❺中心暗点	根拠▶ 視神経での脱髄では，様々な「見る」ことに関連した症状が出現する．	
脳幹	❶複視 ❷顔面神経麻痺，三叉神経麻痺，複視 ❸呼吸障害，嚥下障害，めまい，眼振，悪心，構音障害，難治性の吃逆（きつぎゃく）（しゃっくり）	根拠▶ 脳幹には，脳神経核が存在する．眼球運動をつかさどる動眼神経，外転神経，滑車神経の中枢は中脳，橋にあるため，この部位に障害があると複視が起こる．顔面神経や三叉神経の脳神経核がある橋での障害では，❷の症状が起き，嘔吐反射中枢，嚥下中枢，呼吸中枢がある延髄での障害は，❸のような症状が出現する．	
小脳	❶構音障害 ❷体幹失調，四肢の運動失調，歩行障害 ❸企図振戦	根拠▶ 小脳での脱髄では，運動調節機能が障害されるために，小脳性失調と呼ばれる運動失調症状が出現する．また，大脳の第4脳室周辺の病変では，小脳症状を呈する場合が多い．	
脊髄	❶感覚障害 ❷膀胱直腸障害 ❸ウートホフ徴候（体温上昇によって神経障害が一時的に悪化する） ❹レルミット徴候（頸部を前屈すると脊柱に沿って痛みが出現する） ❺深部腱反射亢進	根拠▶ 脱髄があると，神経の混線と脊髄への誤入力が起こり，感覚情報が疼痛情報として感知される．ウートホフ徴候は，脱髄によって神経の伝導速度が低下している条件のもとでは，体温上昇によってKチャネルが開くため，さらに伝導効率が低下してしまうことに起因する．レルミット徴候は，頸髄に病巣があると出現する．脊髄には下位運動ニューロンの神経細胞体があり，上位運動ニューロンと筋紡錘からの指令や情報によって骨格筋の運動は，興奮と抑制によって制御される．	

	❻有痛性硬直性痙攣 ❼痙性対麻痺	しかし，脊髄での脱髄があると，脊髄での相反神経支配の反射結合に混線が生じて痙性麻痺が起こる．またγ系の活動性の亢進状態が維持されるため，深部腱反射の亢進が起こる．	
検査	❶IgG 増加 ❷オリゴクローナルバンド陽性		➡髄液検査

3）末梢神経の障害

- 末梢神経の障害は，神経の細胞体，軸索，髄鞘のいずれの部位が損傷されても起こり得る（図 8-24）．
- 運動神経が障害されると筋緊張低下や麻痺が生じ，感覚神経が障害されると異常感覚を生じたり，逆に感覚の消失が起こる．
- 末梢神経障害による臨床症候をニューロパチーといい，原因は自己免疫性，代謝性，遺伝性，血管炎性，悪性腫瘍，栄養障害性，中毒性，物理的刺激（圧迫）など多様である（表 8-10）．
- ニューロパチーの原因として最も多いのは糖尿病である（糖尿病性ニューロパチー）．

◆ギラン・バレー症候群

- ギラン・バレー症候群は，急性に運動麻痺をきたす末梢神経障害で，全体の7割程度は呼吸器系や消化器系の先行感染後に発症する．
- 発症後2週間程度でピークを迎え，数週〜数か月で治癒することが多く，予後は比較的良好である．
- ギラン・バレー症候群は，病原体による感染によって，神経系の細胞膜を構成する糖脂質に対する抗体が産生され，この抗体が糖脂質抗原の局在する部位に特異的に結合することで末梢神経障害をきたすといった自己免疫機序に基づく疾患であると考えられている．
- 現在，感染因子として同定されているものには，カンピロバクター，マイコプラズマなどがある．その他，各種サイトカイン，マトリックスメタロプロテアーゼ（MMP），一酸化窒素（NO）の関与も指摘されている．
- フィッシャー症候群は，ギラン・バレー症候群の亜型と考えられている．
- 有病率は，人口10万人当たり1〜2人程度．

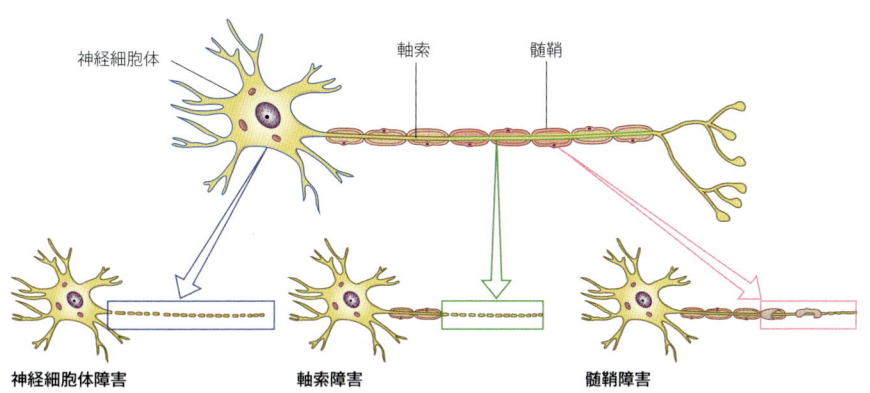

神経細胞体障害
神経細胞体から供給される軸索成長に必要なタンパク質や神経伝達物質が絶たれ，軸索，髄鞘に障害が発生

軸索障害
軸索の変性により髄鞘が軸索から離れてばらばらになり，最終的には貪食されてしまう．軸索は数珠状になる

髄鞘障害
髄鞘の変性は神経細胞体，軸索には影響を及ぼさない．変性した髄鞘は貪食されるが，再生したシュワン細胞により再形成される

■ 図 8-24　神経病変の部位と障害

■表 8-10　末梢神経障害の原因と主要疾患

原因・誘因	末梢神経障害を呈する代表的疾患
自己免疫性	ギラン・バレー症候群，フィッシャー症候群
代謝性	糖尿病性ニューロパチー，尿毒症性ニューロパチー
遺伝性	シャルコー・マリー・トゥース病，家族性アミロイドポリニューロパチー
血管炎性	結節性多発動脈炎，全身性エリテマトーデス（SLE），チャーグ・ストラウス症候群（アレルギー性肉芽腫性血管炎）
腫瘍性	癌性ニューロパチー
栄養障害性	ビタミン B_1 欠乏
中毒性	イソニアジド，シスプラチン，ビンクリスチン，水銀，ヒ素，タリウムによる中毒
感染性	帯状疱疹，ジフテリア，ハンセン病
物理的刺激	手根管症候群，橈骨神経麻痺，坐骨神経麻痺

Physical Assessment

❶ 1〜3週間前の消化器系・呼吸器系の感染症罹患の既往	根拠▶ ギラン・バレー症候群は，病原体による感染，特に消化器系・呼吸器系の感染を引き金に発症するといわれている．	➡インタビュー	
❷ 自律神経障害	・発汗異常 ・頻脈 ・血圧上昇 ・不整脈 ・起立性低血圧 根拠▶ 末梢神経障害が自律神経に認められると自律神経障害が出現する．	➡運動調節機能の概観（全身の観察） ➡運動調節機能の視診・触診	
❸ 筋緊張	・筋緊張低下，筋力低下（ともに左右対称性） 根拠▶ 末梢神経障害があると，効果器への指令が伝わらないために筋緊張は低下する．	➡運動調節機能の視診・触診 ➡運動調節機能の神経診察	
❹ 運動	・顔面神経麻痺 ・外眼筋麻痺 根拠▶ 頭頸部の筋は脳神経支配である．末梢神経障害が脳神経に認められると，脳神経の運動障害が出現する．		
❺ 球症状	・嚥下障害 ・開鼻声 ・構音障害 根拠▶ 嚥下に関わる筋および咽・喉頭の発声に関わる筋は脳神経支配である．末梢神経障害が脳神経に認められると脳神経の運動障害が出現する．	➡運動調節機能の概観（全身の観察） ➡インタビュー ➡運動調節機能の視診・触診	

❻反射	・深部腱反射減弱もしくは消失 根拠▶ 末梢神経障害があると，効果器への指令が伝わらないために反射は減弱または消失する．	➡運動調節機能の神経診察

❑ベル麻痺
- 末梢性顔面神経麻痺は，原因不明のものと原因が明らかなものとに分類される．
- 原因不明の末梢性顔面神経麻痺を報告者の名前をとってベル麻痺と呼ぶ．
- 一側性に出現するケースが圧倒的に多い．

Physical Assessment

❶患側の鼻唇溝の消失 ❷患側の額のシワが寄せられない ❸患側の口角下垂 ❹流涎(りゅうぜん) ❺閉口障害，口笛が吹けない ❻閉眼困難，睫毛(しょうもう)徴候 根拠▶ 顔面神経は，表情筋を支配するため，顔面神経麻痺があると，顔面の表情筋群の運動が障害される．	➡運動調節機能の視診・触診
❼舌前方の味覚障害　根拠▶ 顔面神経は，舌前2/3の味覚受容を担当するため，顔面神経麻痺があると，味覚障害が起こる．	➡インタビュー ➡感覚機能の診察
❽唾液・涙の分泌障害　根拠▶ 顔面神経は，唾液腺と涙腺を支配するため，顔面神経麻痺があると唾液・涙の分泌障害が起こる．	➡インタビュー

4) 神経筋接合部の障害
- 神経筋接合部の神経伝達物質はアセチルコリンである．
- 筋収縮は，アセチルコリンが骨格筋の細胞膜にあるニコチン性アセチルコリン受容体と結合することを起点に発現する．
- 重症筋無力症では，ニコチン性アセチルコリン受容体に対する自己抗体(抗AChR抗体)によって，神経伝達障害が生じる(図8-25)．

❑重症筋無力症
- 神経筋接合部のシナプス後細胞の細胞膜に存在するニコチン性アセチルコリン受容体に対する自己抗体によって，神経と筋での伝達が障害される自己免疫疾患である．
- 自己抗体の産生には胸腺が関与すると考えられている．
- 重症筋無力症は，骨格筋のみが侵され，心筋や平滑筋には出現しない．
- 成人では，眼筋型，全身型(軽症)，全身型(中等症)，電撃型(急性劇症型)，晩期重症型，筋萎縮型の6つの病型に分類される．
- 胸腺腫や甲状腺疾患，膠原病を合併することがある．特に，患者の10～20%は胸腺腫を伴い，70%あまりには，胸腺過形成の病理所見が認められる．
- 有病率は人口10万人当たり5人で，男女比は1：2．特に20～30歳代の若年の女性に多い．
- わが国では欧米に比べ小児症例が多いのが特徴である．
- 約80%が軽快もしくは寛解する．

正常　　　　　　　自己抗体による
　　　　　　　　　　伝達障害

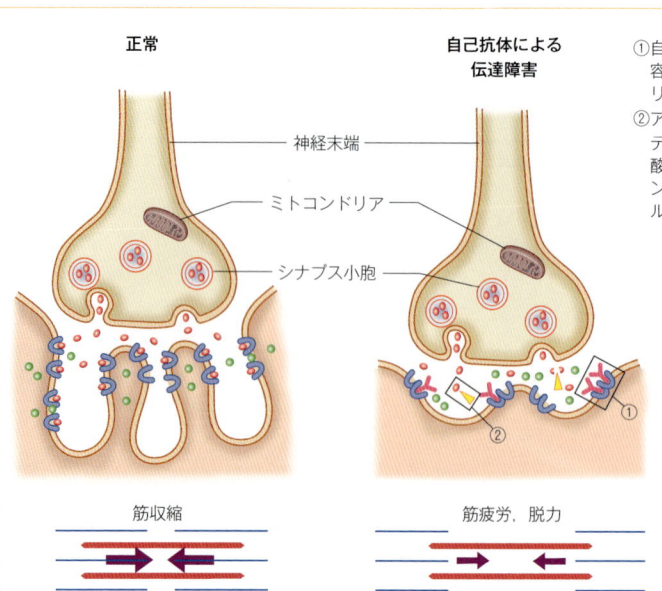

　　　　　　　　神経末端
　　　　　　　　ミトコンドリア
　　　　　　　　シナプス小胞

　　筋収縮　　　　　筋疲労，脱力

①自己抗体がアセチルコリン受容体に結合して，アセチルコリンが結合できなくなる
②アセチルコリンがコリンエステラーゼによりコリンと脂肪酸に分解され，アセチルコリン受容体と結合できるアセチルコリンが減少する

- アセチルコリン
- コリンエステラーゼ（アセチルコリンを分解する酵素）
- 自己抗体（抗 AChR 抗体）
- Na^+
- アセチルコリン受容体

■図 8-25　正常な伝達と自己抗体による伝達障害

Physical Assessment

❶日内変動を伴う骨格筋の易疲労感	・脱力感（頸部，四肢近位部） ・バレー徴候陽性 ・握力低下 ・食事の途中で咀しゃくできなくなる ・仰臥位の状態で頭部を挙上できない 根拠▶ 神経伝達障害によって筋力が低下する．	➡運動調節機能の神経診察
❷筋緊張	・筋緊張低下 根拠▶ 神経伝達障害によって筋力が低下する．	
❸眼症状	・上方凝視での眼瞼下垂 ・複視 根拠▶ 外眼筋障害で出現する．	➡インタビュー ➡運動調節機能の神経診察
❹球症状	・嚥下困難 ・開鼻声 ・構音障害 根拠▶ 軟口蓋，咽喉頭筋，舌筋の障害によって生じる．	➡運動調節機能の概観（全身の観察） ➡インタビュー ➡運動調節機能の視診・触診

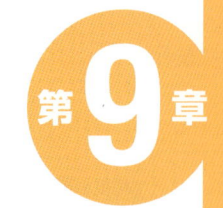

第9章 感覚機能とその破綻

情報を受容する

生体内外からの化学的・物理的刺激が，感覚受容器を通して捉えられ，感覚ニューロンを介して中枢神経に伝わることで感覚が生じる．感覚には，体性感覚，特殊感覚のように意識にのぼるもの，内臓感覚のように自覚されないものがあるが，いずれも生体の反応システムの起点として働く．

感覚器の解剖生理と機能障害

梶原江美

A. 感覚とは

　私たちが，安定した身体機能を維持し，日々安全で快適に生活を送ることができるのは，その場や状況に応じて何らかの反応を瞬時に実行できるからにほかならない．例えば，暑い夏の日に長時間ジョギングすると"のどが渇く"という感覚を認識し，口渇を解決するために水分を補給する．水分を補給することで極度の脱水には至らない．また，道を歩いていて，後方からくる車の気配をエンジン音として捉え，危険を回避するために道の端によけたり，立ち止まって車の走り去るのを待つ．水分を補給する，車をよける，立ち止まる，といった反応を実行するためのシステムの起点となるのが感覚機能である．
　感覚(sensation)に関連して，知覚(perception)，認知(cognition)という用語がある．感覚は，「特定の器官が刺激を受け取る働き」をいい，狭義には視覚，聴覚，体性感覚，味覚，嗅覚の外部環境からの刺激を受容する働きを指すが，広義には内部環境からの刺激を受容する働きをも含む．認知とは，「中枢神経に達した感覚情報を，過去の体験(記憶)と照合し，解釈された結果」を意味し，事物や事象そのものだけでなく，事物や事象の時間的，空間的な状態・状況を包含する．感覚と認知の過程を包括して知覚と呼ぶ．

1. 感覚の特性

　感覚刺激を受容する細胞である感覚受容器は，それぞれ「適合刺激(適刺激)」をもっている．網膜にある視細胞は光刺激を受容し，内耳のコルチ器にある有毛細胞は音波を受容する．一方，感覚受容器が捕捉した刺激が，感覚ニューロンに活動電位を生じさせる最小限度の刺激の強さを「閾値」という．各感覚受容器は，それぞれの適合刺激に対する閾値が低いため，感覚ニューロンでの神経活動を引き起こしやすい．
　感覚に関する特性に「順応」がある．同じ刺激を受けていると刺激に対する感覚受容器の感度が低下し，感覚は弱くなったり，消失したりする．これを順応と呼ぶ．例えば，明るい場所から薄暗い映画館に入ると，最初は暗闇にしか感じないが，次第に映画館の薄暗さに慣れてくる．これは，網膜の視細胞の１つである杆体細胞の感受性を変化させ機能を発揮するまでに時間を要することで起こる現象で，暗順応という．逆に，暗い場所から急に明るい場所に出ると，一瞬まぶしいと感じるがすぐに慣れる．こうした現象を明順応といい，網膜の視細胞の１つである錐体細胞の応答が低下するために起こる．明順応は暗順応に比べて短時間で順応が成立する．
　感覚受容器は，受容した刺激を感覚受容細胞内の電位変化という形態に変換させるという特性がある．感覚受容細胞内の電位が閾値を超えると接続する感覚ニューロンに活動電位を生じさせて，電気信号として中枢神経まで伝えられる．

2. 感覚のしくみ

　感覚は，中枢神経に到達してはじめて成立する．光や音，温度，浸透圧などのからだの内外の刺激は，感覚受容器にある感覚細胞によって捕捉される．捕捉された刺激は，感覚ニューロンの活動電位に変換され，情報として上行伝導路を伝わり，中枢神経に終止する(図9-1)．

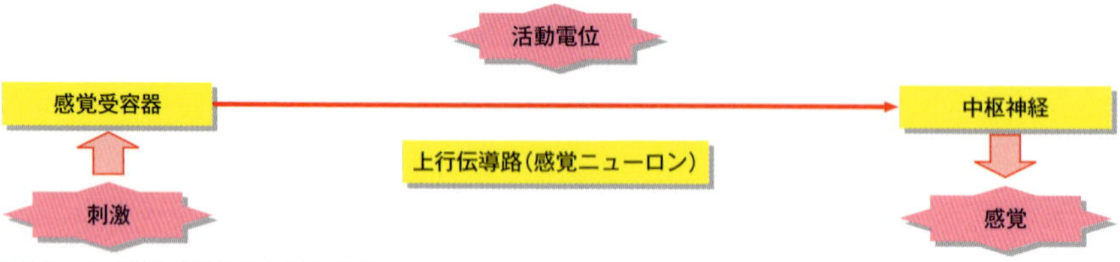

■図9-1　感覚が捉えられるしくみ

3. 感覚の種類

　感覚は，大きくは体性感覚，特殊感覚，内臓感覚に分類される（表9-1）．体性感覚は，からだの内と外を隔てている皮膚，からだを動かすために必要な運動器である筋，腱，関節から得られる感覚である．特殊感覚は，眼や耳，鼻，舌といった感覚受容器として独立した器官から得られる感覚を指す．内臓感覚は，からだの内側にある内臓から得られる感覚である．

4. 感覚機能

　私たちは，外部環境の情報を「触れる」「見る」「聞く」「味わう」「嗅ぐ」という五感を通して捕捉する．また，からだの内部からの情報は，血液に溶け込んだ物質の濃度や血流によって生じる圧，あるいは臓器の平滑筋の収縮，虚血状態として捕捉している．からだの内外の情報は，「受容→処理→反応」という一連のプロセスの円滑な営みの中で活用されている．「受容→処理→反応」の繰り返しによって日常生活は構築されており，システムの入力に相当する感覚機能は，生命や生活の安全を保持する上で重要である．

■表 9-1　感覚に関する適合刺激と受容器

感覚の種類			適合刺激	受容器
体性感覚	表在感覚	触覚	機械的刺激による皮膚の変形や振動	マイスナー小体，メルケル盤，毛包受容器
		圧覚	機械的刺激による皮膚の変形や振動	ファーター・パチニ小体
		温度覚	冷覚：10〜38℃の冷たさ 温覚：30〜48℃の温かさ	自由神経終末
		痛覚	侵害刺激	自由神経終末
	深部感覚	位置覚 運動覚	骨格筋に働く張力 腱に加わる張力 筋，靱帯，関節，骨膜にかかる機械的刺激	筋紡錘 ゴルジ腱器官 自由神経終末
		振動覚	皮膚，筋，靱帯，関節，骨膜にかかる機械的刺激	ファーター・パチニ小体 マイスナー小体
		深部痛覚	侵害刺激	自由神経終末
特殊感覚		視覚	光・色	杆体と錐体（視細胞）
		聴覚	音波	蝸牛にある有毛細胞
		平衡覚	重力の変化	半規管の有毛細胞
		味覚	味	味蕾細胞
		嗅覚	におい	嗅上皮にある嗅細胞
内臓感覚	臓器感覚	飢餓感覚	飢餓感覚（空腹感と満腹感）	胃壁の機械受容器
		嘔吐	はきけ	上部消化管粘膜にある受容器
		尿意	尿意	膀胱壁の伸展受容器
		便意	便意	直腸壁の伸展受容器
		血圧	血圧上昇	頸動脈圧受容器 大動脈弓圧受容器
		ガス分圧	二酸化炭素濃度 酸素濃度	頸動脈小体・大動脈小体の化学受容器
		血糖値	血糖の低下や上昇	肝臓および小腸の糖受容器
	内臓痛覚		内臓への侵害刺激，内臓平滑筋の収縮，栄養血管の虚血	自由神経終末

■図9-2　感覚機能の要素

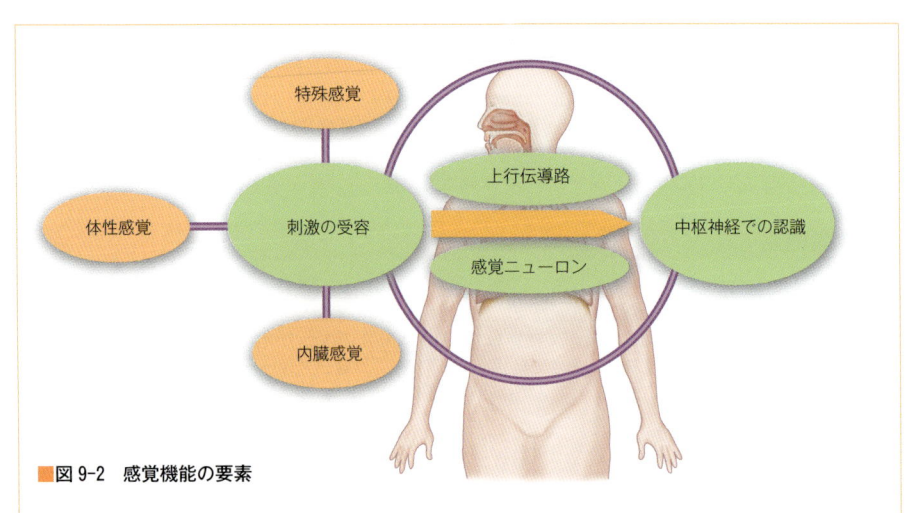

　感覚機能を理解するために重要な要素は，①刺激の受容，②受容器で受け取った刺激を活動電位に変換し情報として処理する感覚ニューロン，③感覚ニューロンの経路である上行伝導路，④中枢神経での認識，の4点である．刺激の受容のサブユニットとして，触れることで刺激を感じる体性感覚受容器，無意識的にバランスを保ち，見る，聞く，味わう，嗅ぐことで刺激を感じる特殊感覚受容器，ホメオスタシスを維持する内臓感覚受容器が含まれる（図9-2）．ここでは，刺激の受容を行うサブユニット別（特殊感覚はさらに各刺激に分類）に，刺激の受容から伝導路までをひとくくりにして提示することで感覚機能を整理して理解できるようにした．

5. 中枢神経での感覚の認識

　感覚受容器で受け取った感覚情報は，感覚ニューロンに中継されて大脳皮質の各感覚野に投射されてはじめて感覚を生じる．大脳皮質には，一次感覚野と呼ばれる体性感覚野，視覚野，聴覚野，嗅覚野といった特定の機能を分担している領域（機能局在）があり，一次感覚野以外は，広い意味で連合野に属すると考えられている（図9-3）．
　一次感覚野の周囲には連合野との連絡経路を有しており，連合野では受け取った感覚情報を統合して

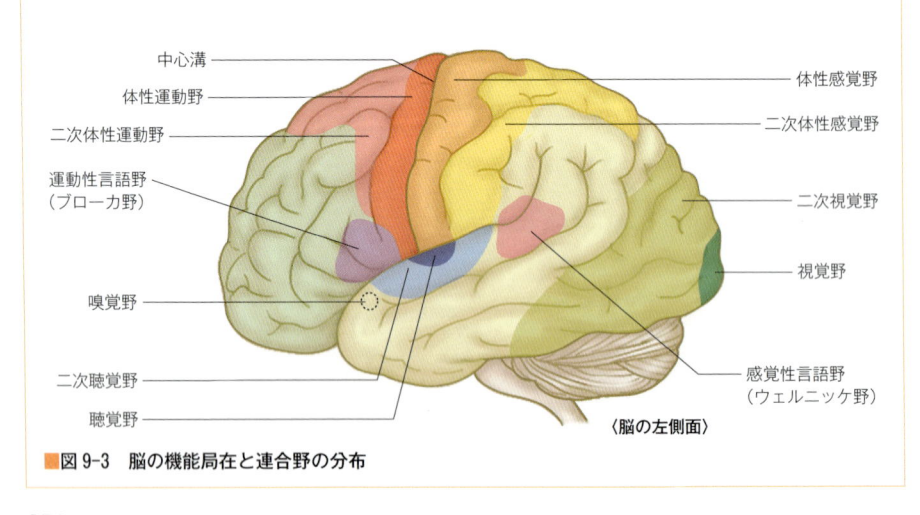

■図9-3　脳の機能局在と連合野の分布

●感覚器の解剖生理と機能障害

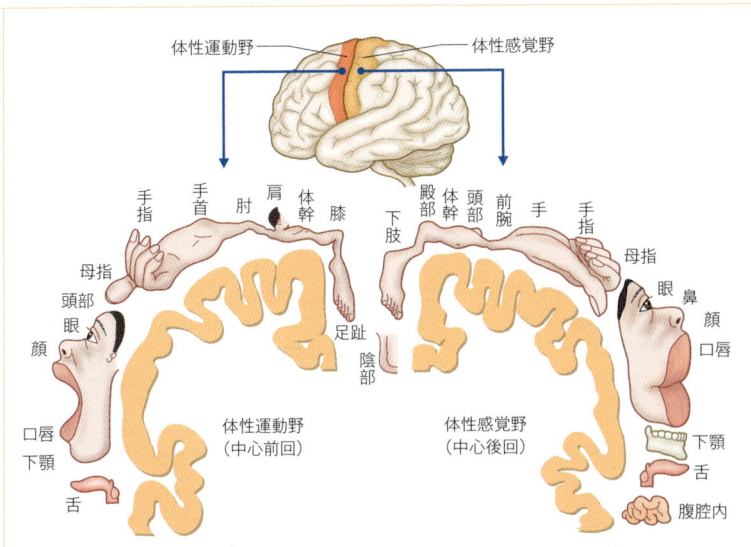

■図9-4　運動野と感覚野の体部位局在（ペンフィールドのホムンクルス）

認識，記憶，判断といった高次の脳機能を担っている．例えば，側頭葉にある聴覚野に投射された聴覚情報は，過去の経験や知識と比較して「聞いたことのある音」あるいは「はじめて聞く音」といった解釈をする．つまり，聴覚野は「音としての認識」をし，その周囲にある連合野は「音にまつわる解釈」を行うといえる．

言葉を話し理解することはさらに複雑で，優位半球の前頭連合野のブローカ野である言語野と，側頭葉と頭頂葉にかかるウェルニッケ野である言語野が主要な役割を果たしている．

体性感覚野は中心溝を挟んで後方にあり，左右反対側の体性感覚に関与している．体性感覚野には，"感覚の小人（sensory homunculus）"と呼ばれる体部位局在性があり，内側正中から外側に向かって下肢，体幹，上肢，顔面の順に並んでおり，手指や顔面，唇といった細かく敏感に感じる領域は相対的に広い範囲で位置している（図9-4）．

B. 体性感覚受容器
感覚受容器による刺激の受容と感覚ニューロンによる情報の伝導

体性感覚は，皮膚，筋，腱，関節に分布している感覚受容器で刺激を受容し，中枢に伝えられて生じる感覚である．

体性感覚には，皮膚や粘膜などの体表にある受容器が外界からの機械的刺激や温度刺激によって興奮する表在感覚と，筋肉や関節などからだの深部にあり，からだが動くことによって刺激されて興奮する深部感覚とに分けられる．

1. 表在感覚受容器（触覚，圧覚，温度覚，痛覚）

表在感覚は，触覚，圧覚，温度覚（温覚・冷覚），痛覚に分けられる．これら表在感覚は，皮膚に存在するそれぞれの感覚受容器でキャッチされる（p.253, 表9-1，p.256, 図9-5）．表在感覚受容器の主な神経線維は真皮に分布している．

温度覚は，順応しやすい感覚である．冷覚受容器は温覚受容器よりも特段に数が多く，特に背部から腰部にかけては冷覚受容器が多く存在する．さらに，下腿から足部に代表されるように加齢により温度

> **memo** 失語症について
>
> - 大脳皮質言語野が障害されると，言葉を使って話すことや言葉の理解ができなくなる「失語」の状態になる．
> - **運動性失語症** ブローカ野が障害されると，言葉をスムーズに話すことができなくなる．これは，自分の言いたいことや話されている内容の理解はできるが，相手に自発的に話をすることが難しく，話すことができてもスピードが遅く構音も不良である．この状態を運動性失語症という．運動性失語症では，文章や単語を復唱してもらうと言葉の抑揚が変化したり(韻律障害)，音節や単語が別の音節や単語に置き換わったりする(錯語)．
> - **感覚性失語症** ウェルニッケ野が障害されると，言葉は流暢に出てくるが，文法的な間違いがあったりつじつまの合わない会話になったりする．また，視覚や聴覚などに問題はないのに書かれている言葉や話している会話の意味を理解するのが困難になる．これを感覚性失語症という．

覚の感受性は低下する．10℃以下や48℃以上の温度覚では，組織侵害が生じるため痛みを生じることがある．

痛覚の受容器は侵害受容器ともいわれる．痛みは通常不快な感覚であり，生体が身の安全を脅かされる時に生じるサインと考えることができる．したがって，痛みに対する順応性は乏しく，乏しいからこそからだを保護することができるといえる．例えば，熱傷の場合を考えてみると，表皮の組織障害により疼痛が生じることで，組織障害が深くなるのを防ぐと解釈できる．ただし，熱傷の深さが進み，組織障害が真皮や皮下組織に及ぶと痛覚受容器だけでなく感覚受容器が壊死してしまうため，無痛性となる(「第12章 生体防御機能とその破綻 ①皮膚の解剖生理と機能障害」参照)．

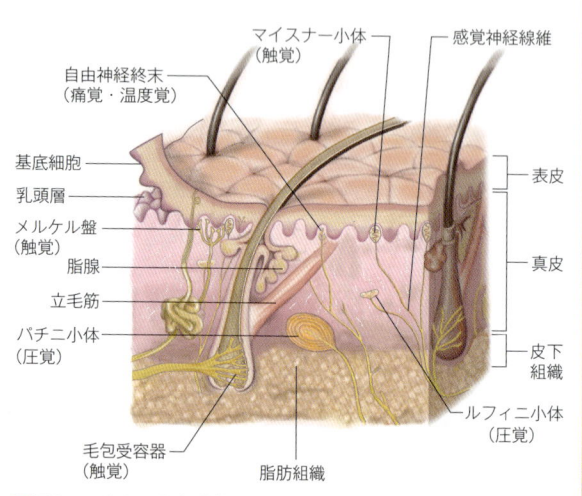

■図 9-5 皮膚と表在感覚受容器

2. 深部感覚受容器(位置覚, 運動覚, 振動覚, 深部痛覚)

深部感覚は，刺激の受容器が筋肉や腱，靱帯，関節などの身体の深部にあることから由来している．深部感覚は，位置覚，運動覚，振動覚，深部痛覚に分けられる．位置覚と運動覚を併せて関節覚といわれることもある．深部感覚の適合刺激と受容器については表 9-1(p.253)に示した．

位置覚は，関節がどの位置にあるかを感知する感覚である．運動覚は関節がどのように動いたかを感知する感覚である．臨床的に区別することはなく，両者を併せて固有感覚と呼ぶことが多い．主として骨格筋内にある筋紡錘が伸張刺激をキャッチしている．

振動覚は，振動している音叉を皮膚に当てた時や携帯電話のマナーモード設定時のバイブレーションなどで生じる感覚である．皮膚や骨で感じられるが，骨の上で最もよく感じられることから深部感覚の中に分類されることが多い．振動覚の受容器は，パチニ小体とマイスナー小体である．パチニ小体は 200 Hz 前後の振動覚を感受し，マイスナー小体は 10 Hz の粗振動覚を感受する(Hz(ヘルツ)は振動数の単位で，1秒間に 1回の振動が起こる時，その振動数は 1 Hz となる)．

深部痛覚は，筋や腱，関節や骨膜などから生じる痛みの感覚を指し，痛みの局在がはっきりしないことが多く，うずくような鈍い痛みであることが多い．筋肉痛や肩こりなどで深部痛覚が生じることもある．

3. 体性感覚伝導路

すべての表在感覚は，各神経線維から後根を通って脊髄に伝えられる．1本の後根に支配される皮膚区分を皮膚分節といい，神経系における局在診断に有用である（図9-6）．

体性感覚伝導路には，①脊髄小脳路，②脊髄視床路，③脊髄後索-内側毛帯路がある．

脊髄小脳路は，ゴルジ腱器官や筋紡錘などから受容した深部感覚を小脳に伝え，運動や姿勢に関する調整に寄与している（図9-7）．

脊髄視床路と脊髄後索-内側毛帯路は，脊髄または脳幹でニューロンを乗り換えながら上行し，最終的には，すべて反対側の視床に達する（図9-8）．

顔面の体性感覚は，三叉神経が主につかさどり，眼神経，上顎神経，下顎神経の3分枝に分かれ，顔面と前額部の感覚，口腔粘膜と鼻腔の感覚，咀しゃく筋の運動を支配している（図9-9）．

三叉神経の第1枝（眼神経）は前額部，角膜や結膜，鼻腔上部を支配し，第2枝（上顎神経）は頬部，上顎歯や口蓋，鼻腔下部を支配し，第3枝（下顎神経）は下顎部，耳介と鼓膜前半部分，外耳道の上外側部分，下顎歯を支配している．

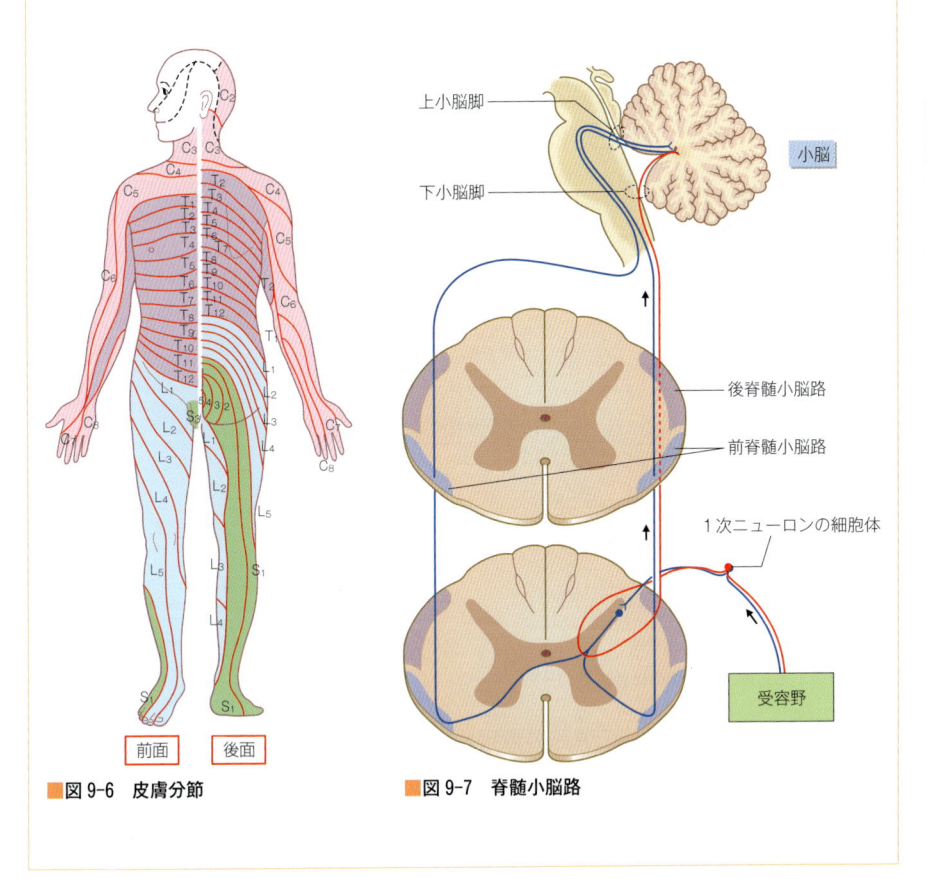

■図9-6 皮膚分節

■図9-7 脊髄小脳路

■図9-8 体性感覚の伝導路

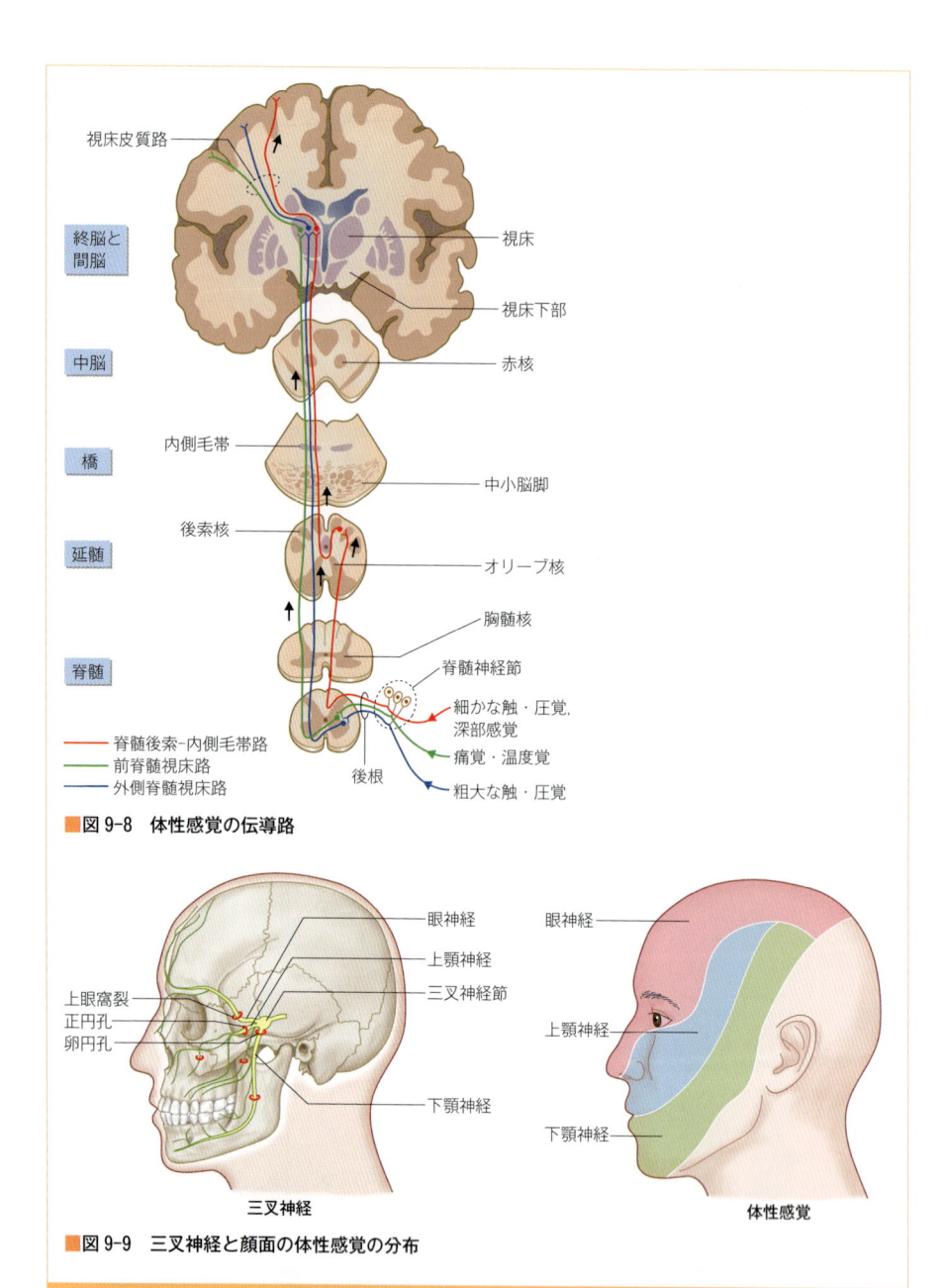

■図9-9 三叉神経と顔面の体性感覚の分布

4. 体性感覚受容器および伝導路の障害とフィジカルアセスメント

　体性感覚受容器およびその伝導路が何らかの原因によって障害されると，刺激の受容もしくは情報の伝わりが遮断され，感覚障害を生じることになる．感覚障害は，障害される部位や程度によって症状の出る部位が異なる．

1）糖尿病性ニューロパチー

- 多発性ニューロパチーの原因として最も多い．
- 糖尿病の三大合併症の1つである．1型糖尿病はニューロパチーのリスクが高く，罹患15年でほとんどの患者が発症する．2型糖尿病では，罹患25年で30%が発症している．
- 左右対称性を示す感覚運動性多発ニューロパチーは，糖尿病性ニューロパチーの中でも最も多い病型である．
- 多彩な臨床症状を示すが，大きくは①左右対称性を示す群と②左右非対称性の群がある．①左右対称性群では，高血糖から派生する代謝障害の関与が大きく，代表的な病型としては，感覚運動性多発ニューロパチー，自律神経ニューロパチーなどがある．②左右非対称性群では，微小血管障害に基づく末梢神経の虚血が関与していることが多く，代表的な病型として，脳神経麻痺が挙げられる．
- 自律神経ニューロパチーは，下痢，胆嚢機能障害，インポテンス，起立性低血圧，膀胱機能障害，無汗症などが高頻度にみられ，無自覚性低血糖も症状の1つである．
- 糖尿病性脳神経麻痺で起こるニューロパチーは血管障害の機序で起こると考えられ，一側性で急性発症する．1～2か月で自然回復し予後は良好である．動眼神経麻痺の頻度が高い．顔面神経麻痺（ベル麻痺）の頻度も高いが，これは，ヘルペスウイルス感染症の関与が大きいと考えられている．

Physical Assessment

❶感覚障害（四肢末端から上行し左右対称性の手袋・靴下型，健常部分との境が不明瞭，表在感覚とともに四肢末端部分の振動覚や位置覚といった深部感覚障害を伴う，自発痛，知覚鈍麻，異常知覚）　根拠▶糖尿病性細小血管症を起こす網膜・腎・神経は，インスリンの制御を受けないGLUT1（グルコーストランスポーター1）などの糖輸送担体を介してグルコースの取り込みが行われている組織であるため，高血糖の影響を直接的に受けて細胞機能障害に至る	➡感覚機能の概観（全身の観察） ➡インタビュー
❷運動障害（遠位側優位の筋力低下，筋萎縮，腱反射の低下・消失，動眼神経・外転神経・顔面神経麻痺）　根拠▶糖尿病性脳神経麻痺で起こるニューロパチーは血管障害の機序で起こる．動眼神経麻痺の頻度が高い．糖尿病性動眼神経麻痺では，内眼筋の麻痺は起こらずに瞳孔は左右同大を保つ（pupillary sparing）．顔面神経麻痺（ベル麻痺）の頻度も高いが，ヘルペスウイルス感染症の関与が大きい	➡感覚機能の診察 ➡運動調節機能の神経診察
❸自律神経障害（起立性低血圧，下痢，便秘，発汗障害，インポテンス，対光反射障害，縮瞳，四肢冷感など）　根拠▶自律神経が障害されることで起こる	➡感覚機能の概観（全身の観察）

2）脊髄腫瘍

- 脊髄腫瘍は脊髄実質やくも膜，硬膜，椎体や神経根に発生する腫瘍の総称である．
- 脳腫瘍の1/10程度の頻度で，40～60歳代に多い．
- 腫瘍により神経根が圧迫されることで，運動障害，感覚障害が生じる．
- 対麻痺や四肢麻痺を呈することもあり，転移性脊髄腫瘍では数日のうちに完全麻痺となることが多い．
- 特徴的な症状として，脊髄中心部から腫瘍が生じる場合には，仙髄に支配される肛門周囲の皮膚感覚は維持されることが多い．
- 腫瘍が側方から脊髄を圧迫して脊髄半側が障害されると，ブラウン＝セカール症候群と呼ばれる特徴的な感覚障害を呈する．これは，第1に病変の分節の高さで全感覚が消失する．第2に病変の分節の高さより遠位側では，病変部位と同側に運動麻痺と深部感覚障害が生じ，反対側に温度覚と痛覚の障害が生じる（図9-10）．

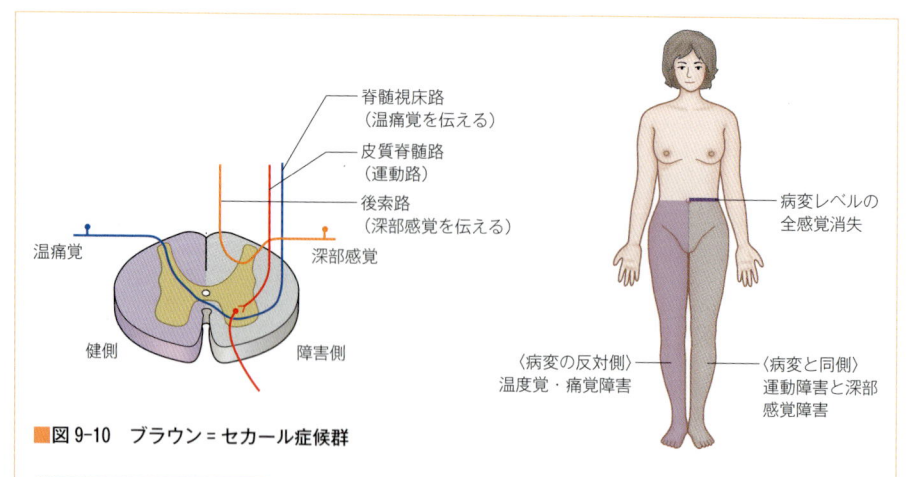

■図9-10　ブラウン＝セカール症候群

脊髄視床路（温痛覚を伝える）
皮質脊髄路（運動路）
後索路（深部感覚を伝える）
温痛覚
深部感覚
健側
障害側
病変レベルの全感覚消失
〈病変の反対側〉温度覚・痛覚障害
〈病変と同側〉運動障害と深部感覚障害

Physical Assessment

❶感覚障害（焼けるような締めつけられるような痛み，咳やくしゃみによる痛みの増強，病変部位とそれ以下での感覚障害）　根拠▶ 腫瘍部位によって各神経を障害するために症状が出現する可能性が高い	➡インタビュー ➡眼球運動検査，視力検査，顔面感覚検査，咀しゃく筋の検査，角膜反射検査，下顎反射検査，嗅覚検査，視野検査，小脳機能検査
❷運動障害，運動麻痺　根拠▶ 神経根が腫瘍によって圧迫されるために生じる	➡運動調節機能の視診・触診 ➡徒手筋力検査法

3）脊髄空洞症（延髄空洞症）

- 脊髄中央に空洞を形成する病態の総称．
- 原因としてアーノルド・キアリ奇形（小脳扁桃もしくは延髄が脊椎管内に陥入する）が代表的であるが，ほかにも癒着性くも膜炎，脊髄腫瘍などが挙げられる．
- 20〜30歳代での発症が多く中心灰白質から病変が起こり，徐々に進行していく．進行としては，一側上肢や上半身のぴりぴりしたしびれや痛みを伴う髄節性の解離性感覚障害（温度覚・痛覚のみの感覚障害で触覚や深部感覚は保たれる）を初発として，空洞の拡大とともに反対側の解離性感覚障害も拡大していく．空洞が脊髄前角に拡大されると上肢中心の筋力低下や筋萎縮が現れる．さらに空洞が拡大すると，皮質脊髄路が障害され錐体路障害が顕著になる．空洞の拡大は横方向だけでなく縦方向にも起こり，上方に伸びた空洞は延髄下部まで侵す（延髄空洞症）．緩徐進行性で未治療の場合，20年の罹病期間で患者の約半数は自力歩行不能になるといわれている．
- 延髄空洞症やアーノルド・キアリ奇形によって，眼振，嚥下障害，舌萎縮，嗄（さ）声といった脳神経症状を合併することが多い．
- 空洞により脊髄前角が障害されると，左右の傍脊柱筋がアンバランスとなり側彎（わん）症を合併する．
- 手術療法が主．手術によって進行を防ぐことは可能であるが，症状は残存する場合が多い．

Physical Assessment

❶感覚障害 　●髄節性の解離性感覚障害（温度覚，痛覚のみ障害される）　根拠▶ 灰白質中	➡インタビュー ➡感覚機能の診察

心から拡大する空洞が神経を圧迫するために生じる
- 延髄空洞症では，温度覚，痛覚のみ顔面周辺から障害されるタマネギの皮状骨膜反応（onion-skin または onion-peel）と呼ばれる感覚解離がみられる　**根拠▶** 脊髄路を下行する三叉神経の温度覚，痛覚の神経線維は，顔面周辺部では頸髄まで下行するが，鼻先・上唇では橋で終了することによるといわれている

➡インタビュー
➡感覚機能の診察

❷**運動障害**（運動麻痺，筋力低下，筋萎縮，眼振，嚥下障害，舌萎縮，嗄声）
根拠▶ 灰白質中心から拡大する空洞が神経を圧迫するために生じる

➡運動器系の視診・触診
➡徒手筋力検査法

❸**側彎症**　**根拠▶** 灰白質中心から拡大する空洞が神経を圧迫するために生じる

➡運動器系の視診・触診

C-1. 視覚〈見る〉
特殊感覚受容器による刺激の受容と感覚ニューロンによる情報の伝導

1. 眼の構造と機能

　私たち人間は，「見る」ことを通して，多くの情報を得ている．「見る」ための受容器である眼は構造上，光刺激を受け取るための眼球と眼球を保護・支持する副眼器（眼球付属器）からなり（表9-2，図9-11），光刺激を，①屈曲・距離・光量を調節して像を結ぶ，②網膜にある感覚受容細胞である視細胞が光を捉える，の大きく2つの機能によって「見る」ための情報をキャッチしている．
　外膜は，眼球の最外側にある眼球線維膜で，眼球の形を維持し，眼球内部を保護している．眼球の前方中心部は，集めた光を屈折する角膜と水晶体があり，光の量を調節する虹彩がある．また，眼球内部のほとんどを硝子体が占めている．
　角膜は血管を含まない透明な膜で虹彩を覆っている．また，角膜には神経終末が多く存在し，刺激を受けると角膜反射や涙液を流すことで眼球を保護している．
　水晶体は，虹彩の後ろに位置し，毛様体小帯（チン小帯）によって保持されていて，毛様体筋につながっている．水晶体は，角膜とともに光を屈折させる役割をもつ．
　虹彩の前後は前眼房と後眼房に分かれ，角膜と水晶体に栄養を供給する眼房水で満たされている．前眼房にある眼房水はシュレム管から強膜静脈洞に吸収され，眼圧を保っている．
　硝子体は，水晶体の後方にある透明なゼリー状の物質で，眼球の内側から押されるようにして眼圧（10〜21 mmHg，平均約16 mmHg）がかかっていることで眼球の形状を保ち，網膜への栄養供給のために網膜を脈絡膜に密着させている．

■表9-2　眼の構造

眼球	外壁	外膜（角膜，強膜），中膜（ぶどう膜（虹彩，毛様体，脈絡膜）），内膜（網膜）	光刺激を受け取る
	内容	水晶体，硝子体，眼房水	
眼球付属器（副眼器）	涙器		眼球を外部環境から保護する
	眼瞼・睫毛		
	結膜		
	眼窩		
	外眼筋		眼球の運動を担当する

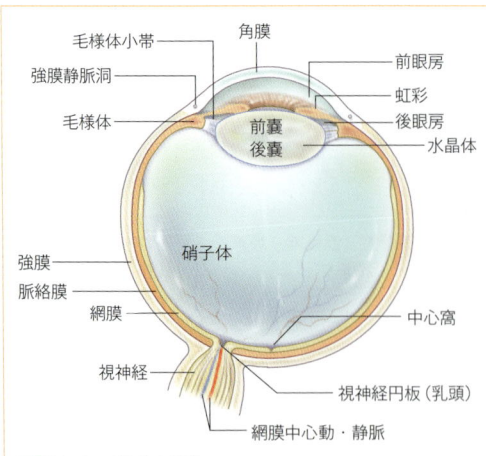

■図 9-11　眼球の構造

2. 眼球を保護・支持する構造と機能

　眼は，骨格によって形成された眼窩に収まり，涙器・眼瞼・結膜などの副眼器によって保護されている．

　眼瞼と眼瞼の縁にある睫（しょう）毛（まつげ）は，外部からの異物，ごみ，ほこり，風，強い光などの物理的刺激から眼球を守っている．

　涙器が産生する涙液は，塩類のほかに殺菌作用をもつリゾチームを含み，常に眼球表面を潤すことで，乾燥を防ぎ，細菌の侵入を防いでいる．

　涙液の流れは，まばたきにより助けられている．涙液は眼瞼を開けた時に眼球表面に均等に広げられ，さらに眼瞼の開閉によって涙液の鼻腔への経路である鼻涙管が収縮・拡張するため，涙液は鼻涙管へと吸引される（図9-12）．

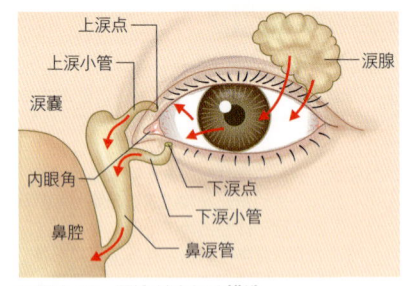

■図 9-12　涙液が流れる構造

　結膜は，眼瞼の内側の粘膜（眼瞼結膜）や眼球前面を覆っている粘膜（眼球結膜）である．眼球結膜は角膜とつながっており，眼球表面は涙液で潤されているため，結膜は常に清浄に保たれている．

3. 像を結ぶための構造と機能

1）屈折・距離・光量の調節

- 像を適切に結ぶ条件としては，①光の屈折，②像を結ぶ距離，③光量の調節が整うことが挙げられる．
- 角膜と水晶体は光の屈折に関する役割をもち，硝子体は像を結ぶ距離を保つことに関与し，虹彩は光量の調節のために瞳孔の大きさを調節する役割をもつ．
- 毛様体筋の収縮や弛緩によって水晶体はその弾性による形状の変化で屈折率を調整し，実際の大きさよりも小さく，また上下左右が逆転した像を網膜上に結ぶ（図9-13）．
- 水晶体で屈折した光が網膜上で像を結ぶためには，一定の距離が必要である．この距離は硝子体によって確保されている．
- 虹彩は，中心に瞳孔があり副交感神経支配である瞳孔括約筋（輪状筋）と交感神経支配である瞳孔散大筋（放射状筋）が瞳孔に入る光の量を調節している．明るい時や近くの物を見る時には輪状の瞳孔括約筋が収縮して瞳孔が収縮する（縮瞳）．また，暗い時や遠くの物を見る時には，放射状の瞳孔散大筋が収縮して瞳孔が散大する（散瞳）．

a) 遠くを見る時

遠くの物を見る時は、入ってくる光線がほぼ平行なので、水晶体の調節なしに網膜に像を結ぶ

b) 近くを見る時

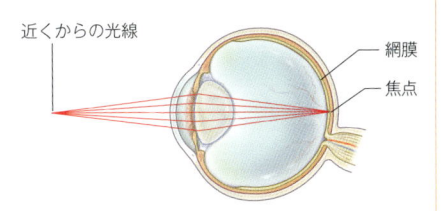

近くの物を見る時は、毛様体筋がゆるんで水晶体の厚みが増し、屈折力が大きくなって網膜に像を結ぶ

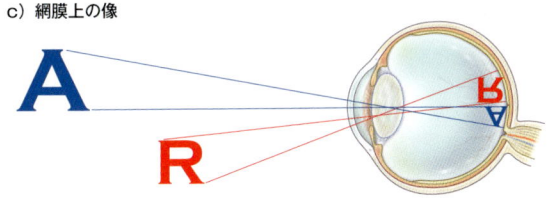

c) 網膜上の像

上下左右が逆になって網膜に結像する。遠くの物は近くの物に比べ、より小さな像になる

■ 図 9-13 水晶体による調整と網膜上の像

2) 光を捉える

- 光刺激に対する直接的な感覚受容器は、視細胞にある錐体と杆体という 2 種類の感覚細胞で、細胞内の感光物質に光が作用することで興奮し感受している。
- 錐体は、イオドプシン（アイオドプシン）と呼ばれる感光色素をもち、赤・青・緑の色をそれぞれ赤錐体・青錐体・緑錐体が感知する。3 種類の錐体の組み合わせにより色を認識する。
- 杆体は、ロドプシンと呼ばれる感光色素をもち、光を感知する。
- 眼球内膜である網膜は、光刺激が届く内側から神経線維、神経細胞（神経節細胞、双極細胞）、感覚細胞（視細胞）が規則正しく並び、神経節細胞の軸索が集まって視神経となる。
- 光刺激は錐体と杆体のある視細胞で感受され、電気的信号（活動電位）に変換されて、視神経に入る。
- 視神経は、視神経乳頭から眼球の外に出て中枢に向かう。視神経乳頭から 4〜5 mm 程度外側に黄斑と呼ばれる領域があり、その中心のくぼみを中心窩という。ここは、物を注視する時の視野の中心となる部位である。中心窩は錐体が集まっている部位なので、識別能が最も高い。また、注視した 15 度外側の位置に視細胞のない視神経乳頭に対応した盲点が存在する。

4. 眼を動かすための構造と機能

　外眼筋は、①上直筋、②下直筋、③内直筋、④外直筋、⑤上斜筋、⑥下斜筋からなり、眼球運動により物を注視することを可能にしている（図 9-14）。
　内直筋や外直筋は眼球を水平に動かし、上直筋や下直筋、上斜筋や下斜筋は上下や斜め方向に眼球を動かしている。下を向くのは、下直筋と上斜筋の共同運動である。
　眼球運動は、動眼神経（第 3 脳神経）、外転神経（第 6 脳神経）、滑車神経（第 4 脳神経）がつかさどっている（表 9-3）。
　通常私たちは、2 つの眼球によって 1 つの物を見ようとする。この時、両眼は同じ方向に動く同名性運動と左右対称に動く異名性運動とに分けられる。同名性運動は、水平注視運動と垂直注視運動に分けられ、異名性運動は、輻輳（ふくそう）と開散に分けられる。輻輳は、近い距離で注視すると両眼の内直筋が収縮して眼球が内転する動きをいう。開散は輻輳とは逆に、遠い距離を見ようとすると、両眼の外直

■ 表 9-3　眼球運動に必要な外眼筋と神経支配

眼球運動に必要な外眼筋の名称	外眼筋の機能	外眼筋が動くために必要な支配神経
外直筋	外側に向かせる（眼球の外転）	外転神経
内直筋	内側に向かせる（眼球の内転）	動眼神経
上直筋	上内側に向かせる（眼球の挙上・内転・内旋）	動眼神経
下直筋	下内側に向かせる（眼球の下制・内転・外旋）	動眼神経
上斜筋	下外側に向かせる（眼球の下制・外転・内旋）	滑車神経
下斜筋	上外側に向かせる（眼球の挙上・外転・外旋）	動眼神経

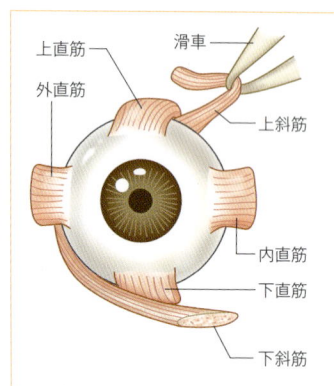

a. 右眼を正面から見たところ
b. 右眼を外側から見たところ

■ 図 9-14　外眼筋の構造

筋が収縮する運動をいう．

5. 視覚伝導路

　光刺激は，網膜にある錐体と杆体で感受されて，視神経から脳に伝えられる．
　網膜に投影された視覚情報は，主として①外側膝状体-一次視覚野，②中脳上丘-視床-視覚連合野，③その他（視蓋前域-瞳孔括約筋，視蓋前域-橋核・下オリーブ核，視交叉-視床下部視交叉上核）の3つの経路に伝わっていく．

■外側膝状体-一次視覚野の経路
　左右の眼球から視神経としてX字形の視交叉に入る．視交叉部位の下方には下垂体が存在する．視交叉に入ると，左右の眼球で見る鼻側の視野は網膜の外側に像を映し，視交叉部位では交差せずにそのまま脳に投射される．一方，左右の眼球で見た耳側の視野は網膜の内側に像を映して視交叉部位で交差し反対側の脳に投射される．つまり，左の視野は右の視覚野に投射され，右の視野は左の視覚野に投射される．視交叉を過ぎた後の軸索は，視索と呼ばれ，その後，視床（外側膝状体）へと続き，視放線を通って，後頭葉にある一次視覚野に送られて，色・形・物といった属性別に仕分けされた情報として認識する．一次視覚野で認識された視覚情報は，隣接する視覚連合野で再構築されて意味のある視覚情報として認識される（図9-15）．

■中脳上丘-視床-視覚連合野の経路
　中脳上丘から視床を経て一次感覚野以外の視覚連合野に投射されて，運動視や周辺視といった姿勢を保つことに関連した視覚情報に使われる．

■視蓋前域-瞳孔括約筋の経路
　光刺激による瞳孔調節に携わり，視蓋前域-橋核・下オリーブ核の経路では視運動性の眼振に関連す

る．視交叉-視床下部視交叉上核に至る経路は，光による内分泌などのサーカディアンリズム形成のための情報伝達を担っている．

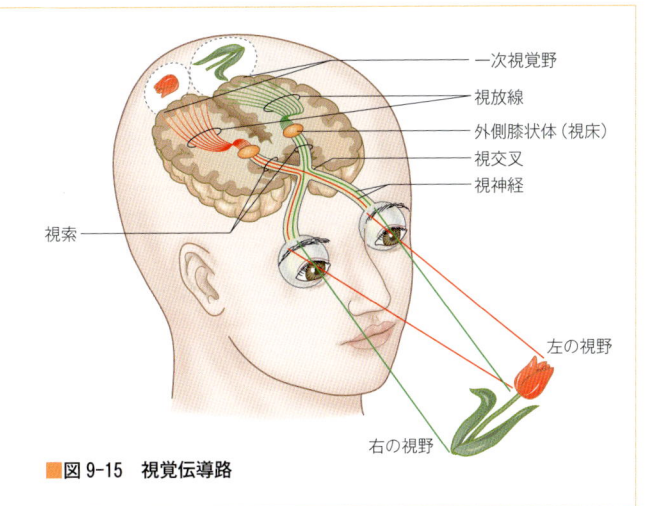

■図9-15　視覚伝導路

6. 視覚機能の障害とフィジカルアセスメント

1) 眼球の保護と支持障害

- 眼球の保護と支持に関する機能の障害としては，眼瞼に関しては，麦粒腫，霰(さん)粒腫，眼瞼内反症，眼瞼外反症，睫毛乱生などがある．
- 麦粒腫は分泌腺の閉塞や炎症により痛みを伴う発赤や腫脹が起こる．原因は細菌感染が多く，点眼薬による治療が主である．
- 内反症や外反症は，眼瞼が内反や外反することで睫毛とともに眼瞼が眼球を保護することができないほか，角膜を直接刺激するため炎症を起こす危険性がある．
- ほかには，上眼瞼挙筋の作用が低下することによって生じる眼瞼下垂も代表的である．眼瞼下垂は，80％が先天性で，手術療法による治療を行う．上眼瞼挙筋の機能測定として，眼瞼下垂量の測定がある．

◻眼瞼下垂

Physical Assessment

❶眼球運動障害の有無　根拠▶後天性の眼球運動障害があり，その症状に日内変動がない場合には動眼神経麻痺が考えられ，日内変動がある場合には重症筋無力症が考えられる．また，コンタクトレンズの長期装用や加齢によるものも眼瞼下垂の一因となる	➡インタビュー ➡眼球運動の検査
❷眼瞼の左右差　根拠▶瞼を引き上げる開眼筋である上眼瞼挙筋は動眼神経支配であり，瞼を閉じる閉眼筋である眼輪筋は顔面神経支配である	➡顔面の動きの検査

2) 屈折の調節障害

- 日常よく耳にする屈折の調節障害としては，近視，遠視，乱視が挙げられる．
- 屈折の調節障害は，水晶体の弾性低下や毛様体筋の障害，眼球の変形などにより生じ，その結果，網膜に映される像がぼやける．例として，水晶体が混濁する白内障がある．また，角膜がウイルスや細菌などに感染して起こる角膜炎や角膜潰瘍によっても屈折調節障害をきたす．

memo　屈折の調節障害：近視, 遠視, 乱視

- **近視**　角膜や水晶体の屈折力に比べて眼球の前後径が長いために，遠くの物を見ようとすると網膜よりも前で焦点を結んでしまう．その結果，像がぼやけてはっきりと見えない．逆に近くの物は，水晶体を調節して網膜に像を映すことができる．凹レンズを用いて矯正することで，入ってくる光が拡散し，眼球内の光の通行路が長くなり，網膜上に焦点を結ぶことができる．
- **遠視**　眼球の前後径が短いために，網膜よりも後ろで焦点を結んでしまう．
- **乱視**　角膜や水晶体の彎曲が一様でなく不規則であるために光が網膜上に均一に焦点を結ばない．

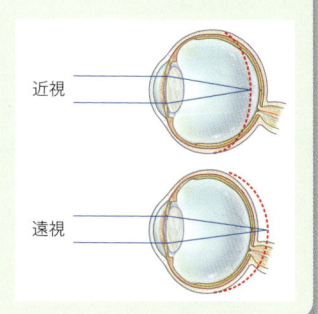

memo　瞳孔調節の障害

- **縮瞳**　1～2 mm 以下の非常に小さな瞳孔は異常である．
  瞳孔散大筋や交感神経系の障害により起こる．片側性の縮瞳は頸部交感神経障害であり，ホルネル症候群の徴候である．
- **散瞳**　5 mm 以上の瞳孔を散瞳とみなす．
  脳死や交感神経過緊張などにより起こる．片側性の散瞳は動眼神経の障害によるものが多い．
- **瞳孔不同**　左右の瞳孔の大きさが異なり，瞳孔の直径の差が 0.4 mm 以上あるものを指す．
  瞳孔括約筋の障害（副交感神経の遮断，虹彩に関連する疾患，薬物性瞳孔），もしくは瞳孔散大筋の障害（交感神経の遮断，単純性瞳孔不同）によって起こる．

◆緑内障

- 眼圧が上昇し種々の視機能が障害される疾患で，眼房水の流出障害によって起こる．また，眼房水は隅角から流出されるため隅角の異常により起こり，開放隅角緑内障（隅角が広い）と閉塞隅角緑内障（隅角が狭い）に分類される（図9-16）．
- 緑内障の分類としては，①ぶどう膜炎や眼底出血といった原因疾患の有無により原発性と続発性，②先天性と後天性，③隅角異常による開放型と閉塞型がある．

Physical Assessment

	根拠	
❶視野障害（視野狭窄）：傍中心暗点（上下暗点）からブエルム暗点（帯状または弓状の暗点）へと移行し，鼻側視野欠損へと進行し，高度の求心性視野欠損に進むと失明に至る	眼房水の流出障害によって眼圧が上昇し，視神経が圧迫されることで視神経乳頭の陥凹および萎縮が起こり，視力障害，視野障害が起こる	➡インタビュー ➡視野検査，視力検査
❷眼底に現れる障害（視神経乳頭の陥没の拡大および萎縮）		➡眼底検査

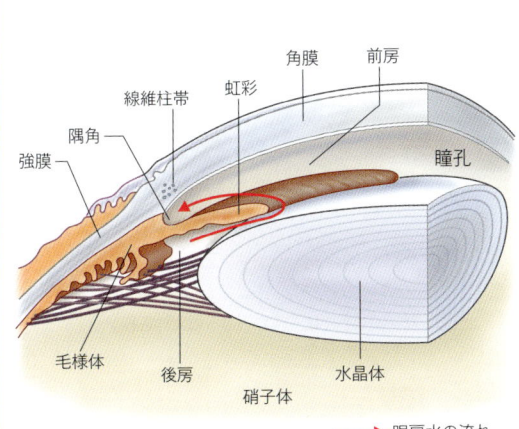

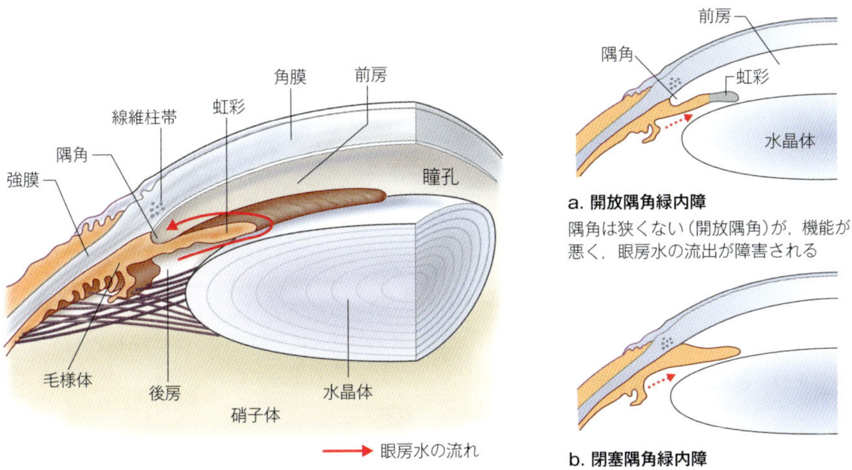

図 9-16 開放隅角緑内障と閉塞隅角緑内障

眼房水の流れ（正常）
毛様体で産生された眼房水は，後房，瞳孔，前房を通って，隅角に至る

a. 開放隅角緑内障
隅角は狭くない（開放隅角）が，機能が悪く，眼房水の流出が障害される

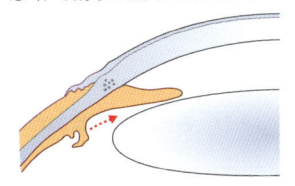

b. 閉塞隅角緑内障
虹彩の根もとが前方に押し出されて隅角が狭くなり（閉塞隅角），眼房水の流出が障害される

3) 光量の調節障害

- 光量の調節障害は，その機能をもつ虹彩に何らかの障害を受けている場合が考えられる．
- 虹彩に炎症が起こる虹彩炎や虹彩毛様体炎では，必要以上に光が入り，羞明（通常の光を異常にまぶしく感じる）を感じる．
- 自覚症状としては，羞明のほかに視力障害や流涙，眼痛などの訴えがあり，他覚症状としては充血や前房混濁，角膜後面沈着物がみられる．
- ベーチェット病の四徴候（口腔粘膜の再発性アフタ性潰瘍，皮膚症状である結節性紅斑，陰部潰瘍，眼症状）の1つ．

4) 光刺激を捉える機能の障害

- 光刺激を捉える機能の障害は，眼球内膜である網膜に何らかの異常がある時に生じる．代表的な疾患として，網膜剝離が挙げられる．

◇網膜剝離

- 網膜が眼底から剥がれた状態である．
- 網膜剝離は，裂孔原性網膜剝離（図 9-17）と続発網膜剝離（非裂孔原性網膜剝離）とに分類される．
- 裂孔原性網膜剝離は，網膜に孔があくことで液状になった硝子体が網膜下に入り込み，眼底から剝がれる状態．高齢者の場合は，加齢に伴い，硝子体が液化し水晶体側に移動してくる．硝子体は，視神経乳頭部で網膜と強く癒着しているため，硝子体の液化に伴う水晶体側への移動により癒着部に裂孔が生じる後部硝子体剝離を起こすことがある．そのほか，強度の近視や外傷などでも起こる．一般的な症状のほかに，眼底検査では裂孔が確認できる．治療として，①裂孔閉鎖，②硝子体の牽引除去，③網膜下の液の排出の目的で手術療法が行われる．
- 続発網膜剝離は，①硝子体が網膜を牽引する，②ぶどう膜炎のように網膜下に滲出液が貯留する，③眼底腫瘍などで起こる．治療としては，原因疾患の治療や硝子体の牽引の除去を目的に硝子体手術が行われる．

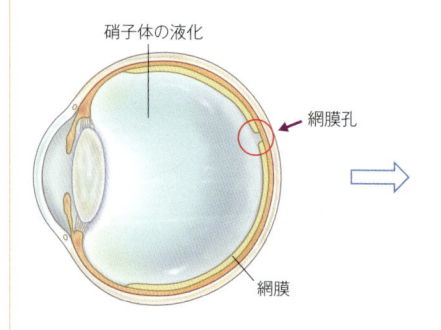

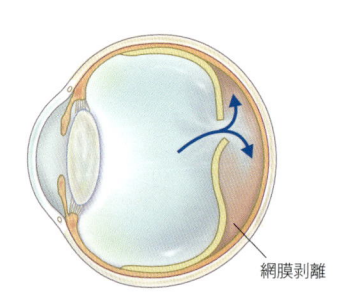

硝子体の液化

網膜孔

網膜

網膜に裂孔，円孔が生じる

網膜剝離

液状になった硝子体が網膜下に入り込み，網膜が剝がれる

■図 9-17　裂孔原性網膜剝離の病態

Physical Assessment

❶問診：上下左右のどこから，いつから症状が現れたか．外傷の有無，家族歴（家族性滲出性硝子体網膜症，強度近視），出生時の体重（低出生体重児であったか），生活スタイル（ボクシングや高飛びこみなど眼に衝撃を受ける生活をしていないか），眼科手術の既往（屈折矯正手術，白内障手術），前駆症状（飛蚊症，変視症，光視症）の有無	根拠▶ 網膜が剝離することで視神経が障害されるため，その要因となる因子が潜んでいないかを問診で確認する	➡インタビュー
❷視野障害（剝離部分に一致して視野障害が起こる） ❸視力障害（剝離が網膜の中心（黄斑部）にいくほど視力低下が著しい） ❹眼底に現れる障害（網膜裂孔の確認） ❺眼圧低下	根拠▶ 液化した硝子体が網膜下に入り，脈絡膜で吸収されるため眼圧は低下する．また，網膜は脈絡膜から栄養を受けるため，神経網膜が色素上皮層から剝がれることで視力障害や視野障害が起こる	➡感覚機能の診察

5）眼球を動かす外眼筋の障害

- 通常，片眼6本，両眼で12本の外眼筋が協調して単一視を維持している．眼球を動かす外眼筋が障害されると，物が二重に見える複視が生じる．
- 外眼筋の障害を見つけるためには，基本的に9方向（左上・左・左下・下・右下・右・右上・上・正面）に物を追視してもらうことで確認することができる．

◘斜視

Physical Assessment

❶頭位の異常	根拠▶ 斜視がある場合に代償しようとして，頭を傾けたり顎を上げ下げすることがある．これを眼性斜頸という．	➡感覚機能の概観（全身の観察）

●感覚器の解剖生理と機能障害

❷眼球の位置および眼球運動の異常　　　　　　　　　　➡眼球位置の検査
　　　　　　　　　　　　　　　　　　　　　　　　　　➡眼球運動の検査

6）視覚伝導路の障害

- 脳腫瘍や脳動脈瘤，頭部外傷などにより視覚伝導路に障害が起こると半盲や視力障害が現れる．どのように半盲が起こっているか（どのように見えているか）によって，視覚伝導路のどこが障害されているかを推定することができる（図9-18）．例えば，視交叉の中央部が障害されている場合（図9-18 B）は，両眼の視神経の内側半分が障害されるため，視野としては両眼の外側半分が欠損する（両耳側半盲）．
- 視索や外側膝状体，視放線，大脳後頭葉が障害されると同名半盲を起こす．

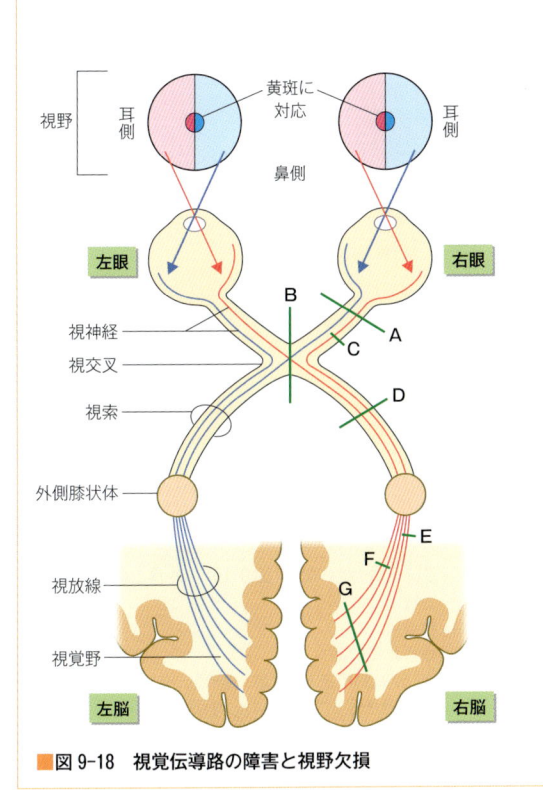

障害部位と視野欠損

A：視神経（右）＝患側の失明

B：視交叉中央＝両耳側半盲

C：視交叉外側

D：視索（右）＝同名半盲

E：側頭葉視放線＝上同名四半盲

F：頭頂葉視放線＝下同名四半盲

G：後頭葉＝同名半盲，黄斑回避

■図9-18　視覚伝導路の障害と視野欠損

C-2. 聴覚〈聞く〉
特殊感覚受容器による刺激の受容と感覚ニューロンによる情報の伝導

1. 耳の構造と機能

　聴覚機能は，私たちの日常生活の中で，危険を察知する，会話を通して相手の意思を確認する，音楽で心が癒されるなど，重要な役割を果たしている．
　聴覚は構造上，①集音・伝音機能としての外耳・中耳，②感音機能としての内耳に分かれる（図9-19）．

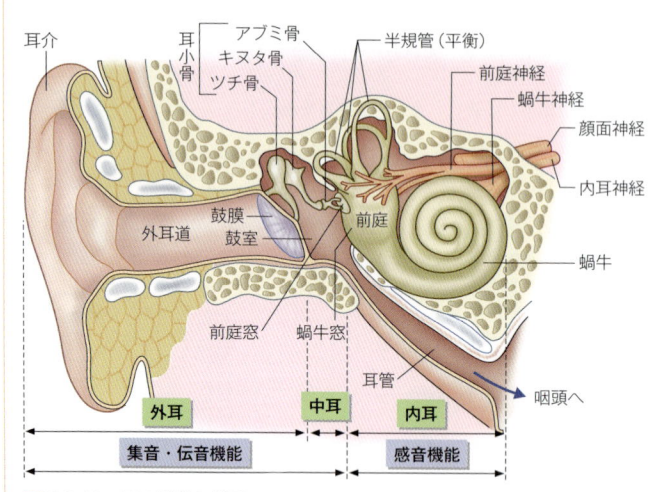

■ 図9-19　耳の構造と機能

2. 集音・伝音に必要な構造と機能

　外耳は，集音器としての役割をもつ耳介と，鼓膜に続く空洞である外耳道からなる（図9-19）．外耳道から先は側頭骨の中にある．
　外耳道内には耳道腺や脂腺があり，耳道腺や脂腺から分泌される分泌物と角化された上皮が一緒になって耳垢（じこう）となる．
　中耳は，鼓室と耳管，耳小骨（ツチ骨，キヌタ骨，アブミ骨）からなる（図9-19）．外耳との境界は鼓膜と呼ばれる薄い半透明の膜である．
　耳介で集音した音波は鼓膜を振動させ耳小骨へと伝わる．
　鼓室は，中耳の空間を指し，鼓室の中に耳小骨が収められている．
　音波は，鼓膜を振動させるが，ここまでは空気（気体）の振動であり（気導，空気伝導），鼓膜から先は，ツチ骨→キヌタ骨→アブミ骨と骨（固体）振動に変化させることで効率よく内耳に伝導している（骨導，骨伝導）．
　耳管は，鼓室と咽頭をつなぐ管で普段は閉鎖されており，嚥下やあくびをすることで開放され，外気圧と鼓室圧とが同じになる．飛行機に乗った際に外気圧の変化により耳に違和感を覚えた時に，キャンディをなめたりあくびをすることで違和感をとる行動は，この機序を利用したものである．

3. 感音に必要な構造と機能

　内耳は迷路とも呼ばれ，外側の骨迷路の中に，膜迷路と呼ばれる袋状の構造物が入っている．
　骨迷路は，蝸牛，前庭，半規管からなり，聴覚受容器は蝸牛にある．
　蝸牛内腔は，外リンパを満たす前庭階と鼓室階，内リンパを満たす蝸牛管の3室に分かれている．蝸

●感覚器の解剖生理と機能障害

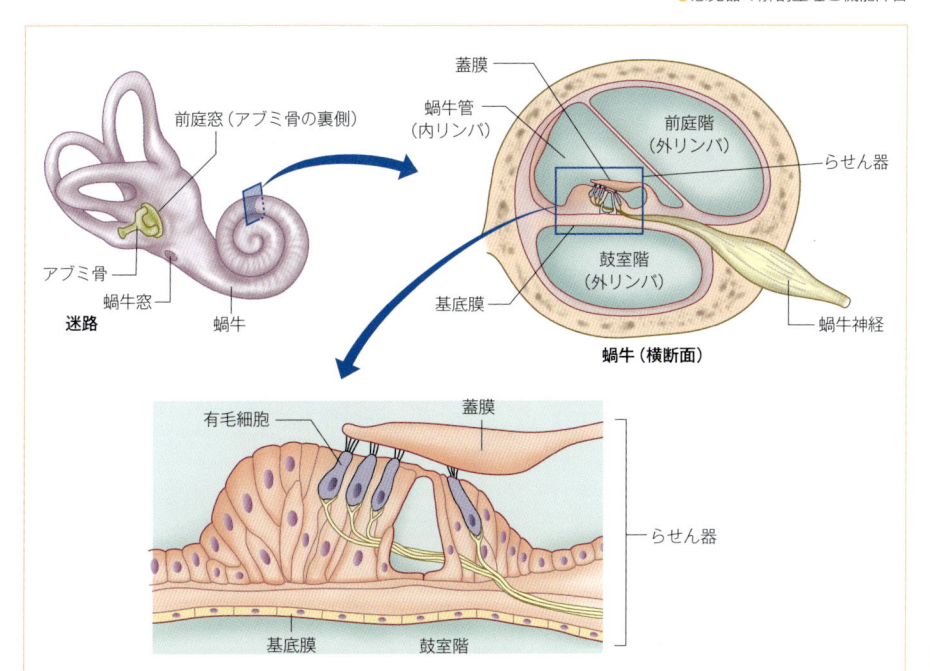

■図9-20 蝸牛の構造

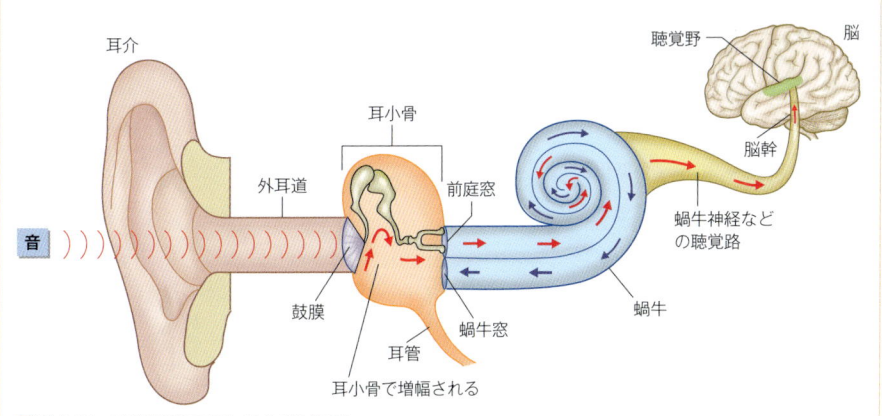

■図9-21 聴覚刺激の伝わり方（模式図）

牛にはアブミ骨からの振動を受ける前庭窓（卵円窓）と，中耳の空気と蝸牛にある外リンパを隔てる蝸牛窓（正円窓）がある．
　蝸牛管の基底には，らせん器（コルチ器）がある．このらせん器が音を感知する（図9-20）．
　音波の直接的な受容器は，感覚毛を持った有毛細胞で，基底膜が振動すると感覚毛が変形し，蓋膜との間にずれが生じ，それによって有毛細胞が活動電位を生じて蝸牛神経に聴覚情報として伝えられる．
　アブミ骨に伝わった骨振動は，前庭窓の外リンパへ音波として伝わり，前庭階→蝸牛頂→鼓室階→蝸牛窓へと音波が伝わる過程で蝸牛管の基底膜を振動させ，各部位の示す周波数に応じてその部位のらせん器が刺激されて周波数を感知する（図9-21）．

4. 聴覚伝導路

らせん器にある有毛細胞が活動電位を起こすと，その聴覚情報は蝸牛神経（内耳神経枝）に伝えられ，軸索は同側の蝸牛神経核に達する．その後，両側の上オリーブ核で一部ニューロンを乗り換え，外側毛帯を通って下丘に至り，再度ニューロンを一部乗り換えて内側膝状体に達し，聴放線となり，側頭葉にある聴覚野に至る．交連線維も多いことから片方の聴覚情報が両側の大脳皮質を興奮させることができる（図9-22）．

聴覚は順応性が高く，同じ音が続くと聴覚受容器は反応しなくなり音を感じなくなる．

一方で，聴覚は睡眠中や麻酔中，あるいは死の直前まで保たれる感覚という特徴がある．

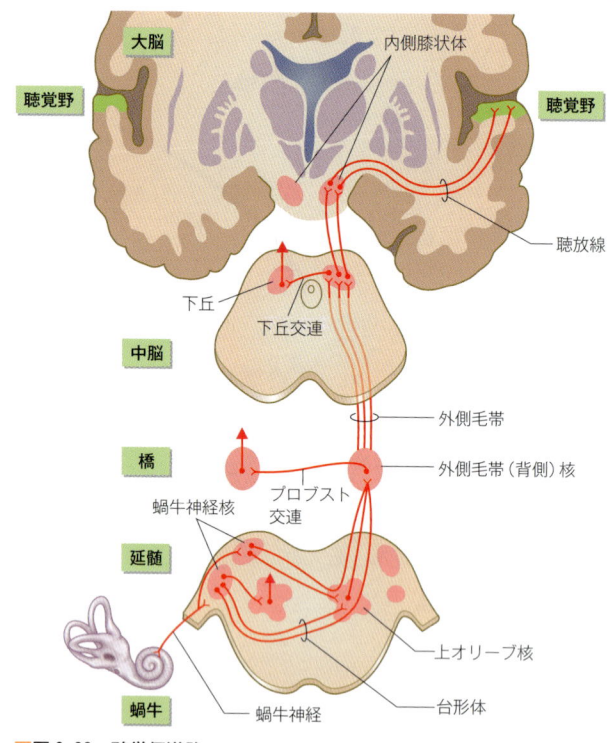

■図9-22　聴覚伝導路

5. 聴覚機能の障害とフィジカルアセスメント

1）集音・伝音機能の障害

◆中耳炎
- 何らかの原因により伝音機能をもつ中耳に炎症が生じた状態の総称．鼻咽頭から耳管に細菌が入ることで起こることが多く，小児では耳管が水平であるため細菌が侵入しやすく，成人と比べて中耳炎が起こりやすい．
- 中耳炎は原因や経過に伴って，急性化膿性中耳炎，滲出性中耳炎，慢性中耳炎などがある．

Physical Assessment

❶伝音難聴　根拠▶ 伝音相での障害のため，ウェーバー試験では障害側の音が大きく聞こえ，リンネ試験では骨伝導による音が空気伝導の音よりも長く聞こえる	➡聴力検査（ウェーバー試験，リンネ試験）
❷鼓膜の発赤，膨隆	➡耳鏡検査
❸めまい　根拠▶ 真珠腫中耳炎では，骨破壊が骨迷路にまで及ぶと前庭系が	➡温度刺激検査（カ

●感覚器の解剖生理と機能障害

障害されるためめまいを起こす	ロリック検査)
❹**味覚障害** 根拠▶ 中耳炎合併症では顔面神経障害が出現する．顔面神経は舌前2/3の味覚を支配している	➡味覚検査
❺**顔面神経麻痺** 根拠▶ 中耳炎合併症では顔面神経障害が出現することがある（特に小児）．顔面神経は顔の表情筋運動を支配している	➡顔面の動きの検査

2）感音機能の障害

◆聴神経腫瘍
- 前庭神経のシュワン細胞から生じる腫瘍で，髄鞘から発生する腫瘍であることから聴神経鞘腫とも呼ばれる．原発性脳腫瘍の8.9%を占め，30歳代後半の女性に多い．
- 治療は手術療法が主で，良性腫瘍がほとんどであるため，5年生存率はほぼ100%である．

Physical Assessment

❶**感音難聴** 根拠▶ 感音相での障害のため，ウェーバー試験では健側の音が大きく聞こえ，リンネ試験では骨伝導の音も空気伝導の音もともに弱く，短時間しか聞こえない	➡聴力検査（ウェーバー試験，リンネ試験）
❷**角膜反射の低下，顔面の感覚障害** 根拠▶ 腫瘍の増大に伴い三叉神経が障害される．三叉神経は，眼神経・上顎神経・下顎神経を下部神経として，下顎より上方にあるほとんどの構造の感覚を支配しているため，腫瘍により圧迫される	➡角膜反射，顔面の感覚検査
❸**顔面神経麻痺** 根拠▶ 腫瘍の増大に伴い，聴神経と内耳道を併走する顔面神経が障害される	➡顔面の動きの検査
❹**味覚障害** 根拠▶ 腫瘍の増大に伴い，聴神経と内耳道を併走する顔面神経が障害される．顔面神経は舌前2/3の味覚を支配している．聴神経腫瘍では，比較的早期から味覚障害が起こる	➡味覚検査
❺**運動失調** 根拠▶ 腫瘍の増大に伴い，脊髄小脳路を通る神経が圧迫され，障害される	➡指鼻指テスト
❻**めまい** 根拠▶ 腫瘍の増大に伴い，前庭神経が圧迫される	➡温度刺激検査（カロリック検査）
❼**うっ血乳頭** 根拠▶ 進行すると腫瘍が第4脳室を圧迫し，頭蓋内圧亢進によりうっ血乳頭がみられる	➡眼底検査
❽**外転神経麻痺** 根拠▶ 頭蓋内圧亢進により外転神経麻痺が生じる．外転神経は，脳神経の中で支配筋までの距離が最も長く，頭蓋内圧上昇の影響を受けやすい	➡眼球運動検査
❾**意識障害** 根拠▶ 頭蓋内圧亢進によるテント切痕ヘルニアによって生じる ❿**頭痛** 根拠▶ 硬膜にある感覚受容器が頭蓋内圧亢進によって圧迫されるた	➡感覚機能の概観（全身の観察）

9 感覚機能とその破綻

めに生じる ⑪**嘔吐** 根拠▶ 頭蓋内圧亢進により嘔吐中枢が刺激される ⑫**クッシング徴候** ●**血圧上昇・脈圧上昇** 根拠▶ 頭蓋内圧亢進により，頭蓋内への血流が減少するため補足的に血圧上昇・脈圧上昇が起こる ●**徐脈** 根拠▶ 血圧上昇により，迷走神経反射が起こり徐脈となる	➡感覚機能の概観 （全身の観察）
⑬**聴性脳幹反応（ABR）が無反応もしくはⅠ〜Ⅴ波頂点間潜時の延長**	➡脳波聴力検査

C-3. 平衡覚〈バランスをとる〉
特殊感覚受容器による刺激の受容と感覚ニューロンによる情報の伝導

　私たちは，無意識のうちにからだの位置や向きなどバランスをとって生活している．前項で聴覚に関して耳の構造と機能について述べたが，内耳にある前庭および半規管は，平衡感覚の受容器も併せもっている．

1. バランスをとるために必要な構造と機能

　内耳にある前庭，半規管が平衡覚に関与している（図9-23）．
　前庭は重力の受容器と呼ばれ，頭部の垂直面や水平面の動きから頭部の傾きをキャッチしている．前庭の卵形嚢と球形嚢は有毛細胞をもち，その先端にある感覚毛を平衡砂膜（耳石膜）が覆っている．
　平衡砂膜には，平衡砂（耳石）があり，静止した状態にある．頭部屈曲やからだの動きにより平衡砂がずれて平衡砂膜が傾き，有毛細胞の感覚毛も傾くことで活動電位を生じる．
　感覚毛のうち，一番大きな感覚毛を運動毛というが，感覚毛が運動毛へ傾くと前庭神経が興奮を起こし，逆に運動毛から離れると前庭神経の興奮が抑えられ，興奮に変化が生じる．この興奮の変化によって脳に頭部の運動方向が伝えられる．
　また，からだの水平面に対して卵形嚢では有毛細胞が平行（上向き）にあり，球形嚢では垂直（外向き）にあるため，どのようなからだの動きにも対応できる．
　半規管は3本の管からなり，頭部の回転を感知する．3本の管は互いに直角となるよう配置されているためどの方向からの回転にも対応できる．
　3本の半規管の基部にある膨大部の内腔には，内リンパが満たされており，クプラ（小帽）に覆われた感覚毛をもつ有毛細胞がある．頭を回転させると内リンパに流れが生じ，クプラが押されて形状が変化するため感覚毛が曲がり，有毛細胞を刺激して活動電位を生じ，前庭神経によって脳に伝えられる．

2. 平衡覚の伝導路

　有毛細胞が刺激され伝達された興奮は前庭神経に伝わるが，内耳神経内にある前庭神経の大半が脳幹に入り前庭神経核に伝えられる．
　前庭神経核は，主として空間での頭部の位置に関係しており，運動を制御している小脳や外眼筋運動の神経経路である動眼神経核，脊髄前角にも神経線維を伸ばして，大脳基底核や視床などとも密接に連絡をとりからだのバランスをとっている（図9-24）．

●感覚器の解剖生理と機能障害

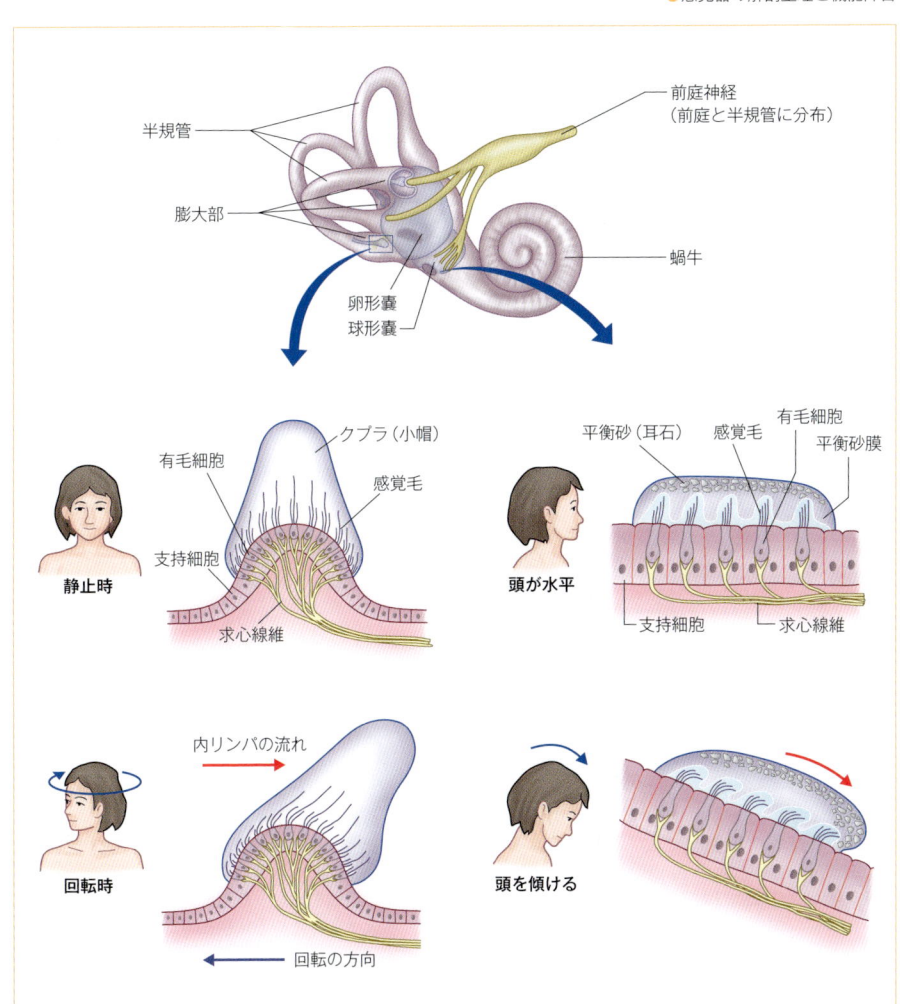

回転の感知
半規管の膨大部にはクプラ（小帽）と呼ばれるゼラチン状物質をかぶった有毛細胞がある．頭部が回転するとクプラが周囲の液に押され，有毛細胞に頭の動きと逆の方向に力が働き，情報が前庭神経を経て脳に伝わる

傾きの感知
前庭の卵形嚢と球形嚢には有毛細胞（感覚細胞）があり，その上を平衡砂（耳石）をのせたゼラチン状の平衡砂膜が覆っている．頭部が傾くと，平衡砂膜も傾き，有毛細胞に活動電位が生じ，前庭神経を経て頭の位置を脳に伝える

■図 9-23　平衡覚に関連する構造と機能

9 感覚機能とその破綻

■図 9-24　平衡覚伝導路

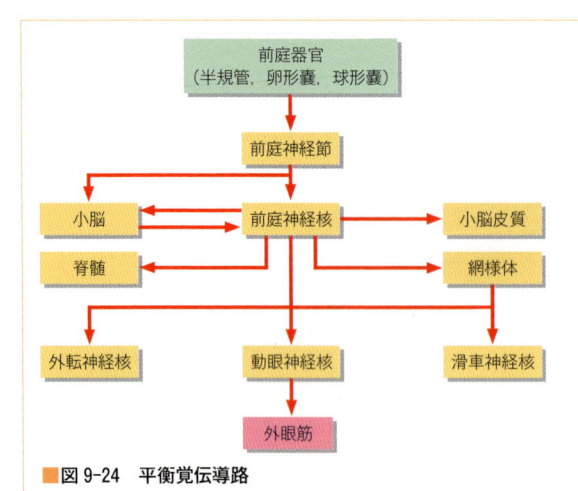

3. 平衡覚機能の障害とフィジカルアセスメント

平衡覚機能の代表的な障害にメニエール病と良性発作性頭位眩暈(げんうん)症がある.

1) メニエール病

- メニエール病は, 機能内耳の内リンパの量が増加して膜迷路を拡張させることで生じ, 難聴(低音性, 感音難聴), 耳鳴り, 反復する回転性めまいを主徴とする.
- 内リンパの量の増加がなぜ起こるかは原因不明. 精神的・身体的ストレスが発作再発の誘因とされている.
- めまい発作が起こると難聴と耳鳴りも悪化し, めまいがおさまると他の症状も軽快する. 発作の持続時間や間隔には個人差があり, 発作の持続時間も数十分から数時間と幅が広い.
- 耳閉塞感を初発症状としてみることが多く, 悪心・嘔吐を伴う. 多くは, これらの症状が一側性で生じやすいが, 成人の20〜30%に両側でこれらの症状がみられる.
- めまい発作を繰り返すたびに難聴の程度も進行し, 高音部の難聴も示し, 聴覚が失われることもある.
- 治療は, 発作時期には安静を第一とし, 薬物療法が主. 再発予防のための食事指導を含めた生活指導が重要である.

Physical Assessment

❶感音難聴　根拠▶ 感音相での障害のため, ウェーバー試験では健側の音が大きく聞こえ, リンネ試験では骨伝導の音も空気伝導の音もともに弱く, 短時間しか聞こえない	➡聴力検査(ウェーバー試験, リンネ試験)
❷回転性めまい　根拠▶ 耳鳴と難聴を伴う. 何らかの原因で内リンパが増量して聴神経や前庭神経が障害されることで起こる	➡温度刺激検査(カロリック検査)

2) 良性発作性頭位眩暈症

- 良性発作性頭位眩暈症は, 頭を動かすと数秒〜数十秒持続する回転性めまいを主徴とする. 難聴や耳鳴りは伴わないが, 初回時は吐き気や嘔吐を伴うことが多い.
- 50〜60歳代の高齢者に多く, 内耳性めまいの中で最も頻度が高い.

- 平衡砂膜(耳石膜)の変性により,平衡砂膜の上にのっている平衡砂(耳石)が浮遊し,頭を動かすことによって平衡砂が移動し,回転性のめまいを誘発すると考えられている.
- 自然治癒しやすい.安静にして自律神経症状が改善後,めまいが起こる頭位(めまい頭位)を積極的にとるよう指導することで順応させ,早期の改善を目指す.また近年は,浮遊耳石置換法としての理学療法も行われている.

Physical Assessment

❶感音難聴　根拠▶感音相での障害のため,ウェーバー試験では健側の音が大きく聞こえ,リンネ試験では骨伝導の音も空気伝導の音もともに弱く,短時間しか聞こえない	➡聴力検査(ウェーバー試験,リンネ試験)
❷回転性めまい　根拠▶特定の頭位に変換してからめまい症状が出現するまでに数秒間の時間差があり,回転性で眼振を伴う.平衡砂が半規管に混入することで,内リンパの流れを生じて膨大部頂が病的に興奮するためと考えられている	➡温度刺激検査(カロリック検査)
❸体軸の傾き　根拠▶平衡感覚をつかさどる前庭神経系の機能が障害されている側へ傾く	➡感覚機能の概観(全身の観察)

C-4. 味覚〈味わう〉
特殊感覚受容器による刺激の受容と感覚ニューロンによる情報の伝導

　私たちの生活の中で「味わう」という動作は,満たされた気持ち,幸福感を生み出す.1日の生活のリズムは食事によって促されることも少なくない.味覚は,化学物質が口腔内にある味覚受容器に直接的に接することで生ずる感覚である.また,味覚は,酸味・甘味・苦味・塩味・うまみの5つの味が基本であり,嗅覚や温度覚との関係も深い.

1. 味わうための構造と機能

　味覚の受容器は,支持細胞,味細胞,基底細胞の3種の上皮細胞からなる味蕾(みらい)である.味蕾は,主に舌表面にあるが,口蓋や咽頭,喉頭蓋にも存在する.
　舌の表面には糸状乳頭,茸状(じじょう)乳頭,有郭乳頭,葉状乳頭の4種類の乳頭がある(図9-25).味蕾は主に,茸状乳頭の上部と有郭乳頭の側壁および葉状乳頭にある.糸状乳頭には味蕾はなく触覚受容器が分布している.
　口腔内に味細胞を刺激する水溶性の化学物質(味覚物質)が入ってきて唾液に溶け込むと,味蕾にある味孔へ入り込み味毛に触れることにより活動電位が生じる.
　味覚は舌前2/3は顔面神経,舌後1/3は舌咽神経支配である.通常「味覚が低下した」という訴えよりも「舌触りがおかしい(ザラザラする)」と訴えることが多い.
　味覚は嗅覚と同様に順応が速く,味覚低下を主訴とする場合は,嗅覚機能の低下を有する場合が多い.

図9-25 味覚受容器の構造

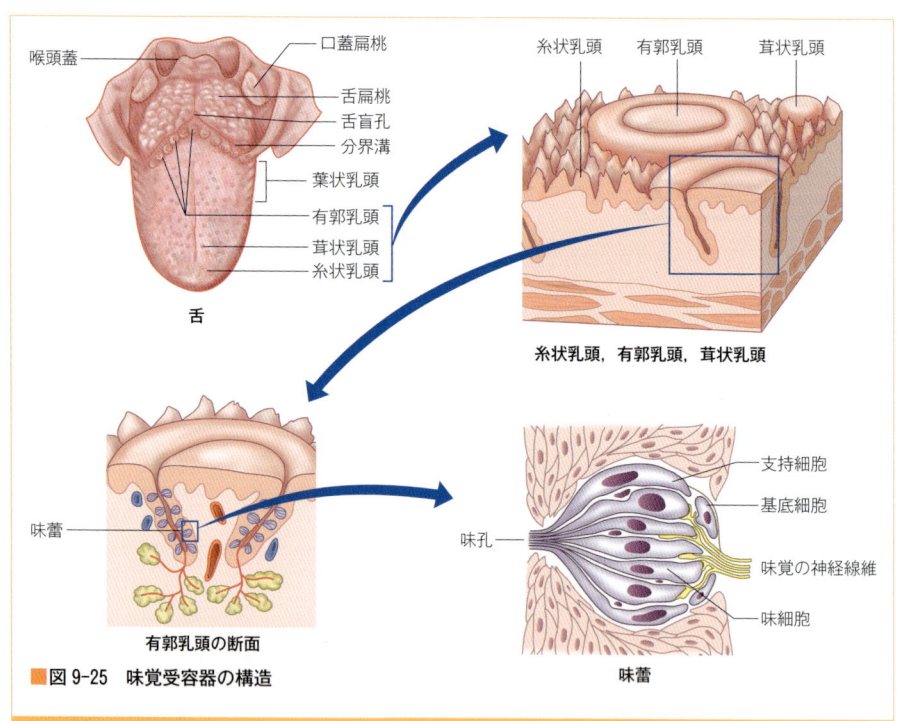

2. 味覚の伝導路

　味蕾で生じた活動電位は，顔面神経(舌の味覚：舌前2/3)，舌咽神経(舌の味覚：舌後1/3)，迷走神経(咽頭や喉頭蓋からの味覚)を経由して延髄にある孤束核に投射される．投射されたインパルスは反対側の視床に投射され，大脳皮質の中心後回にある味覚野に達して味覚として認識される．
　孤束核に投射された味覚情報の一部が自律神経系にも伝えられ，唾液分泌の亢進や味覚性発汗などの反応を示す．

C-5. 嗅覚〈嗅ぐ〉
特殊感覚受容器による刺激の受容と感覚ニューロンによる情報の伝導

1. においを嗅ぐための構造と機能

　嗅覚の受容器は鼻腔の最上部にある嗅上皮の内側に存在する嗅細胞である．嗅細胞の先端には嗅毛と呼ばれる線毛があり，化学物質であるにおい物質と嗅毛が接触することによって活動電位が生じる．嗅上皮には，ボウマン腺があり，粘液を分泌している．粘液が分泌することでにおい物質が粘液に溶け込み嗅細胞に接触しやすくなる．
　嗅覚の特徴として，順応性が高く，味覚との関連性が高い．

2. 嗅覚の伝導路

　嗅細胞で感受したにおい物質は，嗅細胞の軸索が集まり嗅神経線維となり，篩(し)骨の篩板に開いた孔を通って嗅球に達し，軸索を経て前頭葉下面にある嗅三角でいくつかの線維群に分かれ，そのほとんどは側頭葉嗅覚野に投射されてにおいとして認識される．一部の嗅神経線維群は，大脳辺縁系に関与する．

> **memo　大脳辺縁系と嗅覚の関係**
>
> - "雨の後のアスファルトのにおいがすると友達と部活に行っていた時を思い出す" "沈丁花の花のにおいがすると昔の彼を思い出す" など，特定の"におい"が，それにまつわる記憶を呼び覚ますことがある．これをプルースト効果（プルースト現象）と呼ぶが，においと思い出とどんな関係があるのだろうか．
> - 大脳辺縁系は，大脳皮質の一部である辺縁葉と呼ばれる海馬や帯状回，扁桃体，中隔核などをあわせた総称で，快・不快，怒りといった情動，食欲や性欲といった本能行動を調節している．大脳辺縁系は俗に"情動脳"とも言われている．
> - 一方で，私達が感覚として使う五感（嗅覚，視覚，聴覚，触覚，味覚）のうち，嗅覚以外の4つの感覚は，視床下部を通り大脳皮質にある各感覚領域に情報を送った後，大脳辺縁系に到達する．しかし，嗅覚だけは嗅神経を通って直接大脳辺縁系（古い脳）に情報を送る．つまり，においの情報を処理する場所と感情をつかさどる場所が同じ大脳辺縁系なので，「においによって記憶や感情が呼び覚まされる」というようなことが起こりやすいのである．

D. 内臓感覚〈ホメオスタシスを維持する〉

1. 臓器感覚

　内臓感覚とは，内臓にも痛覚などの感覚があり，感覚受容器が刺激されて生じる臓器の感覚をいう．このうち痛覚以外の内臓受容器から受けた感覚を臓器感覚という．臓器感覚には，空腹感や食欲といった飢餓感覚，胸部不快感から生じる悪心・嘔吐，尿意や便意といった意識される感覚と，血圧や血液ガス分圧の調整など意識に上らず，反射的に作用しているものがある（p.253，表9-1）．

　生きていく上で基本的な生命維持機能は，自律機能と呼ばれ，その神経系を自律神経と呼ぶ．自律神経系は，①交感神経系，②副交感神経系，③内臓求心性線維からなる（図9-26）．

　内臓神経からの情報は，自律神経遠心性線維と並行し，自律神経の中を走行している求心性線維を伝わり中枢神経系に伝えられ，内臓求心性線維または自律神経求心路といわれる．内臓求心性線維は，脊髄と脳幹に投射する．

　内臓の受容器は血管壁や胸腔，腹腔，骨盤腔の器官内にある．これら内臓求心性線維は体性求心性神経線維と同じく脊髄後根から入る．

　自律神経も体性感覚や特殊感覚と同様に「受容器→感覚ニューロン→中枢→運動ニューロン→効果器（反応）」の作用機序をたどる反射弓（信号伝達経路）に基づいて，内臓の機能を反射的に調節する（反射性調節）（図9-27）．

　内臓は自律神経によって反射性調節が保たれているおかげで，無意識的に生体の反応に適応している．例えば，血圧や血液ガス分圧などは循環動態の指標となるが，これらの変動は，頸動脈洞や大動脈弓にある圧受容器や頸動脈小体，大動脈小体にある化学受容器でキャッチされ，舌咽神経や迷走神経を上行伝導路として中枢である脳幹に伝えられる．

　脳幹には，心臓や血管の働きを調節する心臓抑制中枢や血管運動中枢といった循環中枢が存在し，そこに情報が入力されたのち，出力として，脊髄を下行して胸髄に至り，心臓や血管，副腎髄質を支配する交感神経節前線維に情報を伝える．

■ 図9-26　自律神経系

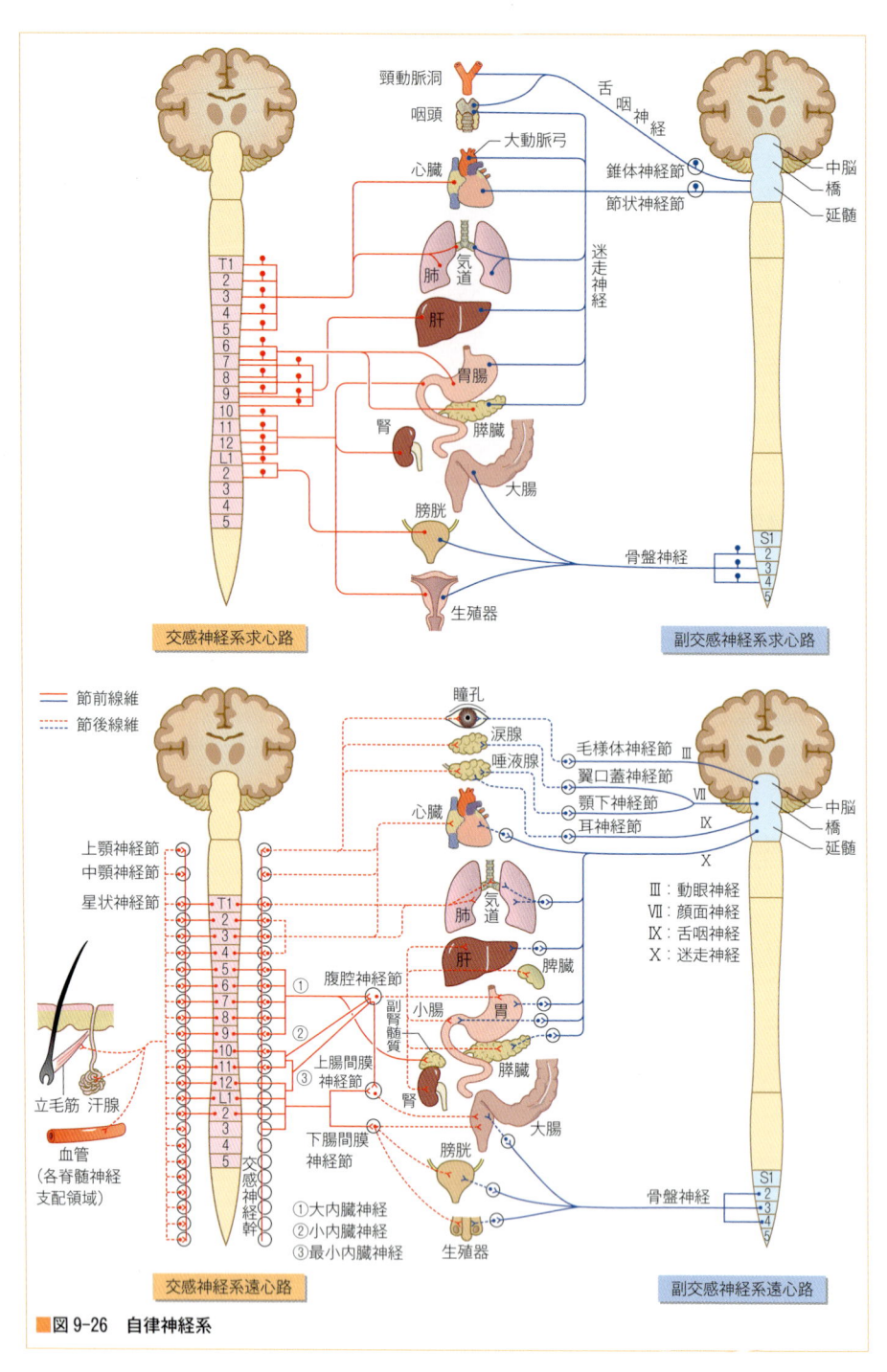

●感覚器の解剖生理と機能障害

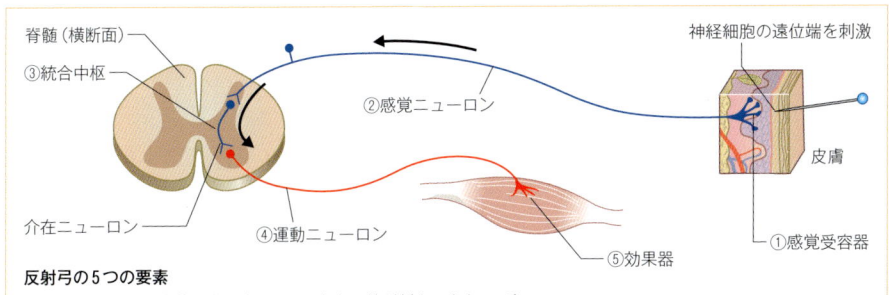

反射弓の5つの要素
①刺激に反応する感覚受容器（ここでは皮膚に針が刺さったところ）
②受容器からの感覚ニューロン
③感覚ニューロンと運動ニューロンをつなぐ中枢神経系の統合中枢
④効果器への運動ニューロン
⑤効果器（ここでは骨格筋の収縮＝針から手を引っ込める動作）

■図9-27　反射弓

2. 内臓痛覚

　皮膚や骨格筋と同様に内臓にも自由神経終末が広く分布しており，臓器が何らかの原因で病的状態になると危険信号としての痛みを生じる．
　内臓痛覚の場合，痛覚刺激を受けた直接的部位ではなく，痛みを発している臓器を覆っている皮膚や痛みを発している臓器から離れた位置の表面で痛みを感じることが多い．この痛みを関連痛という（図9-28）．内臓からの痛みの情報は脊髄後根から入るが，同じところに皮膚・筋などの体性求心性線維が入り，内臓求心性線維と体性求心性線維は同一の外側脊髄視床路を通って伝達される．そのために，痛みを発している臓器から出ている神経線維が入る脊髄根と同一支配である皮膚分節に痛みが投射される（p.257，図9-6）．

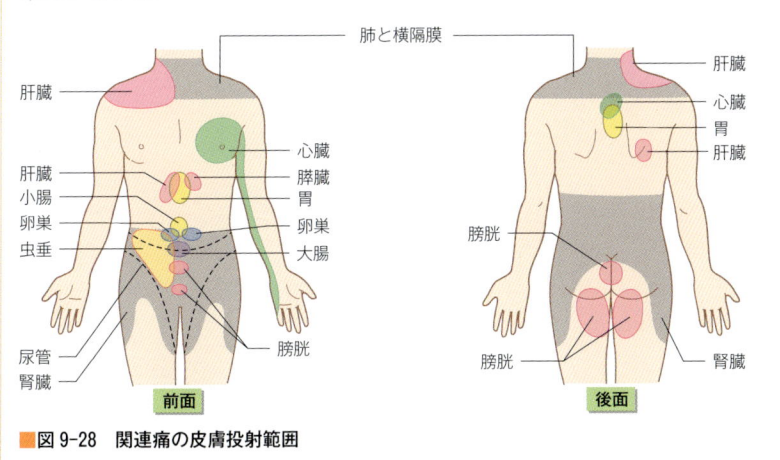

■図9-28　関連痛の皮膚投射範囲

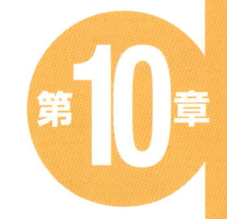

第10章 高次脳機能とその破綻

情報を分析・集積し，反応する

情報の蓄積と分析・統御に基づいた行動に関与する大脳の機能を高次脳機能という．記憶や言語，情動など複数の機能が連動して働くことによって，ヒトならではの高度で複雑なシステムが成り立っている．

高次脳機能のしくみと機能障害

小野　元

A. 高次脳機能とは

1. 高次脳機能

　大脳皮質は，部位によってその機能が異なり，これを機能局在という（「第8章　神経系の解剖生理と機能障害」参照）．高次脳機能とは，運動機能などの機能局在だけでなく，記憶や言語，情動，注意などの複数の機能が連関し，相互に影響を及ぼしながら，脳全体として表出される，高次の複雑な機能を指す．高次とは運動機能，感覚機能，視覚機能などに対して高い次元という意味である．

　私たちの目や耳から入った情報は，後頭葉や側頭葉に入り，さらに頭頂葉および前頭葉へと伝えられていく．その後，得た情報を記憶するため前頭葉へ入力されたのち，海馬などで情報処理がなされる．

　これらのプロセスを身近な例をとって示す．例えば，私たちは学校での講義の最中に重要なポイントを書きとめようと，ペンを持ってメモに残そうとする．ペンは文字を書く道具であることを知っており，ペンを道具として機能させるためには手を動かさなくてはならないことを知っている．さらに，重要なポイントがどこなのかを判断する力があることから，こうした作業が成り立つ．この時，大脳では，記憶や言語，情動，注意といった複数の機能が連携し，相互に影響を及ぼすという複雑かつ有機的なシステムが機能しており，こうした働きによって"重要なポイントを書きとめようと，ペンを使ってメモに残す"ことが可能になる．

　このように，高次脳機能は，情報の蓄積と分析・統合に基づいた行動に関与する大脳の機能で，自分や外界を意識している状態である"認識"，個体が対象に関わる際の基本的認知機能としての注意などの基本レベルから，論理的思考・判断といった高次のレベルに至るまで階層的に成り立っている．

2. 高次脳機能障害

　高次脳機能障害とは，大脳機能の中でも高次な神経心理学的機能が，脳損傷に起因して障害された時に現れる臨床徴候の総称である．脳蘇生後や脳腫瘍ばかりではなく，脳挫傷や脳血管障害を含めた疾患でも高次脳機能障害が生じる．

　高次脳機能障害は，分化した大脳半球の皮質の部位により特有の症状を示す（図10-1，表10-1, 2）が，大脳皮質を連絡する神経連絡線維の遮断においても，様々な症状を呈する．図10-2に高次脳機能障害の全体像を示す．

　高次脳機能が障害されると，図10-4（p.293）に示すような高次脳機能障害としての症状が出現する．それらは，片側の運動麻痺などのように，外から見てすぐにわかる障害は少なく，実際に病棟や外来で患者とコミュニケーションを図り，患者の言動や日常生活動作を観察することで気づく障害であることのほうが多い．

　目に見えにくい障害であるために，過去の臨床の現場では正確な診断がつかず，精神科病棟への長期

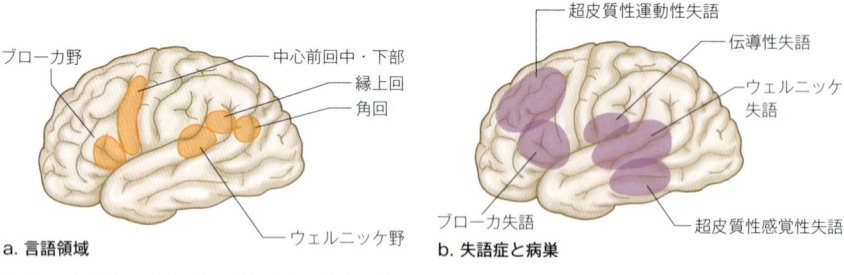

図10-1　高次脳機能障害と左大脳半球の皮質

a. 言語領域：ブローカ野，中心前回中・下部，縁上回，角回，ウェルニッケ野

b. 失語症と病巣：超皮質性運動性失語，伝導性失語，ウェルニッケ失語，ブローカ失語，超皮質性感覚性失語

間の入院を余儀なくされていたケースもあった．近年では注目されつつあるものの，支援や福祉の面からの対応はいまだ不十分である．最近の外傷性脳損傷や脳血管障害における救急医療の進歩によって，救命可能な症例が増加しており，それに伴って高次脳機能障害が問題となるケースが増加している．社会生活への復帰を進めるために，高次脳機能障害の正確な理解と適切な対応が重要である．

　高次脳機能障害では，病識をもつことが難しいのも特徴の1つである．高次脳機能障害に対する病識とは，病態失認や身体失認などの高次脳機能障害についての理解ではなく，「自分のどこに障害があるのか？」「なぜ検査や訓練を受けなくてはならないのか？」といったことに対する認識である．

　急性期であれば意識障害も存在しているため，病気に対する認識は低下しているかもしれないが，家庭や社会への復帰を目指す場合には，本人の解決に向けての学習能力や障害に対する認識が重要となる．

前頭葉
1. 社会的行動障害
2. 注意障害
3. 遂行機能障害
4. 言語機能
（運動性言語障害）
↑
ブローカ失語

頭頂葉
〔右〕1. 半側空間無視　〔左〕1. 観念運動失行
　　 2. 病態失認　　　　　　2. ゲルストマン
　　 3. 着衣失行　　　　　　　 症候群
　　 4. 身体失認　　　　　　3. 観念失行

後頭葉
1. 物体認識障害
＝
視覚

側頭葉
〔右〕1. 聴覚障害　〔左〕1. ウェルニッケ（感覚性）失語
　　 2. 相貌失認　　　　 2. 聴覚障害
　　　　　　　　　　　　 3. 物体認識障害

■図10-2　高次脳機能障害の全体像

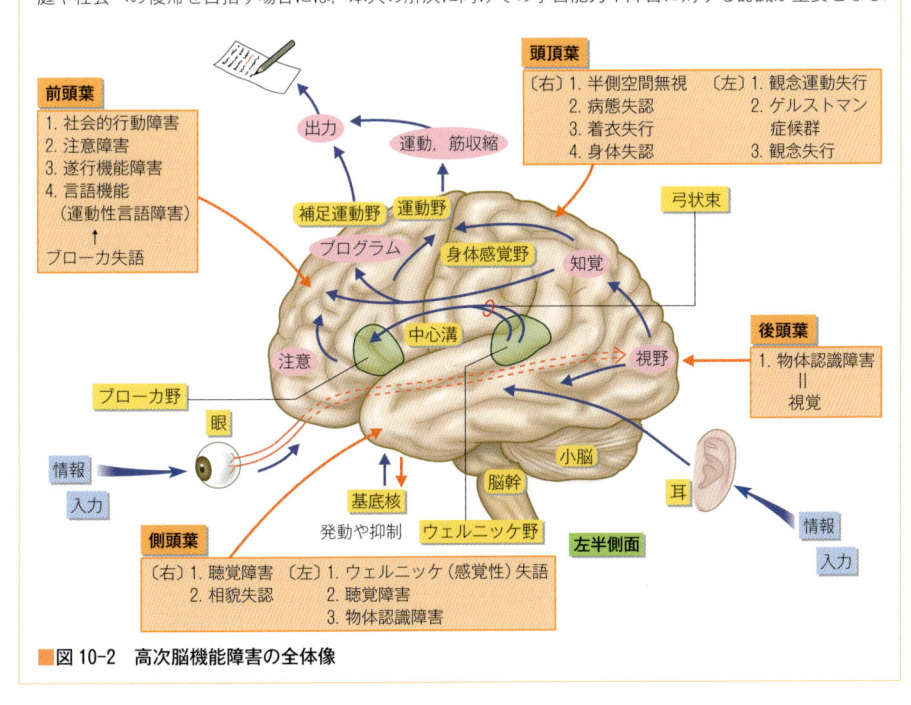

■表10-1　高次脳機能障害の定義と大脳皮質の障害部位・症状

用語	定義	障害部位	症状
伝導性失語	流暢であるが音韻性錯語が目立つ発語と著明な復唱障害がある．理解はほぼ正常である	ウェルニッケ野とブローカ野との経路（弓状束）の障害	失語症のうち復唱障害が強い
超皮質性感覚性失語	良好な復唱に特徴のある失語症である．また，流暢な発話と理解障害がある	ウェルニッケ野を含む左側側頭葉（優位半球）	自発話は流暢であるが，喚語困難がある
超皮質性運動性失語	良好な復唱と理解能力を特徴とする．また，自発性が著しく低下した非流暢な発話である	ブローカ野を含む左側前頭葉（優位半球）	自発性が極めて少なく，強い刺激がないと話さない
感覚性失語（ウェルニッケ失語）	聴覚理解障害と復唱障害を特徴とする	ウェルニッケ野	流暢で豊富な発話であるが錯語が目立つ

(表10-1 つづき)

用語		定義	障害部位	症状
運動性失語（ブローカ失語）		非流暢な発話を特徴とする	ブローカ野	聴覚的理解が発話に比して保たれている
健忘失語		呼称障害や喚語障害を示す．適切な名詞が出てこない	側頭葉（もしくは側頭-後頭葉など）	物の名前や呼び方がわからない，言葉に出せない
失書（純粋失書）		失書のみ起こる，もしくは他の高次脳機能障害で説明できない失書	左側頭頂葉上部（上頭頂小葉）	基本的には，かなと漢字ともに自発の書字や書き取りができない
失行	観念失行	一連の流れの中で慣れている道具をうまく使えない	左側頭頂葉角回	日常生活上の例では，お茶を入れる手順がわからないなど
	観念運動失行	指示された行動，行為がうまくできない	左側頭頂葉縁上回	自発的に行動を起こせるが，命じられたことをする行為が困難
	着衣失行	衣服の着脱が困難となる	左側頭頂葉	上着の袖通しやズボンをはくことがうまくできない
失読（純粋失読）		音読と理解の両方の重度の障害	後頭葉内側面など	単語，文章の読みが障害されている．時折，同名半盲や空間無視を伴うこともある．書き取り，復唱，自発発語と書字は可能
失認	聴覚失認	両側聴覚野の障害では皮質聾（ろう）となる．片側の聴覚周辺野の障害で環境音失認となる	聴覚野	皮質聾は音すら認識できないが，環境音失認では聞こえてはいる．経験や記憶を探って解釈する
	視覚失認	視力，視野は保たれている．しかし目の前の物品の名前が呼称できない	後頭葉内側面	物の名前が出てこないが，手がかり（触覚や味覚など）があれば名前を言うことが可能
	相貌失認	よく知っている顔が誰なのか認識できない	右側後頭葉内側面から側頭葉連合野	目の前のよく知る顔が誰なのかわからない．しかし声を聞くと認識できる
	身体失認	自分の身体の認知ができない	頭頂葉後方（右側に多い）	病巣側の対側への注意が不良であり，対側のひげのそり残しや食事の食べ残しを認める
	病態失認	身体失認の中で，身体障害を認めない	頭頂葉を含めた広い範囲（右側に多い）	左側上下肢麻痺にもかかわらず否認する
ゲルストマン症候群		数字や文字を読む，書くといった機能が障害される．症状は左右に出現する	左側頭頂葉角回	失算，失書，手指失認，左右失認
変形視		視覚中枢および視覚認識の障害	後頭葉内側	見ている物がゆがむ，もしくは大小様々に見える
半側空間無視		頭頂連合野の障害として物体や空間の「認識」の障害である．症状は障害側の反対側に出現する	右側頭頂葉後方や右大脳半球（右中大脳動脈閉塞では特徴的）	視野にはあるが，意識的に注意しないと物にぶつかる，または食事場面では左半分を残す
地誌的記憶障害		視覚中枢および視覚認識の障害	後頭葉内側など	地理や場所に関する障害である．病室からトイレに行けず迷ってしまう．さらに自宅への地図が描けない

■表10-2　高次脳機能障害を起こす疾患

分類	疾患
脳血管障害	脳内出血，脳梗塞，くも膜下出血など
頭部外傷	脳振とう，びまん性軸索損傷，脳挫傷，硬膜下血腫，硬膜外血腫など
変性疾患	パーキンソン病，大脳皮質基底核変性症，アルツハイマー病など
脳腫瘍	グリオーマ（神経膠（こう）腫），転移性脳腫瘍など
脱髄疾患	多発性硬化症，ADEM（急性散在性脳脊髄炎），ベーチェット病など
炎症性疾患	ヘルペス脳炎，進行麻痺，AIDS（後天性免疫不全症候群）など
その他	正常圧水頭症，コルサコフ症候群，MELAS（ミトコンドリア病）など

B. 高次脳機能障害の主要症状

　高次脳機能障害は，先にも述べたように大脳が関与する複数の機能が障害されることによって表出される記憶障害，見当識障害，注意障害，失語・失行・失認などである．ここでは，高次脳機能の評価の基準となる見当識，学習・記憶，言語，行動，感情について述べる．また近年用いられることの多い厚生労働省の高次脳機能障害支援モデル事業における，記憶障害，注意障害，遂行機能障害，社会的行動障害の分類による症状についても述べる．

1. 高次脳機能障害の症状と観察

1）見当識

- 見当識は，場所，人，時間についての状況把握であり，それができているかを精査することにより確認する．
- 高次脳機能障害の診察では，患者本人や患者の家族であっても，その障害に気がついていないことがある．
- 精査の前には，意識レベルのチェック（グラスゴー・コーマ・スケール（Glasgow coma scale；GCS），ジャパン・コーマ・スケール（Japan coma scale；JCS））を行い，利き手，教育歴，既往歴，職業歴を確認しておくことが大切である．利き手から優位半球の予想をし，教育歴や既往歴，そして職業歴から，ある程度の知的レベルを確認することが必要である．検査する側の思い込みによる知的レベルで判断を進めるべきではない．
- 見当識の検査方法として簡便で，よく使用されるのはMMSE（mini-mental state examination）である．
- MMSEは注意，記憶，計算能力，言語機能などもスクリーニングでき，WAIS-Ⅲ（Wechsler adult intelligence scale third edition，ウェクスラー成人知能検査　第3版）との相関も高い．
- 見当識障害（失見当識ともいう）は，記憶，計算，常識を総合して確認する．臨床上，記憶障害の1つである健忘症候群（逆向健忘，前向健忘，作話，病識欠如など）では，しばしば見当識障害が認められる．
- 見当識の簡単な確認方法としては，場所，人，時間を確認するが，前提条件として意識レベルが保たれ，受検者の姿勢が確保され摂食も充実している必要がある．
- 本人が自分のおかれている状況を正しく判断できているか，症状が改善に向かっているかどうかの確認に，見当識の確認は必要である．
- 失語，失認などにより，見当識障害の確認ができないこともある．

◆見当識障害（失見当識）
- 意識障害の把握として評価することが多い．局在としては右大脳半球後方の障害で生じやすい．

> **Physical Assessment**
>
> ❶ **意識レベル** 根拠▶ 見当識の確認のためには前提条件として意識レベルが保たれていることが必要である．また検査に対する姿勢や摂食が十分になされているかも影響する．
> ❷ **見当識障害（時間，場所，名前を言えない）** 根拠▶ 見当識は，場所，人，時間についての状況把握である．昼と夜を間違える程度であれば，認知症や通過症候群も考慮する．
> ❸ **健忘症候群〔日々の出来事（エピソード）を忘れてしまう障害〕** 根拠▶ 逆向健忘，前向健忘，作話，病識欠如などで見当識障害がみられる．
>
> ➡ インタビュー
> ➡ 高次脳機能の観察
> ➡ GCS
> ➡ JCS
> ➡ MMSE

2）学習，記憶

■学習
- 学習には注意能力が重要な役割を果たしている．注意能力の低下は記憶量の著明な低下につながり，注意の持続が困難であれば学習も困難となる．
- 注意障害については後述するが，日常的に高次脳機能障害の中ではよく認められる障害である．
- 臨床上，注意障害があるか否かで学習能力の評価がある程度できる．逆に学習能力低下が認められれば，リハビリテーション評価として注意障害を疑う必要がある．

■記憶
- 記憶には，様々な種類があるが，意識化されるまでは共通している．
- 記憶は，まず言語的に意識化できる陳述記憶（エピソード記憶と意味記憶が主），動作の記憶などで意識化できない非陳述記憶（主に手続き記憶）に分けられる．
- 記憶障害を起こす代表的な領域としては，側頭葉内側，間脳，前脳基底部などが挙げられる．

〈陳述記憶〉
- 意識化でき，記憶の内容について述べることができる記憶である．
- 陳述記憶が障害されると，健忘症となる．
- 陳述記憶は，長期間にわたって記憶される「長期記憶」と，その場の数十秒間の記憶である「短期記憶」に分けることができる．
- 陳述記憶では，側頭葉内側部，海馬，帯状回後部を中心とした脳の働きが重要となる．
- 陳述記憶が障害されると，発症もしくは受傷以前の記憶はある程度保たれているが，それ以降の新しいことを覚えることができなくなる．

〈手続き記憶〉
- 日常の繰り返しにより身体で覚えた記憶は，必ずしも意識には上らない．これは手続き記憶と呼ばれる．
- 学習された技術や認知的操作による記憶であり，無意識に自動的に取り出せる記憶である．
- 意味記憶やエピソード記憶とは独立しており，前向健忘（後述）を呈する健忘症候群を伴わない．

〈意味記憶〉
- 言語を使用する時，必要な知識であり，意味や関係もしくは概念といった事柄の知識を示す．
- 意味記憶において重要視されるのは，逆向健忘（後述）である．

〈エピソード記憶〉
- 特定の日時や場所と関連づけられた個人的経験に関する記憶であり，基本的に前向健忘において精査される．

■前向健忘と逆向健忘
- 前向健忘と逆向健忘は，健忘症における陳述記憶の分類である．
- 逆向健忘は，発症時から過去の記憶が保たれていないことをいう．
- 前向健忘は，発症時より以降の記憶がないことをいう．
- ほとんどの患者は，前向健忘と逆向健忘が併存している．
- 健忘症では意味記憶が障害される．数十分前までの記憶障害検査の記憶が学習されず，時間経過によって記憶が障害される．

- 健忘症候群の解剖学的障害部位は，側頭葉内側，乳頭体近傍，前脳基底部，脳梁(りょう)膨大部などである．
- 手続き記憶の検査には，シリアル7(連続7減算)や三宅式記銘力検査がある．

◆記憶障害
- 記憶障害があるか否かの判断は，まずベッドサイドで可能である．①病識の有無，②3つの物の名前，③見当識，④数唱復唱，⑤過去のエピソード，の確認を行う．

Physical Assessment

❶病識　根拠▶ 病識のある場合は，リハビリテーション治療で回復しやすい状態である． ❷3つの物の名前　根拠▶ 物の名前が言えない時は，即時記憶の障害を疑う． ❸見当識　根拠▶ 時間，場所，名を言えないことは，記憶障害と関連する． ❹数唱復唱　根拠▶ 記憶障害を想定する前に，全般的な注意を確認する必要がある． ❺過去の事柄　根拠▶ 予後に影響する因子として年齢や尿失禁の既往は重要となる．つまり認知障害があるかないか，発症前の事柄を聴取して確認する．	➡インタビュー ➡高次脳機能の観察 ➡ MMSE

3) 言語活動

■構音障害
- 臨床上よくみられるのは脳卒中による症状であり，仮性球麻痺による痙(けい)性構音障害，球麻痺による弛緩性構音障害，小脳障害における失調性構音障害などがある．
- 仮性球麻痺では，皮質延髄路の病変(内方病変など)において発症初期に，軽度の舌音障害を示し努力性の発声となる．
- 球麻痺では脳幹部(橋，延髄)の下位運動ニューロン障害に伴い構音器官障害を起こす．障害されるニューロンは三叉神経運動枝，顔面神経，舌咽・迷走神経が挙げられる．

■失語症
- 臨床上，最初の評価方法としては，ベッドサイドにて自発言語(話す)，理解(聞く)，呼称(物の名前)，書く，読む，そして復唱を確認する．
- 失語症の分類では，全失語，ブローカ失語，ウェルニッケ失語，健忘性失語などに分けられるが，その他の型分類は非常に線引きが困難であることが多い．
- わが国で標準化された(日本語版)検査としてウェスタン失語症検査(western aphasia battery；WAB)があるものの，分類自体を行った後でも経過観察により大きく所見が変化することがある．そのため検査を繰り返し，リハビリテーション治療をそのつど考慮することが必要となる．
- 全失語，ブローカ失語，ウェルニッケ失語，健忘性失語の4型以外に，理解良好症例において復唱障害が認められるものは伝導性失語という(表10-3)．
- 復唱障害が比較的良好な症例は超皮質性失語といい，超皮質性運動性失語，超皮質性感覚性失語，そして混合性皮質性失語に分類される．

◆言語障害
- 失語症では，聞く，話す，書く，復唱する，読むなどのそれぞれの側面で判断する．

Physical Assessment

❶構音障害　根拠▶ 自発言語が不明瞭である時，失語とは別に構音障害がある．顔面の筋肉や舌運動の障害により生じる．	➡高次脳機能の観察 ➡標準失語症検査

10 高次脳機能とその破綻

■表10-3 失語症の分類

ブローカ失語(運動性失語)	著明な自発言語の障害が認められる．話せたとしても非常にゆっくりで非流暢(ちょう)で，努力性発語が特徴的である．通常，書字も障害される．ブローカ領域を含め中心前回に広がる病変で出現する(図10-1)
ウェルニッケ失語	著明な言語理解の障害が認められる．流暢であるが錯語が目立つ．無意味な言葉や錯語(ジャルゴン)を多く表出し，多弁でもある．病変はウェルニッケ領域を含め頭頂葉角回や縁上回へ広がっている(図10-1)
錯語	失語を構成する言語症状において，自発言語において意図するものとは別の音や言語が出てしまうことをいう．音韻性錯語と語性錯語がある
非流暢性言語障害	発語失行を認め，アクセントや文章の抑揚の間違いが多い．文法の間違いも多い．発話量は少ない
流暢性言語障害	発語失行は認めず，アクセントや文章の抑揚は正常である．文法的にも間違いはないが，発話量は多い割に情報量に乏しい
伝導性失語	会話の中では，自分の間違いを正すような症状(自己修正)を示す．つまり流暢な会話であるが音韻性錯語を伴う

❷錯語　根拠▶ 音韻性錯語(めがね⇒ねがね)と語性錯語(えんぴつ⇒はし)がある．
❸非流暢性言語障害　根拠▶ ブローカ失語でよく認める．最初は発語がないこともある．この場合，聴覚理解の障害は少ない．
❹流暢性言語障害　根拠▶ ウェルニッケ失語でよく認める．錯語を伴い，「ジャルゴン」といわれる全く理解できない自発言語を発する．
❺伝導性失語　根拠▶ 流暢であり，音韻性錯語がある．錯語については自分で気がついて修正する特徴がある．

➡高次脳機能の観察
➡標準失語症検査

4) 行動

■失行
- 一般的に失行とは学習された行動や動作の遂行障害である．
- ボタンをかける，服を着る，歯磨きをするなどの日常的動作ができない状態である．
- さらには通常なら可能な一般的な動作(例：腕を上げるなど)ができないことも失行といえる．
- 失行を評価するためには，運動麻痺や失調，失語による理解障害，認知症や全般性注意障害などがないことを確認する必要がある．

■失認
- 日常よく知っているものを，感覚器官を通して認知できなくなる障害である．見たもの，触ったものを呼称したり，意味を想起できない状態である．
- 感覚様式により，視覚失認や聴覚失認，触覚失認，相貌失認などがある．
- さらに，地誌失認として，地誌的記憶障害と地誌的見当識障害があり，前者は病室からトイレに行けず迷ってしまう，自宅への地図が描けないもので，後者は道順を思い出せない，もしくは覚えられない道順障害(例えば自宅に戻れないなど)のほか，場所や風景の失認である環境失認や街並失認と呼ばれるものもある．両者は合併していることが多い．

5) 感情

■情動障害
- 脳損傷による高次脳機能障害は，情動(感情)にも大きく影響する．
- 情動の障害としては，うつ状態が臨床上よくみられ，最も問題となるが，そのほかに，何の前兆もなく突然泣き出す，または笑い出す現象である感情失禁もみられる．

2. 行政的「高次脳機能障害」とは

　2001年度に開始された厚生労働省の高次脳機能障害支援モデル事業において，①記憶障害（前向健忘，逆向健忘），②注意障害（全般性注意障害，半側空間無視），③遂行機能障害，④社会的行動障害などを主たる要因とする人たちには，診断，リハビリテーション，生活支援などの手法が確立しておらず，早急な対応が望まれるところから，特に行政的に「高次脳機能障害」と呼ぶ診断基準を策定した（表10-4, 5）。

1）記憶障害

- 前向健忘，逆向健忘を参照（p.288）．

2）注意障害

- 注意障害は，その症状から，全般性注意障害と方向性注意障害（半側空間無視）に分けられる．

■**全般性注意障害**

- 全般性注意障害の観察では，まず意識障害の有無を確認する．急性期を経て，ベッドサイドで意識レベルの確認が行われたのち，行動や発言に注目する．

■**表10-4　高次脳機能障害の主要症状**
　　　　　（高次脳機能障害診断基準ガイドライン）

1. 記憶障害	・前向健忘 ・逆向健忘
2. 注意障害	・全般性注意障害 ・半側空間無視
3. 遂行機能障害	・目的にかなった行動計画の障害 ・目的にかなった行動の実行障害
4. 社会的行動障害	・意欲・発動性の低下 ・情動コントロールの障害 ・対人関係の障害 ・依存的行動 ・固執

厚生労働省社会・援護局障害保健福祉部，国立障害者リハビリテーションセンター，2008より作成

■**表10-5　高次脳機能障害診断基準（行政的診断基準）**

Ⅰ. 主要症状等	1. 脳の器質的病変の原因となる事故による受傷や疾病の発症の事実が確認されている． 2. 現在，日常生活または社会生活に制約があり，その主たる原因が記憶障害，注意障害，遂行機能障害，社会的行動障害などの認知障害である．
Ⅱ. 検査所見	MRI, CT, 脳波などにより認知障害の原因と考えられる脳の器質的病変の存在が確認されているか，あるいは診断書により脳の器質的病変が存在したと確認できる．
Ⅲ. 除外項目	1. 脳の器質的病変に基づく認知障害のうち，身体障害として認定可能である症状を有するが上記主要症状（Ⅰ-2）を欠く者は除外する． 2. 診断にあたり，受傷または発症以前から有する症状と検査所見は除外する． 3. 先天性疾患，周産期における脳損傷，発達障害，進行性疾患を原因とする者は除外する．
Ⅳ. 診断	1. Ⅰ～Ⅲをすべて満たした場合に高次脳機能障害と診断する． 2. 高次脳機能障害の診断は脳の器質的病変の原因となった外傷や疾病の急性期症状を脱した後において行う． 3. 神経心理学的検査の所見を参考にすることができる．

厚生労働省社会・援護局障害保健福祉部，国立障害者リハビリテーションセンター，2008

- 注意障害は行動や発言に必要な認知の障害であるため，障害の強さや注意の方向性や選択性の確認を精査する．どの程度それらが制御できるかが判断のポイントとなる．
- 年齢や経験による差があるものの，全般性注意障害があると，ある作業を行う時にミスや遅延が生じる．非常にわかりにくい症状ではあるが，今までできていた注意ができないことが診断の第一歩となる．

■**方向性注意障害（半側空間無視）**
- 損傷部位として右側大脳半球で発生しやすいが，頭頂葉はじめ内方後脚，視床，基底核，中脳でも症状を示すことがあり，病巣を特定できていない．
- 半側空間無視といわれるように，症状はまさに「無視」であるが，発現機序から知覚性や注意性などの分類がある．
- 特徴的な症状では視線や頭部が病変部位の反対側を向いておらず，どの方向から話しかけても病変部側を向いてしまう．
- 食事動作では，病変部位の反対側のおかずを残してしまったり，歩行時には病変部位の反対側で物にぶつかったりする．
- 検査ではひもの中点をつかませたり，机上で線分二等分検査や線分抹消検査，模写検査を行えば容易に診断できる（図10-3）．
- 予後については病変部位にもよるが，一過性の出現もあり一定しない．しかし一過性でない状況では長期的にADLを低下させる要因となる．

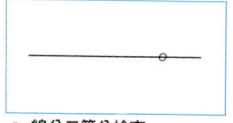

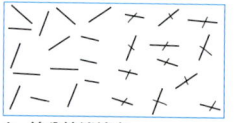

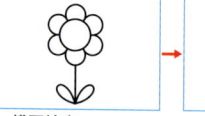

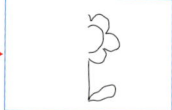

a. 線分二等分検査
紙に書いた水平な直線（20 cm程度）の中央に印をつけてもらう．左半側空間無視では中央がわからず右に偏る

b. 線分抹消検査
紙に書いたすべての線に印をつけてもらう．左半側空間無視では左側の線を見落とす

c. 模写検査
用紙に同じ絵を描いてもらう．左側の描き落としで左半側空間無視と診断できる

■図10-3　半側空間無視の検査

3）遂行機能障害

- 注意障害をはじめ高次脳機能障害の結果，これまでは可能であった計画立案や行動ができない状況を示す．
- いくつかの行動が重なる場合では，問題解決することが困難となる場合が多い．
- 評価法としては，FABやBADSがある．
- FAB（frontal assessment battery at bedside，簡易前頭葉機能検査）：前頭葉機能障害のためのスクリーニング検査．ルール通りの動作が遂行できるかどうかを調べる．
- BADS（behavioral assessment of the dysexecutive syndrome，遂行機能障害症候群の行動評価）：FABと同じく遂行機能を調べる．ただし日常生活の様々な状況を解決できるかどうかを評価している．

4）社会的行動障害

- 社会的行動障害は，いわゆる前頭葉症状（情報転換障害，行為の制御障害，概念転換障害など）との関連が深く，情動面および社会行動面に現れる症状とあわせて出現する総称と考えられる．
- 損傷部位を特定することなく，その他の高次脳機能障害とあわせて出現することが多い．
- 「行政の定義」である社会的行動障害（高次脳機能障害支援モデル事業，2003年4月）では固執性や意欲の低下，抑うつ，依存性，脱抑制などの項目で示されており，症状は多彩である（図10-4）．
- 現時点の医療現場において，その治療は困難であることが多く，脳神経外科医，リハビリテーション科医など単独科では対応しきれない時は，精神科医や臨床心理士を含めたチームでの対応が必要となる．つまり社会生活にあわせた集学的で適切な治療選択が重要である．

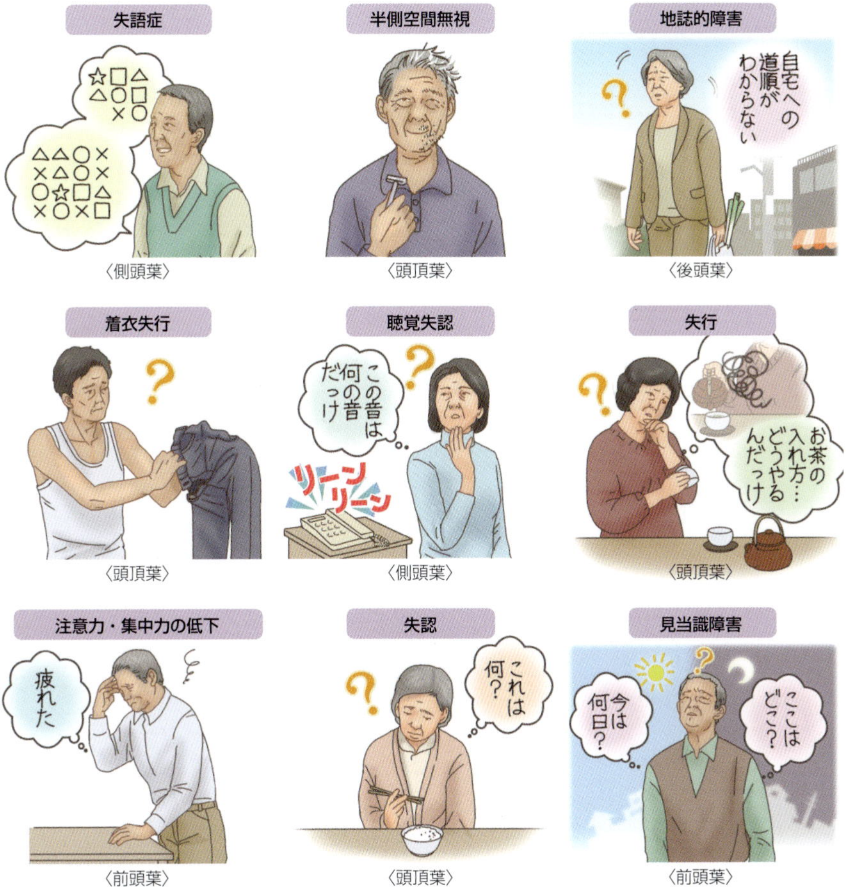

失語症
☆□△ △○□ ×○
△△○× ×△○× ○☆□△ ×○×□
〈側頭葉〉
半側空間無視
〈頭頂葉〉
地誌的障害
自宅への道順がわからない
〈後頭葉〉
着衣失行
〈頭頂葉〉
聴覚失認
この音は何の音だっけ
リーン リーン
〈側頭葉〉
失行
お茶の入れ方…どうやるんだっけ
〈頭頂葉〉
注意力・集中力の低下
疲れた
〈前頭葉〉
失認
これは何？
〈頭頂葉〉
見当識障害
今は何日？
ここはどこ？
〈前頭葉〉

■図 10-4　行政的「高次脳機能障害」の主要症状

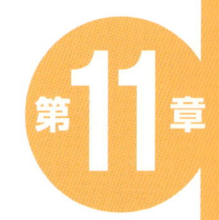

第11章
内部環境調節機能とその破綻
［内分泌機能］

環境の変化に応じて内部環境を調節する

細胞外液によって保持される環境を内部環境といい，種々の調節機能によって生命活動に適した状態に保たれている．この章では，体液循環を介した液性調節を行う内分泌機能について解説する．内分泌系は内分泌器官から分泌されたホルモンが標的細胞で作用を発揮するシステムであり，神経系や免疫系とともにホメオスタシスの維持に貢献している．

＊内部環境の調節に働くその他の機能（体液調節機能，血圧調節機能，体温調節機能）については，第1章を参照

内分泌器官の解剖生理と機能障害

清村紀子

A. 内分泌機能

1. 内分泌とは

　生物には，皮膚で隔てられたからだを取り巻く外部環境と，生体内部で細胞や組織を直接取り巻く内部環境という2つの環境が存在する．生物は，外部環境から酸素や栄養素を生体内に取り込み，二酸化炭素や老廃物を外部環境へと排出する．生体内と外界とは完全に閉ざされているわけではないため，生物は開放系と呼ばれる．変化する外部環境に対して開放系である生物が生命活動を持続するためには，生命活動に適した内部環境（ホメオスタシス）を安定的に維持する必要がある．

　ホメオスタシスは，外部環境・内部環境からもたらされた情報をもとに，神経性調節と液性調節という2つのコントロールシステムによって制御される．神経性調節は生体内外からの情報をもとに情報（刺激）－反応（応答）システムが構築されており，液性調節では生体内の情報をもとにホルモン分泌－標的器官での作用といったシステムが構築されている．神経性調節は効果発現までの時間が速く，効果持続時間も非常に短い．一方，液性調節は効果発現までに時間を要するものの，一旦効果が現れると比較的長く持続するという特徴をもつ．

　組織が合成した物質を放出することを分泌といい，分泌を行う器官を腺という．合成した物質を血管内や間質へ分泌し作用する形式を内分泌という．内分泌を行う腺は内分泌腺，内分泌腺で合成され情報を伝達する生理活性物質はホルモンと呼ばれる．

　神経系，内分泌系，免疫系は，連動して機能を発揮する，あるいは連動して機能が活性化されるため，生理活性物質の働きという観点からは明確に境界を区分することは難しい．例えば，交感神経節後線維の末端から放出される神経伝達物質ノルアドレナリンは，副腎髄質からホルモンとしても分泌される．また，炎症時に免疫担当細胞が産生する細胞間情報伝達分子であるサイトカインは，ホルモンに近い作用機序をもつ．

2. 内分泌器官系の概観

　ヒトの内分泌腺は，視床下部，下垂体，甲状腺，副甲状腺（上皮小体），膵臓，副腎，卵巣，精巣，心臓，肝臓，腎臓，胎盤などの多くの器官があり，これらから分泌されたホルモンが標的細胞で作用を発揮するシステムを内分泌系と呼ぶ．最近では脂肪組織もレプチンなどのホルモンの産生に関与する内分泌器官として着目される（図11-1）．

　内分泌系は，視床下部－下垂体系を中心として，成長・発達，エネルギー代謝，生殖機能に重要な役割を果たすとともに，神経系や免疫系と連携して生体のホメオスタシスの維持に寄与している．

　ここでは，他章で触れられている心臓，肝臓，腎臓，消化管を除く内分泌系の主な器官についての構造と機能，ならびに分泌されるホルモンについて整理する．

3. 内分泌機能

　ヒトは，寝ている間も絶え間なく呼吸をしているし，心臓の拍動が止まることはない．呼吸や心臓の拍動は，いずれもエネルギーを必要とする．こうした基礎代謝に加えて，活動量の多い日中のエネルギー消費は夜間の睡眠時と比較すると格段に増える．エネルギー代謝に関わるホルモン分泌は1日の中で周期的なリズムを有し，また成長・発達に関わるホルモンはライフサイクルの中で分泌は増減する．ホメオスタシスや成長，エネルギー代謝に関与するホルモンは，常に一定のごくわずかな量で作用を発揮するため，分泌は生体内外の環境に応じて調整されている．

　内分泌機能はホルモンの生理作用にほかならず，概ね，①ホメオスタシスの維持，②エネルギー代謝，③成長・発育，生殖，の3つに区分できる（図11-2）．

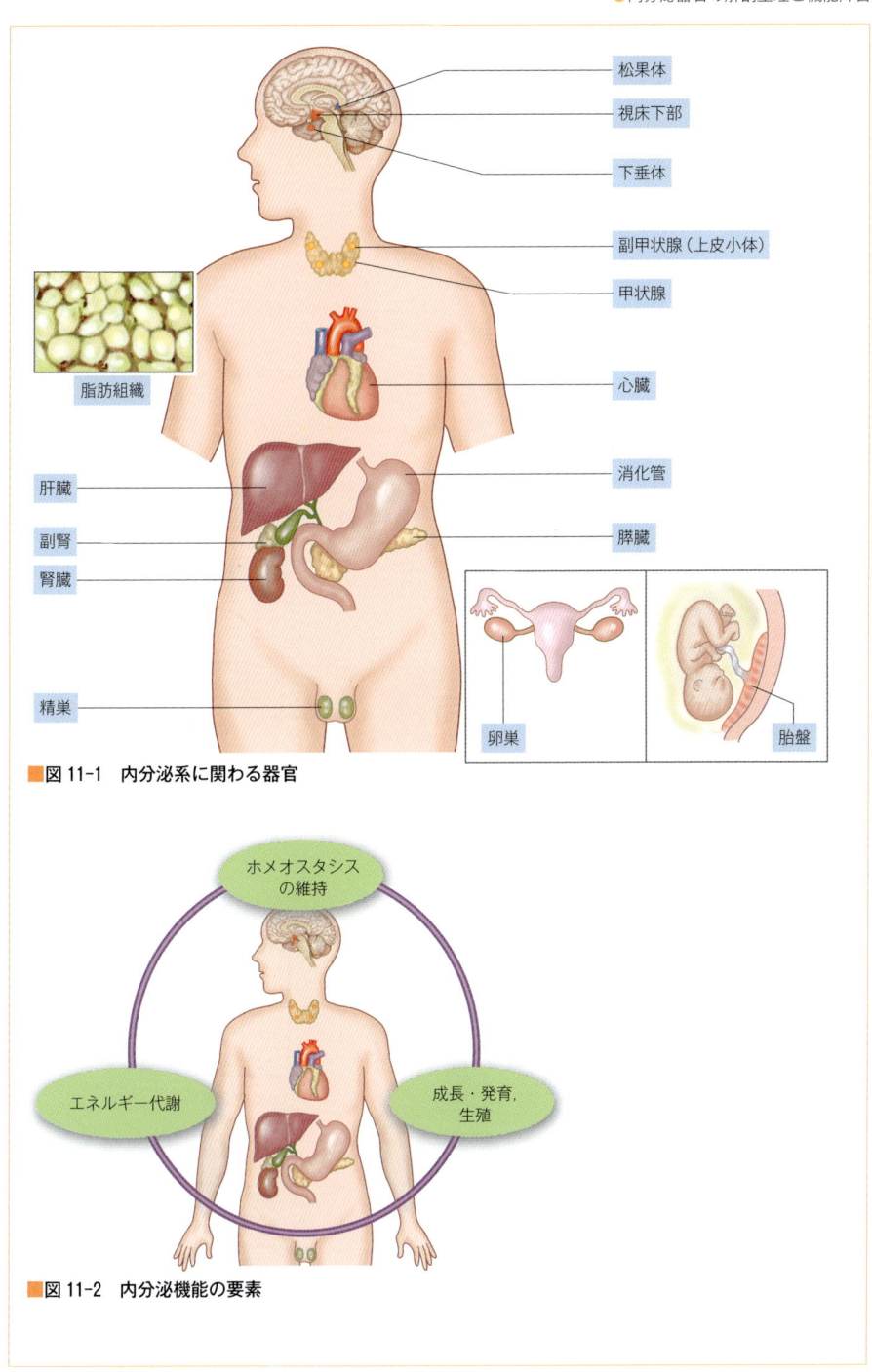

●内分泌器官の解剖生理と機能障害

図中ラベル：松果体／視床下部／下垂体／副甲状腺（上皮小体）／甲状腺／心臓／消化管／膵臓／卵巣／胎盤／脂肪組織／肝臓／副腎／腎臓／精巣

■図11-1　内分泌系に関わる器官

図中ラベル：ホメオスタシスの維持／エネルギー代謝／成長・発育, 生殖

■図11-2　内分泌機能の要素

11　内部環境調節機能とその破綻

B. ホルモン

1. ホルモンとは
1) ホルモンの特徴

ホルモンの特徴として以下の3点が挙げられる.
① 内分泌細胞は, 原材料を血液から取り込んで細胞内でホルモンを合成する. 内分泌器官から血管内へ分泌されたホルモンは, 血流を介して全身をめぐるが, 全ての器官で作用を発揮するわけではない. ホルモンは, 特定のホルモンに対する受容体をもつ細胞(標的細胞)をもつ器官(標的器官)でのみ特異的に作用を発揮することができる. こうした性質は器官特異性と呼ばれる.
② ホルモンはごくわずかな量で効果を発揮する. 例えば, 甲状腺ホルモンは100万tの水に1g溶かしてもその効果を発揮するといわれる.
③ 遅発性で作用時間が長い.

2) ホルモンの開口分泌と作用様式

● ホルモンは, 開口分泌(エキソサイトーシス)によって内分泌細胞から放出される. 開口分泌とは, 物質を蓄えた細胞小胞が細胞膜と融合して細胞外へ物質を放出する現象をさす(図11-3). 開口分泌は細胞内のCaイオン濃度が上昇することで誘導される.
● ホルモンの作用様式には, 細胞間の情報伝達の方法によって, 内分泌, 神経内分泌, 自己分泌(オー

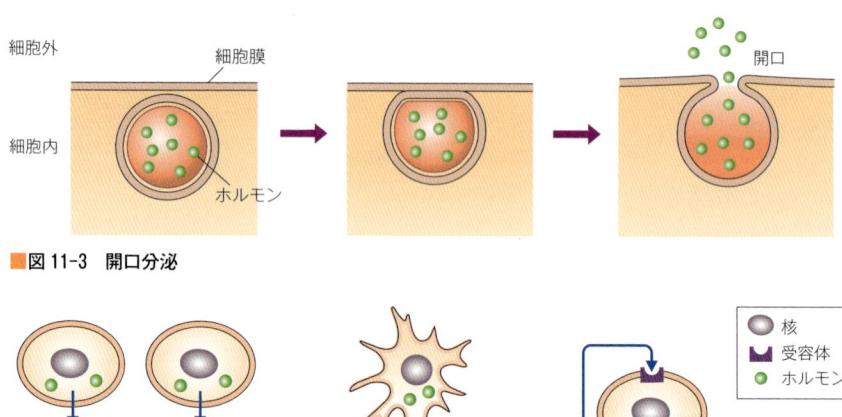

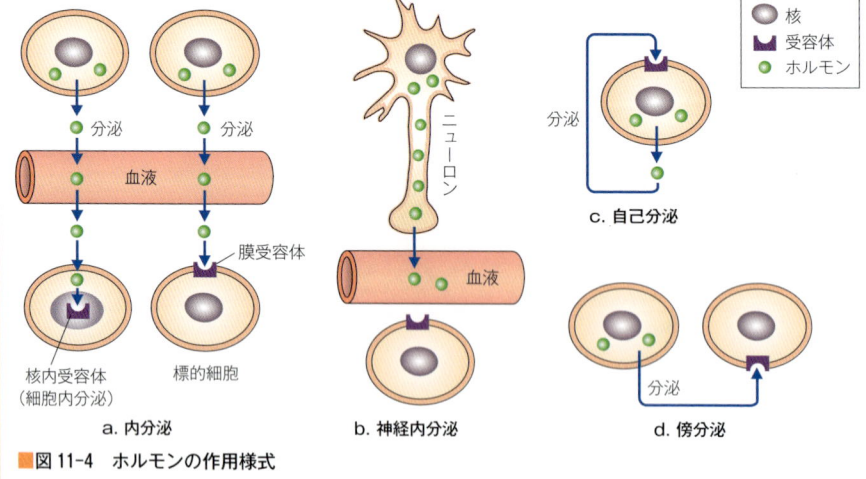

■図11-3 開口分泌

■図11-4 ホルモンの作用様式

トクリン），傍分泌（パラクリン）の4つがある（図11-4）．
①内分泌：内分泌細胞（腺）から分泌され，血行によって標的細胞（器官）に作用する．
②神経内分泌：神経伝達物質が血液中に入り，血行によって標的細胞（器官）に作用する．
③自己分泌：ホルモンを分泌した細胞自身に作用する．
④傍分泌：間質液を介して分泌した細胞の近傍にある細胞に作用する．

3）ホルモンの化学的分類

- ホルモンは，化学構造によって3つに区分される（表11-1）．

4）ホルモンの作用機序

- ホルモンの作用機序は，細胞膜を通過できるか否かによって異なる．細胞膜はリン脂質の2重層で構成されるため，脂溶性の物質は細胞膜を容易に通過できる一方，水溶性の物質は細胞膜を通過することができない．ステロイドホルモンと甲状腺ホルモン（アミノ酸誘導体ホルモン）は脂溶性ホルモンで，甲状腺ホルモンを除くアミノ酸誘導体ホルモンとペプチドホルモンは水溶性ホルモンである．
- 脂溶性ホルモン（細胞内受容体結合型）は，細胞膜を通過して細胞内へと侵入し，細胞質や核質にある受容体（細胞内受容体）と結合してホルモン-受容体複合体を形成する．ホルモン-受容体複合体はDNAに作用してタンパク質の合成の過程に影響を及ぼす（遺伝子の発現を誘導する）ことで作用を発揮する（図11-5）．
- 水溶性ホルモン（細胞膜受容体結合型）は，細胞膜を通過できない．水溶性ホルモンは，細胞膜の受容体（膜受容体）と結合することで，イオンチャネルの開閉に影響を与えたり，リン酸化酵素やGタンパク質（グアノシン三リン酸と結合して活性化されるGTP結合タンパク質の1つでセカンドメッセ

■ 図11-5　脂溶性ホルモンの作用機序

■ 図11-6　水溶性ホルモンの作用機序

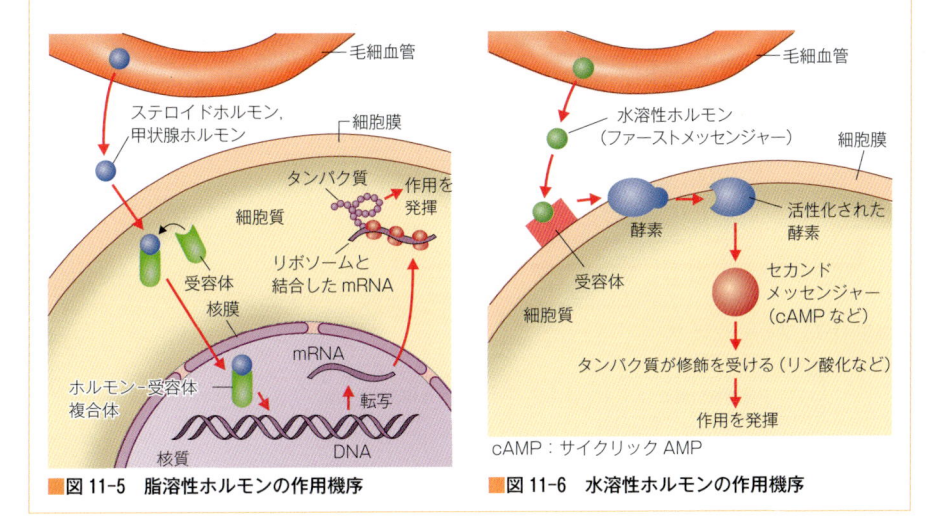

cAMP：サイクリックAMP

■ 表11-1　ホルモンの化学的分類

分類	化学構造	例
アミノ酸誘導体ホルモン	アミノ基（-NH₂）を有する	甲状腺ホルモン，アドレナリン，ノルアドレナリン，メラトニンなど
ステロイドホルモン	ステロイド核を有する	副腎皮質ホルモン，性ホルモンなど
ペプチドホルモン	アミノ酸が連なったペプチドから構成される	視床下部ホルモン，下垂体ホルモン，インスリン，消化管ホルモンなど

ンジャーに関与する)を活性化することで作用を発揮する(図11-6).水溶性ホルモンの作用には遺伝子の発現は伴わない.

5) ホルモン分泌の調節

- ホルモンの分泌は,過剰であっても過少であっても生体に悪影響をもたらす.また,ホルモンは常に一定量が分泌されているわけではない.ホルモン分泌は,①フィードバック制御,②視床下部ホルモンによる階層的支配,③神経性調節,の大きく3つの様式で調整されている.

■フィードバック制御

- Aの入力によってBという出力が得られるシステムがある時,得られた出力Bが入力Aに影響を及ぼすしくみをフィードバックという(図11-7).制御する信号を送り,その変化を検知して制御そのものを変化させるシステムをフィードバック制御という.
- 出力Bが入力Aを促進させるような現象を正のフィードバック(ポジティブ・フィードバック)といい,出力Bが入力Aを抑制するような現象を負のフィードバック(ネガティブ・フィードバック)という.生体内のホルモン分泌におけるフィードバックの多くは負のフィードバック(ネガティブ・フィードバック)によって制御されている.
- ホルモン分泌のフィードバック制御は,分泌されたホルモンの血中濃度をモニターし出力B(効果)とする濃度重視型調節と,分泌されたホルモンによって引き起こされた反応をモニターして出力B(効果)とする作用重視型調節に区分される(図11-8).下垂体前葉ホルモン,副腎皮質ホルモン,甲状腺ホルモン,エストロゲンなどは濃度重視型調節のホルモンであり,アルドステロン,インスリン,グルカゴン,カルシトニン,パラソルモン,バソプレシンなどは作用重視型調節のホルモンである.

①負のフィードバック

負のフィードバックは一般的なホルモン分泌の制御機構である.負のフィードバックの例として,甲状腺ホルモンの分泌の機序が挙げられる(図11-9).

甲状腺ホルモン(T_3, T_4)の分泌は,下垂体前葉から分泌される甲状腺刺激ホルモン(TSH)によって促進され,TSHの分泌は,視床下部ホルモンである甲状腺刺激ホルモン放出ホルモン(TRH)によって促進される.甲状腺ホルモン(T_3, T_4)の血中濃度がある一定基準に達すると,視床下部と下垂体前葉にその情報がフィードバックされTRHとTSHの分泌が抑制され,結果として甲状腺ホルモン(T_3, T_4)の分

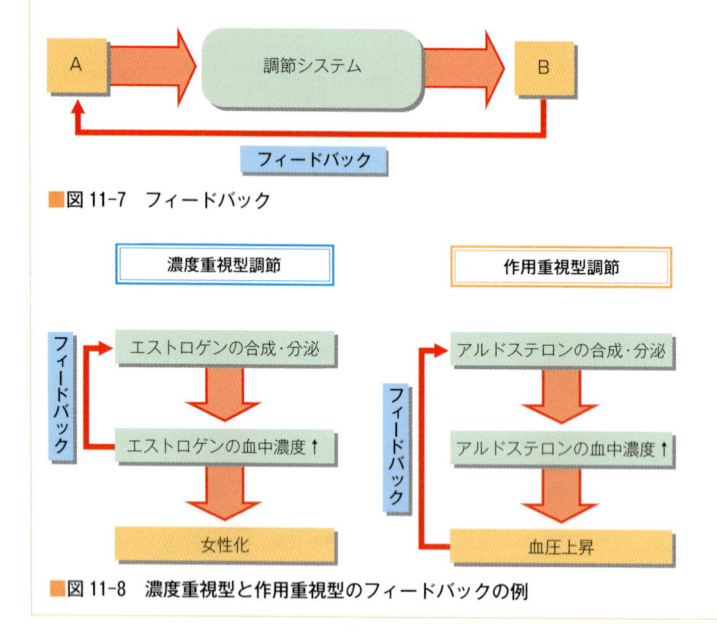

■図11-7 フィードバック

■図11-8 濃度重視型と作用重視型のフィードバックの例

泌も抑制される.
　最も下位にある内分泌腺での結果が上位の内分泌腺に作用する，長い経路を有するこうしたフィードバックを長環フィードバックという．また，TSHの血中濃度も視床下部にフィードバックされ，TRHの分泌が抑制される．短い経路のこうしたフィードバックは短環フィードバックと呼ばれる．

② **正のフィードバック**

　負のフィードバックが分泌を抑制して反応を制御するのに対し，正のフィードバックでは分泌を促進して反応を制御する．

　生体の中で正のフィードバック制御は限られている．分娩や母乳分泌（オキシトシン），性腺ホルモンなどが挙げられ，生殖に関わる現象に認められる．分娩時，胎児が下降し子宮頸部の平滑筋を伸展したり，乳児が母乳を飲むために乳頭を刺激するとオキシトシンの分泌は増加し，子宮筋を収縮させて分娩を促進したり，乳管の平滑筋を収縮させて乳汁の排出を促すように働く．

　また，女性の性周期のうち卵胞期では，エストロゲンの血中濃度が上昇すると性腺刺激ホルモン（ゴナドトロピン）の分泌が刺激され，さらにエストロゲンの分泌が増す正のフィードバックが起こる*．

*エストロゲンはゴナドトロピンに対して全て正のフィードバックを示すわけではない．性周期の卵胞期以外の時期では，エストロゲンはゴナドトロピンに負のフィードバックをかける．

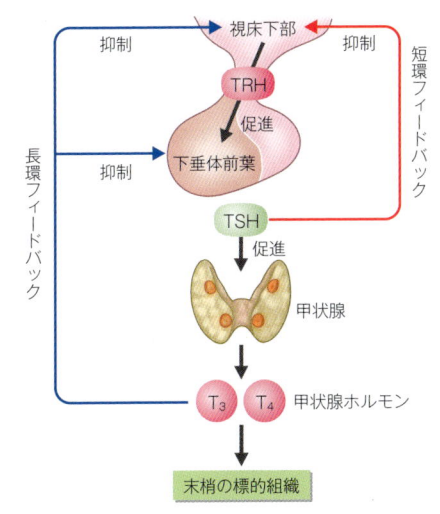

■ **図11-9　負のフィードバックの例**
（甲状腺ホルモンの分泌調節）

■ **神経性調節**

- 生体に何らかの刺激が加わると，その刺激の種類にかかわらず生体内では非特異的な反応が起こる．
- ウォルター・B・キャノンは，吠える犬を前にした猫に呼吸数増加，心拍数増加，瞳孔散大，血圧上昇といった共通の反応が出現することに着目した．キャノンはこうした実験を繰り返し，緊張状態にある猫の血中にアドレナリンという物質が多く存在することを発見した．これをキャノンの緊急反応もしくは闘争-逃走反応といい，ストレス状態に関する初めての生理学的記述として知られている．
- その後，キャノンの緊急反応は，ハンス・セリエによって視床下部-下垂体-副腎皮質系と視床下部-交感神経-副腎髄質系を動員したホメオスタシスを維持するための適応反応であるとするストレス学説へと発展していく（図11-10）．
- ストレスに関連して分泌が変化するホルモンはストレスホルモンもしくはストレス関連ホルモンと呼ばれ，心血管系，呼吸器系，消化器系，免疫系に影響をもたらし，副腎皮質刺激ホルモン放出ホルモン（CRH），副腎皮質刺激ホルモン（ACTH），コルチゾール，アドレナリン，バソプレシンなどが挙げられる．
- その他，インスリンやグルカゴン，セクレチンやガストリンなどの消化管ホルモンの分泌も自律神経のコントロールを受ける．

■ **視床下部ホルモンによる階層的支配**

- ホルモンの分泌の多くは，階層的に支配されている．例えば，視床下部ホルモンによって下垂体前葉ホルモンの分泌が調節され，さらに下垂体前葉ホルモンによって甲状腺，副腎皮質，性腺などの内分泌腺からのホルモンの分泌が調節されている．視床下部ホルモンによる階層的支配はフィードバック制御を受けている．
- 視床下部から出るホルモンには，下垂体ホルモンの分泌を促進するものと抑制するものがある．例えば，成長ホルモン（下垂体前葉ホルモン）は，成長ホルモン放出ホルモン（視床下部ホルモン）で分泌が促進され，成長ホルモン抑制ホルモン（視床下部ホルモン）で分泌が抑制される．

■ 図11-10 生体におけるストレス反応

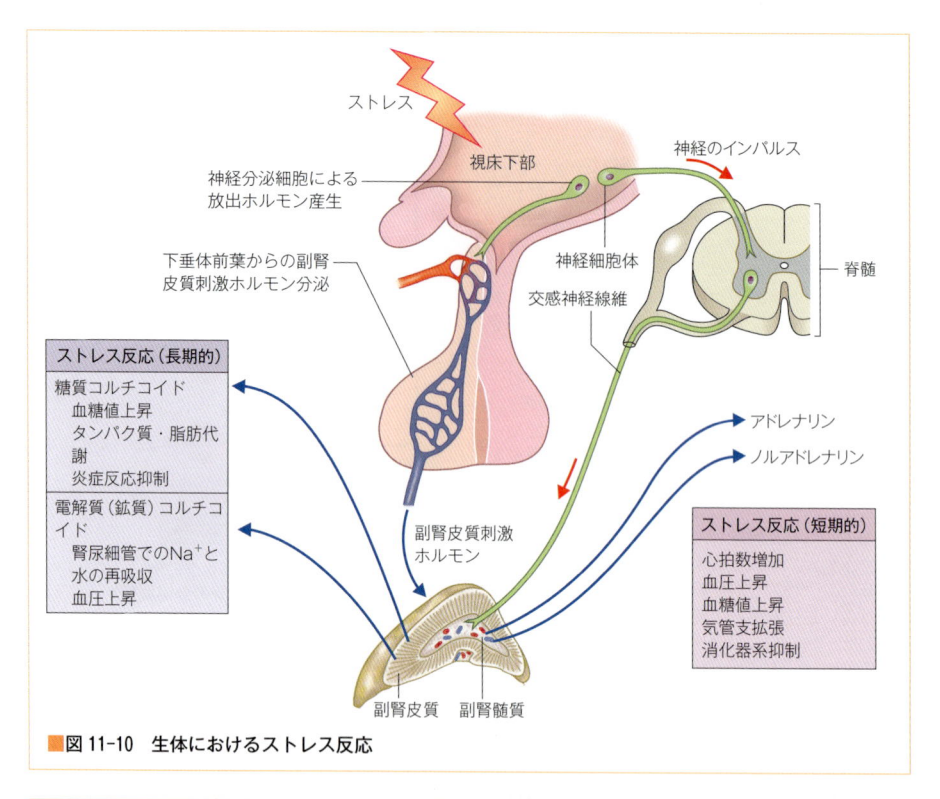

C. 視床下部-下垂体系

1. 視床下部-下垂体系

- 内分泌系における視床下部-下垂体系は非常に重要な位置づけにある.
- 間脳の一部である視床下部は,視交叉の後で漏斗を伸ばし下垂体とつながっている（図11-11）.
- 下垂体は,内頭蓋底で蝶形骨の一部であるトルコ鞍(あん)と呼ばれるくぼみのなかにすっぽりと収まる.
- 下垂体は,重さ0.5～0.7g,小指頭大の大きさで,下垂体は発生学的にも機能的にも特殊で,腺組織からなる下垂体前葉（腺性下垂体）と神経組織からなる下垂体後葉（神経性下垂体）の2つの部分からなる（図11-11）.
- 下垂体前葉は,前部・中間部・隆起部に区分され,下垂体の重さの75％を占めている.
- 下垂体前葉を栄養する上下垂体動脈は隆起部で第一次毛細血管網を形成し,その後数本の細静脈となって下垂体前葉に入り,再度毛細血管網（第二次毛細血管網）を形成する.第一次毛細血管網と第二次毛細血管網を結ぶ静脈を下垂体門脈といい,この系全体を下垂体門脈系と呼ぶ.
- 下垂体門脈系の第一次毛細血管網の周囲には弓状核などの視床下部からのニューロンの軸索が伸び,視床下部ホルモンが下垂体門脈へと分泌される（神経内分泌）.
- 下垂体後葉にも視床下部からのニューロンの軸索が伸び,視床下部で産生されたホルモンが分泌される（神経内分泌）.
- 下垂体前葉の中間部からは,メラニン細胞刺激ホルモン（MSH）が分泌され,皮膚でのメラニン色素の合成を促進する.
- 視床下部は,内分泌系と神経系の統合中枢としての機能を持ち,①視床下部が副腎髄質を直接的に調節する,②視床下部が内分泌腺としてホルモンを産生し下垂体後葉に放出する,③視床下部が視床下

●内分泌器官の解剖生理と機能障害

■図 11-11　視床下部-下垂体系の構造

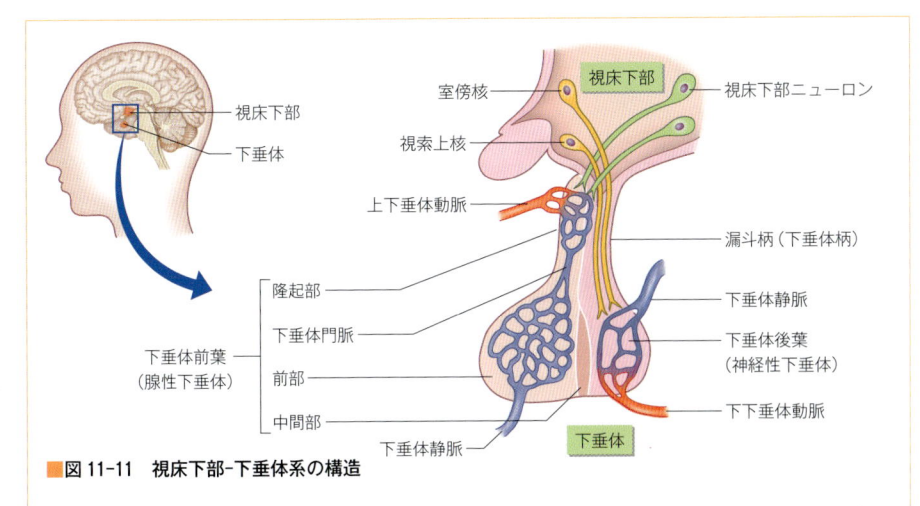

部ホルモン（放出ホルモン，抑制ホルモン）を分泌し下垂体前葉のホルモンを調節する，の3つの仕組みでその役割を果たしている（図 11-12）．①の視床下部からの副腎髄質への調節は自律神経系に属するものではあるが，交感神経系を刺激する因子は副腎髄質からのホルモン（アドレナリン，ノルアドレナリン）分泌を同時に促進するため，ここでも触れておく．

①視床下部が副腎髄質を直接的に調節する
　強い緊張状態に置かれ，交感神経系が活性化すると，交感神経節後線維の末端から副腎髄質へ神経伝達物質であるノルアドレナリンが放出される．神経末端から放出されたノルアドレナリンは副腎髄質からのホルモン分泌を促進する．

②視床下部がホルモンを産生し下垂体後葉に放出する
　下垂体後葉には，視床下部の視索上核や室傍核のニューロンの軸索が伸び，視床下部で産生された抗利尿ホルモン（バソプレシン）やオキシトシンが放出される．抗利尿ホルモンやオキシトシンは下垂体後葉に一旦貯蔵され，必要に応じて血管内へ分泌される（表 11-2）．

③視床下部が視床下部ホルモン（放出ホルモン，抑制ホルモン）を分泌し下垂体前葉のホルモンを調節する
　現在同定されている視床下部ホルモンは6種類で，下垂体前葉ホルモンの分泌を調節する（図 11-13）．視床下部ホルモンは下垂体前葉ホルモンの分泌を調節するため調節ホルモンとも呼ばれる．視床下部ホルモンが分泌されると下垂体前葉ホルモンの分泌が促進されたり抑制されたりする．下垂体前葉ホルモンには，成長ホルモンや甲状腺刺激ホルモンなどがあり，各標的器官で作用を発揮する（図 11-13）．

■表 11-2　下垂体後葉ホルモン

下垂体後葉ホルモン	標的器官	分泌の調節	作用
オキシトシン	子宮 乳腺	子宮頸部の伸展によって分泌促進 乳頭吸引に反応し分泌促進 ＊分娩期や授乳期に大量に分泌される	子宮平滑筋収縮 射乳作用
抗利尿ホルモン （バソプレシン：ADH）	腎臓の集合管	血液浸透圧の上昇・血液量減少によって分泌が促進される	水分保持作用

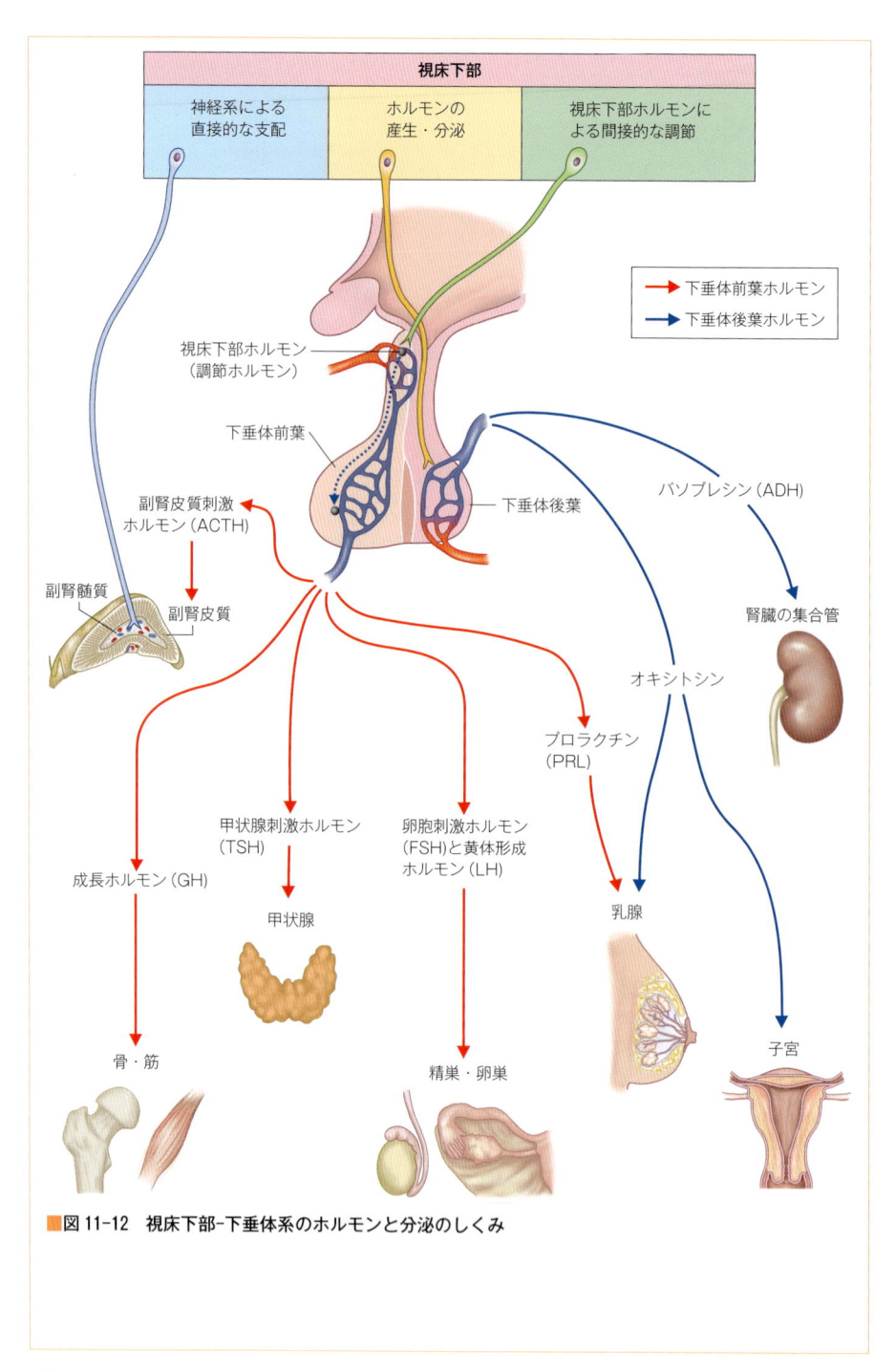

■図11-12　視床下部-下垂体系のホルモンと分泌のしくみ

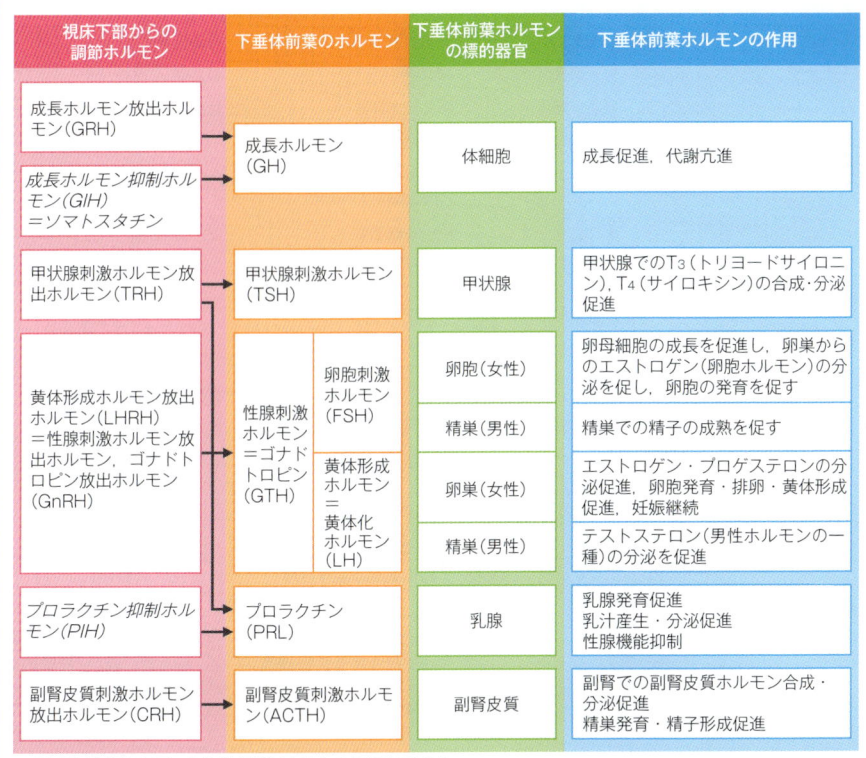

●内分泌器官の解剖生理と機能障害

視床下部からの調節ホルモン	下垂体前葉のホルモン		下垂体前葉ホルモンの標的器官	下垂体前葉ホルモンの作用
成長ホルモン放出ホルモン(GRH)	成長ホルモン(GH)		体細胞	成長促進,代謝亢進
成長ホルモン抑制ホルモン(GIH) *=ソマトスタチン*				
甲状腺刺激ホルモン放出ホルモン(TRH)	甲状腺刺激ホルモン(TSH)		甲状腺	甲状腺でのT₃(トリヨードサイロニン),T₄(サイロキシン)の合成・分泌促進
黄体形成ホルモン放出ホルモン(LHRH) =性腺刺激ホルモン放出ホルモン,ゴナドトロピン放出ホルモン(GnRH)	性腺刺激ホルモン=ゴナドトロピン(GTH)	卵胞刺激ホルモン(FSH)	卵胞(女性)	卵母細胞の成長を促進し,卵巣からのエストロゲン(卵胞ホルモン)の分泌を促し,卵胞の発育を促す
			精巣(男性)	精巣での精子の成熟を促す
		黄体形成ホルモン=黄体化ホルモン(LH)	卵巣(女性)	エストロゲン・プロゲステロンの分泌促進,卵胞発育・排卵・黄体形成促進,妊娠継続
			精巣(男性)	テストステロン(男性ホルモンの一種)の分泌を促進
プロラクチン抑制ホルモン(PIH)	プロラクチン(PRL)		乳腺	乳腺発育促進 乳汁産生・分泌促進 性腺機能抑制
副腎皮質刺激ホルモン放出ホルモン(CRH)	副腎皮質刺激ホルモン(ACTH)		副腎皮質	副腎での副腎皮質ホルモン合成・分泌促進 精巣発育・精子形成促進

＊下垂体前葉ホルモンの分泌を抑制するものは斜字で示す

■図11-13 視床下部ホルモンと下垂体前葉ホルモン

2.下垂体疾患とフィジカルアセスメント

1)下垂体前葉

- 下垂体前葉からは,成長ホルモン(GH),プロラクチン(PRL),甲状腺刺激ホルモン(TSH),副腎皮質刺激ホルモン(ACTH),性腺刺激ホルモン(ゴナドトロピン,GTH)が分泌される.
- 下垂体前葉ホルモンは分泌量が過剰になったり,あるいは分泌量が低下すると様々な症状を呈する(表11-3).

◆下垂体腺腫
- 下垂体腺腫は下垂体前葉の細胞から発生する良性腫瘍で,10年生存率はほぼ100%と生命予後良好とされる.
- 腺腫細胞がホルモンを産生・分泌する機能性腺腫(GH産生腺腫,PRL産生腺腫(プロラクチノーマ),ACTH産生腺腫,TSH産生腺腫)と,ホルモンを産生・分泌しない非機能性腺腫に区分される.
- 機能性腺腫はホルモンを分泌するため,ホルモン分泌過剰症状によって直径1cm以下でも発見されることが多い.非機能性腺腫では,腺腫の増大による脳の局所症状や下垂体前葉機能低下症状によって初めて気づかれるために,腺腫が比較的大きくなって発見されることが多い.機能性腺腫であっても腺腫が増大すると,非機能性腺腫同様の脳の局所症状が出現する.
- 原発性脳腫瘍の約18%程度を占め,壮年期から老年期に多く発生するが,稀に小児期にも認められる.成人以降の発症例では非機能性腺腫が多く,小児期の発症例では機能性腺腫が多い.

■表11-3　下垂体前葉ホルモンの分泌過剰と分泌低下

ホルモン	ホルモンの作用		分泌過剰	分泌低下
成長ホルモン（GH）	代謝作用	抗インスリン作用	高血糖	低血糖（小児）
		脂肪分解作用	脂質代謝異常	体脂肪の増加
		電解質の再吸収促進	高血糖，高リン血症	―
	成長促進作用	骨端軟骨形成促進	高身長（小児） 四肢末端肥大（成人）	低身長
		蛋白合成促進	軟部組織肥厚	筋力低下
		代表的疾患	先端巨大症 下垂体性巨人症	GH分泌不全性低身長
プロラクチン（PRL）	乳腺発育促進		乳房肥大	乳房萎縮
	乳汁産生・分泌促進		乳汁漏出	乳汁分泌不全
	性腺機能抑制		無排卵，無月経，精子産生障害	不妊（女性）
		代表的疾患	PRL産生下垂体腺腫（プロラクチノーマ）	シーハン症候群
甲状腺刺激ホルモン（TSH）	甲状腺ホルモン（T₃, T₄）合成促進		甲状腺腫 甲状腺機能亢進症状（頻脈，発汗過多，手指振戦，筋力低下，微熱，体重減少など）	甲状腺機能低下症状（易疲労感，耐寒性の低下，皮膚乾燥，脱毛，徐脈，低体温，発語障害，集中力・記憶力低下，進行すると粘液水腫や意識障害など）
		代表的疾患	TSH産生下垂体腺腫	続発性甲状腺機能低下症
副腎皮質刺激ホルモン（ACTH）	糖質コルチコイド合成促進 電解質コルチコイド合成促進 副腎アンドロゲン合成促進		コルチゾール過剰症状：中心性肥満，満月様顔貌，高血圧，高血糖，易感染性，筋力低下 副腎アンドロゲン過剰症状：性腺機能低下	コルチゾール欠乏症状：易疲労感，低血糖，低血圧，水利尿不全 副腎アンドロゲン欠乏症状：腋毛・陰毛の脱毛 副腎不全症状：易疲労感，低血圧，食欲不振，低血糖や低ナトリウム血症による意識障害など
		代表的疾患	クッシング症候群	下垂体前葉機能低下症 ACTH単独欠損症
性腺刺激ホルモン＝ゴナドトロピン（GTH）	女性	エストロゲン・プロゲステロンの分泌促進 卵胞発育・排卵・黄体形成促進 妊娠継続	思春期の早期発育（小児） 骨端線早期閉鎖（小児）	無月経，不妊，性器・乳房の萎縮

(表11-3つづき)

ホルモン	ホルモンの作用		分泌過剰	分泌低下
性腺刺激ホルモン＝ゴナドトロピン(GTH)つづき	男性	テストステロンの分泌促進 精巣発育・精子形成促進	思春期の早期発育(小児) 骨端線早期閉鎖(小児)	男性不妊，性欲低下，勃起不全，精子形成不全，精巣萎縮
		代表的疾患	⬇ 性早熟症	⬇ 下垂体前葉機能低下症

- 下垂体腺腫の分類別発生頻度は，非機能性腺腫(約40％)，PRL産生腺腫(約30％)，GH産生腺腫(約20％)，ACTH産生腺腫(約5％)，TSH産生腺腫(約1％)，その他(約4％)といわれる．
- PRL産生腺腫は人口1万人に約1人程度で発症し，女性に多く，不妊症や無月経を主訴に受診して発見されるケースが多い．妊娠以外で無月経女性の約20％に高PRL血症が認められる．
- わが国でのGH産生腺腫による巨人症や先端巨大症の頻度は，人口100万人に約50〜70人程度である．
- ACTH産生腺腫は女性に多く，下垂体腫瘍によってACTHの分泌が過剰になった病態をクッシング病という．

Physical Assessment

❶ **血圧** 根拠▶ ACTH産生腺腫の場合，副腎皮質ホルモンが過剰となる．副腎皮質ホルモンは，ナトリウムの再吸収を促進する作用があり，これによって体内の水分量が増加するため，血圧が上昇する． ➡内分泌機能の概観（全身の観察）

❷ **満月様顔貌，中心性肥満** 根拠▶ ACTH産生腺腫の場合，副腎皮質ホルモンが過剰となる．副腎皮質ホルモンは，タンパク質や脂肪から糖を新生する作用がある．糖新生が亢進すると，筋組織のタンパク質活用で筋萎縮が起こり四肢は細くなり，脂肪分解が特に四肢で亢進するため体幹部や顔面の頬部に脂肪が沈着して中心性肥満や満月様顔貌を呈する．

❸ **手足の増大，下顎の突出，眉弓部の膨隆，舌の巨大化，極端な高身長** 根拠▶ GH産生腺腫では，分泌するGHの作用によって，骨端が閉じる前の若年者では身体全体と各部分が巨大化する．また，骨の成長の止まった成人以降では，末端部のみが巨大化する．

❹ **発汗・皮脂増加** 根拠▶ GHによって代謝が亢進するため，発汗や皮脂の増加がみられる．

❺ **視力・視野障害** 根拠▶ 下垂体は視交叉の近傍に位置し，腫瘍が増大し，視交叉を圧迫すると視野障害や視力低下が出現する．耳側半盲が出現することが多い． ➡インタビュー

❻ **無月経や月経不順（女性），性欲低下（男性）** 根拠▶ 下垂体前葉からは性腺刺激ホルモンが分泌される．下垂体前葉機能が低下するため性腺刺激ホルモン低下の症状が現れる（GHの分泌低下も起こるがほとんどが無症状）．また，PRL産生腺腫では，PRLの分泌が過剰になる．PRLは卵巣機能を抑制する作用があるため，無月経となる．ACTH産生腺腫でも男性ホルモンの分泌過剰によって無月経が起こることがある．

❼乳汁分泌　根拠▶ PRL産生腺腫では，PRLの分泌が過剰になる．PRLの作用として乳汁分泌がある．		➡インタビュー
❽疲労感，倦怠感，筋力低下　根拠▶ ACTH産生腺腫の場合，副腎皮質ホルモンが過剰となる．副腎皮質ホルモンは，タンパク質や脂肪から糖を新生する作用がある．糖新生が亢進すると，筋組織のタンパク質活用で筋萎縮するため，筋力が低下して疲労感や倦怠感を呈する．		
❾性機能低下　根拠▶ 下垂体の機能が低下すると性機能が低下し，性欲低下や勃起障害を呈する．		
❿前頭部や眼窩部の鈍痛，頭重感　根拠▶ トルコ鞍周辺の硬膜が腫瘍によって刺激されるために鈍い痛みや頭が重たい感覚が出現する．		
⓫赤紫色の皮膚伸展線条，皮下出血　根拠▶ ACTH産生腺腫で中心性肥満になると，皮膚が急に引き伸ばされるために，皮膚の弾性線維が断裂して皮膚線条を呈する．また，皮膚が引き伸ばされて，皮下の末梢血管が透けるために赤紫色を呈する．症状が進行すると，皮下の血管がわずかな外的刺激で破綻して皮下出血を生じる．		➡内分泌系の視診
⓬多毛　根拠▶ ACTH産生腺腫では男性ホルモンの分泌過剰によって男性化が起こり，多毛を呈することがある．		
⓭尿糖，血糖値　根拠▶ ACTH産生腺腫の場合，副腎皮質ホルモンが過剰となる．副腎皮質ホルモンは，タンパク質や脂肪から糖を新生する作用がある．糖新生によって血糖値が上昇する．		➡検査
⓮下垂体前葉ホルモン値　根拠▶ 機能性下垂体腺腫では，下垂体前葉ホルモンの基準値からの逸脱や負荷試験に対する特異的な反応が出現する．		

◳下垂体前葉機能低下症（汎下垂体機能低下症）

- 下垂体前葉機能低下症の原因は，①視床下部の障害，②下垂体自体の障害，③下垂体茎部の障害に分類される．いずれかの原因単独で発生することは珍しく，障害部位が複数領域に及んでいるケースが多い．
- すべての前葉ホルモン分泌が障害されている汎下垂体機能低下症，2種類以上の複数ホルモンの分泌が障害されている部分型下垂体機能低下症，単一のホルモンの分泌が障害されている下垂体ホルモン単独欠損症がある．

Physical Assessment

ホルモン欠乏症状			
❶ ACTH欠乏	根拠▶ 汎下垂体機能低下症では，すべての下垂体前葉ホルモン分泌が障害されるため各ホルモン	全身倦怠感，食欲低下，消化器症状 低血圧 低ナトリウム血症，好酸球増加	➡インタビュー ➡内分泌機能の概観（全身の観察） ➡検査
❷ TSH欠乏		耐寒性低下，便秘	➡インタビュー

		の欠乏症状が出現する.	不活発，徐脈，皮膚乾燥	➡内分泌機能の概観（全身の観察）
❸ FSH欠乏			女性：無月経，不妊，男性：不妊，性欲低下，勃起不全	➡インタビュー ➡内分泌系の視診
			女性：性器・乳房の萎縮，男性：精巣萎縮	
❹ GH欠乏			成人：筋力低下，体脂肪増加 小児：発育障害	➡内分泌機能の概観（全身の観察）
❺ PRL欠乏			女性：乳房萎縮 血中PRL基礎値の上昇	➡内分泌系の視診 ➡検査
❻ GTH欠乏			女性：無月経，不妊，男性：不妊，性欲低下，勃起不全	➡インタビュー ➡内分泌系の視診
			女性：性器・乳房の萎縮，男性：精巣萎縮	
脳の局所症状				
❶慢性頭痛　根拠▶ トルコ鞍内腫瘍の場合，腫瘍が増大すると頭蓋内体積が増して頭痛が出現し慢性化する.				➡インタビュー
❷視力・視野障害　根拠▶ 腫瘍が視交叉を圧迫すると視力の低下や耳側半盲が生じる.				

2）下垂体後葉

- 下垂体後葉からは，オキシトシン（OT）とバソプレシン（ADH）が分泌される.
- 下垂体後葉ホルモンの分泌量が過剰になったり，あるいは分泌量が低下すると様々な症状を呈する（表11-4）.

◇尿崩症（中枢性尿崩症）

- 尿崩症には，バソプレシンの合成・分泌障害を原因とする中枢性尿崩症と，腎臓のバソプレシンに対する反応低下を原因とする腎性尿崩症がある．中枢性尿崩症と腎性尿崩症にはそれぞれ，様々な原因がある（表11-5）.
- 尿崩症は心因性多飲症との鑑別が重要であり，両者は発生機序が異なる．尿崩症では，バソプレシン

■表11-4　下垂体後葉ホルモンの分泌過剰と分泌低下

ホルモン	ホルモンの作用	分泌過剰	分泌低下
オキシトシン	出産時に子宮の平滑筋を収縮 乳管の平滑筋を収縮し，乳汁を乳管内へ放出	特になし	特になし
バソプレシン	集合管での水の再吸収促進（尿量減少）	希釈性低ナトリウム血症，低浸透圧血症	多尿，口渇，多飲，高張性脱水
	代表的疾患	バソプレシン分泌過剰症（SIADH）	尿崩症

■表11-5　尿崩症の原因

中枢性	特発性	原因が特定できない
	家族性	バソプレシン遺伝子の異常で常染色体優性遺伝
	続発性	脳腫瘍(頭蓋咽頭腫，杯細胞腫瘍，下垂体腺腫など) 肉芽腫性病変(サルコイドーシス，ランゲルハンス細胞組織球症など) 炎症性疾患(リンパ球性漏斗神経下垂体炎，髄膜炎，脳炎，結核など) 外傷・手術
腎性	遺伝性	バソプレシン受容体遺伝子の変異など
	続発性	腎疾患(アミロイド腎など) 高カルシウム血症，低カリウム血症 薬剤性(リチウム製剤など)

の分泌障害で多尿となり，結果として口渇感や多飲が出現する．心因性多飲症では，精神疾患やストレスによって渇中枢が刺激され，口渇感や多飲が出現して結果として多尿となる．

Physical Assessment

❶**脱水症状**　[根拠▶]　尿量に応じた水分が補給されていれば脱水症状は認められないが，尿量が著しく増加し水分出納バランスが崩れると脱水症状を呈する． ❷**循環血液量減少症状**　[根拠▶]　増加した尿量によって急激に水分出納バランスが崩れると血圧低下，頻脈などの循環血液量減少症状，重篤な場合はショック症状を呈することがある．	➡内分泌機能の概観 （全身の観察）
❸**多尿(3L/日以上)，極端な口渇**　[根拠▶]　中枢性尿崩症ではバソプレシンの分泌障害によって尿の濃縮能が低下し水利尿によって尿量が極端に増加する．また，尿量の増加に伴い体内の水分量が低下するため極端に口渇を訴える． ❹**多飲**　[根拠▶]　尿量の増加に伴い水分を補うために，1日に約3〜30Lにも及ぶ大量の水分を飲むことがある．氷水を好んで飲むことも特徴の1つである． ❺**夜間多尿**　[根拠▶]　水分摂取に関係なく利尿作用が継続するため，夜間も尿量が減少することはない．夜間多尿はほぼ必発する． ❻**体重減少**　[根拠▶]　尿量に応じた水分が補給されないと体液量が不足し，体重も減少する．	➡インタビュー
❼**尿比重低下**　[根拠▶]　中枢性尿崩症ではバソプレシンの分泌障害によって尿の濃縮能が低下するため低比重尿(1.010未満)となる． ❽**水制限試験：尿量変化なし，尿浸透圧変化なし，血漿浸透圧上昇**　[根拠▶]　水分摂取を制限することで腎臓の尿濃縮機能を確認するのが水制限試験であるが，中枢性尿崩症では腎臓の機能障害がないため尿量や尿の浸透圧に変化は認めない． ❾**高張食塩水負荷試験：バソプレシン分泌量に変化なし**　[根拠▶]　高張液を投与すると通常，血漿浸透圧が上昇しバソプレシンの分泌量が増加する．中枢性尿崩症ではバソプレシン分泌に障害があるため，バソプレシンの分泌量が上昇することはない． ❿**バソプレシン試験：デスモプレシンに反応して尿量減少**　[根拠▶]　中枢性尿崩症ではバソプレシン分泌障害で尿量が増加する．デスモプレシン酢酸塩水和物を補うことで尿量が減少すると，中枢性尿崩症と診断される．	➡検査

●内分泌器官の解剖生理と機能障害

> **memo　水中毒**
>
> - 過剰な水分摂取によって低ナトリウム血症となり様々な中毒症状を呈した状態．細胞外液のナトリウム量が減るため，浸透圧の差によって水が細胞外から細胞内に移動する．重篤例では脳浮腫に至る．
> - 血漿ナトリウム値が 120 mEq/L 程度になると頭痛・嘔吐が出現し，110 mEq/L 程度になると痙攣や意識障害が出現する．100 mEq/L 程度まで低下すると呼吸困難をきたし死に至ることもある．
> - 水中毒は精神科領域の患者で問題となることが多い．向精神薬とバソプレシンの分泌促進との関連が指摘される．特に統合失調症の患者に多い．また向精神薬の服用にかかわらず，自閉症患者においても水中毒が問題となることが多い．
> - 中枢性尿崩症の治療薬であるデスモプレシン酢酸塩水和物（DDAVP）は体内で分解されにくいため，投与量が多すぎると尿量が減って体内の水が過剰になり，水中毒になることがあるため注意が必要である．
> - 身近なところでは，脱水時の水分補給に大量の真水を用いた場合の水中毒がある．脱水時にはスポーツドリンクを補給するか，病的な脱水時には経口補水液を用いるべきである．

> **memo　浸透圧利尿と水利尿**
>
> - 浸透圧物質（ナトリウム，クロール，グルコースなど）の増加によって上昇した尿細管内の浸透圧（尿の浸透圧）を等張に保つために，ナトリウムや水の再吸収が減少し尿量が増加する現象を浸透圧利尿という．浸透圧利尿では尿比重が高くなる．
> - 浸透圧に関係なく水分量のみが増加する現象を水利尿という．水利尿では尿比重は低くなる．

D. 内分泌器官

1. 甲状腺と副甲状腺（上皮小体）

- 甲状腺は，気管の前面に喉頭を取り囲むように，甲状軟骨（のど仏）のすぐ下に位置する重さ約 20 g ほどの内分泌器官で，右葉と左葉とそれをつなぐ峡部からなる（図 11-14）．

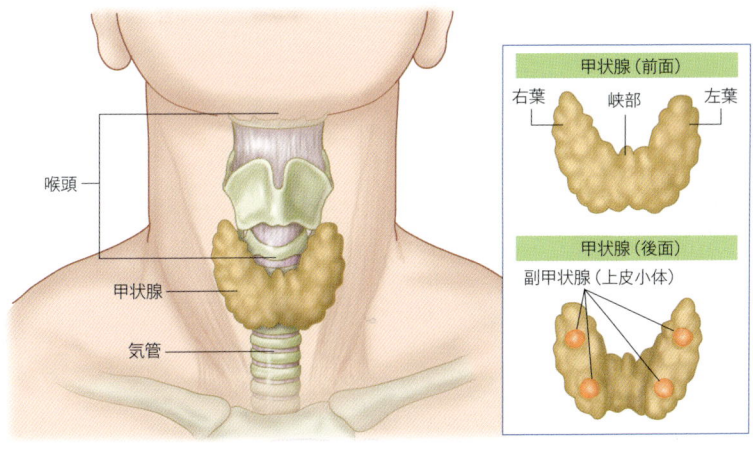

■図 11-14　甲状腺と副甲状腺（上皮小体）の位置と構造

- 甲状腺の横には左右の総頸動脈が走行し（図 11-15），1分間に 80〜120 mL の血液供給を受けており（4.8〜7.2 L/時間），ホルモンの産生に使用される．
- 甲状腺の栄養血管は，外頸動脈の枝である上甲状腺動脈と，鎖骨下動脈の枝である下甲状腺動脈である．
- 甲状腺からは，甲状腺ホルモン（後述のサイロキシン，トリヨードサイロニン）とカルシトニンが分泌される．
- 顕微鏡下で甲状腺の組織を観察すると，球形で袋状になって内部（濾胞腔）にコロイドと呼ばれる物質を蓄えた濾胞がぎっしりと配置され，その周囲を濾胞細胞（濾胞上皮細胞）が取り囲み，濾胞細胞の間に傍濾胞細胞（濾胞傍細胞）が散在している（図 11-16）．
- 濾胞腔に蓄えられるコロイドの主成分は，甲状腺ホルモンの前駆物質であるサイログロブリンである．
- 濾胞細胞が血液中のヨウ素を取り込み，濾胞腔内のサイログロブリンのなかに含まれる物質と結合して甲状腺ホルモンを合成する．
- 甲状腺ホルモンはサイロキシン（T_4），トリヨードサイロニン（T_3）と呼ばれ，ともにヨウ素を含有している．いずれもチロシンというアミノ酸から合成され，サイロキシンはヨウ素原子を4個，トリヨードサイロニンはヨウ素原子を3個結合している．
- 甲状腺ホルモンは，人体の全ての細胞が標的細胞で，細胞でグルコースが燃焼され，化学エネルギーや熱に変換される速度を調節することで，酸素消費と基礎代謝率・成長と発育・細胞の代謝を調節している．
- 甲状腺ホルモンの合成・分泌は，下垂体前葉から分泌される甲状腺刺激ホルモンによって促進される．
- 傍濾胞細胞はカルシトニンを合成・分泌する．
- 副甲状腺（上皮小体）は，甲状腺の背部に位置する結節状の内分泌腺で，左右に2個ずつある（図 11-17）．
- 副甲状腺からは，血中のカルシウムイオン濃度をコントロールするパラソルモン（副甲状腺ホルモン）が分泌される．
- カルシトニンは，血液中のカルシウムを骨に沈着させて血中のカルシウム濃度を低下させて，副甲状腺から分泌されるパラソルモンと拮抗して，カルシウムの恒常性を調整する（図 11-18）．

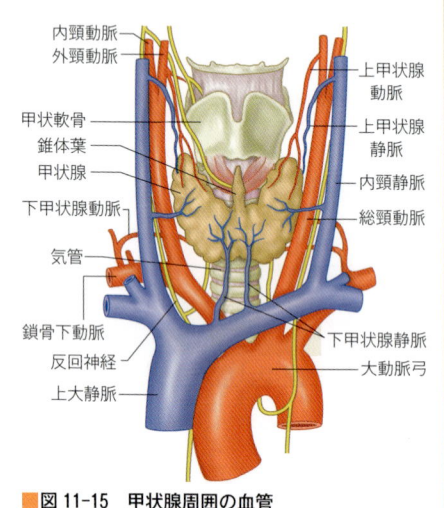

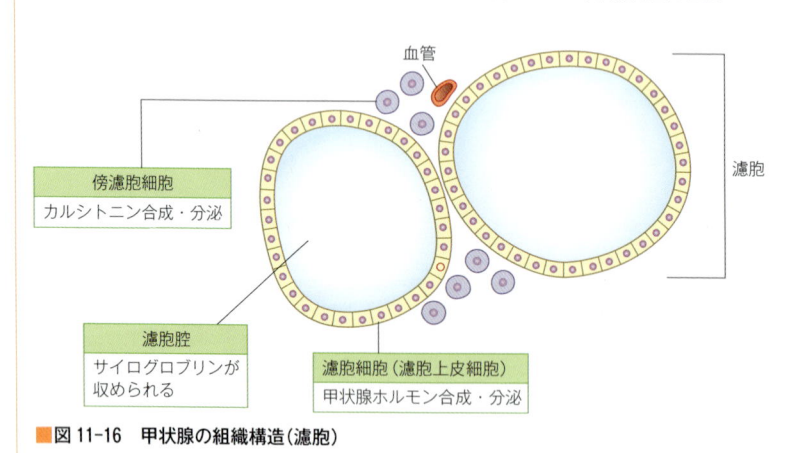

■図 11-15　甲状腺周囲の血管

■図 11-16　甲状腺の組織構造（濾胞）

- 甲状腺と副甲状腺から分泌されるホルモンとその作用を表 11-6 に示す。

図 11-17 副甲状腺

図 11-18 血中カルシウム濃度の調節

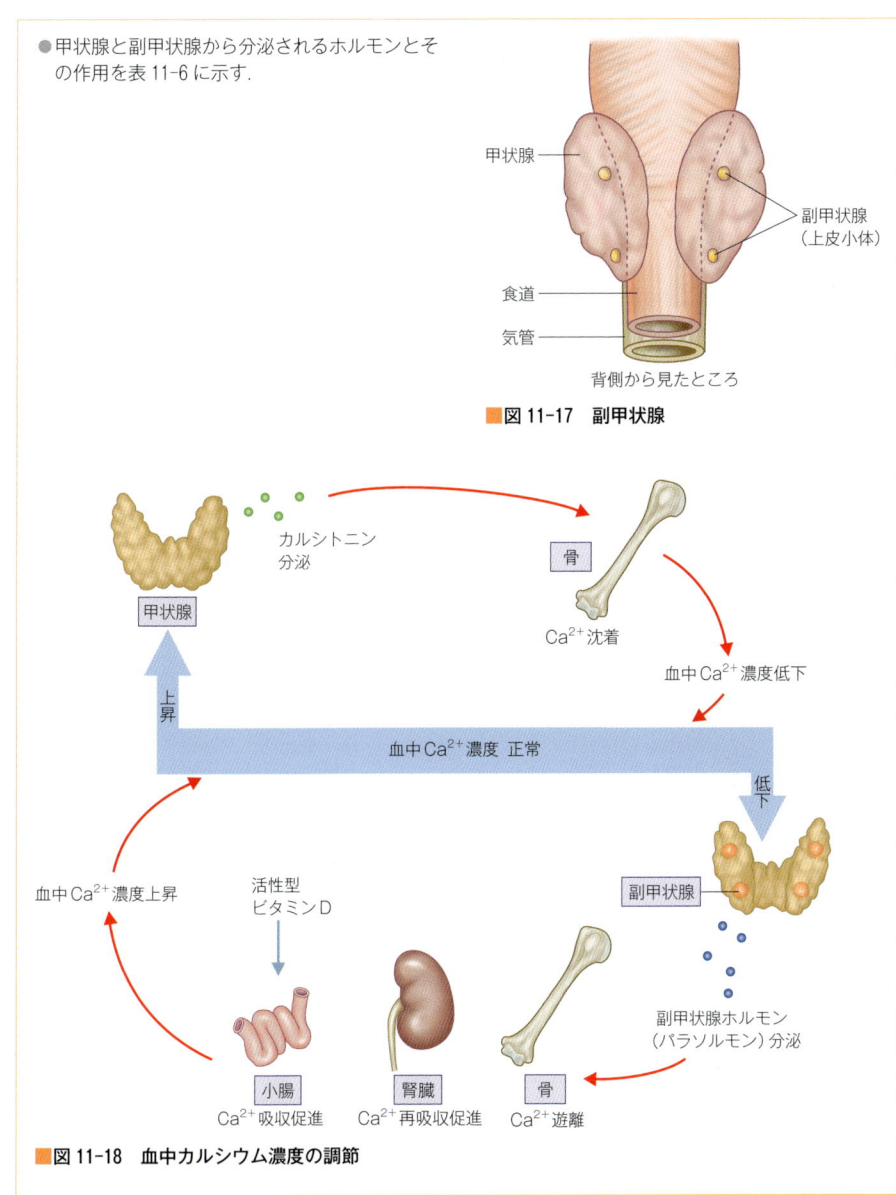

2. 甲状腺, 副甲状腺とフィジカルアセスメント

- 甲状腺からは, T_3, T_4, カルシトニンが分泌される.
- 甲状腺ホルモン(T_3, T_4)はエネルギー代謝, 糖・脂質代謝, 成長や発育に関与する. 甲状腺ホルモンの分泌量が過剰になったり, あるいは分泌量が低下すると様々な症状を呈する(表 11-7).
- 甲状腺疾患は甲状腺ホルモンの分泌状態によって, 甲状腺ホルモンの増加で全身の代謝が亢進する甲状腺中毒症と, 甲状腺ホルモンの分泌低下によって代謝が低下する甲状腺機能低下症に分類される

■ 表11-6 甲状腺と副甲状腺のホルモン

	ホルモン	標的器官	分泌の調節	作用
甲状腺	カルシトニン	骨(破骨細胞),腎臓(遠位尿細管),腸管	血中カルシウム濃度による調節	血中カルシウムの骨への沈着促進 腎臓でのCa^{2+}の排泄促進 腸管でのCa^{2+}の吸収抑制によるカルシウム濃度低下
	甲状腺ホルモン(T_3, T_4)	体細胞	甲状腺刺激ホルモン(TSH)による調節	細胞でグルコースが燃焼され,化学エネルギーや熱に変換される速度を調節することで,酸素消費と基礎代謝率・成長と発育・細胞の代謝を調節する 糖・コレステロールの代謝亢進 精神的被刺激性の亢進 筋タンパク質分解の亢進 心臓のカテコラミンに対する感受性を高める
副甲状腺	パラソルモン	骨(破骨細胞,骨芽細胞),腎臓(遠位尿細管),腸管	血中カルシウム濃度による調節	血中カルシウムの骨への沈着抑制・Ca^{2+}の遊離促進 腎臓でのCa^{2+}の排泄抑制 腸管でのCa^{2+}の吸収促進によるカルシウム濃度上昇

■ 表11-7 甲状腺ホルモンの分泌過剰と分泌低下

ホルモン	ホルモンの作用		分泌過剰	分泌低下
T_3, T_4	成長・発育エネルギー産生代謝	全身症状	全身倦怠感,発汗過多,暑がり,体重減少,微熱	易疲労感,動作緩慢,耐寒性低下,発汗減少,皮膚乾燥,体重増加,低体温
		精神症状	イライラ感,不穏,精神的高揚	感情鈍麻,傾眠,思考力低下,言語緩慢
		循環器症状	頻脈,動悸,収縮期血圧上昇,脈圧拡大,心拍動増強,心拍出量増加	徐脈,収縮期血圧低下,拡張期血圧上昇,脈圧縮小,心筋活動性低下,心拍出量低下,心拡大
		消化器症状	食欲亢進,腸蠕動亢進,下痢,腹痛	食欲低下,腸蠕動低下,便秘
		筋骨格症状	近位筋の筋力低下,骨粗鬆症	筋力低下,仮性筋肥大
		神経症状	腱反射亢進,手指振戦	腱反射減弱,異常感覚(錯感覚)
		月経	過少月経,無月経	月経過多,無月経
		その他	前脛骨または限局性の粘液水腫,脱毛,女性化乳房,ばち指	粘液水腫(眼瞼,口唇,前脛骨面),嗄声,巨大舌,脱毛,貧血

(表11-8).

1)甲状腺中毒症

- 甲状腺中毒症はしばしば甲状腺機能亢進症と同義に扱われるが,甲状腺ホルモンの合成・分泌が増加する病態である甲状腺機能亢進症,および甲状腺の炎症などによって甲状腺濾胞が破壊され甲状腺ホルモンが漏れ出ることで,一時的に甲状腺ホルモンが増加した病態である破壊性甲状腺中毒症に区分される(表11-8).
- 甲状腺中毒症ではいずれも血中FT_3(遊離サイロキシン)・FT_4(遊離トリヨードサイロニン)が高値を示すため,フィードバックによって血中TSHが低値となる(表11-9).

2)甲状腺機能低下症

- 甲状腺ホルモンの産生が低下し,分泌が不十分なために様々な症状を呈する病態で,原因疾患の大半が慢性甲状腺炎(橋本病)である.先天性や幼少期に発症したものを特に先天性甲状腺機能低下症(クレチン症)といい,成長や知能発達の障害が問題となる.
- 甲状腺機能低下症は,甲状腺ホルモンの欠乏または組織のホルモン感受性の低下(甲状腺ホルモン不

●内分泌器官の解剖生理と機能障害

■表11-8 甲状腺中毒症と甲状腺機能低下症の病態

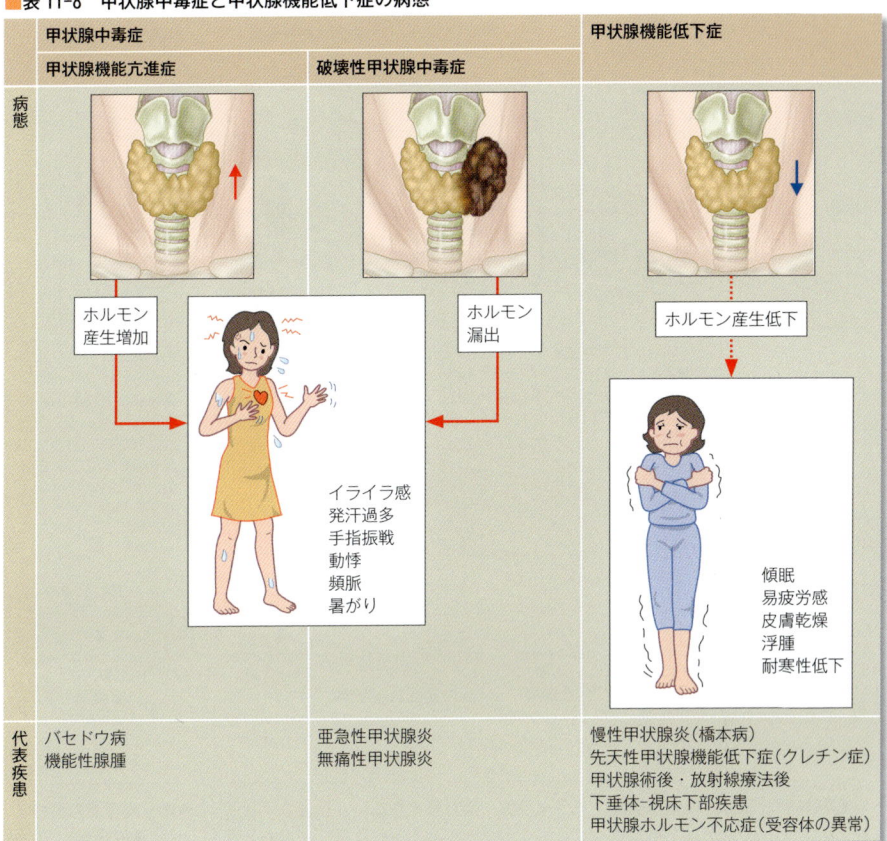

	甲状腺中毒症		甲状腺機能低下症
	甲状腺機能亢進症	破壊性甲状腺中毒症	
病態	ホルモン産生増加 → イライラ感／発汗過多／手指振戦／動悸／頻脈／暑がり	ホルモン漏出 →	ホルモン産生低下 → 傾眠／易疲労感／皮膚乾燥／浮腫／耐寒性低下
代表疾患	バセドウ病 機能性腺腫	亜急性甲状腺炎 無痛性甲状腺炎	慢性甲状腺炎（橋本病） 先天性甲状腺機能低下症（クレチン症） 甲状腺術後・放射線療法後 下垂体-視床下部疾患 甲状腺ホルモン不応症（受容体の異常）

応症）によるが，一般的に前者である．これは，病変部位によって原発性（甲状腺性），二次性（下垂体性），三次性（視床下部性）に区分される（表11-10）．

◘バセドウ病
- 甲状腺の機能が亢進し，甲状腺ホルモンが過剰に合成・分泌される病態を甲状腺機能亢進症といい，この中で最も多いのがバセドウ病である．
- バセドウ病はびまん性甲状腺腫を伴う自己免疫疾患で，自己抗体であるTSH受容体抗体を認める．
- わが国では人口1,000人に0.4～1人の割合で発症し，1：8の割合で女性に多く，20～40歳代の若年者に多い．

Physical Assessment

❶頻脈（メルゼブルクの三徴） 根拠▶ 甲状腺ホルモンの分泌量が増加し，組織でのエネルギー代謝が亢進し基礎代謝率が上昇する．エネルギー代謝には酸素が必要となるため組織への酸素供給量が増大し，安静時でも頻脈を認める．

➡内分泌機能の概観（全身の観察）

■表11-9　甲状腺中毒症の病態　　　　　　　　　　　　　　　　　　　　　　　→促進　→抑制

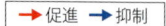

	正常	バセドウ病	亜急性甲状腺炎	無痛性甲状腺炎
下垂体	TSH→	TSH↓／TSH受容体抗体	TSH↓／ウイルス	TSH↓／自己免疫
甲状腺	負のフィードバック／摂取率→／FT₄→／TSHによって甲状腺ホルモンの分泌が促進され，負のフィードバックによってTSHの分泌が調節される	摂取率↑／FT₄↑／TSH受容体抗体の甲状腺刺激作用のため，甲状腺ホルモンの産生が高まり，甲状腺機能亢進症をきたす	摂取率↓／FT₄↑（一過性）／ウイルス感染により甲状腺濾胞が破壊され，蓄積されたホルモンが漏出するため一過性にホルモンレベルが高値となるが，のちに低下する	摂取率↓／FT₄↑（一過性）／橋本病を基礎として，出産など様々な誘因で増悪し，甲状腺濾胞が破壊されホルモンが流出するため一過性にホルモンレベルが高値となるが，のちに低下する
血中TSH値	0.45〜4.5μU/mL	↓	↓	↓
血中FT₃・FT₄値	FT₃：2.5〜4.5 pg/mL FT₄：0.7〜1.7 ng/dL	↑	一過性に↑	一過性に↑
¹²³I摂取率		↑	↓	↓

＊FT₃：遊離トリヨードサイロニン，FT₄：遊離サイロキシン．血中でタンパク質と結合していない甲状腺ホルモン
＊¹²³I摂取率：放射性同位元素である¹²³Iを内服し，一定時間経過した後，¹²³Iが甲状腺に取り込まれた割合．基準値10〜40％

❷精神的な高揚，情緒不安定，イライラ感，落ち着きがない　根拠▶甲状腺ホルモンの分泌量が増加することでカテコールアミンの反応性が増強し興奮した状態を呈する． ❸発汗過多　根拠▶甲状腺ホルモンの分泌量が増加し，組織でのエネルギー代謝が亢進し基礎代謝率が上昇する．エネルギー代謝では熱産生に伴い，熱を放散するために発汗が増加する． ❹収縮期血圧上昇，脈圧拡大　根拠▶甲状腺ホルモンの分泌過剰によって交感神経が活性化されるため，血管平滑筋が収縮して収縮期血圧が上がる．また，エネルギー代謝の亢進に伴い，必要な酸素を補給するために心拍出量が増加し，結果として脈圧も拡大する．	→内分泌機能の概観（全身の観察）
❺動悸，息切れ　根拠▶エネルギー代謝の亢進に伴い，必要な酸素を補給するために心拍出量や心拍数が増加し，動悸を感じる．また，酸素消費量が増加するため息切れを感じる． ❻全身倦怠感，易疲労感　根拠▶基礎代謝率が上昇するため倦怠感や易疲労感を感じる． ❼筋力低下　根拠▶甲状腺ホルモンの分泌量増加によってタンパク質の異化作用が亢進するため，筋力が低下する． ❽食欲増進と体重減少　根拠▶甲状腺ホルモンの分泌量増加によって各種代謝が亢進するため食欲は増進するが，基礎代謝率が上昇しているため体重	→インタビュー

■表11-10　甲状腺機能低下症の病態

→促進　→抑制

	正常	原発性（甲状腺性）	二次性（下垂体性）	三次性（視床下部性）
視床下部	TRH	TRH	TRH	TRH↓
下垂体（前葉）	TSH（負のフィードバック）	TSH↑	TSH↓	TSH↓*
甲状腺	T_3・T_4			
		甲状腺からのT_3・T_4分泌が低下し、負のフィードバックによるTSH分泌の抑制が弱まり、TSH高値となる	下垂体からのTSH分泌が低下することにより、甲状腺からのT_3・T_4分泌が低下する	視床下部からのTRH分泌が低下することにより、下垂体からのTSH分泌が低下し、それに伴って甲状腺からのT_3・T_4分泌が低下する
血中TSH値	0.45〜4.5 μU/mL	↑	↓	↓
血中FT_3・FT_4値	FT_3：2.5〜4.5 pg/mL FT_4：0.7〜1.7 ng/dL	↓	↓	↓
主な原因・疾患		慢性甲状腺炎（橋本病） 甲状腺ホルモン合成障害 ヨード欠乏・過剰 甲状腺術後・放射線療法後 甲状腺癌 甲状腺の発生異常	下垂体腫瘍 下垂体術後・放射線療法後 特発性下垂体機能低下症 シーハン症候群 TSH単独欠損症	視床下部腫瘍 浸潤性病変（サルコイドーシスなど） 放射線療法後 TRH単独欠損症

は減少する．
❾**軟便，下痢**　根拠▶甲状腺ホルモンの分泌量が増加すると腸管運動が亢進するため，軟便や下痢を呈する．
❿**過少月経，無月経（女性）**　根拠▶甲状腺ホルモンは卵胞の成熟を促進する働きがあるため，過剰に分泌されると子宮内膜の成熟と卵胞の成熟がアンバランスとなり，月経周期に変化をきたし月経に異常を呈する．
⓫**微熱**　根拠▶組織でのエネルギー代謝が亢進し基礎代謝率が上昇する．エネルギー代謝では熱が産生されるため，微熱が続く．

➡インタビュー

⓬**眼球突出（メルゼブルクの三徴）**　根拠▶TSH受容体が眼窩後部の組織に発現し，これにTSH受容体抗体（自己抗体）が結合することで外眼筋および眼窩脂肪組織に炎症が起きて腫脹した結果，組織が増殖し，眼窩内が狭くなり眼球が突出する．また，局所のリンパ球で産生された酸性ムコ多糖類が蓄積することで水分量が増大し，眼筋や眼窩脂肪組織の体積が増すことでも眼球が押し出される．
⓭**グレーフェ徴候（下方視する際，上眼瞼の下降に遅れがみられ，上眼瞼と黒目の間に白目が残って見える状態）**　根拠▶まぶたは上眼瞼挙筋の収縮によって開く．上眼瞼挙筋はミュラー筋によってまぶたの先端部分にある

➡内分泌系の視診

瞼板の前面に付着する．ミュラー筋は交感神経の刺激で収縮し，まぶたの開き具合を調節するセンサーの役割を果たす．甲状腺ホルモンの分泌過剰によって交感神経が活性化されるとミュラー筋の緊張が高まる結果，上眼瞼挙筋の緊張が高まり上眼瞼が閉じにくくなり，下降に遅れが生じる． ⓮**ダルリンプル徴候（眼裂が開大し，びっくりして凝視しているように見える状態）** 根拠▶ 正常では上眼瞼縁は角膜縁の直下にあり1mm程度虹彩にかかっているが，甲状腺ホルモンの分泌過剰によって交感神経が活性化された甲状腺機能亢進の状態では，ミュラー筋の緊張が高まる結果，上眼瞼挙筋の緊張が高まり上眼瞼が閉じにくくなる．このため眼裂が開大して，驚いた時に認められるような目を見開いた状態を呈する． ⓯**細かく規則正しい手指振戦** 根拠▶ 甲状腺ホルモンによって交感神経が活性化されるために手指が細かく震える症状を呈する． ⓰**前脛骨粘液水腫（前脛骨部にみられる瘤状の軽度の腫脹と発赤を伴う圧痕の残らない浮腫）** 根拠▶ 局所のリンパ球で産生された酸性ムコ多糖類が蓄積することで水分量が増大し，皮膚病変を呈する．	➡内分泌系の視診
⓱**血管雑音（ブルイ，bruit）** 根拠▶ 甲状腺腫への血流量が増加し，甲状腺腫部で血管音が聴取される．	➡内分泌系の聴診
⓲**表面が平滑で軟らかく可動性のある甲状腺腫（メルゼブルクの三徴）** 根拠▶ TSH受容体抗体（自己抗体）が甲状腺を刺激し続けるために組織が増殖し甲状腺が増大する．	➡内分泌系の触診

◪**甲状腺機能低下症**
- 甲状腺ホルモンの合成・分泌が不足して引き起こされる病態．
- 甲状腺機能低下症は，原発性（甲状腺性），二次性（下垂体性），三次性（視床下部性）に分類されるが（前掲表11-10），大半は原発性に分類される慢性甲状腺炎（橋本病）である．

---

memo　メルゼブルクの三徴

- バセドウ病に認めるびまん性甲状腺腫・眼球突出・頻脈をメルゼブルクの三徴という．
- バセドウ病を発見した医師バセドウ(Karl Adolf von Basedow)が診療所を開設したドイツの都市メルゼブルクにちなんで名づけられた．

memo　甲状腺クリーゼ

- 甲状腺クリーゼ(thyrotoxic storm または thyrotoxic crisis)とは，甲状腺中毒症の原因となる未治療ないしコントロール不良の甲状腺基礎疾患が存在し，これに何らかの強い刺激（感染・外傷・手術・分娩などのストレス）が加わった時に，甲状腺ホルモン作用が過剰となり，生体の代償機構が破綻して複数臓器が機能不全に至り，生命の危機に直面した病態をいい，緊急治療を要する．
- 不穏・せん妄・精神異常，38℃以上の発熱，頻脈，心不全徴候，嘔吐・下痢・黄疸などの消化器症状を呈する．
- 甲状腺ホルモン産生の阻害を目的に，①抗甲状腺薬の大量投与，②無機ヨードの大量投与〔甲状腺ホルモン分泌を一過性に抑制する（ウォルフ・チャイコフ効果）〕で対処する．

● 内分泌器官の解剖生理と機能障害

●橋本病は甲状腺の慢性炎症疾患で，30〜40歳代の女性に多く，男女比は1：20〜30で甲状腺の疾患の中でも圧倒的に女性に多く発症する．抗甲状腺抗体による臓器特異的自己免疫疾患である．橋本病で明らかな甲状腺機能低下が認められるのは30％程度で，残り70％は甲状腺機能は正常であることが多い．橋本病の名前は，1912(大正元)年にドイツの医学雑誌に「甲状腺リンパ節腫症的変化に関する研究報告」を発表した九州大学(当時)の橋本策(はかる)博士に由来する．
●甲状腺機能低下症は，甲状腺中毒症と逆の症状を呈する．

Physical Assessment

❶動作緩慢，傾眠，言語緩慢　根拠▶ 甲状腺ホルモンの分泌量が低下するとエネルギー代謝が低下し，活動性が低下する． ❷無関心様表情，感情鈍麻，思考力低下　根拠▶ 甲状腺ホルモンの分泌量が低下すると精神神経活動に影響を及ぼす． ❸嗄(さ)声，低い声　根拠▶ 甲状腺ホルモン代謝に問題が生じると，局所のリンパ球で産生された酸性ムコ多糖類が蓄積することで水分量が増大し，粘液水腫をきたす．粘液水腫が声帯に及ぶと嗄声で声が低くなる． ❹皮膚乾燥　根拠▶ 新陳代謝が低下し，皮膚細胞の分裂が低下して皮膚が乾燥する． ❺発汗減少　根拠▶ 甲状腺ホルモンが不足すると体温調節機能が低下して発汗が減る． ❻収縮期血圧低下，脈圧縮小，徐脈　根拠▶ 甲状腺ホルモンが不足するとカテコールアミンの感受性が低下するため，心血管系の機能が低下する．重篤になると心拡大や心嚢水貯留がみられる． ❼脱毛　根拠▶ 新陳代謝が低下し，毛髪の細胞の増殖も低下する． ❽低体温　根拠▶ 組織でのエネルギー代謝が低下し，熱産生がなされないため低体温となる．また体温調節機能が低下することも1つの要因である．	➡内分泌機能の概観 （全身の観察）
❾耐寒性低下　根拠▶ 新陳代謝が低下し全身の熱の産生が減るため，寒さに弱くなる． ❿意欲・気力低下　根拠▶ 甲状腺ホルモンの分泌が低下すると精神神経活動も低下するため，ものごとに対する意欲・気力がなくなり，忘れっぽくなったり，行動的でなくなったりする． ⓫食欲低下と体重増加　根拠▶ 活動量が減るため食欲は低下するが，基礎代謝が低下しているために太りやすくなる． ⓬全身倦怠感，易疲労感　根拠▶ 甲状腺ホルモンの分泌量が低下しエネルギーが不足するため倦怠感や易疲労感を感じる． ⓭便秘　根拠▶ 甲状腺ホルモンの分泌低下により消化管の運動が低下する． ⓮月経過多，無月経(女性)　根拠▶ 甲状腺ホルモンが不足するためTRHが分泌される．TRHはプロラクチンの分泌を促進し，高プロラクチン血症をきたす．その結果，卵巣機能が障害されるため月経過多や無月経になる． ⓯筋力低下　根拠▶ エネルギー代謝の低下，基礎代謝率の低下に伴って筋力も低下する．	➡インタビュー
⓰粘液水腫（眼瞼，口唇，前脛骨面）　根拠▶ 甲状腺ホルモン代謝に問題が生じると，局所のリンパ球で産生された酸性ムコ多糖類が蓄積することで水分量が増大し，皮膚病変を呈する(粘液水腫)．圧痕が残らないのが特徴である． ⓱巨大舌　根拠▶ 粘液水腫が舌に及び，舌へのタンパク性基質沈着によって巨大舌をもたらす．	➡内分泌系の視診

11 内部環境調節機能とその破綻

⑱びまん性甲状腺腫大　根拠▶ 橋本病では自己抗体によって甲状腺が刺激されるために腫大する．初期には比較的軟らかいが，進行するとゴム状で硬くなり(ゴム状硬)，表面に凹凸を感じるようになる．	➡内分泌系の触診
⑲アキレス腱反射弛緩相の遅延　根拠▶ アキレス腱にムコ多糖類が沈着することで反射が遅延する．	➡内分泌系に関わる神経診察

◻原発性副甲状腺機能亢進症

- 副甲状腺ホルモン(パラソルモン)の産生が増加して高カルシウム血症，低リン血症，骨病変などを呈する病態を副甲状腺機能亢進症という．
- 副甲状腺機能亢進症には，副甲状腺の腺腫・過形成・癌を原因とする原発性と，副甲状腺以外の病変に伴う低カルシウム血症によって代償性に機能が亢進した続発性がある．
- 原発性副甲状腺機能亢進症では，プロラクチンの分泌が亢進し，①骨の再吸収増加，②腎遠位尿細管でのカルシウム再吸収促進，③腎臓での活性化ビタミンDの産生増加に伴う腸管からのカルシウム吸収増加によって高カルシウム血症を呈するほか，カルシウムの増加によって尿管結石や線維性骨炎などを併発する．また，腎近位尿細管でのリンの排泄が増加するため低リン血症を呈する．
- プロラクチンは腎近位尿細管でのHCO_3^-の再吸収を抑制する働きがあるため，HCO_3^-の排泄が増加するとともに，Cl^-の再吸収が増加するため高クロール性代謝性アシドーシスに傾く．

Physical Assessment

❶集中力低下，抑うつ，易疲労感　根拠▶ 細胞外のCa^{2+}濃度上昇はNa^+チャネルに影響して神経細胞の脱分極を起きにくくし，興奮性を低下させる．さらにCa^{2+}が増加すると静止電位が大きくなり，興奮性が低下するため，精神神経活動が低下する． ❷悪心・嘔吐，食欲不振　根拠▶ Ca^{2+}が増加するとガストリンの分泌が増加するため，胃粘膜を刺激して消化器症状が出現する． ❸口渇，多飲・多尿，夜間頻尿　根拠▶ 高カルシウム血症になると，血清カルシウムの恒常性を保つためにカルシウムを尿から排出しようと働くため高カルシウム尿症になる．高カルシウム尿症になると尿の浸透圧が上昇し，それに伴い近位尿細管でのナトリウムと水の再吸収が抑制されるためナトリウムと水が多量に排泄されて浸透圧利尿が生じる．このため多尿となり，水分が不足して口渇を感じ，水分を多く摂取する(多飲)． ❹軽度の筋力低下　根拠▶ Ca^{2+}は神経刺激伝達において細胞内情報伝達のセカンドメッセンジャーとして働く．Ca^{2+}が増加すると静止電位が大きくなり，筋収縮の興奮性が低下するため筋力が低下する． ❺関節痛，骨自発痛	➡インタビュー
❻心電図QT延長　根拠▶ Ca^{2+}は心筋の収縮力を増強するため，心室筋の活動電位持続時間が延長してQT時間が延長する．	➡検査

◻副甲状腺機能低下症(特発性副甲状腺機能低下症)

- 副甲状腺ホルモン(パラソルモン)の分泌が低下し，低カルシウム血症，高リン血症を呈する疾患を副甲状腺機能低下症という．
- 副甲状腺機能低下症には，パラソルモンの分泌不全による特発性・続発性副甲状腺機能低下症と，パラソルモンに対する不応性による偽性副甲状腺機能低下症がある．
- 特発性副甲状腺機能低下症は，自己免疫異常や先天性形成不全を原因とする．続発性副甲状腺機能低下症は甲状腺の術後などに起こるパラソルモンの分泌低下を原因とする．

● 低カルシウム血症に伴うテタニー（筋強直，痙攣，易刺激性など）を主症状とする．低カルシウム血症では，末梢神経線維は高度に興奮性が高まり，時には刺激がなくても静止状態にとどまれずに反復性に放電する．カルシウム濃度が正常の50％以下に低下すると多くの末梢神経で自発性の放電が生じ，筋の過剰な収縮を起こすため筋肉の強直や痙攣を呈する．メカニズムとして，Ca^{2+}の細胞膜内外の濃度変化自体が神経細胞の興奮性を変える，あるいはセカンドメッセンジャーとしての細胞内Ca^{2+}の変化によるものとは考えにくく，細胞外のCa^{2+}濃度低下がNa^+チャネルへの影響（Na^+チャネル開口率の電位依存性を変化させる，Na^+チャネルの透過性を変化させる）を介して神経細胞の脱分極を起きやすくさせ，興奮性を高めると考えられている．

Physical Assessment

❶ 不安，情緒不安定，集中力低下　根拠▶ 中枢神経は血液脳関門を有するため，末梢神経に比べると低カルシウム血症の影響は受けにくいが，神経細胞の興奮性は高まるため精神症状がみられる．	➡インタビュー
❷ クヴォステック徴候（下顎骨角を軽く叩いて顔面神経を刺激すると同側の顔面筋が不随意に収縮する徴候） ❸ トルソー徴候（上腕部にマンシェットを巻き，収縮期血圧よりやや低めで緊縛したときに生じる手の痙攣で，手指伸展，母指内転，他の4指は中手指関節で屈曲する．4分以内に出現すると陽性）　根拠▶ 血中カルシウムイオン濃度が低下すると神経筋接合部の興奮性が高まり，骨格筋がわずかな刺激で容易に収縮する．	➡内分泌系に関わる神経診察
❹ 心電図QT延長　根拠▶ 低カルシウム血症では，末梢神経線維は高度に興奮性が高まり，時には刺激がなくても静止状態にとどまれずに反復性に放電する．このため心室筋の活動電位持続時間が延長してQT時間が延長する．	➡検査

3. 膵臓

● 膵臓は胃の後方に位置し，十二指腸のループに頭を突っ込むように横たわる15 cm前後，重さ約60〜70 gの臓器である．腺上皮細胞で構成され頭部（膵頭），体部（膵体），尾部（膵尾）からなる（図11-19）．
● 膵臓は，内分泌（ホルモン）と外分泌（膵液）の両方の機能をもつ混合型腺組織である．
● 膵臓には，膵島（ランゲルハンス島）と呼ばれる100万〜200万個の内分泌組織の小さな塊が散在する．ランゲルハンス島は尾部に多い．
● ランゲルハンス島の1つ1つに豊富な血管（洞様毛細血管）が分布していて，ランゲルハンス島に流れた血液は，肝門脈に流れ込む（膵門脈系）．
● ランゲルハンス島は3つのタイプのホルモン分泌細胞を含み，ホルモンの合成・分泌に関与する（表11-11）．
　・A細胞（α細胞）：ランゲルハンス島の15％を占める．グルカゴン（血糖値を上昇）を分泌．
　・B細胞（β細胞）：ランゲルハンス島の80％を占める．インスリン（グルコースを細胞内に取り込ませ，血糖値を下降）を分泌．
　・D細胞（δ（デルタ）細胞）：ランゲルハンス島の5％を占める．ソマトスタチン（成長ホルモン抑制ホルモンと同じ物質で，グルカゴンとインスリンの分泌を抑制する働きをする）を分泌．
● インスリンとグルカゴンは拮抗して，血糖値を調整し，恒常性を維持する（図11-20）．

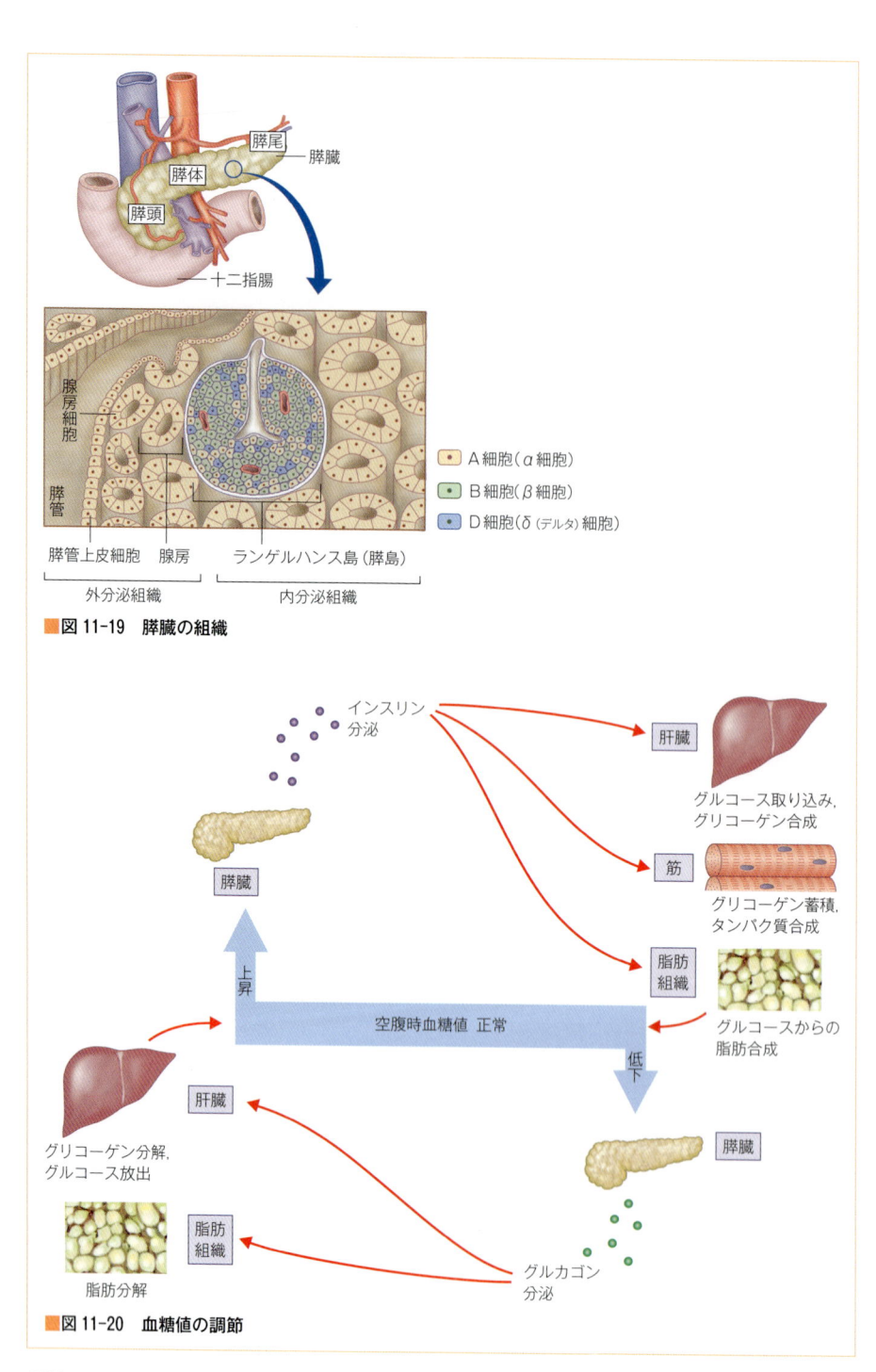

■ 図 11-19　膵臓の組織

■ 図 11-20　血糖値の調節

■表11-11 膵臓から分泌されるホルモン

ホルモン	標的器官	分泌の調節	作用
インスリン	体細胞 肝臓	血中グルコース濃度により調節	グルコースの細胞内への取り込み促進 グリコーゲンの合成 タンパク質合成促進 脂肪合成
グルカゴン	体細胞 肝臓	血中グルコース濃度により調節	グルコースの細胞内への取り込み抑制 グリコーゲンの分解 タンパク質合成抑制 脂肪分解
ソマトスタチン	膵臓	血中グルコース濃度により調節	インスリンやグルカゴンの分泌を制御する

4. 糖代謝とフィジカルアセスメント

- 膵臓から分泌されるインスリンは糖代謝に関与する（図11-21）。
- 血糖値を上昇させるホルモンはグルカゴンをはじめ，甲状腺ホルモン，糖質コルチコイド（コルチゾール），成長ホルモンなど種々存在するが，血糖値を低下させるホルモンはインスリンただ1つで，インスリンの分泌量が減少もしくは分泌が停止すると慢性的に高血糖の状態となる（糖尿病）。
- インスリンは肝臓，筋，脂肪組織へのグルコースの取り込みを促進し，結果として血糖値を下げる．また，取り込んだグルコースからグリコーゲン，タンパク質，脂肪を合成して体内に貯蔵する働きももつ．
- インスリンによるグルコースの取り込みには膜タンパクの一種であるグルコーストランスポーター（glucose transporter；GLUT）が重要な役割を果たす（図11-22）。
- GLUTには複数種類存在するが，血糖調節に関わるのはGLUT 2（インスリン非依存性）とGLUT 4（インスリン依存性）である．
- GLUT 2は，肝臓の肝細胞，膵臓のB細胞，腎臓の近位尿細管細胞，小腸の上皮細胞の血管側に存在し，グルコースとガラクトースを濃度依存性に細胞内に取り込んだり，細胞外に放出する．膵臓のB細胞ではGLUT 2を介してグルコースが細胞内に取り込まれ，代謝されてATPが産生されることで，細胞膜のATP依存性カリウムチャネルが閉口して脱分極が起こり，電位依存性カルシウムチャネルが開口する．細胞外から細胞内にCa^{2+}が流入し，細胞内のCa^{2+}濃度が上昇することでカルシウム依存性のインスリン分泌が引き起こされる（図11-22）。肝臓の細胞膜にはGLUT 2が存在し，インスリンに依存することなくグルコースを細胞内外に移動させている．小腸や腎臓ではグルコースはNa^+とともに細胞内に取り込まれ，Na^+，K^+-ATPアーゼによって細胞外へ汲み出される．また小腸ではグルコースはGLUT 2を介して細胞外に放出される．
- GLUT 4は骨格筋や脂肪組織の細胞内の小胞内に蓄えられているが，インスリンが筋・脂肪組織のインスリン受容体に結合すると細胞内から細胞表面に移動し（トランスロケーション），血液中のグルコースを細胞内に取り込む（図11-22）。GLUT 4は，運動を行うことによってその働きが高まるといわれている．

◆糖尿病

- 糖尿病は，インスリンが分泌されない（インスリン分泌障害），またはインスリンの分泌はあるものの作用が発揮されない（インスリン抵抗性亢進）ために慢性的に高血糖を呈する病態である．
- 糖尿病には，①1型糖尿病，②2型糖尿病，③妊娠糖尿病，④遺伝子異常や他の疾患・薬剤の作用による糖尿病の4つのタイプに区分される．
- わが国では，糖尿病が強く疑われる人は約950万人，糖尿病の可能性を否定できない人約1100万人を合わせると，約2050万人が糖尿病および糖尿病予備軍と推定されている（国民健康・栄養調査報告，2012年）。
- 糖尿病を発症すると，食事管理をはじめとして生活面での制約が増える．これに加えて糖尿病の合併症は患者のQOLを著しく低下させる．
- 糖尿病では様々な合併症を併発する．重篤な合併症としては急激に発症する昏睡が挙げられる．その他に細小血管障害・大血管障害（動脈硬化）や神経障害，易感染性によって様々な合併症を併発する

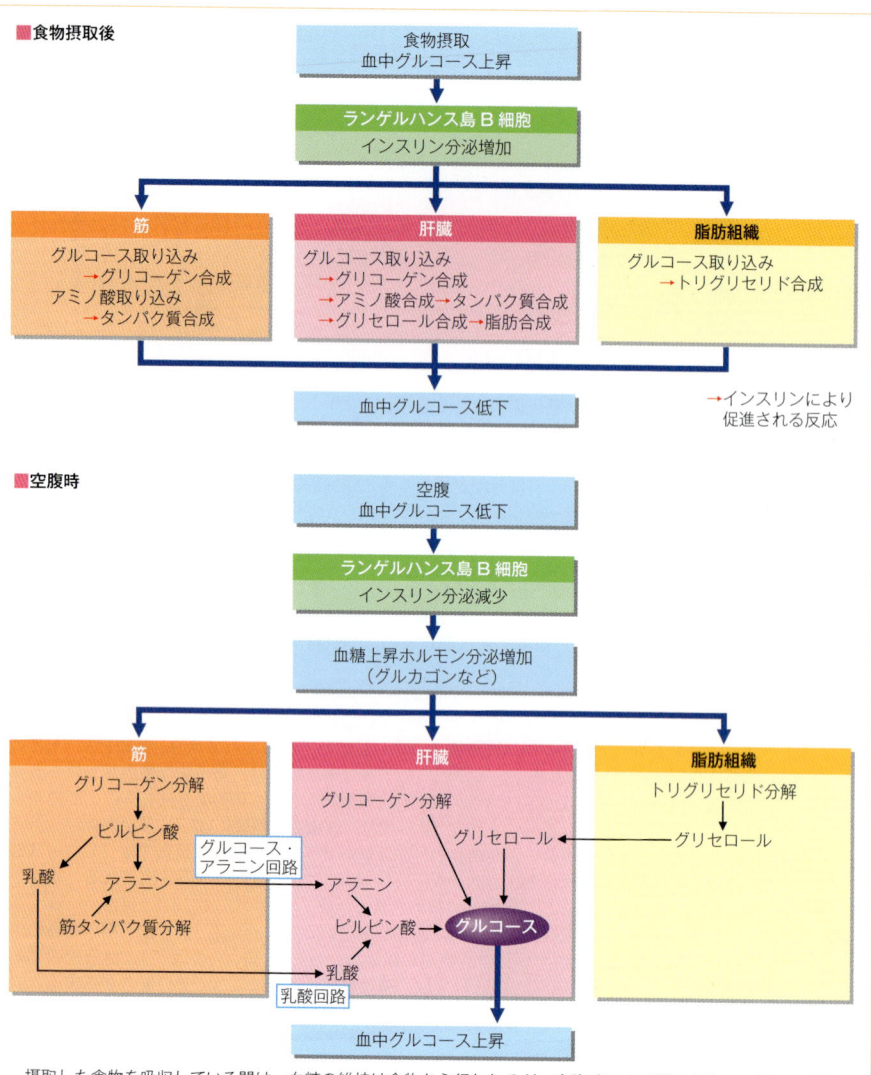

```
■食物摂取後
                    食物摂取
                    血中グルコース上昇
                         ↓
                ランゲルハンス島B細胞
                  インスリン分泌増加
    ┌────────────────┼────────────────┐
    筋              肝臓              脂肪組織
 グルコース取り込み   グルコース取り込み   グルコース取り込み
  →グリコーゲン合成   →グリコーゲン合成   →トリグリセリド合成
  アミノ酸取り込み   →アミノ酸合成→タンパク質合成
  →タンパク質合成   →グリセロール合成→脂肪合成
    └────────────────┼────────────────┘
                    血中グルコース低下        →インスリンにより
                                          促進される反応

■空腹時
                    空腹
                    血中グルコース低下
                         ↓
                ランゲルハンス島B細胞
                  インスリン分泌減少
                         ↓
                  血糖上昇ホルモン分泌増加
                    （グルカゴンなど）
```

筋：グリコーゲン分解 → ピルビン酸 → アラニン、乳酸、筋タンパク質分解
肝臓：グリコーゲン分解、アラニン → ピルビン酸 → グルコース、乳酸、グリセロール → グルコース
脂肪組織：トリグリセリド分解 → グリセロール
グルコース・アラニン回路、乳酸回路
→ 血中グルコース上昇

摂取した食物を吸収している間は，血糖の維持は食物から行われるが，空腹時には肝臓のグリコーゲンの分解および糖新生によって血糖が維持される．糖新生とは，糖以外のものからグルコースを合成することで，主として肝臓で行われる．

■図11-21　インスリンの作用と糖新生

（表11-12）．
● 細小血管障害によって末梢の循環が阻害され，血流障害は神経にも及ぶため，特に末梢（足）に病変が出現することが多い（図11-23）．
● 細小血管障害によって生じる糖尿病腎症，糖尿病網膜症，糖尿病神経障害は3大合併症といわれる．
● 糖尿病腎症を原因とする新規人工透析導入患者は年間約16,000人以上に及び，新規人工透析導入患者の4割を占める．また，糖尿病網膜症による失明者は年間3,000人以上でわが国の失明原因の第2

● 内分泌器官の解剖生理と機能障害

■表 11-12　糖尿病の合併症

形態	病態	合併症	進行した場合の病態
急性	昏睡	糖尿病性ケトアシドーシス，高浸透圧高血糖症候群	後遺障害，死
慢性	細小血管障害	糖尿病網膜症：高血糖状態によって網膜の血管内皮細胞の傷害・機能低下が起こり，網膜剥離，硝子体出血などによる視力低下をきたす	失明
		糖尿病腎症：糸球体の細小血管障害に伴う腎障害	腎不全，透析
		糖尿病神経障害：神経への血流阻害による末梢神経障害（感覚鈍麻，手足のしびれ・冷感・ほてり・痛み）や自律神経障害（立ちくらみ，無汗，多汗，便通異常など）	末梢神経障害 ・感覚異常 ・感染や外傷が伴うと足病変（足壊疽） 自律神経障害 ・無自覚性低血糖 ・自律神経失調
	大血管障害（動脈硬化）	虚血性心疾患：動脈硬化による虚血性心疾患	後遺障害，死
		脳血管障害：動脈硬化による脳血管障害	後遺障害，死
		閉塞性動脈硬化症：動脈硬化による動脈の閉塞	足病変（壊疽）
その他	易感染性	細小血管障害や神経障害による易感染性で末梢に壊疽を生じることが多い	感染症の重篤化 歯周病の全身への波及 足病変（壊疽）

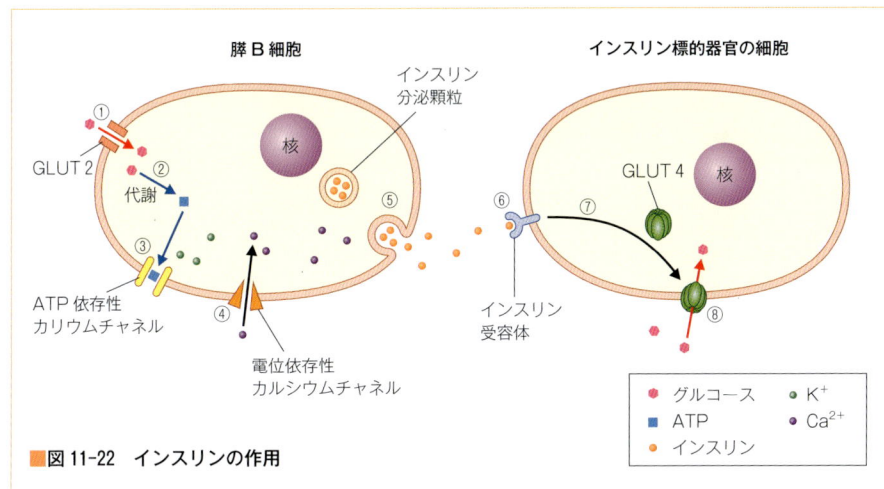

■図 11-22　インスリンの作用

位を占め，成人期以降の途中失明は生活の再構築をさらに困難にさせる．さらに，糖尿病足病変による下肢切断者は年間 3,000 人以上で，全切断患者の 40〜45％にあたると報告されている．なお，「健康日本 21」などの施策によって，2008 年末からは糖尿病腎症を原因とする新規人工透析導入患者は若干減少傾向に転じている．

● 糖尿病のタイプで最も多いのが 2 型糖尿病であり，1 型糖尿病とは成因やインスリン抵抗性などに違いがある（表 11-13）．
● 日本糖尿病学会が示す糖尿病診断基準を表 11-14 に示す．
● 日本糖尿病学会は，HbA1c が 6.9％未満であれば細小血管合併症の出現する可能性が低いという 1987（昭和 62）年から 1998（平成 10）年にかけての熊本スタディの結果や，諸外国における大規模な臨床研究結果に基づいて，合併症予防のための血糖管理目標値を HbA1c 7％未満とする「熊本宣言

■ 表 11-13　1 型糖尿病と 2 型糖尿病の違い

	1 型糖尿病	2 型糖尿病
割合	約 5%	95% 以上
患者の特徴	主に小児〜青年期 やせ〜正常	主に中高年 正常〜肥満
成因	自己免疫，遺伝的因子	遺伝的因子，生活習慣
家族性	少ない	高頻度
インスリン分泌障害	高度	軽度〜中等度
インスリン抵抗性	なし	あり
糖代謝異常	改善なく進行	インスリン非依存状態であれば進行をくい止めることも可能で，また境界領域まで改善することもある
症状の進行	急激	緩慢
昏睡	糖尿病性ケトアシドーシスによる昏睡	高浸透圧高血糖症候群による昏睡
インスリン	初期は非依存性の場合もあるが，最終的には依存性	非依存性が多いが，重症化すれば依存性

■ 表 11-14　糖尿病診断基準

	正常域	糖尿病域
空腹時血糖値 75 g OGTT 2 時間値	<110(6.1) <140(7.8)	≧126(7.0) ≧200(11.1)
75 g OGTT の判定	両者を満たすものを正常型とする	いずれかを満たすものを糖尿病型*とする
	正常型にも糖尿病型にも属さないものを境界型とする	

数値の単位は mg/dL，
(　)内の単位は mmol/L

＊随時血糖値≧200 mg/dL(≧11.1 mmol/L)および HbA1c(NGSP)≧6.5%
〔HbA1c(JDS)≧6.1%〕の場合も糖尿病型とみなす

正常型であっても，1 時間値が 180 mg/dL(10.0 mmol/L)以上の場合には，180 mg/dL 未満のものに比べて糖尿病に悪化するリスクが高いので，境界型に準じた取り扱い(経過観察など)が必要である．また，空腹時血糖値 100〜109 mg/dL のものは空腹時血糖正常域の中で正常高値と呼ぶ．
OGTT における糖負荷後の血糖値は随時血糖値には含めない．

糖尿病診断基準に関する調査検討委員会：糖尿病の分類と診断基準に関する委員会報告(国際標準化対応版)，糖尿病 55(7)：492，Table 3，2012

- JDS：日本糖尿病学会
- HbA1c(JDS)：日本糖尿病学会が標準化している方法で HbA1c を測定した値
- NGSP：National Glycohemoglobin Standardization Program
- HbA1c(NGSP)：NGSP 法で測定された HbA1c の値で国際的にスタンダードとして用いられる

memo　HbA1c の国際標準化

- わが国では従来，HbA1c の値は HbA1c(JDS)が臨床で診断に用いられてきたが，HbA1c の国際標準化の推奨を受け，2012 年 4 月より HbA1c(NGSP)の値が臨床で使用されるようになった．
- HbA1c(JDS)と HbA1c(NGSP)の換算は，次のように行う．

HbA1c(JDS)	HbA1c(NGSP)への換算式
4.9% 以下	＝HbA1c(JDS)＋0.3%
5.0〜9.9%	＝HbA1c(JDS)＋0.4%
10.0〜14.9%	＝HbA1c(JDS)＋0.5%

●内分泌器官の解剖生理と機能障害

2013」(2013年5月16日付)を発表した.
● 糖尿病の治療は食事療法，運動療法，薬物療法が基本となる.

血流の減少

神経の損傷

糖尿病足病変
潰瘍, 壊疽

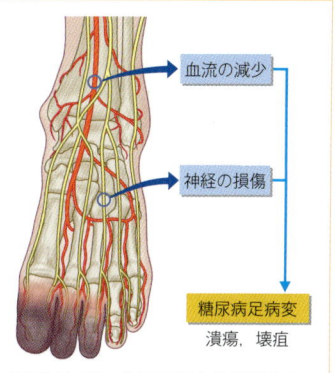

図11-23　末梢の細小血管障害と糖尿病足病変

Physical Assessment

1型糖尿病	2型糖尿病	
❶アセトン臭の有無　根拠▶ インスリンの欠乏によってグルコースを細胞内に取り込めないために，タンパク異化亢進や脂肪分解によってエネルギーを補給しようとする．脂肪が分解されると副産物としてケトン体が産生されるが，肝臓で無毒化できないために血液に乗って全身へ運ばれ，血液は酸性に傾きアシドーシスの状態になる．ケトン体は皮膚表面から汗とともに，あるいは肺から呼気として排出される．このときの独特の酸っぱい臭いをアセトン臭という.		➡内分泌機能の概観（全身の観察）
❷やせ　根拠▶ 1型糖尿病はインスリン欠乏によって細胞内にグルコースが取り込めず，エネルギー不足によってやせる.	❸生活習慣　根拠▶ 2型糖尿病は，慢性的な食べ過ぎ（間食を含む），高脂肪・高カロリー食，肥満，多量の飲酒，運動不足，ストレス，喫煙との因果関係が指摘されている． ❹肥満　根拠▶ 2型糖尿病は食習慣や運動習慣との関連が指摘され，初期の段階では肥満傾向にある.	
❺多尿・多飲，口渇　根拠▶ 高血糖によって血漿浸透圧が上昇し浸透圧利尿が起こり，尿量が増加するために口渇を感じ水分摂取量が増える.		➡インタビュー
❻体重減少 ❼全身倦怠感 ❽易疲労感	根拠▶ インスリンの欠乏によってグルコースを細胞内に取り込めず，エネルギー産生のためにタンパク異化が亢進し，体重減少や全身倦怠感，疲れやすさを呈する.	
❾尿臭　根拠▶ 糖が尿中に排泄されるため甘い尿臭がする.		
糖尿病網膜症 ❿小さな虫が飛んでいるように見える（飛蚊症）	根拠▶ 糖尿病網膜症の症状が現れはじめると，網膜の毛細血管の血管壁が弱くなり，血管の太さの均一性がなくなったり，血液が漏れ出すよ	

1型糖尿病	2型糖尿病	
⑪黒いカーテンがかかったように見える（硝子体出血）	うになる．出血が硝子体内に進入することで，硝子体混濁をきたし飛蚊症の症状を呈する．また硝子体に脆い血管が新生するため，出血しやすい（硝子体出血）．	➡インタビュー
糖尿病神経障害：末梢神経 ⑫手袋・靴下型のしびれ・感覚低下　根拠▶ 高血糖が持続すると神経細胞の代謝障害や血流障害で神経障害を呈し，感覚が鈍くなる．しびれの持続は痛みとして認知されるようになる． ⑬足の先からの「刺すような」あるいは「焼けるような」強い痛み（痛覚過敏）　根拠▶ 痛覚に関与する感覚神経細胞では，高血糖に伴うナトリウムチャネルやカルシウムチャネルの機能異常が起こり，この異常が神経の興奮性を高めるため，痛覚に関係する神経線維が興奮しやすい状態になっており，健常者では痛みと感じない程度の刺激を痛みとして認識する（痛覚過敏）．		
糖尿病神経障害：自律神経 ⑭起立性低血圧　根拠▶ 姿勢変化に伴う血圧調節機構が障害されているために起こる． ⑮便秘・下痢　根拠▶ 消化管運動をコントロールする自律神経が障害されることで起こる． ⑯排尿障害　根拠▶ 膀胱の収縮力が低下して排尿が困難になる．また，感覚神経障害が進行すると尿意を感じにくくなる．		
	⑰家族歴　根拠▶ 2型糖尿病は遺伝的因子（インスリン抵抗性のある体質）と生活習慣がからみあって発症する生活習慣病といわれており，家族性に発症するケースがある．	
糖尿病神経障害：末梢神経 ⑱アキレス腱反射の両側性の低下あるいは消失　根拠▶ 腱反射は脊髄の障害や求心路（α線維）・遠心路（下位運動ニューロン）の障害で低下・消失する．糖尿病では全身性に末梢神経障害を呈するため腱反射が消失する．アキレス腱など遠位の腱では脊髄からの距離が長いため大きな障害を受け，腱反射が低下・消失する． ⑲両側内果の振動覚の低下　根拠▶ 糖尿病の神経障害は感覚神経と自律神経に出現しやすい．音叉の振動は骨膜のパチニ小体で感知されて求心路から中枢に至るが，特に末梢での障害が顕著なため，内果からの振動覚の伝達・伝導が障害されて振動覚は低下する．		➡内分泌系に関わる神経診察
糖尿病神経障害：自律神経 ⑳ホルネル症候群（縮瞳，眼瞼下垂）　根拠▶ 上位交感神経系が障害されることで生じる． ㉑発汗異常　根拠▶ 汗腺の機能を調節する交感神経が障害されることで生じる．		➡内分泌系の視診

◆インスリノーマ
- 膵臓のB細胞の腫瘍性増殖を原因として，インスリンの自律性過剰分泌による低血糖症状(傾眠，振戦，意識消失発作)を呈する腫瘍をインスリノーマといい，多くは良性である．
- ウィップルの三徴(空腹時あるいは運動時の意識消失発作，発作時血糖が50 mg/dL以下，食事やグルコース投与で症状改善)が知られている．

Physical Assessment

❶顕著な皮下脂肪の蓄積を伴う肥満 根拠▶ インスリンの持続的分泌で同化作用が亢進し，肥満傾向となることが多い．		➡内分泌機能の概観(全身の観察)
❷過食 根拠▶ 低血糖に伴って交感神経の活性化に伴う症状(冷汗，振戦，頻脈など)が出現するが，摂食で軽快するため，過食に傾きやすい．		➡インタビュー
❸イライラ感 **❹不眠** **❺性格の変化(狂暴化)**	根拠▶ 低血糖に伴って交感神経が活性化されアドレナリンが分泌されるため，興奮状態となって様々な精神症状が出現したり，眠れなくなったりする．	
❻冷汗，振戦，頻脈など する．	根拠▶ 低血糖に伴って交感神経が活性化され出現	➡内分泌系の視診

5. 副腎

- 左右の腎を覆うように1対の副腎が存在する．
- 副腎は外側の皮質と呼ばれる腺組織と，内側の髄質と呼ばれ交感神経の節後ニューロンが変化した神経組織からなる(図11-24)．
- 副腎皮質から分泌される主なホルモンを表11-15に示す．副腎髄質から分泌されるアドレナリン，ノルアドレナリンは交感神経の作用と本質的に同じで，主に心血管系，内臓平滑筋に作用し，またエネルギー代謝にも関係している．特にノルアドレナリンはそのほとんどが交感神経由来であることから，ホルモンとして位置づけることに異論もある．

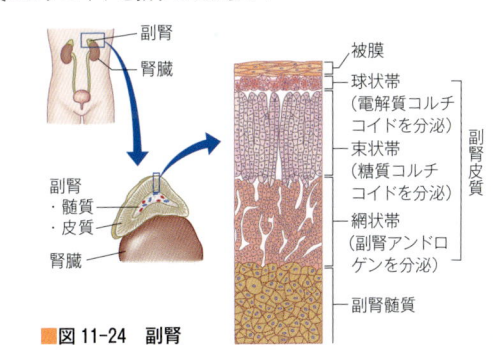

■副腎皮質
- 副腎皮質から分泌されるホルモンは生命維持に不可欠な役割を果たす．副腎皮質は，表面から球状帯，束状帯，網状帯の3層からなり，それぞれの層から異なるホルモンを分泌する(図11-24)．
- 副腎皮質から分泌されるホルモンはいずれもコレステロールから合成されるステロイドホルモンである．臨床的には，ステロイドというと糖質コルチコイドを指すことが多い．
- 糖質コルチコイドの主なものはコルチゾールで，主に糖代謝に関与する．
- 電解質コルチコイドの代表はアルドステロンで，腎臓に作用して電解質代謝に関与する．
- 副腎アンドロゲンの代表はデヒドロエピアンドロステロンで，末梢でテストステロンやエストロゲンに変換され，性ホルモンとして作用する．

■副腎髄質
- 副腎髄質は自律神経系の一部として，副腎皮質とともにストレス反応に関与する．
- 副腎髄質は胸髄(T_5～T_9)から出る交感神

図11-24　副腎

■表 11-15　副腎皮質から分泌されるホルモン

ホルモン	標的器官	分泌の調節	作用
アルドステロン（電解質コルチコイド）	腎臓（遠位尿細管）	副腎皮質刺激ホルモン（ACTH）によって分泌調節 レニン-アンジオテンシン-アルドステロン系	水・電解質代謝：腎集合管での Na^+ と水の再吸収・K^+ と H^+ の分泌促進
コルチゾール（糖質コルチコイド）	体細胞	副腎皮質刺激ホルモン（ACTH）によって分泌調節	糖代謝：糖新生を促進 タンパク質代謝：タンパク質分解（タンパク異化） 抗炎症作用：リソソームの膜を安定化しタンパク質分解酵素の遊出を防ぐ 抗炎症（抗発熱・鎮痛）作用：肥満細胞からのヒスタミン放出の抑制と毛細血管の透過性を抑制 許容作用：カテコールアミン，インスリン，グルカゴン，成長ホルモン，甲状腺ホルモンなどの作用を増強する 中枢神経系への作用：情動と認知機能に作用 抗ストレス作用：ストレス耐性の上昇 骨代謝：腸管からの Ca^{2+} の吸収抑制と骨の融解促進 電解質コルチコイド様作用 脂質代謝：中性脂肪の合成を抑制
副腎アンドロゲン	生殖器	副腎皮質刺激ホルモン（ACTH）によって分泌調節	男性化作用

経節前ニューロンの支配を受ける．この交感神経節前線維は，副腎髄質内の交感神経節後ニューロンから分化した細胞（クロム親和性細胞）を囲むようにシナプスを形成するため，非常に長い．
- 副腎髄質からは，アドレナリン，ノルアドレナリンが分泌される．副腎髄質から放出されるカテコールアミンの 85% がアドレナリン，15% がノルアドレナリンである．アドレナリンは副腎髄質由来だが，ノルアドレナリンのほとんどは交感神経節後線維末端から放出されたもので，こうした点からも神経伝達物質とホルモンに明確な線引きができないことがわかる．
- 副腎髄質は，副腎皮質とは異なり，たとえ副腎髄質を摘出したとしても直接生命維持に関わることはない．

6. 副腎皮質疾患とフィジカルアセスメント

- 副腎皮質から分泌されるホルモンの分泌量が過剰になったりあるいは低下すると様々な症状を呈する（表 11-16）．

◆クッシング症候群
- クッシング症候群は，副腎皮質束状帯からの糖質コルチコイド（コルチゾール）の慢性的な分泌過剰によって特異的な症候を呈する病態の総称で，ACTH 依存性と ACTH 非依存性に区分される（表 11-17）．
- ステロイドの長期投与によって同様の症状を呈するものを医原性クッシング症候群という．医原性クッシング症候群では，ステロイドによるネガティブ・フィードバックで，CRH・ACTH・糖質コルチコイド（コルチゾール）の分泌はいずれも低下する．
- 副腎腺腫（約 50%）やクッシング病（約 40%）が原疾患である場合が多い．
- 男女比は 1：4 程度で 40〜50 歳代の女性に多い．
- 症状は大きく，コルチゾール過剰症状，アンドロゲン過剰症状，ACTH 過剰症状の 3 つに区分され，特徴的な容貌を呈する（図 11-25）．
- 高血圧，糖尿病（糖新生の亢進），骨粗鬆症（骨形成抑制と腸管からのカルシウム吸収抑制）を合併することが多い．

●内分泌器官の解剖生理と機能障害

■表 11-16　副腎皮質ホルモンの分泌過剰と分泌低下

	作用	分泌過剰	分泌低下
コルチゾール	糖代謝	耐糖能低下（二次性糖尿病）	低血糖，体重減少，倦怠感，脱力感
	タンパク質代謝	耐糖能低下（二次性糖尿病），筋萎縮，筋力低下，皮膚の菲薄化	体重減少，倦怠感，脱力感
	脂質代謝	中心性肥満，満月様顔貌，水牛様肩（バッファローハンプ），赤色皮膚線条，皮膚の菲薄化	
	抗炎症作用	易感染性，創傷治癒遅延	―
	許容作用	高血圧	低血圧
	中枢神経系への作用	抑うつ，不安，不眠，多幸	易疲労感，食欲低下，意識障害　不安，抑うつ，集中力の低下
	電解質コルチコイド様作用	高血圧，浮腫	
	抗ストレス作用	―	
アルドステロン	水・電解質代謝	高血圧　低カリウム血症，筋力低下，代謝性アルカローシス	低血圧，低ナトリウム血症　高カリウム血症，代謝性アシドーシス
副腎アンドロゲン	男性化作用	体毛増加　声音低音化　無月経（女性）　骨端線早期閉鎖（発育期）	陰毛・腋毛の脱落　性欲低下　勃起不全（男性）

■表 11-17　クッシング症候群の原因別分類

ACTH 依存性	ACTH の過剰分泌	・クッシング病（ACTH 産生下垂体腺腫） ・CRH 産生腫瘍 ・異所性 ACTH 産生症候群（肺小細胞癌，胸腺腫，カルチノイド，膵臓癌など）
ACTH 非依存性	副腎での糖質コルチコイド（コルチゾール）の自律性過剰分泌	・副腎腺腫 ・副腎癌 ・副腎皮質過形成

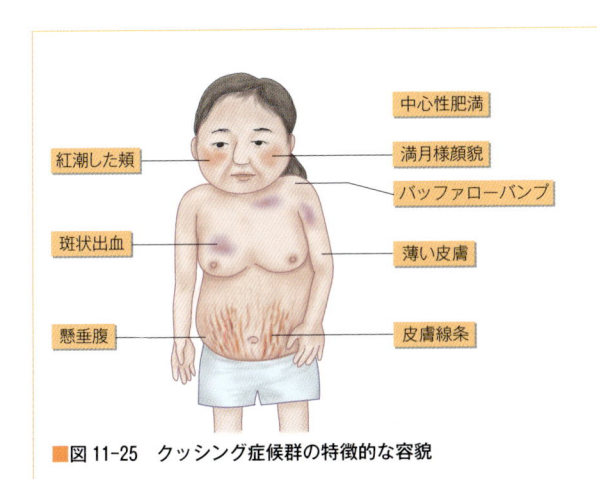

■図 11-25　クッシング症候群の特徴的な容貌

Physical Assessment

コルチゾール過剰	アンドロゲン過剰	ACTH過剰	
❶満月様顔貌 ❷中心性肥満 ❸水牛様肩（バッファローハンプ） 　根拠▶ 脂肪の分布異常によって，顔面や体幹，肩甲骨付近に脂肪が沈着する． ❹高血圧　根拠▶ コルチゾールの許容作用によりカテコールアミンの血管平滑筋での感受性が増加し，血管平滑筋が収縮する．また，コルチゾールの電解質コルチコイド（アルドステロン）様の作用でナトリウムと水が貯留するため，血圧が上昇する． ❺筋萎縮　根拠▶ タンパク異化亢進によって四肢の筋肉が萎縮する．			➡内分泌機能の概観（全身の観察）
❻筋力低下　根拠▶ タンパク異化亢進によって四肢の筋肉が萎縮し，筋力が低下する． ❼易感染性と創傷治癒遅延　根拠▶ コルチゾールは好中球の遊走を抑制してリンパ球を減少させるため，免疫機能が抑制され，易感染性となる．また，糖尿病を合併することが多いため創傷治癒が遅延する．	❶月経異常（女性） 　根拠▶ 男性ホルモンであるアンドロゲンの増加によって月経の周期性が乱れる．		➡インタビュー
❽皮膚の菲薄化，赤色皮膚線条（伸展性）　根拠▶ タンパク質は線維芽細胞やコラーゲンなどの皮膚の結合組織を構成するが，タンパク異化亢進によってこうした結合組織を構成する細胞が減少するため皮膚が菲薄化し，また皮下の脂肪が急速に沈着するため真皮が伸展して亀裂が入り，線条を呈する． ❾浮腫　根拠▶ コルチゾールの電解質コルチコイド（アルドステロン）様の作用によりナトリウムと水が貯留し，またタンパク異化亢進による血漿タンパク質減少に伴って体液が細胞間隙へ移動するため浮腫を呈する．	❷多毛 ❸ざ瘡（にきび） 　根拠▶ 男性ホルモンであるアンドロゲンの増加によって男性化徴候が出現する．	❶色素沈着 　根拠▶ ACTHはメラニン細胞刺激ホルモンと構造が似ているため，ACTHが増加するとメラニン細胞刺激ホルモン様の作用によって色素が沈着する．	➡内分泌系の視診

◘ **副腎皮質機能低下症**
- 副腎皮質ホルモンの分泌が慢性的に低下した病態を副腎皮質機能低下症という．
- 副腎皮質の病変を原因とする原発性，下垂体からのACTH分泌不全による続発性に区分される．原発性のうち後天性のものは特にアジソン病と呼ばれる（表11-18, 19）．糖質コルチコイドやACTHの

● 内分泌器官の解剖生理と機能障害

■ 表 11-18 副腎皮質機能低下症の分類

分類		原因	
原発性副腎皮質機能低下症	後天性(アジソン病)	副腎皮質の病変	特発性副腎萎縮，感染症(結核，真菌，AIDS など)，副腎への癌転移，副腎摘出，サルコイドーシス，アミロイドーシス，薬剤性
	先天性		先天性副腎皮質低形成，ACTH 不応症，先天性副腎皮質過形成，副腎白質ジストロフィー
続発性副腎皮質機能低下症		下垂体からの ACTH 分泌不全	視床下部・下垂体疾患(腫瘍など)，下垂体卒中，下垂体術後・放射線療法後，ACTH 単独欠損症，リンパ球性下垂体炎など

■ 表 11-19 副腎皮質機能低下症の病態

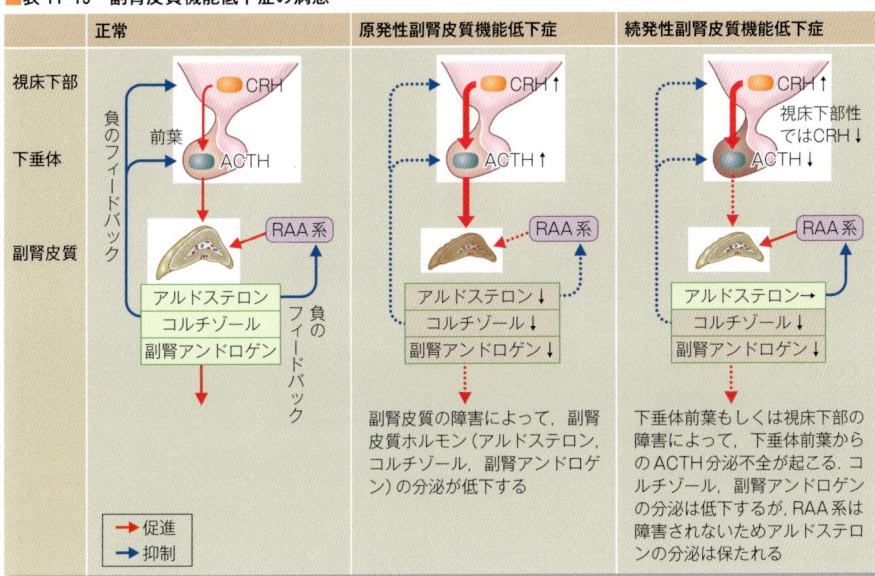

	正常	原発性副腎皮質機能低下症	続発性副腎皮質機能低下症
視床下部	CRH	CRH↑	CRH↑ 視床下部性ではCRH↓
下垂体	前葉 ACTH	ACTH↑	ACTH↓
副腎皮質	アルドステロン コルチゾール 副腎アンドロゲン	アルドステロン↓ コルチゾール↓ 副腎アンドロゲン↓	アルドステロン→ コルチゾール↓ 副腎アンドロゲン↓
	負のフィードバック RAA 系	副腎皮質の障害によって，副腎皮質ホルモン(アルドステロン，コルチゾール，副腎アンドロゲン)の分泌が低下する	下垂体前葉もしくは視床下部の障害によって，下垂体前葉からのACTH分泌不全が起こる．コルチゾール，副腎アンドロゲンの分泌は低下するが，RAA 系は障害されないためアルドステロンの分泌は保たれる

→ 促進
→ 抑制

RAA 系：レニン-アンジオテンシン-アルドステロン系

- 投与を中断すると，医原性に副腎皮質機能低下症を呈することもある．
- アジソン病には，結核や真菌および AIDS などの感染症に合併して発症するものと，自己免疫性副腎皮質炎による特発性アジソン病がある．特発性と結核性が主であるが，近年は特発性の比率が増加傾向にある．
- 特発性アジソン病には甲状腺疾患，糖尿病，貧血を合併することが多い．

Physical Assessment

コルチゾール欠乏	アンドロゲン欠乏	アルドステロン欠乏	ACTH 過剰	
❶意識障害(傾眠から昏睡まで) ❷不安，抑うつ，集中力		❶低血圧 根拠▶水とナトリ	❶顔面・頸部・歯肉・舌・手指の色素沈着 根拠▶ACTHはメラ	➡内分泌機能の概観(全身の観察)

コルチゾール欠乏	アンドロゲン欠乏	アルドステロン欠乏	ACTH過剰	
の低下 根拠▶ コルチゾールは情動や認知機能に影響を与えるため，コルチゾールが欠乏すると精神神経活動が低下する． ❸低血糖 根拠▶ 糖，脂肪およびタンパク代謝が低下するため低血糖になる．		ウムの喪失によって循環血液量が減少し低血圧になる．	ニン細胞刺激ホルモンと構造が似ているため，メラニン細胞刺激ホルモン様の作用によって皮膚に色素が沈着する．特に日光に曝露する皮膚や，摩擦や圧迫などの物理的刺激が加わる部分では黒ずんだ斑点が出現する．	➡内分泌機能の概観（全身の観察）
❹体重減少 根拠▶ 糖，脂肪およびタンパク代謝が低下するため体重が減少する． ❺倦怠感，脱力感 根拠▶ 糖，脂肪およびタンパク代謝が低下するためエネルギーが不足し，倦怠感や脱力感を感じる． ❻食欲不振 根拠▶ コルチゾールは情動や認知機能に影響を与えるため，コルチゾールが欠乏すると精神神経活動が低下し食欲が低下する． ❼悪心・嘔吐 根拠▶ コルチゾールの欠乏で胃液の分泌が低下するため消化器症状が出現する．	❶月経不順，陰毛・腋毛の脱落（女性） 根拠▶ 女性の第二次性徴に関与する男性ホルモンが欠乏するため．			➡インタビュー

7. 性腺

- 性腺に関しては「第13章 生殖器の解剖生理と機能障害」を参照．

第12章

生体防御機能とその破綻

［皮膚］
［免疫・リンパ系］

外部環境から生体を守る

生体は常に，外界からの化学的・物理的刺激，病原微生物などにさらされている．この章では，外界との境をなす皮膚と皮膚付属器，および生体内の異物を排除する免疫・リンパ系について解説する．

1 皮膚

皮膚の解剖生理と機能障害

兼岡秀俊

A. 皮膚とは

　皮膚は，単に生体を包む覆いではない．その生存に最も適するように進化した生体防御のシステムである．皮膚は，多くの外界からの侵攻に対峙(じ)している．物理的圧迫，化学的侵蝕，細菌やウイルスなどの傷害性微生物のみならず，目に見えない紫外線などの太陽光にも対応する．また，生物の活動性を確保するために伸展収縮し，可塑性を併せもつ．ここでは，ヒトにおける皮膚の役割を解説し，最大限の柔軟性を保ちつつ，内部環境を維持する生体防御システムを，どのような構造によって達成し維持しているかをみていく．

1. 皮膚をとりまく外部環境

　皮膚をとりまく外部環境をまとめると，①大気，②外気温，③太陽光，④物理的接触，⑤衝撃，⑥化学物質，⑦微生物などが挙げられる．
　皮膚はこれらの外部環境から身を守りつつ，さらに，①体温を調節し，②水分を保持し，③水分や電解質を排泄・再吸収し，④脂質を分泌し，⑤上記の外部環境を知覚認識し，⑥免疫応答の場を提供している．これらの機能の多くは他の章で取り上げられるので，この章では看護師に必要な知識を中心に，皮膚に特異的なものを中心に述べる．

2. 皮膚の解剖学的構造と機能

　皮膚は，発生学上は外胚葉由来の臓器で，全体重の20%を占める．また成人の体表の総面積は約$1.6m^2$であるが，この体表面積は，身長，体重によって算出できる（図12①-1）．
　体表面積は，その個体の体格差が補正され基礎代謝量と相関することが知られており，抗癌剤などの適正な薬物投与量は，体重あたりではなく体表面積あたりで計算されることが多い．
　皮膚には，多数の溝（皮溝）があり，毛は皮溝から生え，汗腺は皮溝に囲まれた皮丘に開口している．皮膚の線維には一定の伸展の方向性があり，皮下の線維も同様である．その走向はランガー割線と呼ばれ，この線に沿って切開を入れれば手術痕が小さくてすむことが知られている（図12①-2）．

1) 表皮

- 皮膚は，表皮と真皮に分かれる（図12①-3）．表皮は体表の最も外側を形成し，その最外側は角質である．角質は皮膚細胞の生命活動が失われた細胞（死細胞）により構成されている．しかし表皮は，下に述べるように体組織の中で最もダイナミズムあふれる組織である．
- 表皮と真皮の間は基底膜によって境され，表皮突起と真皮乳頭が互いにのこぎりの歯状に組み合わさり，ゆるやかな波状を形づくっている．この構造は垂直方向と水平方向の外力を吸収するのに大いに役立っている．

■表皮の構造
- 表皮を光学顕微鏡像から見ると，体表側から，①角質層，②顆粒層，③有棘層，④基底層に分けられる．その多様な名称にもかかわらず，表皮を構成する95%は角化細胞（ケラチノサイト）である．
- 表皮の最内側は基底膜であり，それに接した角化細胞は柱状で盛んに細胞分裂をしている．基底膜に接しているために基底細胞といわれる．基底細胞は1層の円柱状の細胞（基底層）で，デスモソーム（細胞間橋）で前後左右，そして上下に角化細胞同士をしっかりと結合している（図12①-4）．
- 角化細胞自体は，強固な細胞骨格を形成するタンパク質であるケラチンを産生し，細胞外形を維持している．基底細胞は分化し，次第に体表に押し上げられ，立方体となり数層の有棘細胞（有棘層）となる．

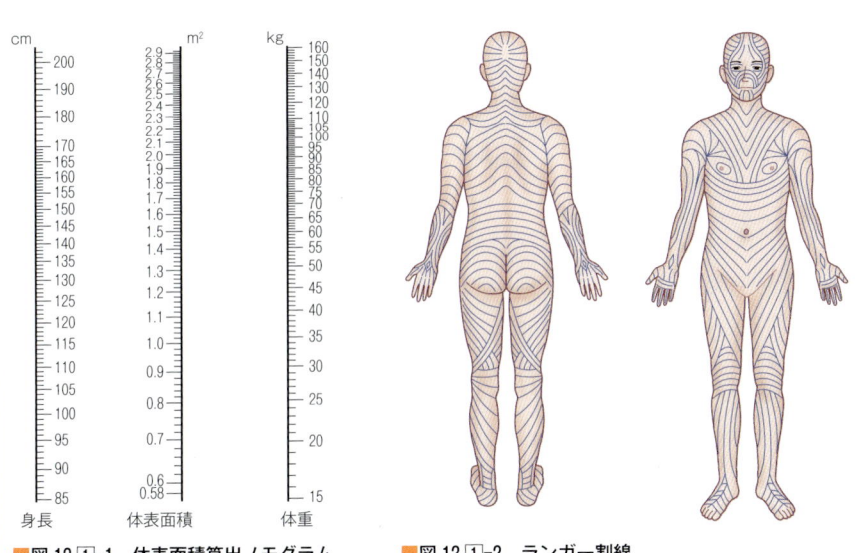

1 皮膚 ●皮膚の解剖生理と機能障害

■図12 1-1 体表面積算出ノモグラム
身長と体重の値の間を直線で結び，その線が体表面積の目盛りと交わる点の値を読む

■図12 1-2 ランガー割線

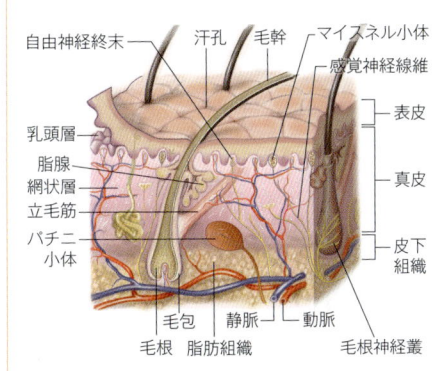

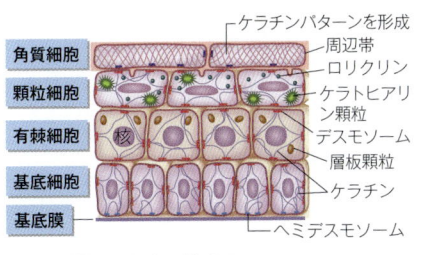

■図12 1-3 皮膚の構造

■図12 1-4 表皮の模式図

12 生体防御機能とその破綻

- 有棘細胞は盛んにケラチンを産生分泌し，デスモソームにより細胞間の結合は強固となる．角化細胞が，さらに体表に押し上げられると扁平化し，2～3層の顆粒細胞（顆粒層）となる．そして角質層に至り，角化細胞はアポトーシス（プログラムされた細胞死）により核を喪失し死細胞となる．死細胞によってつくられた角質層は，数層から十数層のケラチンパターンと呼ばれる構造を形成し，周辺帯が出現する．周辺帯は角質化した角化細胞を包む封筒状構造をとり，角質とともに撥(はっ)水性を維持強化し，物理的に強靭なバリアを形成する．デスモソームは，顆粒層までの細胞間の結合を強固に確保し，ねじれを含めた三次元方向の外力を吸収している．健康な皮膚は想像以上に強靭である．
- 基底膜はIV型コラーゲンによって構成され，外胚葉由来の表皮と中胚葉性の真皮を接着保持している．基底膜は体内からの水分の蒸散と体外からの水分の浸透を防いでいる．ちなみに基底細胞と基底膜の間は，細胞と細胞を結合するデスモソームに対して，細胞と細胞外の基底膜を結合するヘミデスモソーム（ヘミは半分，片方の意）構造で結合している．
- 表皮の角化細胞は，基底細胞層から角質層まで30日で分化し死滅する．基底膜上には，表皮幹細胞

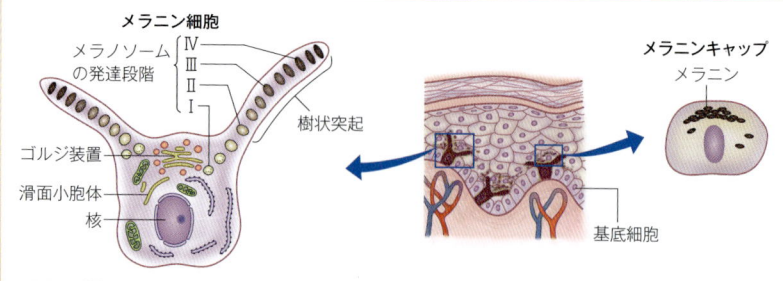

■図12 ①-5　メラニン細胞とメラニンキャップ

が存在し，絶え間なく自己複製を繰り返しながら基底細胞を供給していることが明らかになっている．

■表皮の機能
- 表皮の重要な機能の1つには宇宙線を含む光線の遮断があるが，それはひとえにメラニン（色素）に負っている．メラニンはメラニン細胞（メラノサイト）内のメラノソームにより産生される．メラニン顆粒は表皮組織全体にびっしりと分布しているのではなく，メラニン細胞が形成する突起を介して，表皮の細胞の最大多数を占める角化細胞に転送され，角化細胞の核を紫外線から遮断するように細胞質内に分布している（図12 ①-5）．帽子状にメラニンが核に集まるので，メラニンキャップと呼ばれる．
- このようにして，メラニンは，生物が生命体としての最大の特徴であるDNAを，紫外線による破断から保護している．なお有色人種も白色人種も，メラニン細胞の数に差はないといわれている．メラニンは黒色のユーメラニンと黄色のフェオメラニンの複合体である．ユーメラニンとフェオメラニンの構成比と分布の違いが，人種による肌の色の違いとして表れるとされている．
- 表皮にはその他に，免疫応答に関与し抗原提示能を有するランゲルハンス細胞が有棘層に，皮膚の知覚に関与するメルケル細胞が基底層に存在する．

2）真皮

■真皮の構造と機能
- 真皮は，表皮とは基底膜で境され，膠原線維，弾性線維および基質で埋め尽くされている．真皮を構成する細胞は，膠原線維や弾性線維を産生する線維芽細胞，貪食機能を有する組織球，様々な生理活性物質を産生してI型アレルギーに関与する肥満細胞が主である．
- 線維成分は膠原線維が90%を占め，コラーゲンが主なタンパク成分である．コラーゲンは現在までのところ24種類ほどが知られている．I型コラーゲンは皮膚，骨，腱，II型コラーゲンは軟骨，硝子体，III型コラーゲンは血管，皮膚，IV型コラーゲンは前述の基底膜などに存在する．コラーゲン線維は3本のポリペプチドのらせん構造をとって，圧力に抗している（皮膚などの強度に関与する線維成分である）．
- 弾性線維は真皮の線維成分のうちの1〜2%に過ぎないが，伸縮性に富み，皮膚に弾力を与えている．エラスチンというタンパクを主成分とする．
- 膠原線維と弾性線維の間を埋めるのが基質で，プロテオグリカンが主成分である．

■皮下組織の構造と機能
- 真皮の下は皮下組織であり，皮下脂肪が主要な組織である．皮下組織は外圧を吸収し，体熱の放散を防ぐとともに，中性脂肪の貯蔵庫として重要である．また，好中球やリンパ球，マクロファージなどの特異的あるいは非特異的免疫担当細胞が，サイトカインや遊走因子，生理活性物質に誘導されて血管内外を遊走し，免疫応答系を形成している．
- 従来，高等動物における免疫応答系は，抗原提示細胞，Tリンパ球，Bリンパ球，特異抗体およびそれらが体内深部で形づくるネットワーク（獲得免疫系）が主役を演じ，特定のタンパクを認識して対応する抗原特異性を生物学的特徴と考えられてきた（「第12章 生体防御機能とその破綻 ② 免疫・リンパ系 免疫系のしくみと機能障害」参照）．しかしこの獲得免疫系では，主要組織適合抗原系で提示できない非タンパク性，非レクチン性の抗原に対する応答を十分に説明できず，貪食細胞による生体

防御を自然免疫とし原始的生体防御機構と考えられてきた．皮膚は自然免疫の重要な一員とされてきたが，それは外界に対する単なる物理的な"壁"としての認識であった．
- 近年のTLR（Toll-like receptor：Toll様受容体）系の発見は，皮膚，主に真皮内におけるTLRによる抗原非特異的免疫応答能の生体防御に果たす役割の重要性を確立させた．すなわち高等生物は，表皮を破られ侵入してきた細菌，真菌，ウイルスなど多様な病原性微生物由来の脂質，アルカロイド，糖脂質，遺伝子断片などを受容体であるTLRが認識し，免疫応答に必要なサイトカインや転写因子を活性化する．このように第一線で抗原非特異的免疫応答能を発動することによって，より幅広く効率的な個体維持を図っているのである．

3. 感覚器官としての皮膚

皮膚は感覚器官でもある．表皮には，皮膚の知覚に関与するメルケル細胞が基底層に存在する．多数の樹状突起を出し，知覚神経終末とシナプス結合をして感覚刺激を中枢へ伝達する．

皮膚に特異的な感覚器官としては，真皮乳頭部のマイスナー小体，皮下組織のパチニ小体がある．これらの受容体に加え，表皮下，毛包周囲，汗腺周囲，血管周囲には，知覚神経，交感神経，副交感神経が豊富に神経叢(そう)をつくっている．

B. 皮膚付属器とは

皮膚は，外界からの圧力刺激の遮断のほかに，知覚器官，外分泌器官としての役割も担っている．そうした働きをもつ，毛，脂腺，汗腺，爪は，皮膚付属器と総称される．

1. 毛と脂腺

毛と脂腺は角質層が分化したもので，それらを総称して毛包という．毛は色素をもった細胞が毛包の底から連続的に伸張してくるのではなく，毛隆起の毛包幹細胞が分化し，古い毛を押し出し成長する（図12 1-6）．一般に，成長期（頭毛の80％）が数年，退行期（頭毛の1～2％）が2～3週，数か月の休止期（頭毛の15％）を経て，再び成長期に入る．成人の頭髪は約10万本，1か月に約1cm伸張し，1日に100本前後が自然に脱落する．

毛包に付属する脂腺は産生細胞自身が崩壊することによる皮脂分泌を行う．このように細胞が崩壊し細胞自身が分泌物となる分泌形態をホロクリン分泌と呼ぶ（図12 1-7）．分泌された皮脂は水分と混合することによって乳化され，脂肪酸となり皮膚表面を酸性とし，強力な殺菌作用を呈する．そのため皮脂分泌の低下や過度の皮脂の除去は，真菌などの皮膚感染症を誘発する．

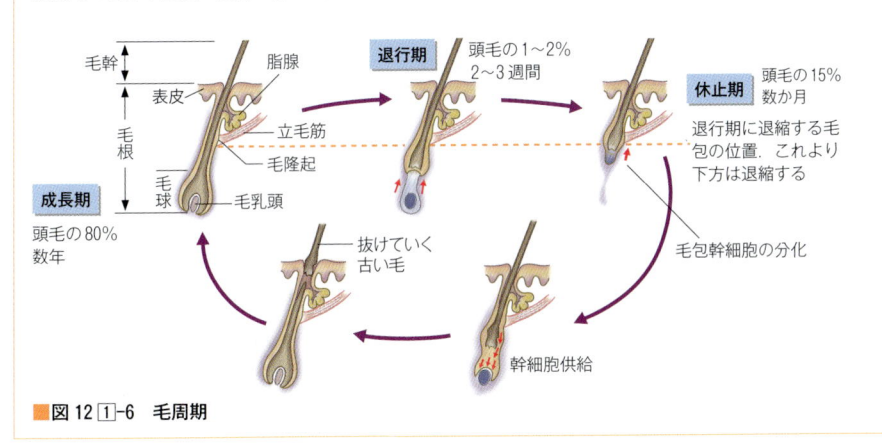

■ 図12 1-6　毛周期

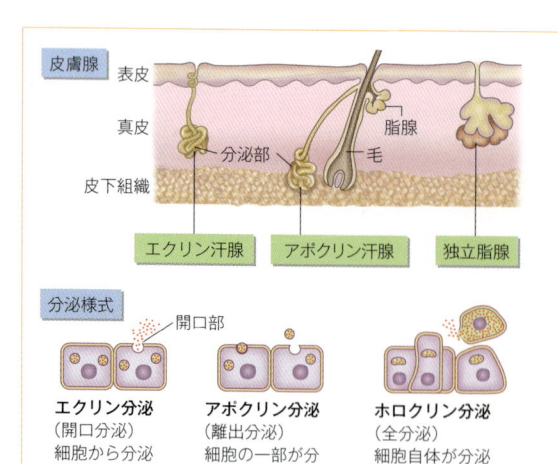

図12 1-7 皮膚腺と分泌様式

2. 汗腺

　汗は，皮丘に開口するエクリン汗腺とアポクリン汗腺により産生され（図12 1-7），皮膚の湿潤維持と体温調節を行う．汗腺開孔部に続く導管では，ナトリウムイオンの再吸収が行われ，最終汗は低張性である．

　発汗量は成人男性で，盛夏作業時には1日3Lにも及ぶ．発汗とは別に，角質層から拡散現象によって水分の放出があり，1日に600～700 mLになる．呼気中の水蒸気（150～450 mL/日）を併せ，水分出納では不感蒸泄（700～900 mL/日）に分類される．

3. 爪

　爪も表皮が特殊に分化したものである（図12 1-8）．いわゆる「つめ」は爪甲と呼ばれ，爪母で形成され，指先端へ押し出される．指趾末端を物理的刺激から保護している．爪甲は，爪上皮，側爪郭，爪下皮で固定されていて，1日に約0.1 mm伸長する．嵌（かん）入爪（巻き爪）は爪甲の側縁部分が側爪郭に食い込み，疼痛も激しい．肉芽を形成し感染もきたしやすく，特に高齢者では適切なケアが必要である．

　高度の貧血では爪甲が扁平あるいは下に凸のさじ状爪となり，また先天性心疾患などの患者では爪甲が指腹側に傾くばち指を呈する．爪甲は，表皮が分化したものではあるが顆粒層を欠き，また爪床部から供給される水分のため，透明である．心肺機能不全の患者では赤血球の酸素飽和度が低く，透見されて爪床は還元ヘモグロビンの紫紅色を呈する（チアノーゼ）．また真菌などに感染すると，爪甲は白濁する（爪白癬）．

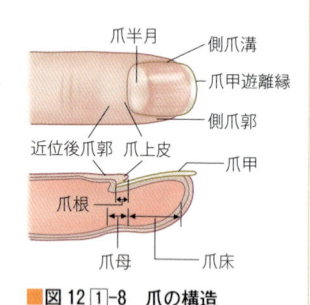

図12 1-8 爪の構造

C. 皮膚の障害とフィジカルアセスメント

1. 皮疹

　皮疹は皮膚に現れる様々な症状の総称であり，湿疹がその代表である．湿疹は，一般の人にとって「おでき」とともに皮膚病変の代名詞であり，皮膚科外来患者の1/3を占める．「おでき」が腫瘤性病変

■図12 1-9　湿疹三角

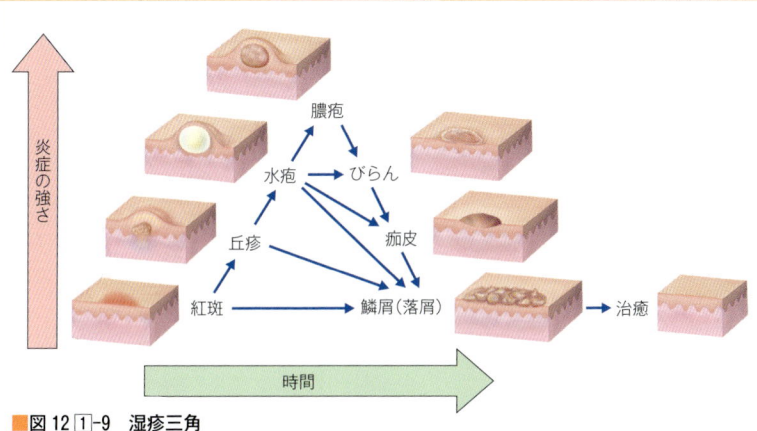

をうかがわせる一方で，湿疹は皮膚の色調の変化を伴うすべての病変を示すことが多い．
　皮膚には，内的・外的刺激に反応して皮膚徴候が現れ，様々に表現される．湿疹は臨床所見において，活動性と時間に明らかな方向性をもって移行する．その関係を湿疹三角と呼ぶ（図12 1-9）．この概念は，湿疹の臨床症状の多様性と臨床経過を意味するとともに，どの病期からも治癒に向かい得ることを示している．
　平坦な皮膚病変を斑といい，色調によって紅斑，紫斑，色素斑がある．紅斑は病態としては炎症であり，細胞間の浮腫，海綿体状態，そして炎症性細胞浸潤がみられる．真皮内の細小血管の拡張充血によって紅色を呈する．ガラス板で圧迫すると充血は改善し，皮膚の紅色調は消退する．炎症性細胞浸潤のため，硬結あるいは板状の抵抗を示すことが多い．
　紫斑は真皮下の出血を伴う病変で，ガラス板の圧迫でも出血が血管に後戻りしないため消退しない．色素斑も消退しない．毛細血管拡張も斑の範疇（ちゅう）に入る．
　盛り上がりのあるものを丘疹（きゅうしん）と呼び，一般に大きさが10mmを超えるものを結節と呼ぶ．水の貯留がある場合を水疱，白血球などの膿の場合を膿疱と呼ぶ．角質や脂肪などが包み込まれたものは囊腫（のうしゅ）である．
　刺激によって形成され，盛り上がりが比較的大きい紅斑で，かつ短時間で消退するものを膨疹と呼ぶ．表皮が欠損している場合をびらん，さらに深く真皮まで欠損が及ぶ場合を潰瘍と呼ぶ．びらんや潰瘍に伴う滲（しん）出液が固まったものを痂皮（かひ），表皮上の異常な角質を鱗屑（りんせつ）と呼ぶ．
　このような急性変化は可逆性であるが，治癒せず慢性化すると，表皮の肥厚，角質層の過角化（肥厚，角質層が厚くなる），錯角化（不全角化，角質層が薄くなる）をきたし，次第に硬く固定化する．
　皮疹の性状の表現法については，表12 1-1を参照．
　皮疹のアセスメントで大切なことは皮疹の原因で，特にアナフィラキシーの見極めが重要である．

Physical Assessment

❶アナフィラキシー　根拠▶皮疹，特に全身に広がる蕁麻疹がみられることが多い．原因物質への曝露から短時間（多くは2時間以内）に発症する．さらに，急激な血圧の低下，気道の攣縮による呼吸不全などの全身症状もみられる．	➡皮膚の機能の概観（全身の観察）：ショック症状の確認 ➡皮膚の触診 ➡検査
❷全身性疾患の皮膚症状としての皮疹　根拠▶膠原病および類縁疾患（全身性エリテマトーデス，強皮症，皮膚筋炎，混合性結合組織病，成人スチル病，ベーチェット病，スイート病，ウェーバー・クリスチャン病など）	➡皮膚の機能の概観（全身の観察） ➡インタビュー

■ 表12 ①-1　皮疹の表現の仕方

〈大きさ〉
1) 粟粒大（ぞくりゅうだい）：粟（あわ）つぶの大きさ
2) 帽針頭大（ぼうしんとうだい）：虫ピンの針の頭の大きさ
3) 米粒大（べいりゅうだい）：米つぶの大きさ
4) 豌豆大（えんどうだい）：エンドウ豆の大きさ
5) 大豆大（だいずだい）：大豆の大きさ
6) 小豆大（あずきだい）：アズキ豆の大きさ
7) 貨幣大：貨幣の大きさ
8) 鶏卵大（けいらんだい）：ニワトリの卵くらいの大きさ
9) 小指頭大（しょうしとうだい）：小指の頭くらいの大きさ
10) 母指頭大（ぼしとうだい）：親指の頭くらいの大きさ
11) 手拳大（しゅけんだい）：こぶしの大きさ

〈形〉
1) 円形：丸い
2) 卵円形：卵のような丸
3) 楕円形：楕円の形
4) 貨幣状：貨幣を思わせる正円形
5) 円盤状，円板状：やや隆起した円形
6) 環状：輪を描いたような形
7) 地図状：ある程度の面積を占める不規則な形
8) 線状：線を引いたような形
9) 帯状：ある程度の幅をもつ帯のような形
10) 鋸歯（きょし）状：ノコギリの歯のようなギザギザした形
11) 乳頭腫状：表面が凸凹した形
12) 有茎状：茎があるように突出した形
13) 噴火口状：中央が陥凹して全体としては隆起した形
14) 臍窩（さいか）を伴う：隆起性病変で中央がヘソのように凹んだ形

〈表面の性状〉
1) 平滑：表面がなめらかな状態
2) 粗糙（そぞう）：表面がザラザラした状態
3) 疣（ゆう）状：表面が凹凸がありイボのような状態
4) 乳頭状：表面が細かい凹凸がある状態
5) 粃糠（ひこう）状：表面がカサカサした鱗屑がある状態
6) 湿潤性：表面が湿っている状態
7) 滲出（しんしゅつ）性：表面下に炎症があり，やや浮腫状

〈硬さ，触れた時の所見〉
1) 硬（こう）：硬い
2) 骨様硬（こつようこう）：骨のようにかなり硬い
3) 軟骨様：軟骨のように硬いが少し弾力がある
4) 硬結を伴う：表面下にしこりを伴う
5) 弾性硬：硬いが少し弾力がある
6) 板状硬：板のように平らで硬い
7) 弾性軟：柔らかいが，弾力がある
8) 軟：柔らかい
9) 波動性，波動を触れる：内部に液状の滲出物や膿の貯留があり，触れると振動が伝わるのを感じる
10) 浸潤性：表面下に細胞浸潤や増生があるようにやや固めに感じる

〈配列〉
1) 単発性，孤立性：1つだけ
2) 散在性：複数の病変がかなり離れてバラバラと存在する
3) 多発性：複数の病変がある
4) 集簇（そう）性：複数の病変が集まって存在する
5) 播種（はしゅ）状：複数の病変が全身に多数散らばっている状態
6) びまん性：全身に隙間ないくらいに多発している
7) 融合性：複数の病変が隣同士がくっついている状態
8) 線状：直線上に並ぶ
9) 帯（おび）状：幅をもって帯のように並んで分布する
10) 蛇行状：曲がりくねっている
11) 環状：輪のように配列する

〈分布〉
1) 限局性：一部に限局している
2) 汎発性：全身に多発している
3) 全身性：ほぼ全身に存在している
4) 散在性：少し離れて多発している
5) 播種性：全身にくまなく複数多発している状態
6) 両側性：左右両方とも
7) 片側性：左か右どちらかのみ
8) 対称性：左右に対称的に見られる
9) 伸側：脚や腕で伸展する側
10) 屈側：脚や腕で屈曲する側
11) 露出部：顔や手など通常は衣服で覆われない部位
12) 被覆部：衣服や毛髪で被覆されている部位
13) 脂漏部位：脂腺の発達している部位
14) 間擦部：脇の下や股などのこすれる部位

〈境界〉
1) 境界明瞭：境界がはっきりしている
2) 境界不明瞭：境界がはっきりしない

伊藤薫（石川治ほか編著）：ナースの実践皮膚科学, p.22, 中外医学社, 2005

や，肉芽腫性疾患（サルコイドーシスなど），感染症（梅毒，結核）など全身性疾患でも皮疹がみられる．	➡皮膚の視診 ➡検査（自己抗体など）
❸皮膚科疾患の症状としての皮疹	➡皮膚の視診 ➡組織診（皮膚生検）

❹医原性（薬疹）	根拠▶ 紅皮症，多形滲出性紅斑，スティーヴンス・ジョンソン症候群 診断および治療の両面から，薬剤を中止・減量する．	➡インタビュー ➡検査

2. 熱作用（温熱・寒冷）による皮膚損傷

■温熱による傷害
- 熱傷は熱による外傷で，環境因子による皮膚傷害の中では後述の褥瘡に次いで多い疾患である．特に乳幼児などの小児例や重症例の急性期は全身性疾患として取り扱われるべきであり，看護師にとっても迅速で適切な臨床的判断と対応が望まれる．一方，低温熱傷は特に高齢者や糖尿病患者，脳血管障害患者の看護の現場で重要である．その他，加わる物理的・化学的刺激の違いにより，化学熱傷，電撃傷，放射線熱傷がある．
- 熱傷においては，熱源による直接作用で組織傷害をきたし，また血管内のタンパク変性などにより血栓形成をきたし，毛細血管内のうっ血を生じる．これらにより広範な炎症が惹起（じゃっき）され，ヒスタミンやブラジキニンなどの血管作動性生理活性物質，TNF-α，IL-1，IL-6などの炎症性サイトカインが大量に産生され，血管透過性が短時間のうちに亢進する（熱源の間接作用）．
- 傷害が中等度であれば表皮下に水疱を形成し，高度の場合は，表皮の欠損も相まって，大量の体液を喪失する．

■寒冷による傷害
- 寒冷による皮膚病変には凍瘡（しもやけ）があり，寒冷下での血管収縮による循環障害と引き続く炎症によるものだが，多くは一過性，可逆性である．
- 凍傷は，冬山登山者や泥酔者などにみられ，氷点下の寒冷の直接刺激による循環障害と組織破壊であり，水疱，びらん，潰瘍，壊死をきたす．

■熱傷の重症度の判断
- 熱傷患者に接した場合，その熱傷の重症度を的確に判断することは，患者の治療法と予後を判断する上できわめて重要である．
- 熱傷の病変は深達度から，Ⅰ度，Ⅱ度，Ⅲ度に分けられている（図12 1-10，表12 1-2）．
- Ⅰ度は表皮の傷害のみで紅斑が主病変であり，数日のうちに瘢痕（はんこん）を残さずに治癒する．
- Ⅱ度は真皮浅層に達する病変で水疱を形成するが，水疱底は紅色で有痛性である．2週ほどで瘢痕を残さず治癒することが多い．
- Ⅱ度で真皮深層に達する病変があり，基底層は完全に傷害され，水疱底は白色で知覚も鈍麻する．数週を経て瘢痕治癒することが多い．また，Ⅲ度への移行もみられる．
- Ⅲ度では真皮全層が傷害され皮下にも及ぶ．植皮手術が必要である．さらに筋や腱に及ぶ熱傷をⅣ度とすることもある．
- 熱傷の重症度は，深達度と受傷面積により判定される．すなわち深達度が浅くても受傷面積が広い場合にはより重症と判定され，受傷面積が狭くても深達度が深い場合にはより重症と考えられる．
- 受傷面積は成人では「9の法則」，小児では「5の法則」により算出される（図12 1-11）．
- 重症度判定には熱傷指数（burn index；BI）が簡便である．
  BI ＝ Ⅲ度受傷面積（％）＋1/2×Ⅱ度受傷面積（％）
  BIが10～15以上が重症である．
- 高齢者は熱傷予後がさらに悪いことを考慮し，熱傷面積（％）＋年齢で示される熱傷予後指数（prognostic BI）が100以上は予後不良とされる．
- 熱傷重症度を判断する際に最も頻用されるのは，アルツの基準およびその改変基準であるモイランの基準である（表12 1-3）．これらは受傷面積，深達度，損傷部位，成人小児の区別，さらに診療すべき医療施設を定義しており，実用的である．

■熱傷の病態
- 熱傷の管理にはその病態を理解する必要がある．中等症以上の熱傷では，熱曝露による，微小血管での血栓形成によるうっ血や，血管作動性生理活性物質や炎症性サイトカインによる血管透過性の亢進により，皮下組織を含む広範なサードスペース（健常時には水分がほとんど存在しない空間）に大量の

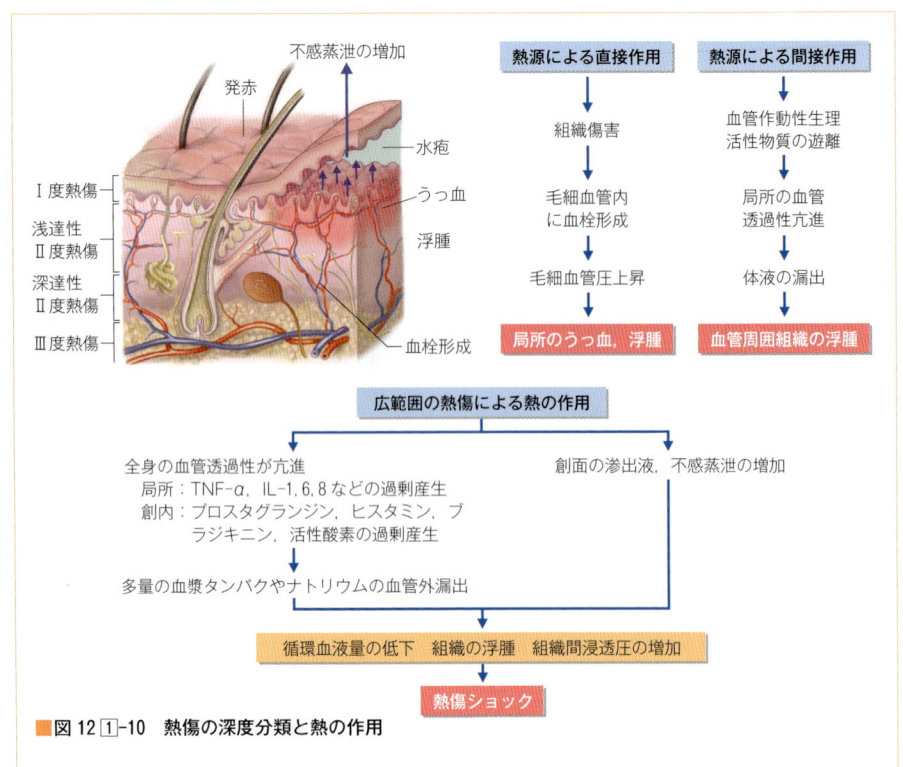

■ 図 12 ①-10　熱傷の深度分類と熱の作用

水分の漏出が起こる．さらに広範な表皮組織の損傷により，それら水分が大量に体外へ漏失する．そのため，受傷2日までは体液の漏出が続き，循環血液量の減少（血管の中の水分の絶対量が不足している）状態となる（図12①-12，受傷後0〜48時間）．その漏出分を補うために大量の等張液の輸液が必要となる（後述）．48時間以降は漏出も止まり，平衡状態を回復していく．
- 循環血液量減少による臓器病変としては循環器系の循環血液量減少性ショックや腎前性急性腎不全をきたし，うっ血状態としては肺水腫が重篤である．呼吸不全には気道熱傷も増悪要因となる．
- 喪失する体液は血漿成分に近いことから，輸液には，大量の等張性細胞外液補充用電解質輸液（乳酸

■ 表 12 ①-2　熱傷の深達度と臨床症状

熱傷深度	同義語	原因	傷害組織	組織像	臨床症状	臨床経過
Ⅰ度熱傷	表皮熱傷	火炎，日光，紫外線	表皮（角質層）	表皮の部分傷害 血管拡張・充血	紅斑，疼痛，水疱なし	数日で瘢痕を残さず治癒
浅達性Ⅱ度熱傷	真皮浅層熱傷	熱い液体・固体との接触 着衣への着火，火炎，化学物質，紫外線	表皮（有棘層，基底層）	部分的な基底層傷害	紅斑，疼痛，水疱 水疱底は圧迫で発赤消失	2週間ほどで瘢痕を残さず治癒
深達性Ⅱ度熱傷	真皮深層熱傷		真皮（乳頭層，乳頭下層）	完全な基底層傷害 表皮細胞は毛包周囲に残存	紅斑，知覚鈍麻，水疱 水疱底は圧迫で発赤消失せず	3〜4週間で瘢痕治癒
Ⅲ度熱傷	皮下熱傷	熱い液体・固体との接触 火炎，化学物質，電流	真皮全層，皮下組織	表皮・真皮全層の傷害，壊死 皮下組織の傷害	黒色，褐色，白色 無痛，脱毛，水疱なし	瘢痕拘縮，多くは手術が必要

図12①-11 熱傷の受傷面積

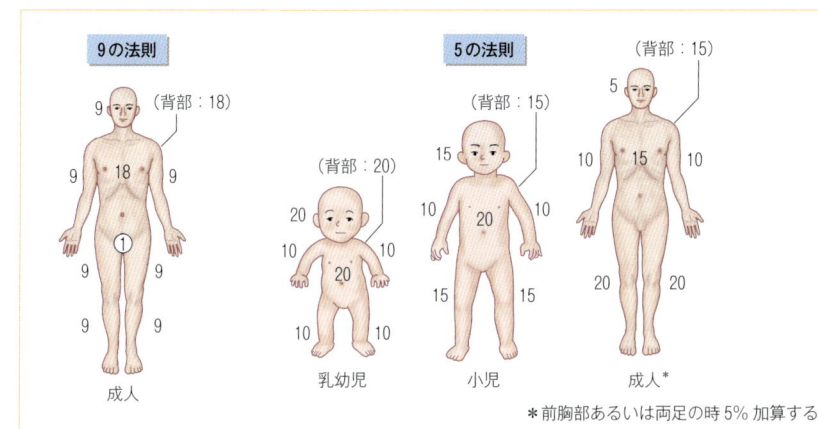

9の法則　成人
5の法則　乳幼児／小児／成人*
＊前胸部あるいは両足の時5％加算する

ランド・ブラウダーの公式

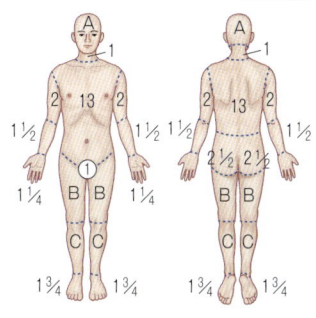

部位	年齢（歳）					成人
	0	1	5	10	15	
A 頭部 ½	9 ½	8 ½	6 ½	5 ½	4 ½	3 ½
B 大腿—側 ½	2 ¾	3 ¼	4	4 ¼	4 ½	4 ¾
C 下腿—側 ½	2 ½	2 ½	2 ¾	3	3 ¼	3 ½

単位：％

加リンゲル液）と，膠質浸透圧の維持のために血漿製剤の投与が推奨されている（バクスター法，表12①-4）．

表12①-3 モイランの基準（アルツの基準を改変）

重症熱傷（総合病院あるいは熱傷センターで入院加療を必要とするもの）
①Ⅱ度熱傷が25％以上（小児は20％以上）
②顔面・手・足のⅡ～Ⅲ度熱傷
③Ⅲ度熱傷が10％以上
④気道熱傷
⑤軟部組織の損傷や骨折を伴う
⑥電撃傷

中等症熱傷（一般病院で入院加療を必要とするもの）
①Ⅱ度熱傷が15～25％（小児は10～20％）
②Ⅲ度熱傷が10％未満．ただし，顔面・手・足の熱傷は除く

軽症熱傷（外来治療でよいもの）
①Ⅱ度熱傷が15％未満（小児は10％未満）
②Ⅲ度熱傷が2％未満．ただし顔面・手・足の熱傷は除く

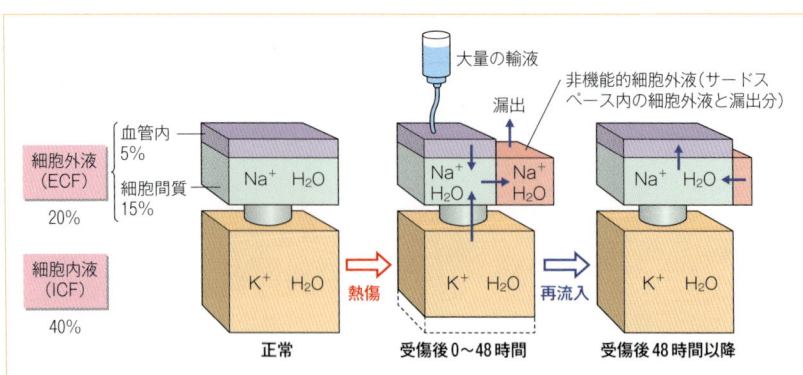

■図12 1-12 熱傷による体液分布の変化

（島崎修次：熱傷ハンドブック，p.17-28，中外医学社，1985 より改変）

岩崎泰政（玉置邦彦総編）：熱傷初期の体液の変動とその治療戦略，最新皮膚科学大系2　皮膚科治療学・皮膚科救急，p.245，中山書店，2003

◆熱傷
- 熱傷は，病歴から診断は比較的容易．ただし低温熱傷は見逃されやすい．熱傷のアセスメントで一番大切なことは重症度である．

Physical Assessment

❶受傷面積と深達度　[根拠▶] 医療機関の適否，治療方針の決定に必要．
❷全身管理の要否　　[根拠▶] 特に受傷初期の輸液管理に必要．
❸手術療法の要否と時期
❹気道熱傷の確認　　[根拠▶] 気道浮腫，気道閉塞をきたす．
❺低温熱傷のリスク　[根拠▶] 乳幼児，高齢者，中枢神経系疾患，末梢神経系疾患，糖尿病患者にリスクがある．

➡インタビュー
➡皮膚の視診

3. 外傷と褥瘡
1) 外傷の分類

- 皮膚が外力を受け，その表面が離断哆開（しかい）した状態を外傷と呼ぶ．損傷が開放性の場合を創，閉鎖性の場合を傷と呼ぶ．外傷には鋭利な外力によるものと鈍的な外力によるものがある．
- 鋭利な外力による皮膚損傷は，その種類によって切創，刺創，切刺創，割創などに分類される．
- 鋭利な刃物などによる外傷で，組織の挫滅が少なく感染のない場合，適切な縫合により痕を残さず治

■表12 1-4　熱傷初期の代表的な輸液公式（バクスター法）

経過時間	輸液公式
受傷後24時間まで	乳酸リンゲル液：4.0 mL×熱傷面積(%)×体重(kg) 血漿製剤：なし ＊受傷後8時間に1/2，次の16時間で1/2を投与
受傷24～48時間	血漿製剤：250～1,200 mL（重症度に応じて）＊ 5%ブドウ糖液：2,000～6,000 mL（血清Na値を正常に保つように） ＊受傷面積 40～50%：250～500 mL 　　　　　　50～70%：500～800 mL 　　　　　　>70%：800～1,200 mL

癒することがあり，手術創がこれにあたる．
- 鈍的な外傷には擦過傷，打撲傷，圧挫傷，咬創，裂傷などがあるが，その典型が褥瘡である．

2) 褥瘡

- 褥瘡は，特に骨直上の皮膚に持続性の外圧がかかることによって，皮膚組織の壊死をきたすものである．外圧は，主に突出した骨への圧迫による力（圧縮応力＝圧力）であるが，引っ張られる力（引っ張り応力），さらに褥瘡は床ずれとも呼ばれるように，ずれによる力（剪断（せんだん）応力）もある．外力により虚血状態になり，酸素不足，栄養障害，嫌気性代謝（酸素を必要としない代謝）の亢進により組織障害をきたすが，ほかにも組織の外力による直接的機械的変形や，再灌流障害，リンパ系機能障害もあり，さらに障害を増大させる（図12 ①-13）．
- 要因としては，加齢や様々な疾患による基本的動作能力（可動域）の低下とそれに伴う体動の減少，関節の拘縮による肢位の固定，加齢や皮膚疾患，栄養障害による皮膚の脆弱化，病的骨突出，浮腫などが挙げられている（図12 ①-14）．
- これらの褥瘡発症リスクを定量化したのがブレーデンスケールである（表12 ①-5）．さらに大浦・堀田は，自力体位変換，病的骨突出，浮腫，関節拘縮を点数化し，これを補っている（OHスケール，表12 ①-6）．褥瘡は起こさせないことが最も重要であり，これらのスケールは予防のために有用である．加齢現象はブレーデンスケール，OHスケールのいずれにも関与するが，特に加齢による皮膚の菲薄（ひはく）化のために生じる圧力や剪断力への耐性の低下が重要である（図12 ①-15）．
- 褥瘡の好発部位はその姿位によって特徴的である．骨突出部に集中するが，男性では陰茎部，女性では乳房にも発生する（図12 ①-16）．
- 病態は時々刻々変化するが，主に応力×時間に比例して進行し，進行するほど難治性であり，感染を合併すればさらに難治性である．

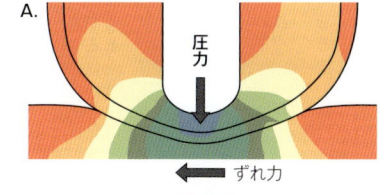

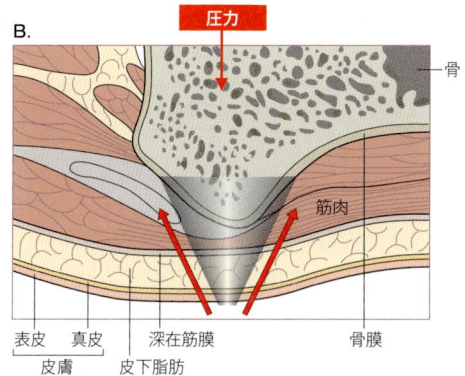

図12 ①-13 皮膚，筋，骨の間の応力
A. 中野邦彦，高橋誠，岩嵜徹治ほか：有限要素法によるずれ発生時の軟組織における応力分布，褥瘡会誌 5(2)：344, 2003
B. 宮地良樹（厚生省老人保健福祉局老人保健課監）：褥瘡の予防・治療ガイドライン，p.4, 図1, 照林社, 1998

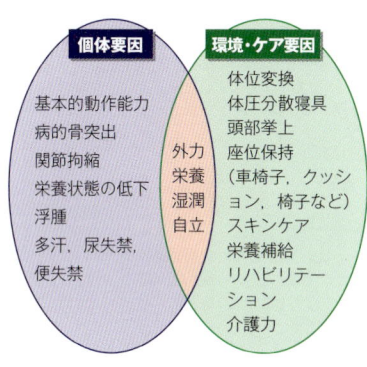

図12 ①-14 褥瘡の要因
大浦武彦（宮地良樹，真田弘美編）：現場の疑問に答える褥瘡診療 Q & A, p.5, 中外医学社, 2008

■表12 1-5　褥瘡発生予測スケール（日本語版ブレーデンスケール）

知覚の認知 圧迫による不快感に対して適切に反応できる能力	湿潤 皮膚が湿潤にさらされる程度	活動性 行動の範囲	可動性 体位を変えたり整えたりできる能力	栄養状態 普段の食事摂取状況	摩擦とずれ
1. 全く知覚なし 痛みに対する反応（うめく、避ける、つかむなど）なし。この反応は、意識レベルの低下や鎮静による。あるいは、体のおおよそ全体にわたり痛覚の障害がある。	1. 常に湿っている 皮膚は汗や尿などのため、ほとんどいつも湿っている。患者を移動したり、体位変換するごとに湿気が認められる。	1. 臥床 寝たきりの状態である。	1. 全く体動なし 介助なしでは、体幹または四肢を少しも動かさない。	1. 不良 決して全量摂取しない。めったに出された食事の1/3以上を食べない。タンパク質・乳製品は1日2皿（カップ）分以下の摂取である。水分摂取が不足している。消化態栄養剤（半消化態、経腸栄養剤）の補充はない。あるいは、絶食であったり、透明な流動食（お茶・ジュースなど）なら摂取したりする。または、末梢点滴を5日間以上続けている。	1. 問題あり 移動のためには、中等度から最大限の介助を要する。シーツでこすれずに体を動かすことは不可能である。しばしば床上や椅子の上にずり落ち、全面介助で何度も元の位置に戻すことが必要となる。痙攣、拘縮、振戦は持続的に摩擦を引き起こす。
2. 重度の障害あり 痛みにのみ反応する。不快感を伝える時には、うめくことや身の置き場なく動くことしかできない。あるいは、知覚障害があり、体の1/2以上にわたり痛みや不快感の感じ方が完全ではない。	2. たいてい湿っている 皮膚はいつもではないが、しばしば湿っている。各勤務時間中に少なくとも1回は寝衣寝具を交換しなければならない。	2. 座位可能 ほとんど、または全く歩けない。自力で体重を支えられなかったり、椅子や車椅子に座る時は、介助が必要であったりする。	2. 非常に限られる 時々体幹または四肢を少し動かす。しかし、しばしば自力で動かしたり、または有効な（圧迫を除去するような）体動はしない。	2. やや不良 めったに全量摂取しない。普段は出された食事の約1/2しか食べない。タンパク質・乳製品は1日3皿（カップ）分の摂取である。時々消化態栄養剤（半消化態、経腸栄養剤）を摂取することもある。あるいは、流動食や経管栄養を受けているが、その量は1日必要摂取量以下である。	2. 潜在的に問題あり 弱々しく動く。または最小限の介助が必要である。移動時皮膚は、ある程度シーツや椅子、抑制帯、補助具等にこすれている可能性がある。たいがいの時間は、椅子や床上で比較的よい体位を保つことができる。
3. 軽度の障害あり 呼びかけに反応する。しかし、不快感や体位変換のニードを伝えることが、いつもできるとは限らない。あるいは、いくぶん知覚障害があり、四肢の1、2本において痛みや不快感の感じ方が完全ではない部位がある。	3. 時々湿っている 皮膚は時々湿っている。定期的な交換以外に、1日1回程度、寝衣寝具を追加して交換する必要がある。	3. 時々歩行可能 介助の有無にかかわらず、日中時々歩くが、非常に短い距離に限られる。各勤務時間中に、ほとんどの時間を床上で過ごす。	3. やや限られる 少しの動きではあるが、しばしば自力で体幹または四肢を動かす。	3. 良好 たいていは1日3回食事をし、1食につき半分以上は食べる。タンパク質・乳製品を1日4皿（カップ）分摂取する。時々食事を拒否することもあるが、勧められば通常補食する。あるいは、栄養的におおよそ整った経管栄養や高カロリー輸液を受けている。	3. 問題なし 自力で椅子や床上を動き、移動中十分に体を支える筋力を備えている。いつでも、椅子や床上でよい体位を保つことができる。
4. 障害なし 呼びかけに反応する。知覚欠損はなく、痛みや不快感を訴えることができる。	4. めったに湿っていない 皮膚は通常乾燥している。定期的に寝衣寝具を交換すればよい。	4. 歩行可能 起きている間は少なくとも1日2回は部屋の外を歩く。そして少なくとも2時間に1回は室内を歩く。	4. 自由に体動する 介助なしで頻回にかつ適切な（体位を変えるような）体動をする。	4. 非常に良好 毎食おおよそ食べる。通常はタンパク質・乳製品を1日4皿（カップ）分以上摂取する。時々間食（おやつ）を食べる。補食する必要はない。	

Total

● 14～17点が褥瘡発生危険点（配点は各項目の頭の数字）
＊Copyright : Braden and Bergstrom. 1988
　訳：真田弘美（東京大学大学院医学系研究科）／大岡みち子（North West Community Hospital. IL, USA）

1 皮膚 ●皮膚の解剖生理と機能障害

■表 12 1-6　OH（大浦・堀田）スケール：褥瘡危険要因点数表

1. 自力体位変換 （意識状態，麻酔 麻痺，安静度）	できる 0点	どちらでもない 1.5点	できない 3点
2. 病的骨突出（仙骨部）	なし　0点	軽度・中程度 1.5点	高度 3点
3. 浮腫	なし　0点	あり　3点	
4. 関節拘縮	なし　0点	あり　1点	

＊自力体位変換は，意識状態・麻酔・麻痺・
　安静度による変動も含む．
OHスケール（レベル）
〈合計点数〉
1～3点…軽度レベル，4～6点…中等度レベル
7～10点…高度レベル

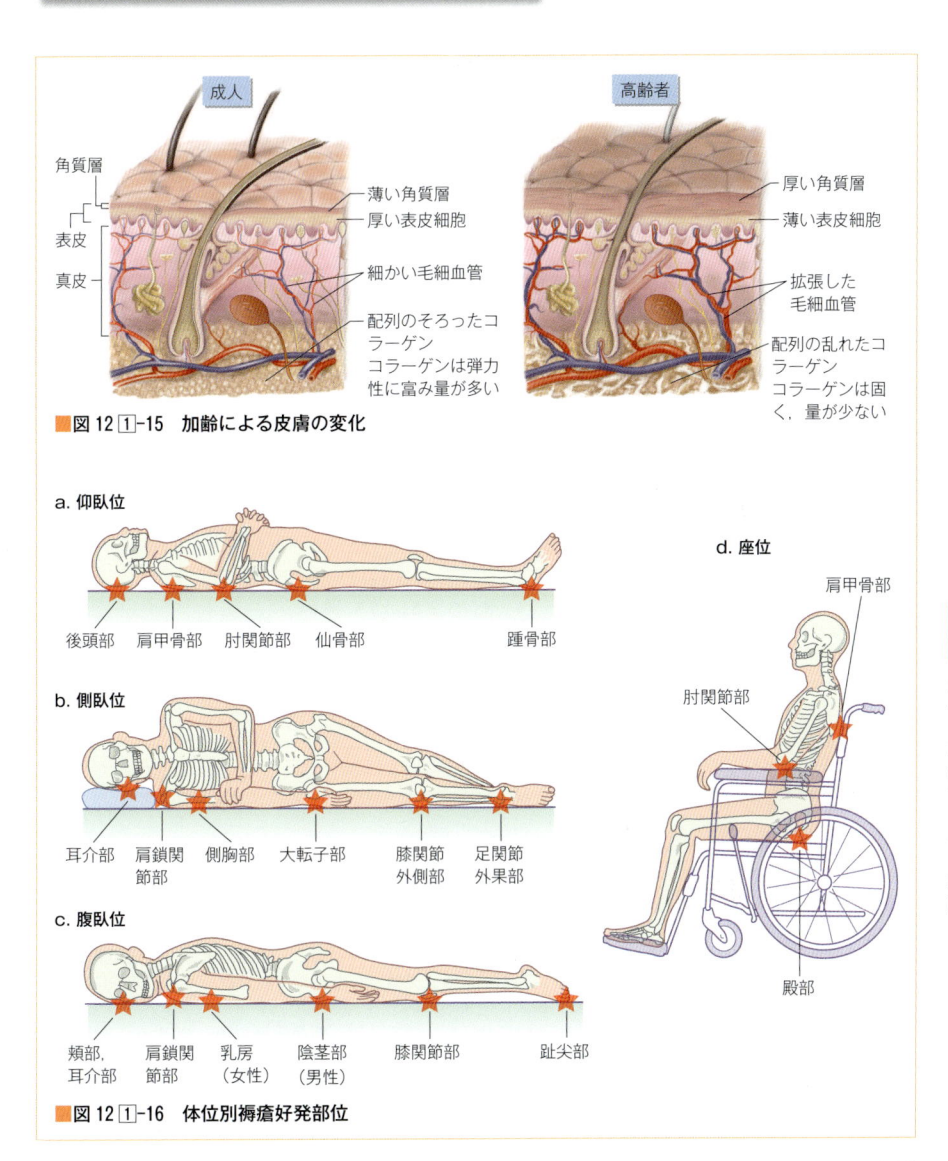

■図 12 1-15　加齢による皮膚の変化

成人：角質層／表皮／真皮、薄い角質層、厚い表皮細胞、細かい毛細血管、配列のそろったコラーゲン　コラーゲンは弾力性に富み量が多い

高齢者：厚い角質層、薄い表皮細胞、拡張した毛細血管、配列の乱れたコラーゲン　コラーゲンは固く，量が少ない

a. 仰臥位
後頭部　肩甲骨部　肘関節部　仙骨部　踵骨部

b. 側臥位
耳介部　肩鎖関節部　側胸部　大転子部　膝関節外側部　足関節外果部

c. 腹臥位
頰部，耳介部　肩鎖関節部　乳房（女性）　陰茎部（男性）　膝関節部　趾尖部

d. 座位
肩甲骨部　肘関節部　殿部

■図 12 1-16　体位別褥瘡好発部位

■ 表12 1-7　DESIGNツールによる褥瘡の評価

DESIGN-R　褥瘡経過評価用					カルテ番号（　　　　　　　） 患者氏名（　　　　　　　　　）		月日	/	/	/	/	/	/
Depth　深さ　創内の一番深い部分で評価し，改善に伴い創底が浅くなった場合，これと相応の深さとして評価する													
d	0	皮膚損傷・発赤なし		3	皮下組織までの損傷								
	1	持続する発赤	D	4	皮下組織を越える損傷								
	2	真皮までの損傷		5	関節腔，体腔に至る損傷								
				U	深さ判定が不能の場合								
Exudate　滲出液													
e	0	なし											
	1	少量：毎日のドレッシング交換を要しない	E	6	多量：1日2回以上のドレッシング交換を要する								
	3	中等量：1日1回のドレッシング交換を要する											
Size　大きさ　皮膚損傷範囲を測定：［長径(cm)×長径と直交する最大径(cm)］													
s	0	皮膚損傷なし											
	3	4未満											
	6	4以上　16未満	S	15	100以上								
	8	16以上　36未満											
	9	36以上　64未満											
	12	64以上　100未満											
Inflammation/Infection　炎症/感染													
i	0	局所の炎症徴候なし		3	局所の明らかな感染徴候あり(炎症徴候，膿，悪臭など)								
	1	局所の炎症徴候あり(創周囲の発赤，腫脹，熱感，疼痛)	I	9	全身的影響あり(発熱など)								
Granulation　肉芽組織													
g	0	治癒あるいは創が浅いため肉芽形成の評価ができない		4	良性肉芽が，創面の10%以上50%未満を占める								
	1	良性肉芽が創面の90%以上を占める	G	5	良性肉芽が，創面の10%未満を占める								
	3	良性肉芽が創面の50%以上90%未満を占める		6	良性肉芽が全く形成されていない								
Necrotic tissue　壊死組織　混在している場合は全体的に多い病態をもって評価する													
n	0	壊死組織なし	N	3	柔らかい壊死組織あり								
				6	硬く厚い密着した壊死組織あり								
Pocket　ポケット　毎回同じ体位で，ポケット全周(潰瘍面も含め)［長径(cm)×短径(cm)］から潰瘍の大きさを差し引いたもの													
p	0	ポケットなし	P	6	4未満								
				9	4以上16未満								
				12	16以上36未満								
				24	36以上								
部位［仙骨部，坐骨部，大転子部，踵骨部，その他（　　　　　　　）］							合計						

© 日本褥瘡学会/2008

- 発生した褥瘡の評価には，日本褥瘡学会によるDESIGNツールを用いる(表12 1-7)．これは褥瘡面の評価を，Depth(深さ)，Exudate(滲出液)，Size(大きさ)，Inflammation/Infection(炎症／感染)，Granulation tissue(肉芽組織)，Necrotic tissue(壊死組織)の程度で評点化したものである．詳細は表の通りであり，少なくとも2週間ごとに経時的に評価する．重度が大文字記載で点数も高く，軽症になるに従い小文字となり評点も低くなる．見落としがなく，誰が行っても客観的に臨床評価ができる点で優れた評価法といえ，国内に広まっている．
- 図12 1-17は，典型的な褥瘡の治癒過程を図示したものである．創傷治癒の第一歩は「①炎症期」である．炎症期には好中球，リンパ球，マクロファージなどの多様な白血球が集簇する．これらの炎症細胞，免疫担当細胞群は，多様な液性因子を産生する．炎症細胞をさらに誘導するケモカイン，集まった細胞を増やす細胞増殖因子，炎症をさらに促進するインターロイキンなどの炎症性サイトカイ

1 皮膚 ●皮膚の解剖生理と機能障害

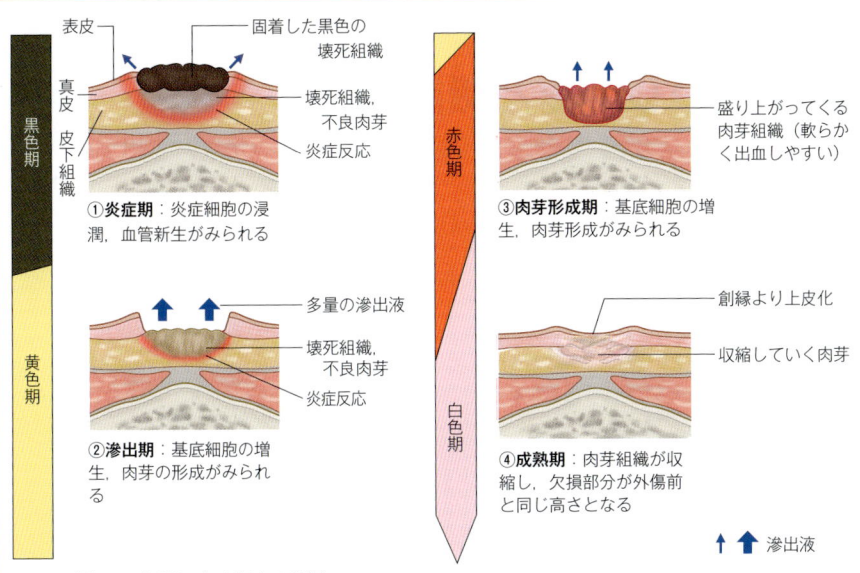

図12 1-17 色調による褥瘡の分類
福井基成：最新・褥瘡治療マニュアル，p.16，図4，照林社，1993 を一部改変

ン，行き過ぎた炎症をコントロールする制御性サイトカイン，細菌やウイルスなどの異種タンパクや壊死組織を分解するライソソームなどのタンパク分解酵素などである．これらの細胞の誘導や増生，タンパク合成のため，酸素需要，栄養素の要求は亢進し，それらを保証するために，血流増強，血管新生がみられる．

- 活発な炎症と血管新生のため，血管透過性の亢進がみられ「②滲出期」となる．
- 盛んな炎症に引き続き「③肉芽形成期」となる．この時期には，炎症細胞の増殖，血管新生に引き続き，皮膚幹細胞より基底細胞の増生，線維芽細胞の増殖による肉芽の形成が続く．
- さらに「④成熟期」に至り欠損部が外傷前と同じ高さとなり，創傷治癒は完結する．
- 不良肉芽を除去し良性肉芽の形成や血管新生を促すために，しばしば積極的に創縁切除（デブリードマン）を行う．ただし，付属器を含む正常皮膚を再生するためには，皮膚幹細胞を含む毛隆起の部分が必須である．制御を受けた角化細胞が得られない時に，創傷は膠原線維の異常増生である肥厚性瘢痕（ケロイド）となり，色素沈着を残すこともある．
- 最後に注意すべきことは「消毒」の概念である．私たちは，皮膚という強力な生体防御システムが失われる創傷の際，その治癒機転の最大の阻害要因である感染を排除するために，強力な消毒薬を用いて消毒を行ってきた．ところがこれら消毒薬は，強力な細胞障害分子でもある．すなわち，創傷治癒の際の中心メンバーである炎症細胞の遊走増生も阻害する．現在はいわゆる強力な消毒薬は避け，清潔を保つ努力が払われている．

Physical Assessment

- ❶皮膚の菲薄化　根拠▶ 直下組織に骨突出が存在する．
- ❷皮膚の色調の変化　根拠▶ 皮膚のずれ，皮膚と衣服のずれを示す．
- ❸皮膚の湿潤・浸軟
- ❹潰瘍　根拠▶ 潰瘍の深さ，ポケット形成の有無は褥瘡の評価に影響する．

➡皮膚の機能の概観（全身の観察）
➡皮膚の視診
➡皮膚の触診

② 免疫・リンパ系

免疫系のしくみと機能障害

大田明英

A. 免疫系の概要

1. 免疫系の役割と基本的な働き
1) 免疫系の役割

　私たちの身体は，外界にある種々の微生物や異物の侵入に常にさらされており，それらの体内への侵入は，生体にとってほとんどの場合，有害である．また，輸血や移植を受けた時に入ってくる他人の細胞や組織，あるいは突然変異を起こした自分の細胞（癌細胞など）も，厳密にはもともとの自己の構成成分ではない．これらの異物（免疫系では抗原（antigen）と呼ばれる），すなわち体内に入ってきた微生物や体内の癌細胞，移植された組織などの"非自己"を"自己"と区別して認識し，生体内の"非自己"である異物を排除することにより，生体を防御することが免疫系の本質的な役割である．

2) 自然免疫と獲得免疫

　一般に，病原微生物が体内に侵入すると，まずマクロファージや好中球などの食細胞による貪食・排除に代表される自然免疫（非特異的防御機構）が働く．この際，食細胞は主に Toll 様レセプター（受容体）といわれる分子を用いて微生物を認識する．その後，リンパ球の特異的な免疫反応による獲得免疫（特異的防御機構）が働き，強力で効率的な微生物の排除が行われる（表12②-1）．ただし，獲得免疫が十分働くには多少の日数がかかるので，それまでの時間稼ぎとして自然免疫は大切な任務を負っている．
　免疫系が働くことを「免疫応答」という．獲得免疫においては，体内の異物（抗原）に対して特異的に結合する抗体（antibody）を産生したり，特異的に反応するリンパ球を増殖させたりして，異物を排除している．この「特異的に反応する」ということが，免疫の働きの大きな特徴である．精巧な鍵（抗原）と鍵穴（抗体の抗原結合部やリンパ球表面の抗原レセプター）の結合と同じように，1個のリンパ球や抗体は，1種類の抗原（抗原表面の，より狭い領域の抗原決定基といわれる部分）とだけ反応できる．すなわち，外界にある非常に多くの種類の抗原（10^{11} 以上もの種類があるとされる）に対応できるだけの多様なリンパ球集団（クローン）を作り得る能力を，われわれの免疫系は備えている．
　通常の状態では各リンパ球のクローンに属するリンパ球は，その数も少なく活性化もされていないが，いったん抗原に曝露されると，それに対応するリンパ球クローンが増殖・活性化されて抗原排除に働く（一次免疫応答）．抗原刺激がなくなれば，この一次免疫応答は弱まっていくが，一部のリンパ球ではこの一次応答を記憶しており（免疫記憶），再度同じ抗原が侵入してきた時には，一次応答に比べてより速やかに，しかも格段に強い二次免疫応答が現れる（図12②-1）．
　獲得免疫には大きく分けて，①抗原特異的な傷害活性をもったリンパ球が，直接攻撃して抗原を排除する「細胞性免疫」と，②リンパ球によって産生された抗体が抗原に結合することにより，抗原を排除する「液性免疫」の2つがある．

■ 表12②-1　自然免疫と獲得免疫

	特徴	主な担当細胞・成分
自然免疫	●すぐに働く ●対応できる微生物は限定 ●免疫記憶なし	好中球，マクロファージ，NK細胞，好酸球，補体，サイトカイン，リゾチーム，デフェンシン，皮膚・粘膜とその常在細菌叢
獲得免疫	●時間がかかる ●幅広く微生物に対応 ●免疫記憶あり	抗体，B細胞，T細胞，サイトカイン

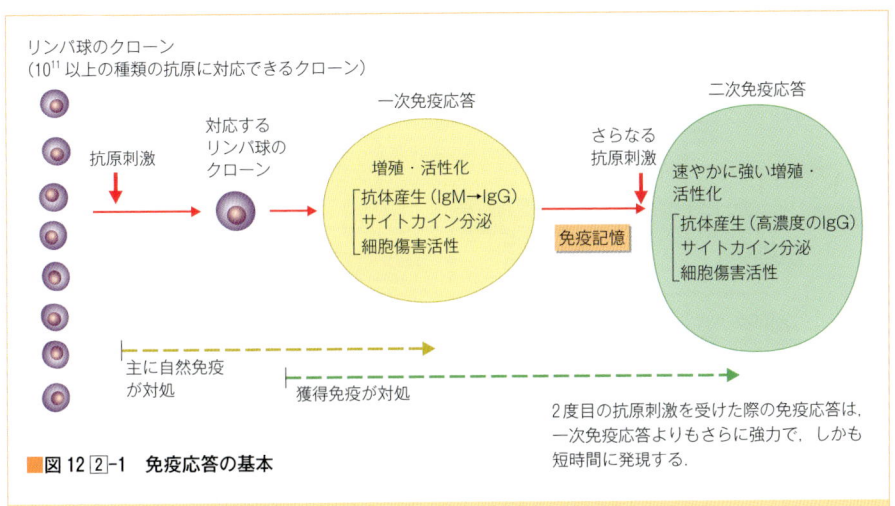

図12 2-1 免疫応答の基本

リンパ球のクローン
(10^{11}以上の種類の抗原に対応できるクローン)

抗原刺激 → 対応するリンパ球のクローン → **一次免疫応答**　増殖・活性化
- 抗体産生（IgM→IgG）
- サイトカイン分泌
- 細胞傷害活性

さらなる抗原刺激 → 免疫記憶 → **二次免疫応答**　速やかに強い増殖・活性化
- 抗体産生（高濃度のIgG）
- サイトカイン分泌
- 細胞傷害活性

主に自然免疫が対処　　獲得免疫が対処

2度目の抗原刺激を受けた際の免疫応答は，一次免疫応答よりもさらに強力で，しかも短時間に発現する．

3）免疫反応が関わる病態

これまで述べたように免疫は，生体を感染症や癌から守るが，その一方で自己の組織や細胞を攻撃して傷害を起こすという負の側面も併せもつ．その1つがアレルギーであり，抗原となる外界の異物に対して過剰な免疫反応を引き起こすことにより発症する．また，一般に生体は自己の構成成分に対しては免疫応答が成立しないはずであるが（これを免疫寛容あるいは免疫トレランスという），その制御機能が破綻して免疫系が自己の組織や細胞を攻撃すると，種々の自己免疫疾患が発症する．

2. 免疫を担当する主な組織・細胞と免疫関連タンパク

免疫系の大きな特徴は，その主要な担当細胞であるリンパ球が血管やリンパ管を通って全身を自由に移動し，いろいろな場所で免疫応答を起こすことができる，すなわち特定の臓器にとどまらずに，全身が免疫系の働く場所（守備範囲）であるということである．中でも，免疫系の細胞が比較的多い狭義の免疫系の臓器としては，中枢リンパ組織としてリンパ球が分化成熟する重要な場所である胸腺と骨髄，そしてリンパ球が集まり活性化される末梢リンパ組織として脾臓，リンパ節，皮膚・粘膜付属リンパ組織がある（表12 2-2，胸腺，脾臓，リンパ節などについては後述の「C．リンパ系」を参照）．

免疫系を担当する主要な細胞はリンパ球と単球であるが，骨髄球系の種々の血液細胞もこれらの細胞の制御を受けて，種々の免疫応答に直接，間接に作用する（図12 2-2）．

表12 2-2 免疫系の主要な臓器

組織	臓器
中枢リンパ組織	●骨髄（リンパ球とくにB細胞が分化成熟） ●胸腺（T細胞が分化成熟）
末梢リンパ組織	●脾臓 ●リンパ節 ●皮膚・粘膜付属リンパ組織

```
                        血液幹細胞
                            │
            ┌───────────────┴───────────────┐
          骨髄球                          リンパ球
            │                               │
  ┌────┬────┬────┬────────┐         ┌───────┼────────┐
赤血球 巨核球 顆粒球 単球(マクロファージ)   B細胞   T細胞    NK細胞
      │           │                  │               │
   (血小板)     樹状細胞             形質細胞         NKT細胞
      │
  ┌───┼───┬──────────┐
 好酸球 好中球 好塩基球
              肥満細胞
              (マスト細胞)
```

主な免疫担当細胞を赤字で示す

■図12 2-2 免疫系の細胞

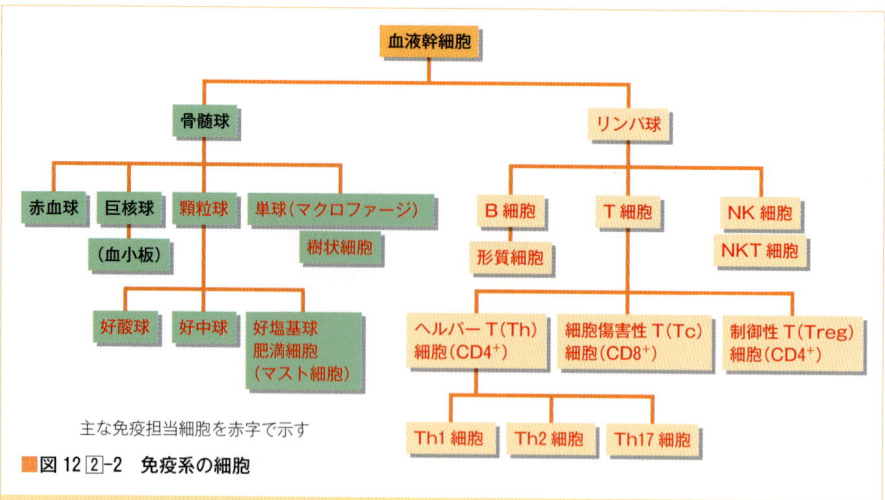

```
                T細胞
                  │
  ┌───────────────┼───────────────┐
ヘルパーT(Th)    細胞傷害性T(Tc)    制御性T(Treg)
細胞(CD4⁺)        細胞(CD8⁺)        細胞(CD4⁺)
  │
┌─┼─┐
Th1 Th2 Th17
細胞 細胞 細胞
```

1） 主な免疫担当細胞

① T細胞

- 血液幹細胞の一部は骨髄を出て胸腺に入り，胸腺内で分化してT細胞（胸腺（thymus）由来から，この名がある）になる．この分化の過程で，各抗原に対応したT細胞レセプター（T cell receptor）やCD3，CD4，CD8などの分化マーカー（細胞表面のマーカー分子）がT細胞表面上に出現してくる．
- 分化マーカーのうちCD4分子をもつ$CD4^+$T細胞は，抗原と反応して活性化されるとヘルパーT細胞（Th細胞）となり，サイトカインと呼ばれる種々の生理活性物質を分泌して免疫応答を促進（活性化）するように働く．
- Th細胞はさらに，産生するサイトカインの種類によってTh1，Th2，Th17の3つのサブセットに分けられることが多い．
- Th1細胞は主にインターロイキン2（interleukin-2：IL-2）やインターフェロンガンマ（interferon-γ；IFN-γ）を産生して細胞性免疫を促進し，Th2細胞は主にIL-4，IL-5，IL-6，IL-10を産生して液性免疫を促進するといわれる．この他，近年では，アレルギーや自己免疫の免疫応答に重要であるとされるTh17細胞や，これらの免疫応答を制御する制御性T（Treg）細胞が注目されている．
- CD8分子を表面にもつ$CD8^+$T細胞は，Th1細胞により活性化されると細胞傷害性T細胞（Tc細胞）となり，対応抗原を表面にもつ細胞を直接攻撃する細胞性免疫を起こす．

② B細胞

- 抗体を産生するリンパ球であり，骨髄内で血液幹細胞から分化してつくられることから，骨髄由来（bone marrow-derived），すなわちB細胞と呼ばれる．
- 骨髄でつくられたB細胞は，末梢リンパ組織で抗原の刺激を受け，多くの場合は，さらにTh2細胞

---

memo サイトカイン（cytokine）

- サイトカインは免疫系において細胞間の情報を伝達する重要な生理活性物質であり，それぞれのサイトカインに対応する細胞表面のレセプターに結合して，情報が細胞内に伝えられる．
- サイトカインの作用の特徴は，多能性（1つのサイトカインが多様な働きをする）と，重複性（いくつかのサイトカインがしばしば同じ活性を示す）である．
- 炎症の際に分泌される炎症性サイトカインとしては，IL-1，IL-6，IFN-γや腫瘍壊死因子（tumor necrosis factor：TNF）が知られる．

の補助を受けて活性化し，抗体産生細胞(形質細胞)になって抗体を分泌する．

③ NK(ナチュラルキラー)細胞
- 特定の抗原で免疫されていないのに，ある種の腫瘍細胞や感染細胞を殺すことができる細胞である．
- 一般にT細胞レセプターは発現しておらず，獲得免疫が働くまでの早期の感染防御や一部の腫瘍免疫に重要な役割を果たしているとされる．近年，T細胞レセプターを発現するNK細胞として，NKT細胞が発見され，その抗腫瘍活性や免疫制御作用が注目されている．

④ マクロファージ
- 末梢血中では単球，組織中ではマクロファージ，肝臓ではクッパー細胞，脳ではミクログリア細胞と呼ばれる．これらは食作用を行うことにより自然免疫を担っているだけでなく，獲得免疫応答において抗原をリンパ球に提示するという重要な働きをしている(抗原提示細胞)．

2) 補体

- 補体は免疫応答や炎症反応に関与する血清タンパクで，30種類以上の成分が知られている．
- 補体は抗原抗体複合体に依存する古典経路やそのほかの経路によって次々に活性化され，活性化された補体成分は，食細胞を反応局所に動員するとともに，その食作用を促進する．
- 活性化された補体は最終的には抗体と結合して細胞膜を破壊することにより溶菌や溶血，細胞破壊を起こす．

3) 抗体

- 抗体は抗原と特異的に反応する糖タンパクであり，B細胞が分化した形質細胞からつくられる．
- 基本的には2本の重鎖(H鎖)と2本の軽鎖(L鎖)が結合して1つの抗体分子となる．
- H鎖，L鎖ともにN末端部分が各抗原に対応して著しい多様性を示す可変部分となり，この部分で抗原とも結合する(図12②-3)．
- 抗原は抗体と結合することにより，無毒化されたり(中和反応)，またマクロファージなどに貪食されやすくなる．
- 抗体は血清タンパクの中のγ-グロブリン分画に存在し，免疫グロブリン(immunoglobulin; IG)とも呼ばれる．
- 免疫グロブリンは，IgG, IgM, IgA, IgE, IgDの5つのクラスに分類される(表12②-3)．

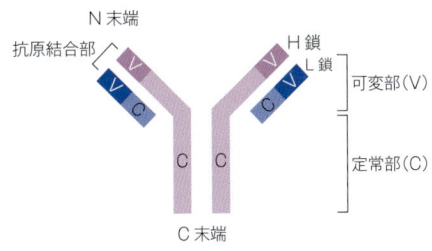

■図12 ②-3　抗体(IgG)の構造

2組のH鎖とL鎖が集合して左右対称の抗体分子をつくる

■表12 ②-3　主な免疫グロブリンとその特徴

免疫グロブリン	特徴
IgG	血清中に最も多く含まれ，感染防御に最も大切な抗体 胎盤を通過できる
IgM	最も分子量が大きい抗体 最初に出現し，その後IgGへのクラス転換が起こりIgGが優勢となる
IgA	唾液や涙，腸管に多く含まれる抗体 粘膜表面の感染防御に大切
IgE	血液中では微量であるが，アレルギーを引き起こす抗体

B. 細胞性免疫と液性免疫

1. 抗原提示

　体内に侵入した微生物などの抗原は，マクロファージや樹状細胞（食作用をもたないが，非常に効率的な抗原提示能力を有する）などの抗原提示細胞内に取り込まれて断片化処理を受け，処理された抗原ペプチドは，抗原提示細胞の表面にある主要組織適合抗原系（MHC）の間に挟みこまれて，T細胞に抗原として提示される．
　T細胞はその表面にあるT細胞レセプターを介して抗原ペプチドとMHC抗原の両方を識別し，ヘルパーT細胞となり種々のサイトカインを分泌する．この時Th1細胞優位の活性化が起これば細胞性免疫の促進すなわち細胞傷害性T細胞の活性が促進され，Th2優位になれば液性免疫すなわちB細胞による抗体産生を促すことになる．

2. 細胞性免疫応答

　細胞性免疫応答においては，まず抗原提示細胞で処理されたウイルス抗原などの抗原ペプチドとMHCクラスⅡ抗原をTh1細胞が認識して活性化され，分泌されたIL-2やIFN-γなどのサイトカインにより細胞傷害性T細胞やマクロファージが活性化される（図12②-4）．
　このとき，ウイルス感染細胞などの表面上にある自己のMHCクラスⅠ分子に結合した抗原をCD8⁺T細胞（細胞傷害性T細胞）が認識して，増殖，活性化が起こるが，前述のTh1細胞からのサイトカイン刺激によりさらに増殖，活性化に拍車がかかり，細胞傷害性T細胞は直接ウイルス感染細胞を次々と傷害していく．

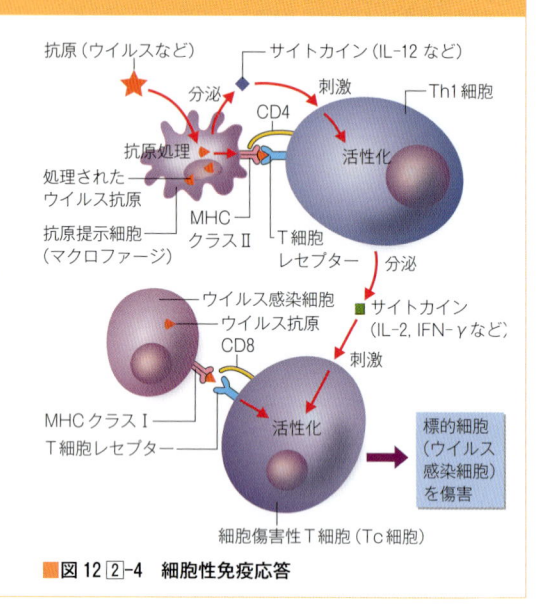

図12 ②-4　細胞性免疫応答

---

memo　主要組織適合抗原系（major histocompatibility complex；MHC）

- 主要組織適合抗原系は，もともと移植された臓器が拒絶される際の細胞表面の標的抗原として発見された．
- 個人個人でこの抗原の型は異なっており（多型性に富む），臓器移植の際にはドナー（臓器提供者）とレシピエント（受容者）の間で，この抗原型をできるだけマッチさせる必要がある．
- 機能的には，免疫応答の最初の段階において，抗原提示細胞内で処理された抗原ペプチドを細胞表面上でTh細胞に提示するという重要な役割をもつ．
- ヒトのMHCはHLA（human leucocyte antigen）といわれ，クラスⅠ抗原（HLA-A，B，C）とクラスⅡ抗原（HLA-DP，DQ，DR）に分けられる．

3. 液性免疫応答

　液性免疫応答では，処理された抗原でなく，B細胞がその表面の膜結合抗体（B細胞レセプター）に直接抗原を結合することによりB細胞の分化・増殖が起こり，抗体を産生するようになる（図12②-5）．

　この時，別にマクロファージで処理された抗原と自己のMHCクラスⅡ抗原を認識したヘルパーT細胞（Th2細胞）からサイトカインが分泌され，B細胞の抗体産生は促進される．また，B細胞自身も抗原提示細胞として処理した抗原をTh2細胞に提示する．

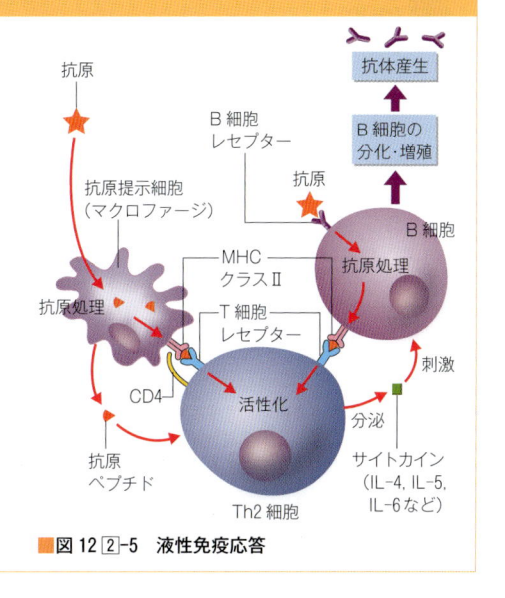

図12②-5　液性免疫応答

C. リンパ系

　リンパ系は，リンパ管およびその中を流れるリンパ液と，リンパ節・胸腺・脾臓・皮膚粘膜付属リンパ組織などの免疫担当リンパ系組織からなる．リンパ系には2つの大きな機能がある．

　1つ目は，全身の細胞間に存在する組織液の一部をリンパ管に吸収して，体液の循環をコントロールする機能である．細胞からしみ出た組織液の多くは，毛細血管を経て血液中に戻るが，一部は毛細リンパ管に入ってリンパ液となり，途中でリンパ節を経由しながら，最後は左右の鎖骨下静脈に注ぐ（図12②-6）．

　このリンパ液の流れは左右対称ではない．右上半身からのリンパ管は，右リンパ本幹となり右鎖骨下静脈に入る．門脈領域に相当する腹部諸臓器や下半身からのリンパ管は，乳び槽（主に腸管から吸収した脂肪滴により，そのリンパ液が白く濁ることからこの名がある），さらに胸管を経て左鎖骨下静脈に合流する．これらのリンパ液の循環が障害されると，組織液が皮下に貯留してリンパ浮腫が起こる．

　リンパ系の2つ目の機能は，病原微生物を含む異物を捕えて免疫系を活性化する機能である．免疫担当リンパ系組織（図12②-7）のうち，胸腺は胎児期～小児期におけるリンパ球の

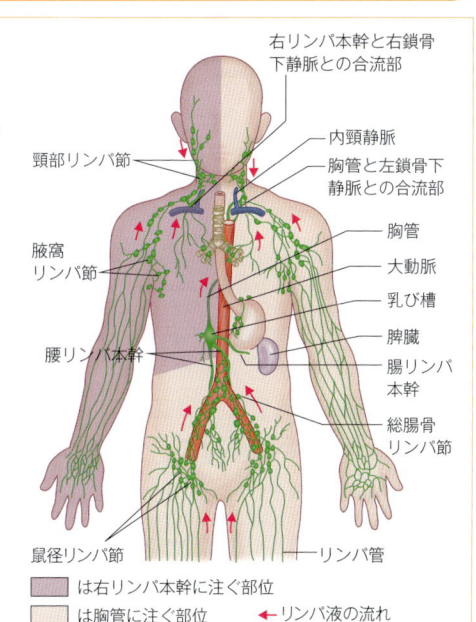

図12②-6　主なリンパ節とリンパ液の流れ

> **memo** ウィルヒョウのリンパ節
> - リンパ液の流れから，消化管や肝臓などの腹部の悪性腫瘍は，左鎖骨下静脈付近のリンパ節に転移しやすい．
> - 特に胃癌が転移して腫大した左鎖骨上リンパ節は「ウィルヒョウのリンパ節」として有名である．

分化成熟に大切であるが，思春期以降はその役目を終えて次第に退化する．これに対して，リンパ節，皮膚・粘膜（腸管）付属リンパ組織，扁桃，脾臓などの末梢リンパ組織は，侵入した抗原に対応するリンパ球クローンの活性化・増殖を行う重要な器官である．

リンパ節は，リンパ管の途中に介在して異物を濾過する浄化装置のようなもので，組織から運ばれてきた病原微生物や腫瘍細胞などの異物を捕えて免疫系を活性化し排除する働きをもつ．しかし，病原体の数が多かったり腫瘍細胞の勢いが強いと，リンパ節自身に炎症が波及したり腫瘍性の増殖をきたして，リンパ節は腫脹する．そのほか，全身性の疾患に伴って全身のリンパ節が腫脹したり，局所の炎症に伴い所属リンパ節が反応して腫脹することがある．

扁桃は，口腔咽頭内の病原微生物により炎症が起こると，扁桃炎として口蓋扁桃の腫大をきたす．

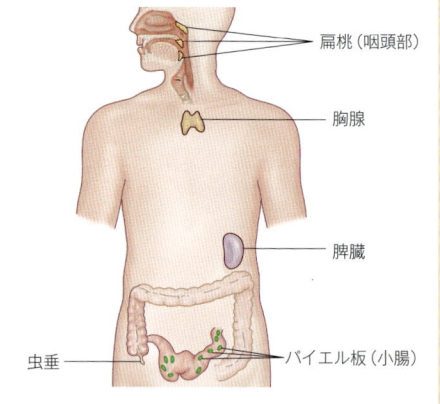

脾臓は，末梢リンパ組織として血液中の病原微生物などを捕らえてリンパ球を活性化・増殖する働きのほか，血液を濾過し，老化した赤血球を分解する役割をもつ．全身の炎症や血液疾患，門脈圧亢進などの際には脾臓が腫大し，いわゆる脾腫をきたす．

（ここではリンパ節を除いて図示している）

図12 ②-7　免疫担当リンパ系組織

D. 免疫・リンパ系の機能障害とフィジカルアセスメント

免疫系の病態を評価する時には，①免疫機能が種々の先天性あるいは後天性の原因により低下した場合と，②制御異常により過剰反応（副次的反応）を呈した場合に分けると理解しやすい（図12 ②-8）．

また，リンパ系においては，①リンパ液の流れが障害された場合と，②リンパ節や脾臓などの末梢リンパ組織が炎症や腫瘍増殖により腫大した場合に分けて考えると理解しやすい．

1. 免疫機能低下（免疫不全症）
1）免疫機能低下の原因

- 先天性あるいは後天性の原因によって，免疫機能が低下することを免疫不全という．
- 免疫系は主に感染防御に働くので，免疫不全の状態になると感染症にかかりやすくなる（易感染性）．特に，一般にはほとんど病原性を示さないような弱毒微生物によって容易に感染症を起こす（日和見（ひよりみ）感染）．
- 免疫不全症は，①原発性免疫不全症，②後天性免疫不全症候群，③慢性疾患や薬物療法に伴う免疫不全，④加齢に伴う免疫不全，に大別される．

```
                            免疫機能障害
                                 │
            ┌────────────────────┴────────────────────┐
      免疫機能低下                               免疫制御異常
      (免疫不全症)                          (過剰反応あるいは副次的反応)
                                                    │
   原発性免疫不全症                   ┌──────────────┴──────────────┐
   後天性免疫不全症候            アレルギー疾患                  自己免疫疾患
   群(AIDS)                                                         │
   慢性疾患,薬物療法         気管支喘息              ┌──────────────┴──────────────┐
   に伴う免疫不全           花粉症            臓器非特異的              臓器特異的
   加齢に伴う免疫不全       じん麻疹          自己免疫疾患              自己免疫疾患
                           アトピー性皮膚炎
                           アナフィラキシー   全身性エリテマトーデス   1型糖尿病
                            ショックなど      関節リウマチ             橋本病／バセドウ病
                                             全身性強皮症             重症筋無力症
                                             多発性筋炎・皮膚筋炎     自己免疫性溶血性貧血
                                             血管炎症候群など                 など
```

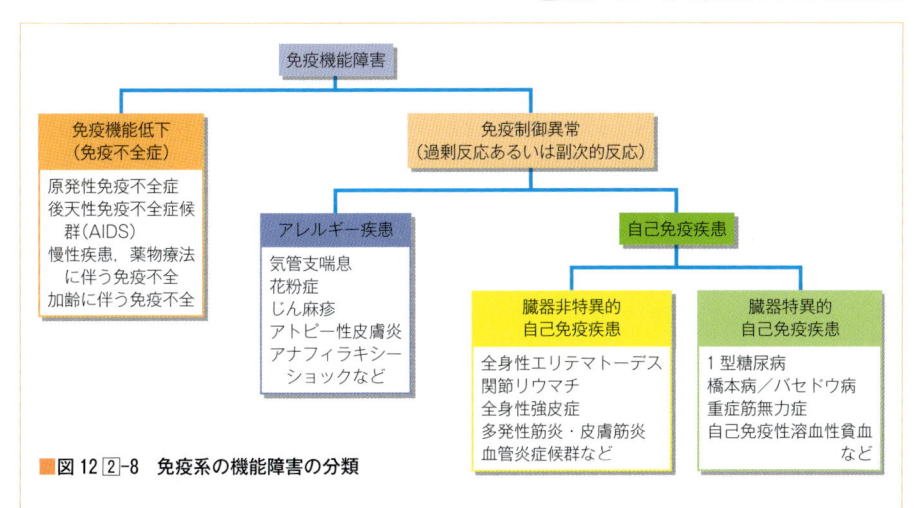

■ 図12②-8 免疫系の機能障害の分類

①原発性免疫不全症
　免疫系を担う種々の要因の遺伝的欠損によるもので,幼小児期の繰り返す感染症として発症することが多い.おおまかに,補体欠損,食細胞の異物処理能力の欠損,B細胞の欠損と機能異常,TおよびB細胞の欠損による複合免疫不全症,に分類することができる.

②後天性免疫不全症候群(acquired immunodeficiency syndrome；AIDS)
　ヒト免疫不全ウイルス(human immunodeficiency virus；HIV)の感染によって起こる.HIVは主に$CD4^+$ヘルパーT細胞とマクロファージに感染し,これらの細胞を傷害することで免疫不全に至り,ニューモシスチス肺炎などの日和見感染やある種の悪性腫瘍を発症しやすくなる.しかし,末梢血の$CD4^+$T細胞が実際に減少してAIDSを発症するまでには,HIV感染後,数年から10年程度かかるといわれる.

　AIDSでは,主に細胞性免疫が防御の中心となるタイプの細菌(結核や非定型抗酸菌),ウイルス(サイトメガロウイルスなど),真菌(カンジダ,アスペルギルス,クリプトコッカス,ニューモシスチスなど),原虫(赤痢アメーバ,トキソプラズマなど)の感染を引き起こし,重症化しやすく,またこれらの混合感染を起こして死亡につながる.さらに,カポジ肉腫や悪性リンパ腫などの悪性腫瘍を伴いやすい.

③慢性疾患や薬物療法に伴う免疫不全
　糖尿病や腎不全,膠原病などの慢性疾患では,リンパ球や食細胞の機能低下がみられ,感染症を起こしやすくなる.さらに膠原病や悪性腫瘍では,その治療に用いられるステロイドや免疫抑制薬によるリンパ球および食細胞系の機能低下に伴う易感染性が臨床上問題となり,重篤な場合にはAIDS同様に日和見感染で死亡することもある.

2)免疫機能低下とフィジカルアセスメント

◘免疫不全症
- 免疫不全症に共通してみられる主要な臨床像は易感染性であり,患者は日和見感染を起こしやすいことが特徴である.その他,主に細胞性免疫機能低下による免疫監視機構の障害により,悪性腫瘍が発生・進展しやすくなる.
- 評価すべき徴候は,感染を起こした臓器によって異なるが,非特異的な徴候として発熱,倦怠感,栄養障害,慢性下痢,貧血,肝脾腫,リンパ節腫脹,皮膚炎・湿疹などがある.
- 一般に呼吸器系や皮膚,消化器系の感染が多く,敗血症などの重篤な全身性感染症もしばしばみられる.

2. 免疫の制御異常（過剰反応あるいは副次的反応）
1）アレルギーの病態

- 免疫の本質は体内に入ってきた異物の排除にあるが，その実際の反応の場では多かれ少なかれ組織の傷害を伴う．
- 体内に入ってきた異物自身がそれほど有害でない場合には，生体には組織の傷害という不都合な結果のみが主としてもたらされることになる．これがアレルギーと呼ばれる現象であり，そのために起こる病気をアレルギー性疾患と呼ぶ．
- アレルギーの発症には環境要因（主に抗原）と遺伝要因の両者が関わるが，特に遺伝要因を強調する場合にはアトピーという言葉も使われる．
- アレルギー反応は，その機序によりⅠ～Ⅳ（Ⅴ）型に分類される（図12 ②-9）．
- 狭義のアレルギー性疾患はⅠ型の機序により起こる．ただしⅡ～Ⅴ型のように免疫反応の結果として組織傷害がもたらされる場合は，これらも広い意味でアレルギー反応に含まれ，後述の自己免疫疾患をはじめとする種々の疾患の病態に関連する．

Ⅰ型アレルギー（即時型）

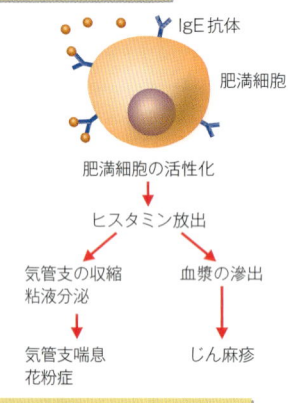

IgE抗体
肥満細胞
肥満細胞の活性化
ヒスタミン放出
気管支の収縮・粘液分泌 → 気管支喘息・花粉症
血漿の滲出 → じん麻疹

Ⅱ型アレルギー（細胞傷害型）

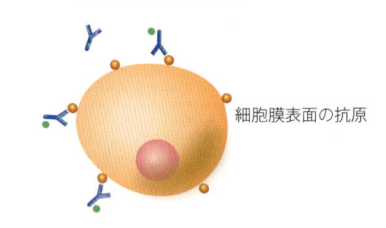

細胞膜表面の抗原

細胞膜表面の抗原に抗体や補体が結合して細胞や血球が破壊される

※Ⅱ型の亜型としてⅤ型がある．この場合，細胞膜表面のレセプターに自己抗体が結合して，ホルモンのようにその機能を亢進させたり，逆に阻害したりする

Ⅲ型アレルギー（免疫複合体型あるいはアルサス型）

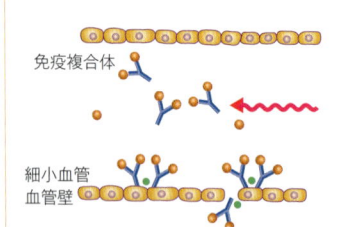

免疫複合体
細小血管血管壁

循環血液中で結合した抗体と抗原（免疫複合体）が離れた部位の細小血管の血管壁に沈着し，炎症が起こる

Ⅳ型アレルギー（遅延型）

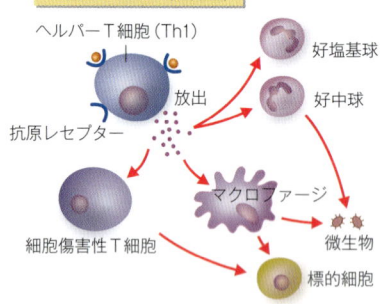

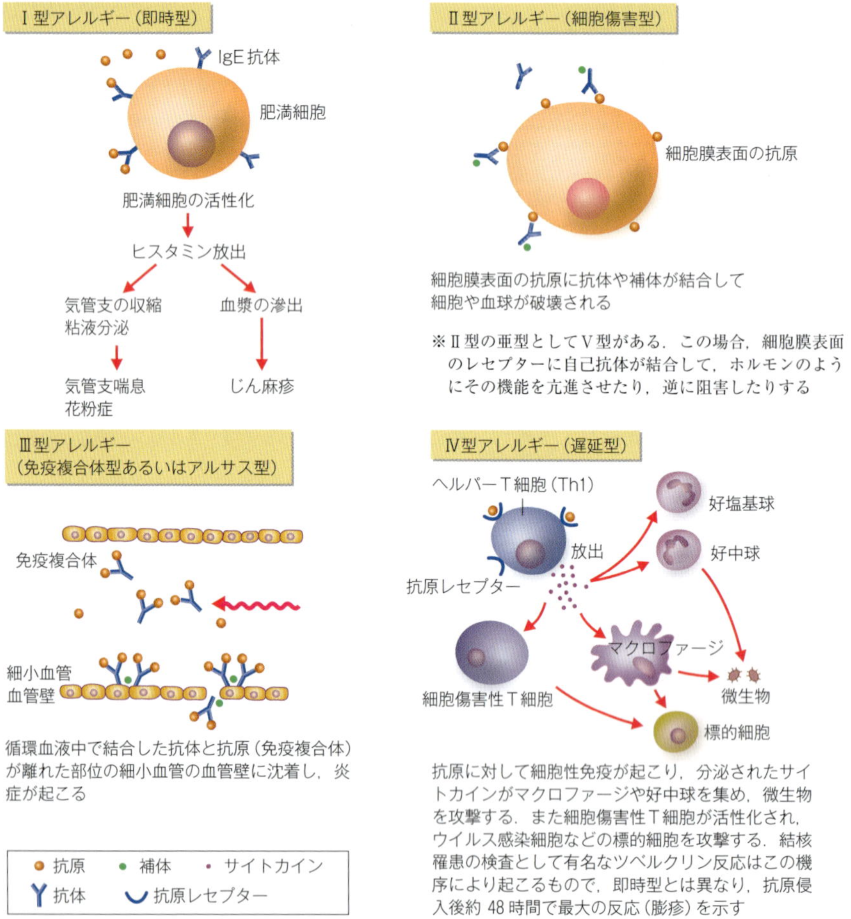

ヘルパーT細胞（Th1）
抗原レセプター
放出
→ 好塩基球
→ 好中球
→ マクロファージ → 微生物
細胞傷害性T細胞 → 標的細胞

抗原に対して細胞性免疫が起こり，分泌されたサイトカインがマクロファージや好中球を集め，微生物を攻撃する．また細胞傷害性T細胞が活性化され，ウイルス感染細胞などの標的細胞を攻撃する．結核罹患の検査として有名なツベルクリン反応はこの機序により起こるもので，即時型とは異なり，抗原侵入後約48時間で最大の反応（膨疹）を示す

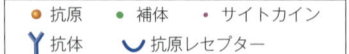

凡例：● 抗原　● 補体　・ サイトカイン　Y 抗体　∪ 抗原レセプター

■図12 ②-9　アレルギー反応の機序による分類（クームスとジェルによる）

2）アレルギーのフィジカルアセスメント

◆アナフィラキシーショック
- I型アレルギーの機序により起こり，重篤な循環・呼吸不全に陥る．
- 種々の薬剤（特にペニシリンなどの抗生物質），造影剤，ハチ毒やヘビ毒，食物が抗原となり，抗原侵入後数分以内に症状が発現する．
- 発症状況から迅速に判断し，すぐに救急処置を行わなければ死に至ることもある．

Physical Assessment

❶ **呼吸困難，チアノーゼ** 根拠▶ I型（即時型）アレルギーの機序により，ヒスタミンやロイコトリエンなどの化学伝達物質が放出され，平滑筋収縮，気道分泌物の増加，気道の粘膜浮腫をきたし，呼吸困難となる．
❷ **ショック，血圧低下，意識消失** 根拠▶ 主にヒスタミンにより血管透過性亢進，血管からの体液喪失により血圧低下，ショックをきたす．
❸ **嘔吐，下痢** 根拠▶ 消化管平滑筋の収縮，消化液分泌の増加，蠕動亢進により嘔吐，下痢，腹痛などを起こす．

➡ 免疫・リンパ系の概観（全身の観察）
➡ インタビュー
➡ 検査（好酸球数，総 IgE 量，RAST，皮膚反応）

3）免疫寛容（トレランス）の破綻（自己免疫疾患）

- 免疫の基本は"非自己"を"自己"から区別して排除することであり，一般に自己の組織や細胞などの自己抗原に対する免疫応答は，ほとんど起こらない（免疫寛容）．近年の研究から，自己に対するごく弱い免疫応答は生理的に起こっているとされるが，通常は実際に傷害を引き起こすことはない．
- 免疫寛容（トレランス）が何らかの原因で破綻すると，自己を攻撃，排除しようとする強い免疫応答が成立して，前述のⅡ～Ⅴ型のアレルギー反応のメカニズムにより自己免疫疾患が発症する．
- 自己免疫疾患は，一般に特定の臓器のみに自己免疫現象が起こる臓器特異的自己免疫疾患と，全身に分布する抗原に対する自己抗体がみられ傷害も広範囲にわたる臓器非特異的（全身性）自己免疫疾患の2つに分けられる（前掲図12②-8）．
- 抗アセチルコリンレセプター抗体が検出される重症筋無力症や，抗赤血球抗体による自己免疫性溶血性貧血，橋本病などは臓器特異的自己免疫疾患である．種々の細胞の核に共通して存在する抗原に対する自己抗体（抗核抗体）が検出される全身性エリテマトーデスなどの膠（こう）原病の多くは，臓器非特異的（全身性）自己免疫疾患である．

◆膠原病
- 膠原病は，主に自己免疫の機序により全身の結合組織が系統的に侵される疾患の総称である．膠原病の罹患対象は，皮膚，筋肉，骨・関節，血管，神経系のほか多くの内臓器官であるが，疾患により罹患臓器の分布は異なる．
- 全身性エリテマトーデス（systemic lupus erythematosus；SLE）は，代表的な膠原病であり，若い女性に好発する．SLEでは，皮膚（顔の蝶形紅斑や手指の紅斑，図12②-10），関節，腎（ループス腎炎），中枢神経系，心，肺など種々の臓器が侵され，また抗核抗体をはじめとする多彩な自己抗体が患者の血清中にみられる．
- 関節リウマチ（rheumatoid arthritis；RA）は，慢性多関節炎を特徴とし，次第に関節破壊・変形（図12②-11）をきたして身体機能障害に至る疾患で，患者数も多い．RA患者の血清中には，リウマトイド因子（変性したIgGに対する抗体）や抗シトルリン化ペプチド抗体（抗CCP抗体）と呼ばれる自己抗体がみられる．RAの病態としては，滑膜の特定の抗原に特異的な自己免疫性Th1細胞によるⅣ型の機序およびそれに関連した種々の炎症性サイトカインによる傷害の重要性が指摘されている．
- 近年，TNF-αやIL-6などの炎症性サイトカインを標的とした生物学的製剤（抗サイトカイン薬）がRA患者に使われるようになり，画期的な治療薬として注目されている．
- 強皮症（systemic scleroderma；SSc）は，免疫系の異常により，皮膚や内臓に過剰のコラーゲンが沈着し，皮膚硬化（図12②-12a）や内臓の線維化を引き起こし，臓器障害に至る．また，レイノー

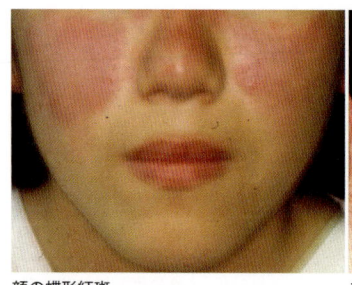

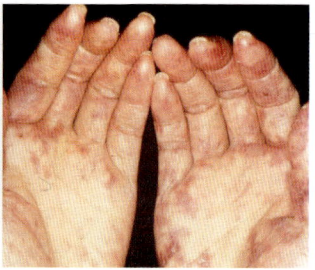

顔の蝶形紅斑　　　　　　　手のしもやけ様紅斑

■図12 2-10　SLE患者の皮疹

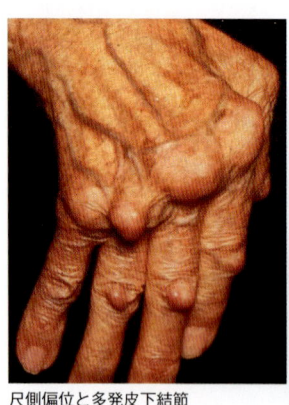

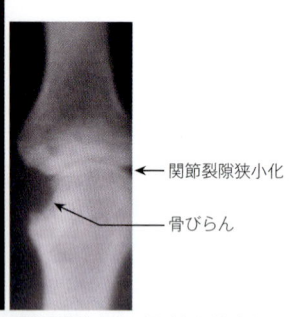

尺側偏位と多発皮下結節　　関節裂隙狭小化と骨びらん（矢印）
　　　　　　　　　　　　　←関節裂隙狭小化
　　　　　　　　　　　　　←骨びらん

■図12 2-11　RA患者における関節腫脹，変形，皮下結節および手指小関節X線像

現象〔可逆的な末梢血管の攣縮により寒冷時に手指が蒼白から紫色に変化する（図12 2-12b）〕などの末梢循環障害を起こし，難治性の皮膚潰瘍をきたしやすい．
● 多発性筋炎（polymyositis；PM）や皮膚筋炎（dermatomyositis；DM）は，免疫異常により筋炎を起こし，主に近位筋の筋力低下を起こす．皮膚筋炎は，眼瞼にみられるヘリオトロープ疹（青紫・赤紫色の皮疹）や手指伸側にみられるゴットロン徴候（図12 2-13）などの皮膚症状が，筋炎に加わったものである．まれであるが急速進行性間質性肺炎を合併すると，予後不良となる．

Physical Assessment

❶**皮膚病変** 根拠▶ SLE患者の蝶形紅斑，RA患者の主に関節伸側部にみられる皮下結節（リウマトイド結節），強皮症患者の皮膚硬化（特に肘より近位部の皮膚硬化），皮膚筋炎患者のヘリオトロープ疹やゴットロン徴候などは各疾患に特異性の高い所見である．	➡**皮膚の視診・触診**
❷**関節病変** 根拠▶ 複数の関節に圧痛・腫脹を認める多関節炎（進展すると関節破壊に至る）は，RAに特徴的な所見である．	➡**関節の視診・触診**
❸**血管病変** 根拠▶ レイノー現象などの末梢循環障害は，強皮症を主とする	➡**皮膚の視診・触診**

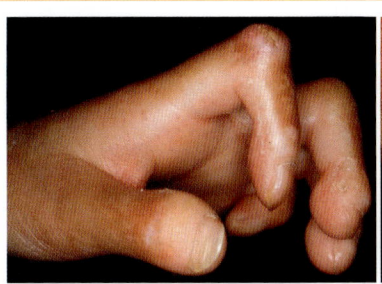

a. 皮膚硬化とそれに伴う関節の屈曲拘縮，複数の皮膚潰瘍瘢痕と手指末梢部の短縮

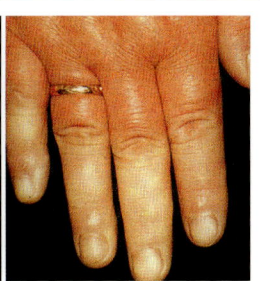

b. レイノー現象の蒼白変化と手指腫脹

図 12 2-12　強皮症患者の手指

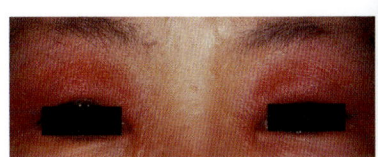

眼瞼周囲のヘリオトロープ疹

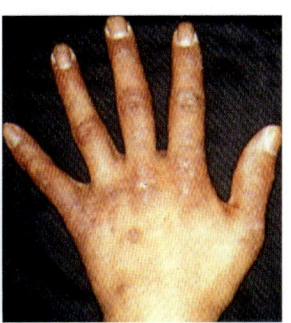

手指関節伸側のゴットロン徴候

図 12 2-13　皮膚筋炎患者の皮疹

膠原病でよくみられる．血管炎症候群では，種々のサイズの血管が侵されて多彩な臓器病変を起こす． ❹**内臓病変**　根拠▶　血管病変や免疫異常にもとづく炎症性・線維性変化により，種々の内臓病変をきたす（腎炎，間質性肺炎，胸膜炎，心膜炎，心筋炎，中枢神経病変など）． ❺**免疫異常**　根拠▶　自己抗体陽性を主とする免疫異常は，膠原病に共通してみられる大事な所見である．	➡インタビュー ➡視診，触診，聴診，打診 ➡検査

3. リンパ系の異常

Physical Assessment

❶**リンパ浮腫**　根拠▶　リンパ液の循環が障害されると組織液が貯留する．感染によるリンパ管炎（まれ）以外に，リンパ節の外科的切除や悪性腫瘍のリンパ管，リンパ節への浸潤・転移などの原因により起こる．一般に色調の変化に乏しい無痛性の浮腫である．	➡リンパ浮腫の視診・触診
❷**リンパ節腫脹**　根拠▶　表在性のリンパ節は腫脹すると触知可能で（正常では触れない），それにより原因となった疾患や病態，全身性炎症性疾患の活動性や悪性腫瘍の転移などを推測できる（表 12 2-4）．深在性のリンパ	➡リンパ節の視診・触診 ➡画像検査

節は，CT や超音波検査などで確認する．必要な場合にはリンパ節生検を行う．

❸**脾腫**　根拠▶ 全身の炎症や血液疾患，門脈圧亢進などの際には腫大した脾臓を触知できる（表 12②-5）．

➡脾臓の触診
➡画像検査

■表 12②-4　リンパ節腫脹をきたす病態・疾患

種類	病態・疾患
1. 全身性の炎症における免疫反応	全身性のウイルス感染症，炎症性疾患，自己免疫疾患では，免疫応答亢進に伴い全身性のリンパ節腫脹がみられる➡ウイルス感染症，膠原病など
2. リンパ節自身への感染	微生物の病原性が強い場合には，所属リンパ節自身が感染を起こして局所的に腫脹する➡種々の感染症
3. リンパ節の腫瘍化	他臓器からの腫瘍細胞がリンパ節に転移して増殖し，局所的に腫脹する➡癌の転移 リンパ節の原発性腫瘍では全身性のリンパ節腫脹がみられやすい➡悪性リンパ腫，リンパ性白血病
4. その他	サルコイドーシス，遺伝性脂質蓄積症，甲状腺機能亢進症など

■表 12②-5　脾腫をきたす病態・疾患

種類	病態・疾患
1. 脾臓の機能亢進	網内系機能亢進（赤血球破壊亢進）➡溶血性貧血など 免疫系機能亢進➡全身性感染症，膠原病など
2. 門脈圧亢進，脾血流異常	肝硬変，うっ血性心不全など
3. 細胞浸潤，沈着症	腫瘍細胞の浸潤➡白血病，悪性リンパ腫など タンパク質・脂質沈着症➡アミロイドーシス，遺伝性脂質蓄積症など

第13章

生殖機能と その破綻

生命をつなげる

生物が子孫をつくることを生殖といい，生命を未来へとつなぎ種を維持するために必要不可欠な営みである．この章では，主として女性の生殖器と生殖機能について解説する．

生殖器の解剖生理と機能障害

濱﨑勲重

A. 生殖と女性生殖器

1. 生殖とは

　人類の種の起源は，はるか500万年以上前にさかのぼる．人類の歴史は，現在まで脈々と続き，この中で生殖は，生命を未来へとつなぐ重要な役割を果たしている．
　生殖（reproduction）とは，生物が種の存続のため子孫をつくることであり，無性生殖と有性生殖とがある．無性生殖は雌雄なく自ら分裂して1個体のみで子を増やすことである．有性生殖はヒトを含む高等生物にみられ，雌雄の2つの個体（親）から半分ずつ遺伝形質を受け継ぎ，子を残す生殖方法である．卵（卵細胞）と精子（精細胞）が接合して核が合体する受精によって新しい個体がつくられる．ヒトの生殖には性決定，雌性生殖器，雄性生殖器，細胞分裂，生殖細胞（卵子，精子），性ホルモン，性周期などが関与している．
　この章では，女性生殖器の解剖生理と機能，その破綻について解説する（男性生殖器については「第6章　排泄機能とその破綻　②排尿のための解剖生理と機能障害」参照）．

2. 女性生殖器の構造

　女性生殖器は，外から見える外性器と骨盤内に収まる内性器に分けられる．また，補助外性器として乳房がある．
　女性生殖器（図13-1）は，骨盤腔（くう）内の中央に位置し，前方に膀胱，後方に直腸がある．骨盤腔および子宮などの骨盤内器官の表面は腹膜に覆われ，この腹膜は後方の上面で反転するため，子宮と直腸の間には，腹膜に囲まれたくぼみが形成される．これをダグラス窩（か）（直腸子宮窩）という．男性の場合は，同様の腹膜でできたくぼみは膀胱直腸窩（直腸膀胱窩）と呼ばれる．ダグラス窩は腹腔最下部に位置し，腹腔内病変で

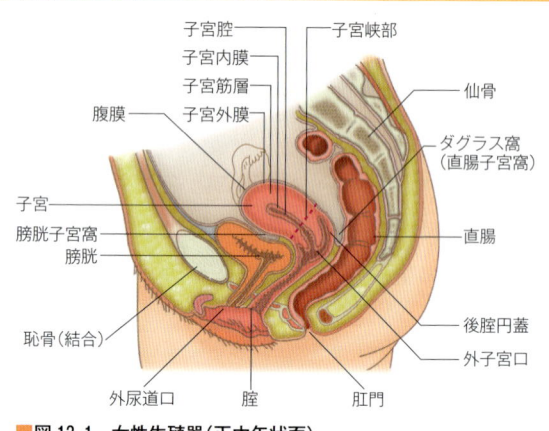

図 13-1　女性生殖器（正中矢状面）

血液や滲出液が貯留しやすいため臨床的に意義のある部位である．また，同様に子宮前方では腹膜の反転で膀胱との間にくぼみが形成され，これを膀胱子宮窩という．

■外性器
　外性器（図13-2）は外陰部とも呼ばれ，外観は成長に従って大きく変化する．思春期以降の女性では，外界からの細菌・異物の侵入を防ぐために外陰部の周囲に陰毛が生えている．左右の小陰唇に囲まれた粘膜部分である腟（ちつ）前庭と内性器の腟との間には処女膜があり，内性器と外性器の境界を形成する．陰唇後交連（左右の大陰唇が後方でつながる部分）から肛門までを会陰といい，筋・筋膜・皮膚で構成され，伸展性に富むため分娩時には産道を広げ，また分娩では会陰切開や会陰裂傷の部位になる．

■内性器
　内性器は，腟，子宮，卵管，卵巣とその支持組織からなる（図13-3）．
　腟は，子宮と外性器をつなぐ管状の拡張性に富む筋性器官で，月経血や粘液の排泄経路，交接器，ならびに産道としての役割をもつ．健康な腟は自浄作用を有する．

子宮は，着床した受精卵を胎児へと育む役割をもつ．成人女性で鶏卵大程度の逆二等辺三角形の形状をなす器官で，子宮峡部を境に子宮体部(上約2/3)と子宮頸部(下約1/3)に区分される．子宮壁は内腔側から子宮内膜，子宮筋層，子宮外膜で構成され，子宮内膜は思春期以降閉経まで，月経周期とともに特徴的な周期性変化を呈する．

卵巣は，左右一対の扁平楕円形の母指頭大の実質器官である．卵子の生成と成熟，排卵に関与するとともに，卵胞ホルモン(エストロゲン)や黄体ホルモン(プロゲステロン)を分泌する内分泌器官で，女性生殖器系の中心的役割を果たす．

卵巣内では，月経周期に伴い毎月20個程度の卵胞(らんぽう)が成熟して最終的に1個のグラーフ卵胞(成熟卵胞)になる．グラーフ卵胞は，卵巣の表面で破裂して内部の卵子を腹腔内へ放出する(排卵)．排卵後の卵胞は黄体となり，妊娠が成立しなければ，2週間程度で退化して白体(はくたい)となって結合組織へと変性する．

卵巣から放出された卵子は，卵管の先端の卵管采(さい)によって捕捉され，卵管に取り込まれる．卵子は，卵管上皮の線毛と平滑筋の運動で輸送され，通常，卵管膨大部で精子と出会い受精する．卵管は，卵子と精子の受精の場であり，受精卵が細胞分裂(卵割)を繰り返していく場でもある．

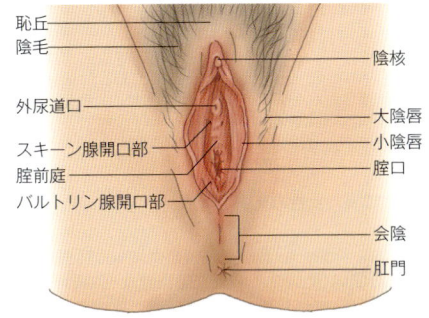

■図 13-2　女性の外性器

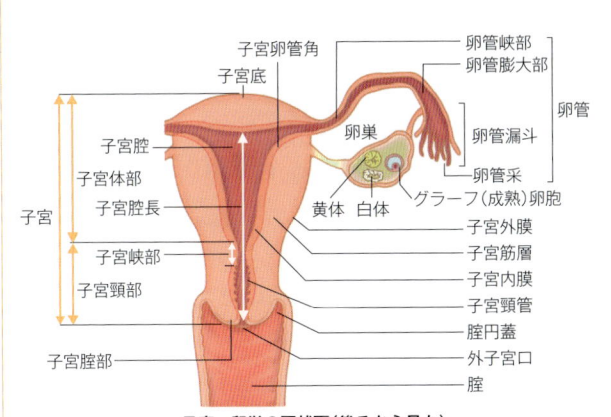

子宮，卵巣の冠状面(後ろから見た)

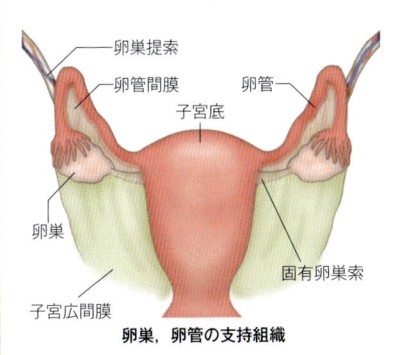

■図 13-3　女性の内性器

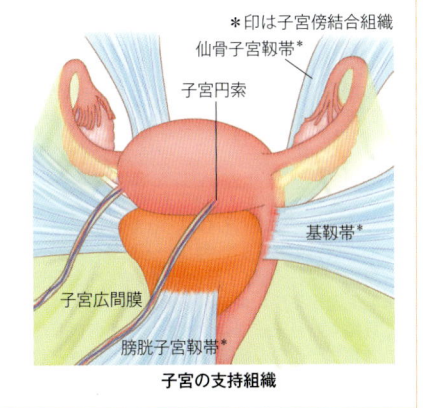

卵巣，卵管の支持組織

子宮の支持組織

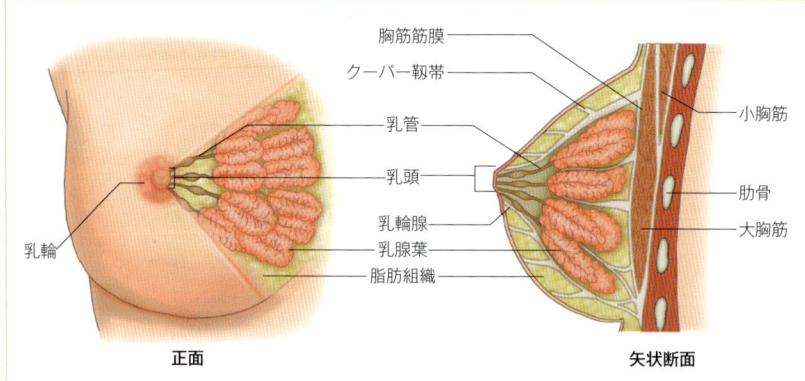

■図13-4　女性の乳房と乳腺

　子宮，卵巣，卵管は，支持組織によって骨盤内で生理的な位置を保持される．子宮，卵巣，卵管は，子宮広間膜（間膜：腹膜が二重に重なっている構造物を指す）に包まれる．子宮広間膜は，前方（腹側）と後方（背側）で折り返して壁側腹膜と連続する．このため子宮，卵巣，卵管は腹腔外の骨盤内器官と呼ばれる．子宮広間膜の中には，いくつかの靱帯が卵管や卵巣まで延びて走行し，これらの器官を固定している．

■補助外性器（乳房）

　乳房（図13-4）は，第二次性徴とともに卵巣から分泌される卵胞ホルモン（エストロゲン）と黄体ホルモン（プロゲステロン）の作用で発育する．乳腺は，女性の乳房の浅胸筋筋膜の間にあり，乳汁や一部の分泌液を分泌し，乳腺小葉と呼ばれる腺組織とそこから出る導管（乳管）からなる．乳管は乳頭で体表に開口する．乳腺には血管，リンパ管が多く分布する．

　乳腺のリンパ系は，乳腺内リンパ系と乳腺所属リンパ節に分けられ，乳癌は各リンパ節への転移を発生しやすい．

　乳房周囲の筋を含み乳房を支配する神経は，上胸部神経，下胸部神経，長胸神経，胸背神経などで，手術時の腋窩（えきか）リンパ節郭清（かくせい）の時に，これらの神経を損傷すると支配筋の萎縮をきたし，上肢の運動障害をきたす．

3. 女性の生殖機能に関する重要な現象

1) 性徴

- 個別の性を特徴づける心身の形態的・機能的な違いを性徴といい，第一次性徴と第二次性徴がある．第一次性徴とは，生殖器・生殖腺にみられる雌雄の相違をいう．
- 第二次性徴は思春期とほぼ同時期に起こり，身体的構造の男女差が際立つため，ヒトは多くの場合，この時期にジェンダーにおけるアイデンティティを認識する．初経（初潮，10～14歳）や皮下脂肪の増加（7歳頃から），乳腺の発育（10～11歳）が起こり，外見上，男子との差が明らかになる．その他，陰毛や腋毛の発生，腋窩や外陰部の分泌腺や全身の皮脂腺，汗腺などの働きが活発になる．

2) 妊娠

- 妊娠の成立機序と行程は，①排卵，②卵子の卵管内への進入，③射精，④精子の進入，⑤受精，受精卵の分割と移動，⑥着床，⑦妊娠の維持機構が関わり，胎芽から胎児（妊娠11週以降）およびその付属物（卵膜，胎盤，臍（さい）帯など）へと発育する．
- 胎児と母体間の栄養・代謝物質，およびガス交換は胎盤で行われる．胎盤は妊娠7週頃から形成され妊娠4か月末までには完成し，その後も増大し続ける．胎盤での受動輸送，能動輸送によって移動した物質やガスが臍帯を経由して，それぞれ胎児・母体へと運ばれる．

●生殖器の解剖生理と機能障害

📝 memo　性同一性障害

- 性同一性障害(gender identity disorder；GID)とは、身体的性別と性の自己意識が一致していないことをいう。生物学的性(sex)と心の性の自己意識(gender)が一致しない状態である。
- sex と gender が一致しないため、自己の性別に対する不快感や嫌悪感、反対の性別に対する強く持続的な同一感をもつ。
- 男性から女性性を望む場合を MTF(male to female)、女性から男性性を望む場合を FTM(female to male)という。

📝 memo　体外受精(in vitro fertilization；IVF)

- 体外で卵子と精子を他動的に受精させて、分割した胚を子宮内に移植する。
- 生殖の自由と権利、生命の誕生の人為的操作、多胎妊娠を避けるための生命の選別、受精卵の取り扱い、など、生命倫理的な課題があり、現在も議論がなされている。
- 調査の結果、2006年の1年間に体外受精を受けた患者は 59,879人(実数)と報告されている(日本産科婦人科学会)。

📝 memo　代理母出産

- 代理母出産とは、ある女性が別の女性に子どもを引き渡す目的で妊娠、出産することであり、代理出産や代理懐胎ということもある。その出産をする女性を代理母という。
- 2008年に日本学術会議「生殖補助医療の在り方検討委員会」は、代理懐胎は原則禁止としながらも、子宮に異常をもつ限定的な症例については、臨床試験を考慮するとの提言を発表した。しかし代理母出産そのものを規制する法制度はいまだ整っていない。

3) 加齢

■女性のライフステージ
- 女性のライフステージは、幼少期(少女期)、思春期(青年期)、性成熟期(妊娠可能年齢)、更年期、更年期以降(老年期)に区分される。
- 更年期は性成熟状態から卵巣機能が完全に消失するまでの期間で、個人差はあるが43歳頃から56歳頃までを指し、この期間にほとんどが閉経する。
- 更年期には子どもの独立、親の介護、家族の病気などの環境の変化、生きがいの喪失によって、心の負担や身体疲労が蓄積し、否定的観念をもつようになり、うつ状態を発症することもある。近親者の死、身体機能の衰え、記憶力の低下を自覚し、経済的問題、老後の不安を抱くようになるのもこの時期の特徴である。

■女性の加齢とホルモン
- 加齢に伴い閉経時期を迎えると、女性にはホルモン分泌量の変化、特にエストロゲンの分泌量低下に伴って身体的・精神的な様々な症状が出現する。
- 閉経の中心は卵巣の加齢的変化にある。閉経前後約5年間は、視床下部-下垂体-卵巣系の調節機構が乱れて月経周期の変化や停止、のぼせ、ほてり、発汗、疲労感などの自律神経症状や精神神経症状などが出現する。こうした症状を総称して更年期不定愁訴症候群もしくは更年期障害という。
- 閉経を境としてゴナドトロピン分泌が亢進し、エストロゲン分泌が減少する。エストロゲンは、記憶や脳の血流、骨代謝、脂質代謝など体内での様々な生命活動に関与しているため、エストロゲンの分泌量が減少すると、様々な疾患の発症率が高くなる(図13-5)。

📝 memo　更年期（閉経周辺期），閉経期とホルモン

- 加齢に伴い卵巣の変化により閉経の数年前から血中エストロゲン，プロゲステロンの低下，ゴナドトロピンの上昇が顕著となる．40歳を過ぎると卵巣の卵胞数が減少し，エストロゲン，インヒビンの分泌低下のため血中FSH（卵胞刺激ホルモン）が急速に上昇する．このFSHの上昇はLH（黄体形成ホルモン）の上昇に先行し，LHの上昇程度に比較して顕著である．閉経時のFSH値の目安は30 mIU/mLである．
- 閉経後は卵胞が消失し，FSHは性成熟期女性卵胞期の約10倍，LHは約7倍の高値に達して20〜30年間高値を持続し，70〜80歳になると下垂体自体の機能低下により低下する．
- 閉経が近づくと血中E_2（エストラジオール）は徐々に減少し，閉経後数年すると卵巣からのE_2は全く分泌されなくなり，閉経後はE_2に代わりE_1（エストロン）がエストロゲンの主体となる．
- 閉経後のE_2のほとんどは末梢組織により副腎と卵巣間質由来のアンドロステンジオンからE_1を経て転換されたものであり，E_2の血中濃度は10〜20 pg/mL，E_1は30〜70 pg/mLとE_2より高値であるが，その活性は低い．
- 表13-1に性周期各期の血中FSHおよびLHの基準値を，表13-2にエストロゲン（E_1, E_2, E_3）とプロゲステロンの正常域を示した．

■ 表13-1　血中FSHおよびLH基準値

性周期	FSH(mIU/mL)	LH(mIU/mL)
正常月経周期		
卵胞期	5〜35	1〜7
排卵期	5〜15	5〜35
黄体期	2〜9	1〜8
閉経期	26〜114	8〜38

IRMA (immunoradiometric assay)

■ 表13-2　エストロゲン（E_1, E_2, E_3）とプロゲステロンの正常域（女性）

性周期	エストラジオール(E_2) (pg/mL)	エストロン(E_1) (pg/mL)	エストリオール(E_3) (pg/mL)	プロゲステロン (ng/mL)
正常月経周期				
卵胞期前期	10〜80	25〜120	<16	<2
後期	50〜230	40〜130	<18	<2
排卵期	120〜390	70〜180	<19	<5
黄体期	10〜200	50〜140	<16	1〜30
閉経期	20〜60	25〜80	<16	<1

RIA (radioimmunoassay)

📝 memo　更年期障害

- 月経不順，のぼせ，ほてり，発汗，動悸，疲労感，不眠，不安，憂うつなどの症状がみられる．
- 性格や家庭，職場などの生活環境も関係し，症状の種類や強弱には個人差がある．
- ほとんどの場合，不快症状は2〜3年続いた後に消失していくことが多い．

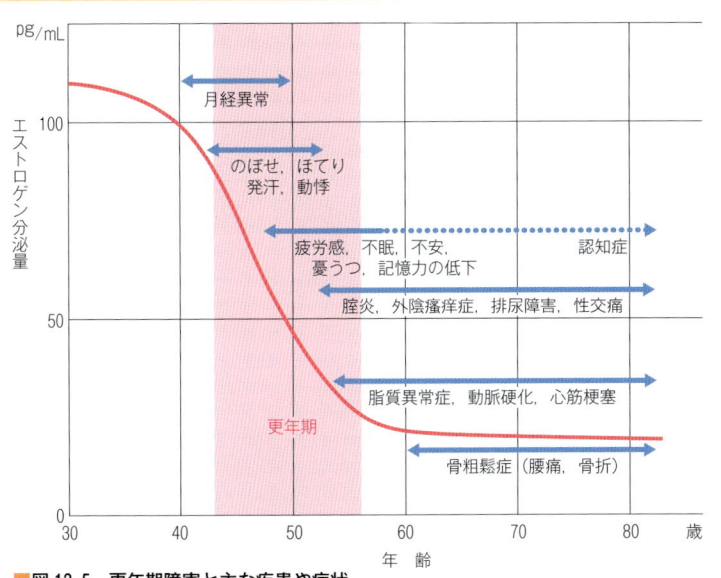

■図 13-5　更年期障害と主な疾患や症状

4. 女性生殖機能

　女性の生殖器官は，周期的にホルモンを分泌し，そのホルモンの働きに伴って器質的・機能的に変化することで，新たな生命を抱くための準備を整える．また，剥がれ落ちた子宮内膜を外部へ排出し（月経），あるいは精子を受容し，そして分娩時には児が通る産道として外部との交通路となる腟，胎児を育む子宮には感染防御機構がある．さらに，受精卵から始まる生命を抱いた後は，環境を整えてそれを育む．
　生命をつなぐための女性生殖機能は，①生命をつなぐための準備機能（性周期），②感染防御機構，③新たな生命を育む機能，の3つの要素で捉えることができる．

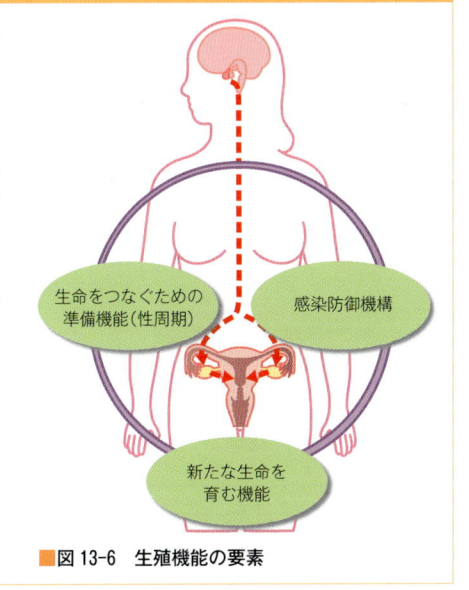

■図 13-6　生殖機能の要素

B. 生命をつなぐための準備機能（性周期）

1. 性周期

　女性のからだは妊娠し，出産するという重要な機能を備えている．思春期を迎え，その機能が整うと月経が始まり，月経から次の月経までを1周期として女性のからだは常に変化している．視床下部からの指令に従い，性ホルモン（卵巣や精巣から分泌される性ステロイドホルモンの総称）は周期性をもって分泌される．これにより卵巣や子宮には機能的・形態的な変化が起こる．この周期性をもった性ホルモンの分泌とそれに伴う卵巣や子宮の変化を総称して性周期という．ここでは，生命をつなぐための準備期間としての性周期について述べる．

1）性周期の調節機構

- 視床下部からゴナドトロピン放出ホルモン（GnRH）が分泌されると，その刺激で下垂体前葉から卵胞刺激ホルモン（FSH）と黄体形成ホルモン（LH）が分泌される．その結果，卵巣からのエストロゲンとプロゲステロンの分泌が増加する．
- 性周期は，視床下部-下垂体-卵巣系のフィードバック機構によって調整される．卵胞期ではFSHの分泌が高まり，卵胞の発育を促進する．卵胞の発育により顆粒膜細胞からエストロゲンやインヒビンの分泌が増加する．このエストロゲンの分泌増加やインヒビンの増加でFSH分泌は下降する（負のフィードバック）．このため，より少量のFSHにより成熟卵胞のみが成長する．
- 成熟卵胞の発育でエストロゲン分泌の急上昇をもたらし，エストロゲン値がピークに達するとエストロゲンが視床下部・下垂体前葉を刺激してLHを一過性に大量に分泌させ（LHサージ），排卵が誘発される．このエストロゲンとLHの関係を正のフィードバックという．
- 排卵後はFSH，LHはもとのレベルに低下し，LHは黄体維持に働く．
- 黄体期後期になると卵巣からのエストロゲンやプロゲステロンの分泌が低下するためGnRHの分泌が増加するので（負のフィードバック），FSHの分泌が再び増加する（図13-7, 8）．

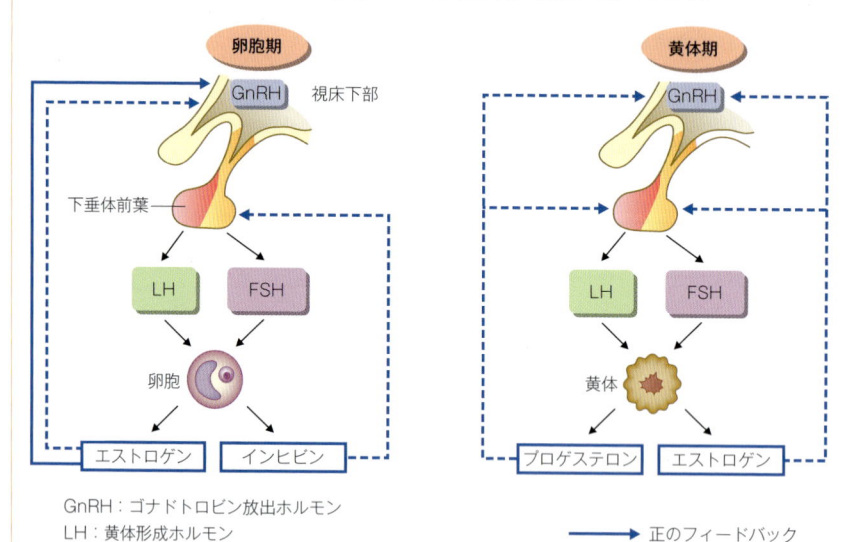

GnRH：ゴナドトロピン放出ホルモン
LH：黄体形成ホルモン
FSH：卵胞刺激ホルモン

⎯⎯→ 正のフィードバック
----→ 負のフィードバック

図13-7　視床下部-下垂体-卵巣系のフィードバック機構

●生殖器の解剖生理と機能障害

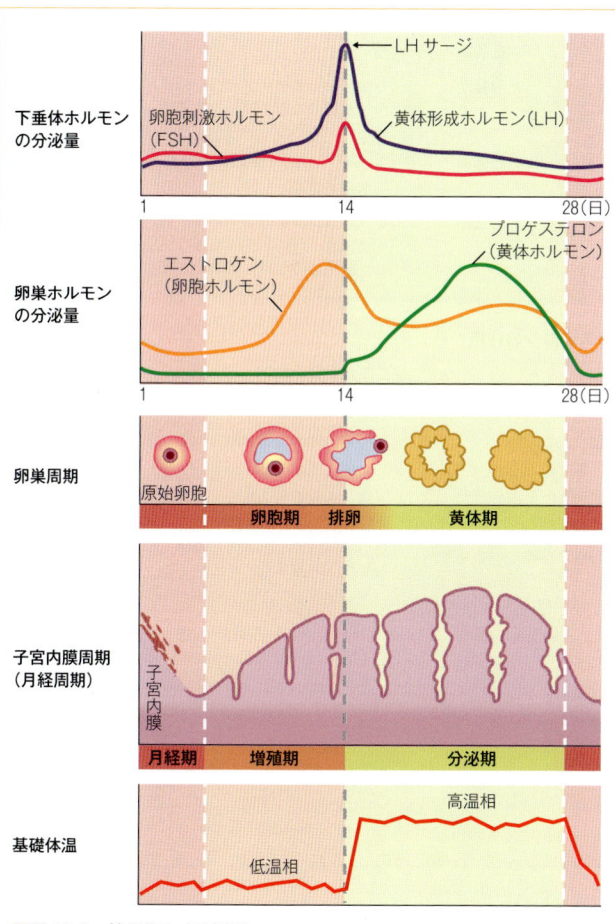

■図 13-8　性周期と各種変化

2) ホルモン分泌に伴う子宮・卵巣・乳房の周期的変化(図 13-8)

- 性周期によって，卵巣周期変化(卵巣周期：卵胞期⇒排卵期⇒黄体期)と子宮内膜変化(月経周期：増殖期⇒分泌期⇒月経期)が起こる(表 13-3)。
- エストロゲンとプロゲステロンが卵巣から分泌され，子宮・卵巣・乳房その他の機能に影響を与えている(表 13-4)。

3) 基礎体温(BBT)(図 13-8)

- 正常月経周期の典型的な基礎体温では，36.7℃ を基準線(境界線)として，月経周期内で低温相(期)と高温相(期)の二相性を示す。排卵後の体温上昇はプロゲステロンの作用によるもので，月経周期の長さの個人差に関わらず約 2 週間である。妊娠が成立すれば，そのままプロゲステロンの分泌が維持されるため高温相が続くが，妊娠が成立しなければ，黄体の作用が消失するため子宮内膜が剥脱して月経が始まり，それとともに体温も下がる。

■ 表 13-3 性周期に伴う卵巣と子宮内膜の変化

性周期	卵巣	性周期	子宮内膜
卵胞期	・FSH の働きで卵胞が成熟 ・発育卵胞・成熟卵胞の顆粒膜細胞からエストロゲンを分泌する	月経期	・エストロゲン，プロゲステロンの作用が消失すると，内膜のらせん状の血管が攣縮して変性，壊死を起こし，子宮内膜が剥がれて血液とともに排出される（月経）
		増殖期	・エストロゲンの働きで子宮内膜が 1〜2 mm から 8 mm 程度に増殖する
排卵期	・LH サージで排卵が起こる	分泌期	・プロゲステロンの働きで，子宮内膜の増殖が停止する ・脱落膜様変化（子宮内膜の表層にグリコーゲンや脂質が蓄積し，受精卵の着床に適した環境となる）
黄体期	・黄体を形成する ・黄体がプロゲステロンを分泌する		

■ 表 13-4 エストロゲンとプロゲステロンの作用

		エストロゲン	プロゲステロン
乳房		乳管の発育，乳汁分泌抑制	乳腺の増殖，乳汁分泌抑制
子宮	非妊娠時	子宮内膜肥厚・増殖	子宮内膜の増殖抑制
	妊娠時	子宮平滑筋の発育・増大	子宮内膜の増殖，子宮平滑筋の収縮抑制，子宮筋層の毛細血管の増生
卵巣		卵胞成熟	排卵抑制
腟		粘膜の肥厚化	粘膜の菲薄化
基礎体温		低下	上昇
その他		脂質代謝：LDL コレステロール値低下，HDL コレステロール値上昇 骨代謝：骨量の維持 コラーゲンの合成促進 血管拡張，血液凝固作用 プロスタグランジン合成促進	タンパク代謝（性器外作用） 　窒素排泄の増加，タンパク異化作用 鉱質代謝：Na・Cl 排泄，抗アルドステロン作用

memo　エストロゲン

- エストロゲン（estrogen）とは 1 つの特定のホルモンではなく，女性ホルモン活性をもっている種々のホルモンの総称である．
- 生体内に存在する天然エストロゲンは主としてエストロン（estron：E_1），エストラジオール（estradiol：E_2），およびエストリオール（estriol：E_3）の 3 種類で，すべてステロイド環をもつステロイドホルモンである．
- この 3 種類の中で E_2 が最も女性ホルモンとしての活性が高い（E_1 の 2 倍，E_3 の 10 倍）．

2. 性周期の障害とフィジカルアセスメント

　ホルモン分泌に伴う性周期によって，子宮，卵巣，乳腺などの生殖器官は生命をつなぐための準備を整える．性周期に関する機能障害としては，①性周期の調節機構の障害，②子宮，卵巣，乳腺などの生殖器でのホルモン分泌に伴う器質的・機能的変化に関連した障害などが挙げられるが，連関的に機能しているため個別に捉えることはできない．
　性周期の調節機構の中枢は視床下部にあるが，視床下部，下垂体前葉，卵巣からのホルモン分泌は，フィードバックにより調整されるため，いずれかの器官に機能障害があると，ホルモン分泌のバランスが破綻し，それによって様々な症状を呈する（図 13-9）．
　また，正常細胞の変異や異常細胞の増殖には，特にエストロゲンの関与が指摘される．

●生殖器の解剖生理と機能障害

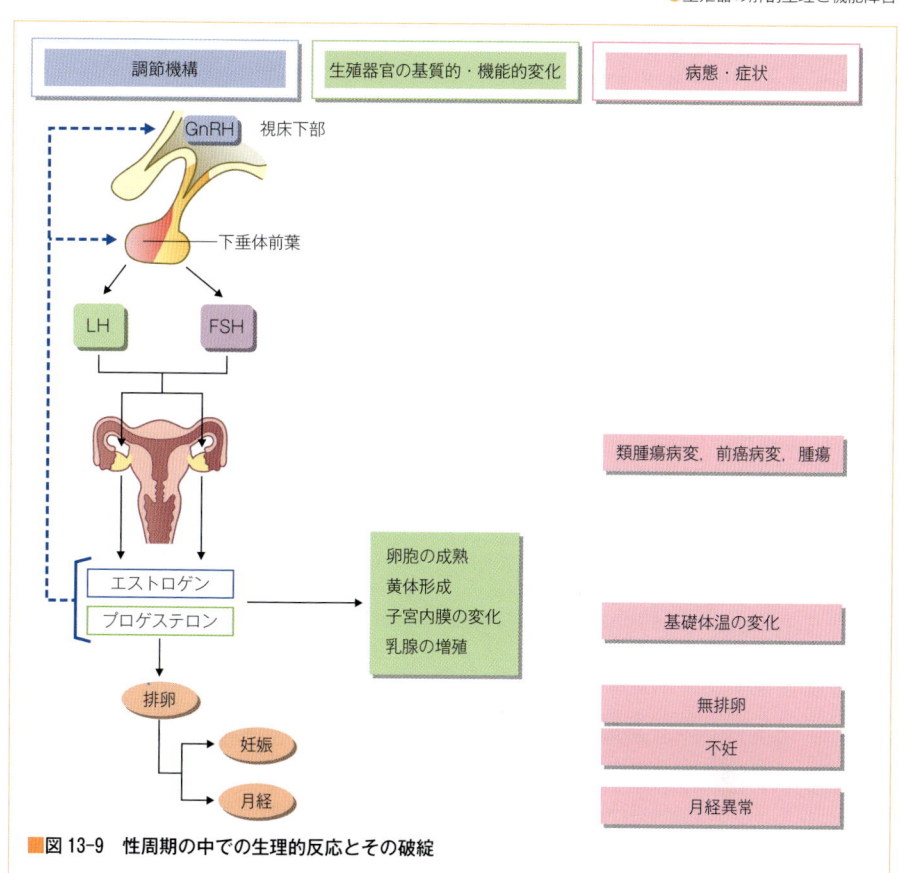

■図 13-9　性周期の中での生理的反応とその破綻

1）月経の異常とフィジカルアセスメント

● 月経の異常は，性周期の調節機構に起因した排卵障害，黄体機能障害，卵巣や子宮などの器質的病変によって起こる．月経は通常 3〜7 日間で平均 5 日間，1 回月経量は平均 15〜130 g とされる．月経が 3 か月以上ないものを無月経といい，月経など生理的なもの以外の女性生殖器からの出血を不正子宮出血（不正性器出血）という（表 13-5）．

◆月経困難症
● 月経に随伴して起こる病的な症状で，いわゆる生理痛や頭痛，悪心を呈する．月経時に痙攣様の激しい下腹痛と腰痛などの疼痛を訴え，日常生活に支障をきたす．
● 機能性月経困難症（原発性月経困難症）と器質的疾患（子宮内膜症，子宮腺筋症，子宮筋腫，子宮奇形など）を伴う器質性月経困難症（続発性月経困難症）とに分類される．
● 子宮内膜から分泌されるプロスタグランジン（PG）との関連が報告されている．

Physical Assessment

❶月経時にみられる下腹痛，腰痛，悪心・嘔吐，頭痛など　根拠▶月経困難症の原因としては，月経時に子宮内膜で作られる PG が原因物質と考え　➡インタビュー

■表 13-5　月経の異常と不正な出血

状態				代表的な疾患，病態
無月経	生理的無月経		妊娠期・産褥期・授乳期の無月経	
	病的無月経	原発性	満 18 歳を過ぎても初潮が発来しない	ターナー症候群
		続発性	3 か月以上月経がない	ストレス，ダイエット，急激な体重減少，激しい運動，シーハン症候群，多囊胞性卵巣症候群，卵巣摘出術後
月経周期	頻発月経		月経周期が 24 日以内	黄体機能不全
	希発月経		月経周期が 39 日以上	無排卵周期症
月経血量	過多月経		月経血量が異常に多い	子宮筋腫，子宮腺筋症，子宮内膜炎，血液凝固異常，甲状腺機能低下症，クッシング症候群
	過少月経		月経血量が異常に少ない	子宮発育不全，黄体機能不全，無排卵周期症，高プロラクチン血症，甲状腺機能低下症，クッシング症候群，人工妊娠中絶による癒着
月経期間	過短月経		月経期間が 2 日以内	子宮発育不全
	過長月経		月経期間が 8 日以上	子宮筋腫，子宮腺筋症，血液凝固異常，機能性子宮出血
初潮時期	早発月経		10 歳未満で初潮が発来する	ホルモン分泌過剰に伴う卵巣機能亢進，脳下垂体腫瘍，卵巣腫瘍，副腎腫瘍
	遅発月経		16 歳以降で初潮が遅れて発来する	小児期の慢性的消耗疾患，遺伝的要因（体質的なもの），生活環境（低栄養，減食，ストレスなど）
閉経時期	早発閉経		40 歳以前に閉経する	早期卵巣機能不全，放射線治療，化学療法，子宮・卵巣摘出後
	遅発閉経		55 歳以降に閉経する	子宮筋腫
随伴症状	月経前症候群		月経前の黄体期（月経 1 週間前程度）に頭痛，乳房痛，不眠，抑うつなどの身体的・精神的症状を呈する	
	月経困難症		月経に随伴して出現する下腹部痛や腰痛などの症状によって日常生活に支障をきたす	子宮内膜症，子宮筋腫
不正子宮出血	器質性出血		内性器の炎症，外傷，腫瘍などに起因した出血	子宮筋腫，子宮癌
	機能性出血		ホルモン分泌の異常で子宮内膜を維持できないための出血	無排卵周期症

られ，PG が全身の平滑筋を収縮させて症状を引き起こす
❷**月経日数と症状の変化の有無**　根拠▶ 機能性月経困難症では月経の 1 日目か 2 日目に症状が特に強く，多くがその後軽減する．
❸**年齢**　根拠▶ 機能性月経困難症は 10 代後半から 20 代前半に多く，器質性月経困難症は 30 歳以降に多い．機能性月経困難症は排卵性月経になって起こるため，無排卵性月経から排卵性月経の確立する 10 代後半〜20 代前半に好発する．
❹**月経周期と月経血量**　根拠▶ 器質性月経困難症では，子宮内膜症，子宮筋腫などを基礎疾患とする場合があり，この場合，月経周期が乱れる，あるいは月経血量の増加が認められる．

➡インタビュー

2) 基礎体温とフィジカルアセスメント

- 排卵の有無，黄体機能不全，あるいは妊娠の有無によって基礎体温に変化が認められる．基礎体温は，①高温相が10日以上持続する，②高温相と低温相の体温の差が0.3℃以上ある，③高温相に陥落がない，④低温相から高温相への移行が3日以内である，の4点で評価される（表13-6）．

◆無排卵性月経（無排卵周期症）
- 月経のような出血があっても排卵のない月経をいう．
- 月経周期は不順なことが多く，不妊の原因でもある．
- 視床下部，下垂体からのホルモン分泌障害が原因と考えられるが，ストレスが誘因となることもある．

Physical Assessment

❶年齢　根拠▶ 卵巣機能が未熟な思春期や卵巣機能の低下が始まる更年期に多い．		➡女性生殖機能に関する概観（全身の観察）
❷基礎体温の一相性（低温相）の持続　根拠▶ 排卵がない場合，黄体からプロゲステロンが分泌されないために高温相を示さない． ❸月経周期の異常（過長月経，希発月経）　根拠▶ 視床下部，下垂体からのホルモン分泌障害によって，周期性が維持できない． ❹月経血量の異常（過少月経）　根拠▶ ホルモン（エストロゲン，プロゲステロン）の分泌量が少ないと毛細血管の増生とそれに伴う子宮内膜の肥厚，およびその後の毛細血管の虚血と子宮内膜の壊死，剥離へと続かないために，月経血量が少なくなる．		➡インタビュー
❺ストレスの有無 ❻ダイエット経験	根拠▶ ストレスや過度なダイエットは慢性的なストレス反応を引き起こし，即時性の自律神経反応と遅効性の内分泌系の反応を引き起こし，結果として，視床下部-下垂体系の反応に異常をきたす危険性がある．	

3) 類腫瘍病変，前癌病変，悪性腫瘍とフィジカルアセスメント

- 女性生殖器に発生する類腫瘍病変，前癌病変，悪性腫瘍には様々ある（図13-10）．特にエストロゲンの刺激が過剰に持続することによって発生あるいは増悪する疾患がある．

✎ memo　不妊症

- 不妊症とは，生殖年齢の男女が妊娠を希望し，ある一定期間（2年以上）性生活を行っているにもかかわらず，妊娠の成立をみない状態で，医学的治療を必要とする場合をいう．
- 妊娠は成立するが，流産や早産を繰り返し，生児を得られない不育症とは区分される．
- 妊娠に至らない原発性不妊症と，1回以上の妊娠・分娩後に妊娠に至らない続発性不妊症に分類される．
- 妊娠を望んでいる男女の約10％が不妊症とされ，原因が男性側のみにあるケースは25％，女性側のみにあるものが40％とされている．2002（平成14）年度の全国調査結果では不妊症治療を受けている患者は466,900人と推計されている．

■表13-6 基礎体温の変化

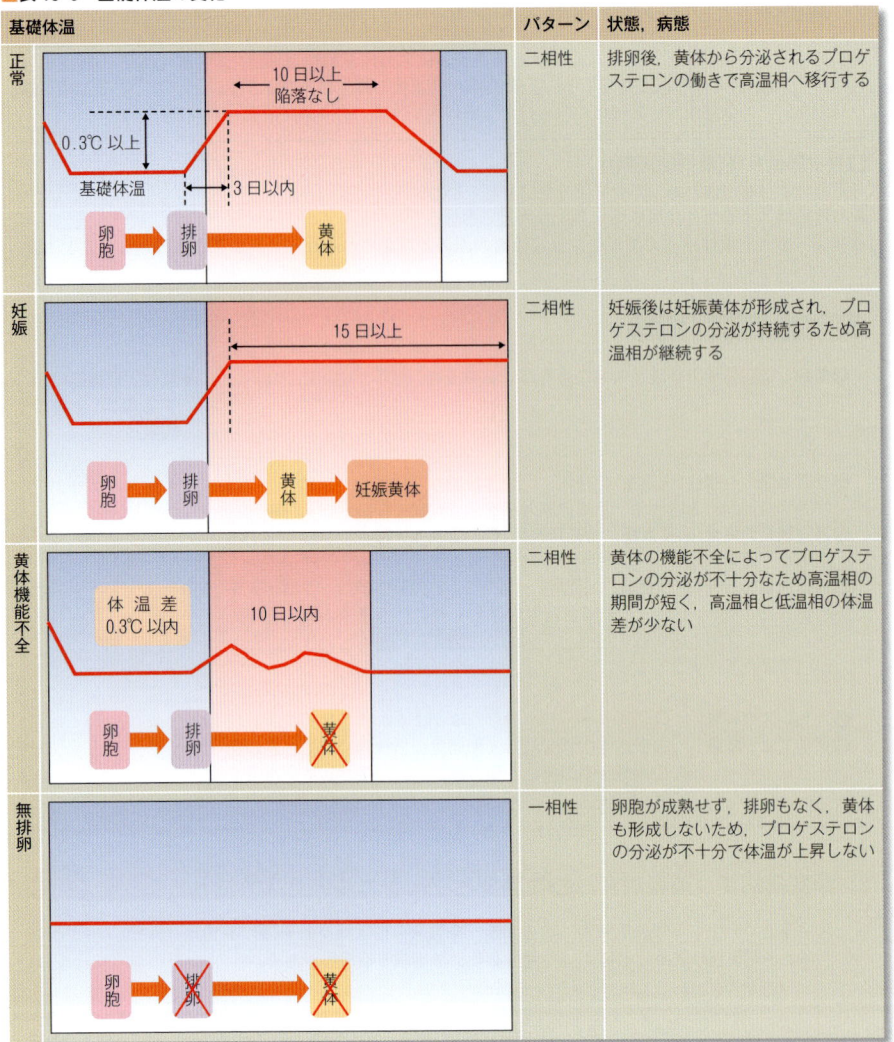

基礎体温		パターン	状態，病態
正常	(0.3℃以上、3日以内、10日以上陥落なし／卵胞→排卵→黄体)	二相性	排卵後，黄体から分泌されるプロゲステロンの働きで高温相へ移行する
妊娠	(15日以上／卵胞→排卵→黄体→妊娠黄体)	二相性	妊娠後は妊娠黄体が形成され，プロゲステロンの分泌が持続するため高温相が継続する
黄体機能不全	(体温差0.3℃以内、10日以内／卵胞→排卵→黄体✗)	二相性	黄体の機能不全によってプロゲステロンの分泌が不十分なため高温相の期間が短く，高温相と低温相の体温差が少ない
無排卵	(卵胞→排卵✗→黄体✗)	一相性	卵胞が成熟せず，排卵もなく，黄体も形成しないため，プロゲステロンの分泌が不十分で体温が上昇しない

❏子宮内膜症

- もともと子宮の内側にしか存在しないはずの子宮内膜やそれに類似した組織が，まったく別な場所（卵管，卵巣，腸と子宮の間）に生じるものを子宮内膜症という．
- 良性の疾患だが，出血で周囲組織に血液が浸潤した場合に組織が線維化して癒着と硬結を引き起こす．卵巣などではチョコレート囊胞と呼ばれる，強い癒着を引き起こす囊胞を発生する．
- 不妊の原因となる．

Physical Assessment

❶月経困難症の症状の経過　根拠▶年月の経過に伴い徐々に病変が広がるにつれて症状が増悪していく.	➡インタビュー
❷性交痛, 排便痛　根拠▶子宮と直腸が癒着するため子宮の可動性が低下する.	
❸不妊　根拠▶骨盤内の癒着のため20～30%の割合で不妊症を合併する. 癒着による卵管の閉塞, 腹水中のサイトカインによる精子の機能低下, PG(プロスタグランジン)による卵管異常収縮から卵子の輸送障害や受精障害が原因と考えられている.	
❹腫瘍マーカーの上昇　根拠▶血液検査で血中のCA 125が上昇している場合が多い. 異所性の子宮内膜細胞の量的増加によるものと考えられている.	➡検査

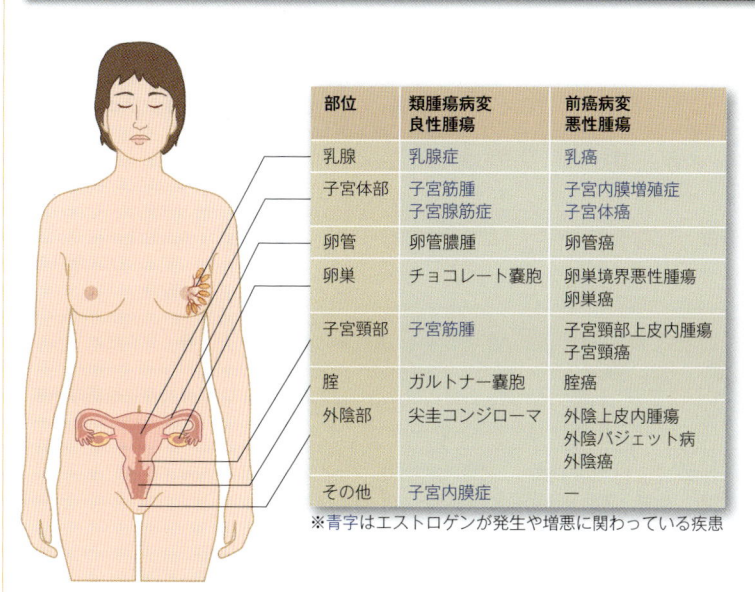

部位	類腫瘍病変 良性腫瘍	前癌病変 悪性腫瘍
乳腺	乳腺症	乳癌
子宮体部	子宮筋腫 子宮腺筋症	子宮内膜増殖症 子宮体癌
卵管	卵管膿腫	卵管癌
卵巣	チョコレート嚢胞	卵巣境界悪性腫瘍 卵巣癌
子宮頸部	子宮筋腫	子宮頸部上皮内腫瘍 子宮頸癌
腟	ガルトナー嚢胞	腟癌
外陰部	尖圭コンジローマ	外陰上皮内腫瘍 外陰パジェット病 外陰癌
その他	子宮内膜症	―

※青字はエストロゲンが発生や増悪に関わっている疾患

■図13-10　類腫瘍病変・前癌病変・悪性腫瘍

◘子宮体癌
- 子宮内膜に発生する癌で子宮内膜癌と同義である.
- 発生部位：子宮内膜の円柱上皮に発生する.
- 発生年齢：40歳代から増加し, 閉経後に多い. 子宮頸癌とは異なり, 中高年, 未出産歴, 肥満, また糖尿病や高血圧症などの合併がある場合に頻度が高い.

Physical Assessment

❶不正性器出血, 血性帯下　根拠▶癌組織はもろく剥がれ落ちやすいために, 出血傾向となる. このため, 不正性器出血がみられたり, 帯下に血液が混入する.	➡女性生殖機能に関する概観(全身の観察)

❷下腹痛　根拠▶早期癌では痛みがないことが多いが，癌が進行すると子宮腔内に血性，膿性の分泌物が貯留し，この貯留液を子宮が子宮外に排出しようと収縮する時に陣痛様の疝痛(せんつう)(下腹痛)を起こす．	➡インタビュー

◆子宮筋腫
- 子宮筋層に存在する平滑筋細胞に由来する良性腫瘍で，性成熟期の女性の約20%にみられる．閉経後には自然に縮小することが多い．
- 女性ホルモン(エストロゲン)が関与することがわかっている．
- 子宮壁を構成する3つの層における存在部位により粘膜下筋腫(子宮腔寄り)，筋層内筋腫(子宮壁筋層の中)，漿膜下筋腫(子宮の外側寄り)に分類される．
- 子宮筋腫の症状は筋腫が存在する部位により決定され，大きさにあまり相関せず，無症候性の場合が多い．

Physical Assessment

❶過多月経　根拠▶粘膜下筋腫では月経時に出血が多量となり，生理用ナプキンやタンポンの交換が頻回となり，レバー状の血の塊が混じる． ❷動悸，息切れ，めまい，疲れなど　根拠▶過多月経による鉄欠乏性貧血で症状を呈する．	➡インタビュー
❸眼瞼結膜の蒼白　根拠▶過多月経による鉄欠乏性貧血が起こり，症状を呈する．	➡女性生殖機能に関する概観(全身の観察)
❹月経困難症　根拠▶粘膜下筋腫や筋層内筋腫の場合に多くみられる．	➡インタビュー
❺腹部の腫瘤　根拠▶漿膜下筋腫では子宮の外側に突き出し，仰向けに寝て腹部を触ると硬いしこりを触れる．	➡女性生殖器の触診
❻頻尿，便秘，腰痛　根拠▶漿膜下筋腫，筋層内筋腫が巨大になると，周囲臓器(尿管，膀胱，直腸，腰仙骨神経など)を圧迫して，症状を呈することがある． ❼不妊　根拠▶筋腫による卵管口から卵管の圧迫に伴う通過障害や，子宮内膜圧迫による着床障害などが原因と考えられる．不妊の5～10%に筋腫が合併する．	➡インタビュー

◆卵巣腫瘍
- 卵巣に発生する腫瘍で，臨床的・病理学的に良性腫瘍，境界悪性腫瘍，悪性腫瘍に分類される．
- 卵巣は骨盤腔の壁側最深部に位置するため，腫瘍が発生しても初期には無症状であり，卵巣機能異常をきたすことなく，腫瘍が増大しても周囲の臓器への圧迫症状が発現しにくい．

Physical Assessment

❶腹部膨満　根拠▶腫瘍が増大するにつれて，下腹部の重圧感や膨隆が起こる．患者自身も腫瘍を触れるようになる．	➡インタビュー ➡女性生殖器の視診
❷腹部の腫瘤　根拠▶腫瘍が増大するにつれて，下腹部に腫瘤を触れる．	➡女性生殖器の触診

●生殖器の解剖生理と機能障害

❸下腹部痛　根拠▶ 卵巣腫瘍が体動，運動により軸回転を起こし，痛みを生じる．茎（子宮卵巣靱帯と卵巣提靱帯）がねじれた状態になると，激しい痛みが出現しショック状態を呈することもある（茎捻転）．	➡インタビュー

◻乳癌
- 欧米に比べ，わが国では女性の罹患(りかん)率，死亡率はともに低いが，近年増加している．
- 原因として，遺伝や人種，ホルモン，閉経後の肥満，妊娠・出産経験，また，ライフスタイル因子では，未婚，未産や高齢初産，早い初経や遅い閉経，閉経後の肥満などが挙げられる．
- 日本人の癌罹患の将来を推計した『がん・統計白書』によると，2020 年には乳癌罹患数が 5 万人を超え，1998 年に比べて約 1.5 倍の増加が予測されており，女性の近年のライフスタイルの変化によりさらに増加すると考えられる．

Physical Assessment

❶乳房の発赤　根拠▶ 乳管の閉塞に由来する炎症で発赤する．熱感，圧痛のない発赤は要注意である． ❷乳房の浮腫　根拠▶ 乳癌腫瘍細胞によるリンパ管閉塞で皮膚に浮腫をきたして，オレンジの皮のようになる． ❸乳房の潰瘍，湿疹様変化　根拠▶ 進行癌の場合は皮膚浸潤あるいは皮膚潰瘍を形成する．	➡女性生殖器の視診
❹乳房の皮膚の陥凹，引きつれ　根拠▶ 皮膚の陥凹は乳癌皮膚浸潤，クーパー靱帯（乳房提靱帯）の短縮や浸潤によるものと考えられる．乳癌が乳腺を吊っているクーパー靱帯を巻き込み，クーパー靱帯の可動性が制限され，巻き込まれていないクーパー靱帯との間で皮膚の段差（えくぼ症状）ができる． ❺乳頭分泌　根拠▶ 癌細胞の脱落や癌による炎症によって，血性や漿液性分泌物が乳管より排出されることがある．	➡女性生殖器の視診 ➡女性生殖器の触診
❻ホルモン補充療法の有無　根拠▶ エストロゲンは乳房の細胞分裂を促進する．このため癌細胞も分裂を繰り返し増殖するため，ホルモン補充療法と乳癌発症との関連が指摘される．	➡インタビュー

C. 感染防御機構

1. 女性生殖器の感染防御機構（図 13-11）

　厚い腟粘膜はエストロゲン，プロゲステロンの作用により，多量のグリコーゲンを蓄積した重層扁平上皮からなる（A）．腟粘膜の剥離とともに，グリコーゲンが腟内に放出される（B）．腟内に常在する非病原性のデーデルライン腟桿(かん)菌が，放出されたグリコーゲンを分解して乳酸をつくる（C）．そのため，健康な腟内は酸性（pH 4.0 前後）に保たれ（D），外部からの病原菌が腟内で繁殖しにくい状態となっている（腟の自浄作用）．（本文中の A～D は図 13-11 中の A～D に該当する）
　また，子宮頸管や子宮内膜にも感染防御機構が備わっている．

子宮内膜 ─ 子宮内膜の周期的な再生と剥離で，病原体も排出される

子宮頸管 ─ 頸管粘液には IgA が含まれ，黄体期にはこの粘度が増し，病原体の侵入を防ぐ

腟

グリコーゲン → 分解 → デーデルライン腟桿菌 → pH 4.0 前後

A．エストロゲンにより腟粘膜は分化・肥厚し，プロゲステロンによりグリコーゲンが細胞内に産生され蓄積する

B．腟粘膜の剥離とともに，グリコーゲンが腟内に放出される

C．デーデルライン腟桿菌がグリコーゲンを分解し，乳酸を生成する

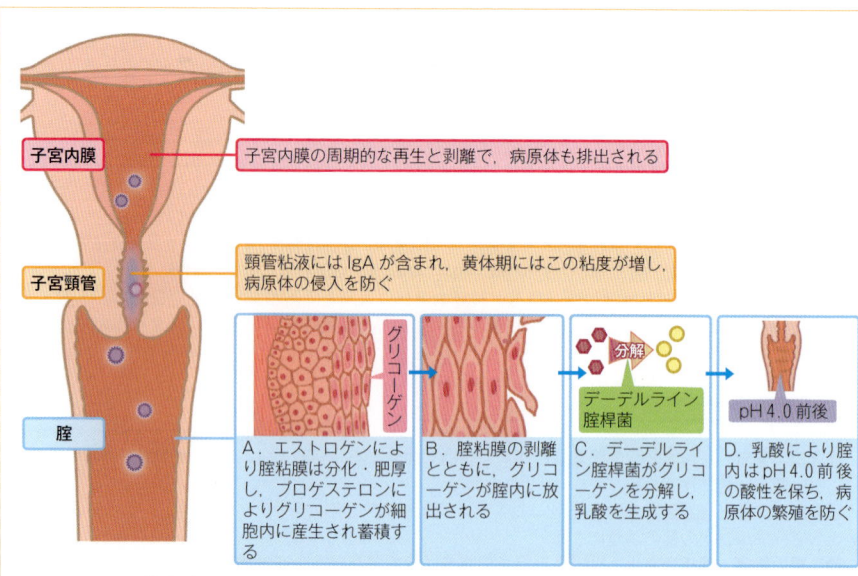

D．乳酸により腟内は pH 4.0 前後の酸性を保ち，病原体の繁殖を防ぐ

■ 図 13-11　女性生殖器の感染防御機構

2. 感染防御機構の機能障害とフィジカルアセスメント

　腟，子宮頸管，子宮内膜に備わる感染防御機構は，ホルモンの分泌低下，免疫機能低下，排泄物などによる外陰の汚染や物理的な刺激などによって機能が低下する．このため常在菌の繁殖や原因となる微生物の侵入で炎症や感染症を引き起こす．女性生殖器の炎症は，発生する場所によって外陰，腟，子宮，付属器（卵管，卵巣）に区分され，多くの場合が外陰からの上行性感染の経路をたどる．特に性的接触や性交によりヒトからヒトへと感染する疾患を総称して性感染症 (sexually transmitted disease ; STD または sexually transmitted infection ; STI) という．

1) 外陰・腟

- 外陰炎と腟炎は合併することが多い．細菌やトリコモナス原虫，真菌（カンジダ属）などによって引き起こされる（表 13-7）．

2) 子宮，付属器

- 子宮の炎症は上行性感染によるものが多く，子宮頸管から内膜，筋層，傍結合組織（靱帯）へと波及する危険がある．細菌，真菌，ウイルス，原虫など原因となる微生物は様々である．腟や子宮頸管に存在する微生物の子宮内膜や卵管への上行性感染，さらにその周囲組織へ波及して，小骨盤腔にある臓器（子宮，付属器，S状結腸，直腸，ダグラス窩，膀胱子宮窩など）に発症する細菌感染症を総称して骨盤内炎症性疾患 (pelvic inflammatory disease ; PID) という（表 13-8）．

❏性感染症

- 男女ともにクラミジア感染症が最も多い（図 13-12）．クラミジア感染症は無症候であるため，感染が拡大する要因の1つとなっている．

❏尖圭コンジローマ

- 尖圭コンジローマは，ヒトパピローマウイルス (HPV) の感染が原因で発生する性器の疣贅(ゆうぜい)

表13-7 主要な外陰炎・腟炎

疾患	起因菌	病態	症状とそのメカニズム	
バルトリン腺炎 バルトリン腺膿瘍 バルトリン腺嚢胞	ブドウ球菌，連鎖球菌，大腸菌，淋（りん）菌など，その他の嫌気性菌	バルトリン腺導管に炎症が起こり，バルトリン腺体へと及ぶ．慢性化するとバルトリン腺嚢胞を形成する	炎症徴候	炎症のため
			膿瘍形成	バルトリン腺炎により導管開口部が閉塞する
トリコモナス腟炎 トリコモナス外陰炎	トリコモナス原虫	性交を主たる感染経路とし腟・外陰に炎症を起こす	炎症徴候	炎症のため
			瘙痒感，灼熱感，疼痛	炎症がマスト細胞を刺激して，その結果ヒスタミンが遊離される
			帯下の増加　泡沫状	トリコモナス原虫が呼吸をするため泡沫状を呈する
			悪臭	トリコモナス原虫がグリコーゲンを消費するため，デーデルライン腟桿菌が死滅して腟内は中性となり，雑菌が繁殖する
カンジダ腟炎 カンジダ外陰炎	カンジダ・アルビカンス（80％），またはカンジダ・グラブラタ（10％）	抗生物質による菌交代現象や全身性の代謝の変化（糖尿病など），妊娠などでの全身衰弱を誘因として，常在菌であるカンジダ菌（真菌）が異常に増殖して炎症を起こした状態．そのほとんどが腟カンジダ症を合併する	炎症徴候	炎症のため
			粥状，酒粕状，粉チーズ様の帯下の増加	カンジダ菌が，タンパク分解酵素を産生し，皮膚粘膜のケラチンタンパクや細胞外皮を分解して角質細胞内に侵入して増殖する
			瘙痒感，灼熱感，疼痛	炎症がマスト細胞を刺激して，その結果ヒスタミンが遊離される

表13-8 骨盤内炎症性疾患（PID）

疾患	原因	症状
子宮頸管炎	性交，腟内異物，分娩時の頸管損傷など	帯下の増加
子宮内膜炎	分娩時，流産時の処置に伴う損傷，子宮癌に伴う感染など	発熱，下腹部痛，膿性分泌物，時に性器出血
子宮筋層炎		発熱，下腹部痛，膿性分泌物，時に性器出血，圧痛
子宮傍結合織炎	分娩時の損傷，子宮摘出術，人工中絶時の損傷など	発熱，下腹部痛，膿性分泌物，時に性器出血，膀胱刺激症状，腹膜刺激症状（悪心・嘔吐，圧痛，筋性防御），排便痛
卵管炎 卵巣炎	性交，子宮内操作（人工妊娠中絶時の子宮穿孔，子宮内容除去術，内膜掻爬），流産，分娩，避妊器具，悪性腫瘍，採卵時の損傷	下腹痛，発熱，時に性器出血，帯下増加，時に腹膜刺激症状（筋性防御，ブルンベルグ徴候）
骨盤腹膜炎	付属器，子宮での炎症の波及	下腹痛，腹膜刺激症状（悪心・嘔吐，圧痛，筋性防御），発熱，腹腔内癒着

（いぼ）で，典型的な性感染症の一種である．
- 感染後数週間から2〜3か月後，外陰，肛門周囲，腟，子宮頸部などに母指頭大から針頭大の鶏冠状または褐色の丘疹（きゅうしん）状疣贅（腫瘤）を生じる．腫瘤は，痛みがないことが特徴的であり，集まってカリフラワー状となり悪臭を発することもある．

◆性器ヘルペス（性器ヘルペスウイルス感染症）
- 性器ヘルペスは，単純ヘルペスウイルス（HSV）の1型または2型の感染によるが，初感染および再発で生じる．
- 感染後1〜2週間で症状が現れ，2〜4週間でいったん治癒する．ウイルスが知覚神経節に潜伏感染すると，免疫機能が低下した時にウイルスが再活性化し再発を繰り返すことがある．

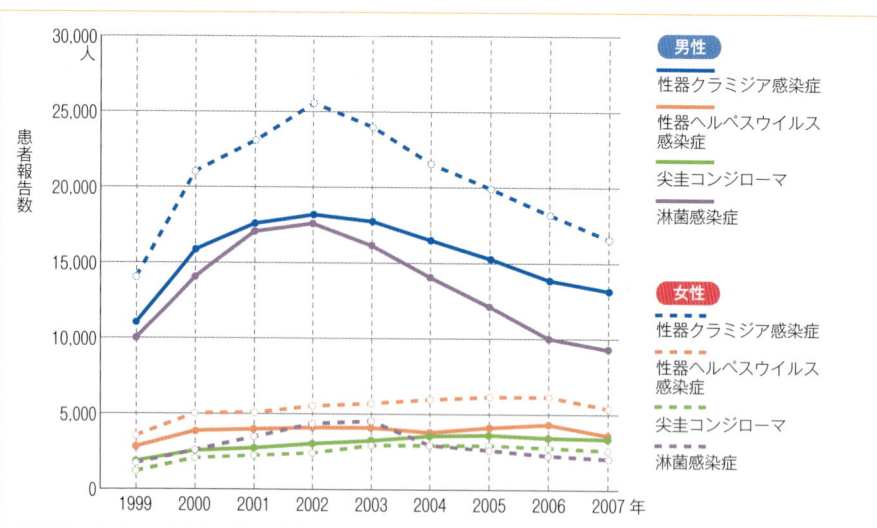

■図13-12　性感染症患者数の推移
国立感染症研究所 感染症情報センター：性感染症2007年現在, IASR　29(9)：239-241, 2008 より作成
(http://idsc.nih.go.jp/iasr/29/343/graph/t3432j.gif)

Physical Assessment

❶びらん，潰瘍性病変　根拠▶ HSV初感染では外陰部に水疱が生じ，これが破れて潰瘍を形成する．	➡女性生殖器の視診
❷陰唇，肛門，肛門周囲，恥丘部の瘙痒感　根拠▶ 発症当初には瘙痒感を伴うことがある． ❸外陰部痛　根拠▶ 発赤，びらん，潰瘍形成による炎症のため． ❹症状再燃の有無　根拠▶ 初感染後すぐに末梢の神経を上行して知覚神経節に潜伏し，免疫低下などにより，ウイルスが再活性化して下半身に再発を繰り返す．	➡インタビュー
❺歩行困難　根拠▶ 感染が進行すると，鼠(そ)径部のリンパ節が腫脹したり，外陰の痛みが強くなり歩行困難となることもある．	➡女性生殖機能に関する概観(全身の観察)
❻排尿痛，排尿困難　根拠▶ 局所の激しい痛みのために排尿困難を生じる．	➡インタビュー

◧**性器クラミジア感染症**
● クラミジア・トラコマチスの感染によるもので，近年，若年層を中心に増加傾向にある．
● 男女ともに初期症状がとても軽いため早期発見が遅れ，気づいた時には感染が広がっている．

Physical Assessment

❶漿液性帯下の増量　根拠▶ クラミジア菌の感染で炎症が生じ帯下が増加する．	➡インタビュー ➡女性生殖器の視診

❷下腹痛　**根拠▶**子宮頸管から上行性に感染が及び，付属器炎や骨盤腹膜炎などによって痛みが生じる．	➡インタビュー
❸不妊，異所性妊娠　**根拠▶**子宮頸管から上行性に感染が及び，卵管を中心とした炎症で狭窄や閉塞および腹腔内に癒着を起こすため，不妊や異所性妊娠の原因となる．	
❹流早産　**根拠▶**子宮頸管から上行性の感染により，羊膜絨毛膜炎を起こすことがあり流早産の原因となる．	

◘淋菌感染症（淋病）
- ナイセリア・ゴノレア（淋菌）による性器感染症であり，子宮頸管炎，尿道炎，バルトリン腺，直腸などの感染を経て骨盤腹膜炎となる．女性では症状が軽く，気づかないことが多い．
- 近年，治療薬に耐性をもった淋菌の感染者が増加している．

Physical Assessment

❶悪臭を伴う膿性帯下の増量と外陰部の瘙痒感　**根拠▶**子宮頸管での淋菌感染で，炎症が生じ，帯下が増加する．	➡インタビュー ➡女性生殖器の視診
❷下腹痛　**根拠▶**子宮頸管から上行性に淋菌の感染が及び，付属器炎や骨盤腹膜炎などを生じるため痛みが生じる．	➡インタビュー
❸不妊，異所性妊娠　**根拠▶**子宮頸管から上行性に感染が及び，卵管を中心とした炎症で狭窄や閉塞および腹腔内に癒着を起こすため，不妊や異所性妊娠の原因となる．	
❹排尿時痛　**根拠▶**淋菌感染が尿道へ波及し，尿道炎の症状である排尿時痛が生じる．	
❺発熱　**根拠▶**淋菌感染が卵管に及ぶと発熱する．	➡女性生殖機能に関する概観（全身の観察） ➡インタビュー
❻腹膜刺激症状　**根拠▶**淋菌感染が骨盤内に及ぶと腹膜刺激症状が出現する．	➡女性生殖器の触診

◘子宮頸癌
- ほとんどの子宮頸癌は，ヒトパピローマウイルス（HPV）の長期にわたる持続感染が関与している．
- HPVは性交渉により感染するが，多くは免疫力によってHPVが体内から排除され自然消失する．感染が長期化すると子宮頸部細胞の一部に異形成（前癌状態）を生じ，さらに長期間を経てごく一部が異形成から子宮頸癌へ進行する．
- わが国では，子宮頸癌予防ワクチン（2価および4価ワクチン）については，ワクチン接種後に因果関係が否定できない持続的疼痛が特異的にみられたことから，厚生労働省の通知（2013年6月）により，同副反応の発症頻度などがより明らかになり，国民に適切な情報提供ができるまでの間，定期接種の積極的な勧奨をすべきではないと勧告している．
- 年齢別発症頻度は30歳代から増加し，好発年齢は50歳代がピークである．近年は20〜30歳代も増加傾向にある．
- 病変が異形成から初期癌の場合は無症状のことが多く，発見が遅れる．

Physical Assessment

❶ **不正性器出血，帯下** 根拠▶ 病変が初期癌以上に進行すると，帯下や性器出血，性交後出血などの症状を呈する。 ➡インタビュー
❷ **疼痛（腰痛，坐骨神経痛，下腹痛など）** 根拠▶ 癌浸潤が子宮頸部を超えて広がると，神経や周囲組織を圧迫するため，疼痛が起こる。
❸ **排尿困難** 根拠▶ 癌が浸潤し尿管などを圧迫すると，尿路を閉塞し排尿困難が生じる。

❹ **悪液質** 根拠▶ 癌が全身に浸潤すると，栄養状態が悪化し悪液質に至る。発見が遅れるケースが多く，症状が進行している場合も少なくない。 ➡**女性生殖機能に関する概観**（全身の観察）

D. 生命を育む機能

1. 母体で生命を育む機能

妊娠は，受精卵の着床に始まる．妊娠成立後，母体が妊娠を維持し，胎児を一定期間，母体内で育むために，子宮の増大といった構造的変化に加え，からだの中では様々な機能的な変化が起こる．妊娠維持機構は妊娠を維持するために働く仕組みで，主に内分泌系と免疫系が大きく関与する．

胎盤や卵巣から分泌されるホルモンは，胎児の発育促進，妊娠の維持，分娩の準備と出産後の乳汁分

■ 表 13-9 妊娠に伴い母体に起こる生理的変化

生理的変化		メカニズム
心血管系	循環血液量・心拍出量の増加 末梢血管抵抗低下	・胎児への血液供給量を確保するため循環血液量が増し，心拍出量も増加する ・プロゲステロンが末梢血管を拡張するため，血圧はむしろ低下する
血液・造血器系	貧血 凝固能亢進 線溶系機能低下	・血球量も血漿量も増加するが，血漿量の増加が著しいため，Hb，Ht値は低下する．また胎児への鉄分供給によって貧血になりやすい ・分娩時の出血に備えるために，血液凝固機能が活性化する（DIC，血栓症の危険がある）
呼吸器系	呼吸機能亢進	・子宮の増大で横隔膜が挙上され，胸腔の容積は減少する．1回換気量は増大し，機能的残気量は減少する
消化器系	消化管運動低下	・プロゲステロンの働きで消化管の平滑筋は弛緩し，子宮による圧迫で消化管運動は低下する（便秘になりやすい）
腎・泌尿器系	腎血流量増加 糸球体濾過量(GFR)増加 尿量増加	・循環血液量の増加に伴い，腎血流量と糸球体濾過値（GFR）とが増加し，尿量が増える ・再吸収しきれなかった糖が尿中に排出されることもある（妊娠尿糖） ・尿量は増加し，子宮によって膀胱や尿路が圧迫されるため，頻尿になる
内分泌系	胎盤からのエストロゲン分泌，プロゲステロン分泌 プロラクチン分泌量増加	・エストロゲン，プロゲステロンによって，胎児の発育環境を整えるとともに，下垂体前葉からの卵胞刺激ホルモン（FSH）と黄体形成ホルモン（LH）の分泌抑制により，妊娠中の排卵を抑制する ・プロラクチンの分泌量を増加し，出産後の乳汁分泌に備える
代謝機能	基礎代謝亢進 耐糖能低下 脂質・タンパク質代謝亢進	・胎児に糖を供給するためインスリン抵抗性を上げ，母体での糖利用を少なくする ・母体で利用できる糖が減るため，脂質分解が亢進する ・タンパク質代謝を亢進させ，胎児へアミノ酸を供給するとともに，母体ではタンパク質を蓄積する

泌の準備などの役割を果たす．一方，父方の遺伝子を半分受け継ぐ胎児は，母体にとって異物（非自己）として認識され，母親の免疫システムの攻撃の対象となる危険がある．胎児は母体のキラーT細胞やナチュラルキラー（NK）細胞からの攻撃を免れるための免疫システムを備えていると考えられている．この免疫システムには2つの説がある．1つは攻撃の対象（父親由来のMHCクラスI分子）を隠す，あるいはダミーとなる細胞（HLA-G）を発現しているとする免疫抑制説であり，もう1つは胎盤から分泌されるサイトカインが免疫細胞をぜい弱化させているとする免疫調整説である．いずれにしても，胎児は何らかの免疫システムで，母体からの攻撃を回避していると考えられている．

妊娠に伴い母体に現れる生理的変化を表13-9に示す．

2. 母体で生命を育む機能の障害とフィジカルアセスメント

子宮以外の部位に受精卵が着床したり，母体に器質的・機能的な異常があったり，あるいは胎児に何らかの染色体異常が存在すると，妊娠を維持することが困難となる（図13-13）．

また，妊娠初期に内分泌・代謝系の生理的な身体的変化，精神的な変化に伴って出現する悪心・嘔吐などの「つわり」は，多くが一過性で妊娠12～16週には自然に消失する．妊娠に伴う生理的変化に母体が適応できず，つわりの症状が長期間に及んだり，または，生理的変化が過度に現れ，結果として内部環境の恒常性を著しく破綻させると，日常生活に支障をきたすばかりでなく妊娠の継続が困難となる．

◆異所性妊娠（子宮外妊娠）
- 受精卵が子宮腔（子宮内膜）以外の場所に着床して生育した妊娠を異所性妊娠といい，大部分（90～95％）は卵管で発生する卵管妊娠である．
- 異所性妊娠は全妊娠の0.5～1.5％に発症するが，近年，体外受精や胚移植など生殖補助医療（ART）の普及，増加するクラミジア，淋菌などによる性感染症に伴う卵管障害の影響で増加傾向にある．
- 妊娠の初期では，特徴的な症状はない．
- 卵管での受精卵の増大とともに，多くは妊娠7～8週になると，卵管流産，卵管破裂の2つの形態により妊娠の中絶を起こす．

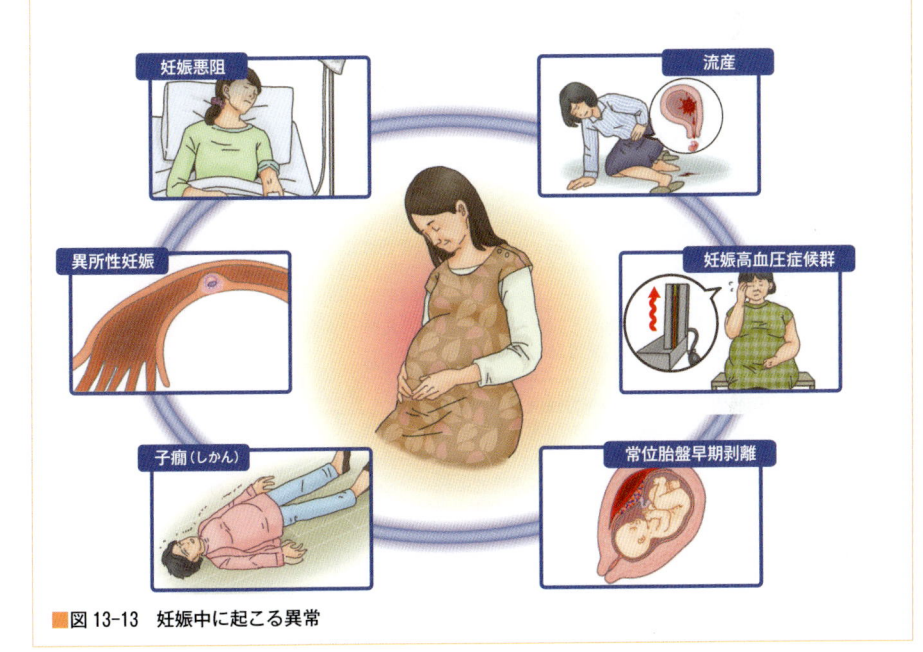

■図13-13　妊娠中に起こる異常

Physical Assessment

❶無月経　根拠▶ 不正性器出血を正常な月経と誤認することが多いので，妊娠6週以後でも超音波検査で子宮内に胎嚢が確認されない場合は，最終月経のみならず性交をもった日など詳しくインタビューする． ❷下腹痛　根拠▶ 卵管流産や破裂前にはごく軽度の下腹痛だが，卵管流産や破裂が生じると腹腔内出血のため強い下腹痛が出現する．	➡インタビュー
❸不正性器出血　根拠▶ 子宮は軟化・肥大し，子宮内膜は脱落膜変化のため約1cmの厚さに達し，ヒト絨毛性ゴナドトロピン（hCG）の分泌が保たれている間は出血しないが，分泌が低下すると不正出血として排出される．出血量は少量で暗赤色，持続的または断続的に認められる． ❹ショック症状　根拠▶ 卵管妊娠では，妊娠7～8週以降になると胎嚢が増大して卵管が破裂し，腹腔内出血による急性貧血，循環虚脱から低血圧，頻脈となり，顔面蒼白，発汗，悪心・嘔吐，意識障害などのショック症状を呈する．	➡女性生殖機能に関する概観（全身の観察）
❺骨盤手術，腹部手術経験の有無　根拠▶ 手術後の癒着で異所性妊娠を起こしやすい．	➡インタビュー

◪妊娠悪阻（おそ）

- 妊娠5～8週に出現する悪心・嘔吐はつわりと呼ばれ，妊娠の成立に伴う生理的変化である．全妊婦の50～80％に出現し，妊娠12～16週に自然に回復するといわれている．
- つわりの症状が悪化して，日常生活を送れないほどの病的な状態を妊娠悪阻という．全妊娠の0.1～1％程度に発症し，治療や入院が必要となる．
- 第1期（慢性的で頑固な悪心・嘔吐を主徴とする時期），第2期（代謝障害により全身症状が出現する時期），第3期（脳神経症状が現れる時期）に分かれ，段階を追って症状が進行する．
- 症状は心理的な要因にも大きく左右されることがある．

Physical Assessment

❶慢性的で頑固な悪心・嘔吐　根拠▶ 妊娠でエストロゲン，プロゲステロン，絨毛性ゴナドトロピンなどが上昇して，嘔吐中枢を刺激するため起こる．また，プロゲステロンの増加が消化管の蠕動運動を低下させ，ガスがたまるため悪心・嘔吐の原因となる． ❷食事摂取状況　根拠▶ 悪心・嘔吐が続くと，食事摂取量が減る．食事摂取量は母体・胎児の健康状態に関わる．	➡インタビュー
❸体重減少（5％以上）　根拠▶ 悪心・嘔吐が慢性的に続くため，食事摂取ができなくなって栄養状態が不良となり体重が減少する． ❹脱水症状：口腔内乾燥，皮膚の弾力性低下，皮膚の乾燥　根拠▶ 悪心・嘔吐が慢性的に続くため，脱水症状を呈する．	➡女性生殖機能に関する概観（全身の観察）
❺尿量減少，濃縮尿　根拠▶ 悪心・嘔吐が慢性的に続くため，水分量が不足し尿量が減少し，腎機能が正常であれば濃縮尿となる．	➡インタビュー
❻頻脈，発熱　根拠▶ 脱水が進行すると，循環血液量が不足し頻脈となる．また，体内の水分量に関係なく体熱は常に産生されるため，放熱できない	➡女性生殖機能に関する概観（全身の

状態であると体温が上昇する.	観察)
❼電解質(Na, K, Cl)の変化 根拠▶ 嘔吐が持続するとClが減少する. また脱水によるNa, Kの相対量の変化, 尿量減少に伴う排泄量の変化によって電解質の値に異常をきたす. ❽尿中ケトン体陽性 根拠▶ 悪阻では人間のエネルギーの源になる糖質(ブドウ糖)を十分に摂取できず栄養代謝障害が起こる. 肝臓, 筋肉, 皮下脂肪に蓄積されていた糖質や脂肪が分解(酸化)されエネルギーとして活用される. この過程で肝臓でケトン体が産生され, 血液を介し全身に運ばれるが, 飢餓状態が進むとケトン体は過剰に産生されて尿中に出現する. ❾肝機能障害 根拠▶ 代謝障害が増悪し, 肝機能障害を呈する.	➡検査
❿意識障害(失見当識, 傾眠, せん妄, 幻覚など), 眼振, 眼球運動障害, 難聴, 耳鳴り, 小脳性運動失調 根拠▶ 代謝障害が増悪し, 血中や尿中のケトン体濃度が高くなるとケトーシス状態となり代謝性アシドーシスをきたす. そのため, 肝機能障害を中心とした多臓器不全状態から脳障害を発症する. 妊娠悪阻の重篤な合併症であるビタミンB_1欠乏によりウェルニッケ脳症を発症することもある.	➡女性生殖機能に関する概観(全身の観察) ➡インタビュー

🔷妊娠高血圧症候群(妊娠中毒症)

- 以前は妊娠中毒症と呼ばれていた. 2005年に日本産科婦人科学会が妊娠高血圧症候群(pregnancy-induced hypertension; PIH)と名称を改め,「妊娠20週以降, 分娩後12週までに高血圧がみられる場合, または高血圧にタンパク尿を伴う場合のいずれかで, かつこれらの症状が単なる妊娠の偶発合併症によるものではないものをいう」と定義している.
- 妊婦が妊娠に対応できず適応不全を起こした状態で, 血管内皮障害, 血管攣縮(れんしゅく), 血液凝固異常, 血小板の活性化などの因子が互いに影響し, 末梢循環不全を起こすと考えられている.
- 血圧上昇を主徴候として, ①妊娠高血圧腎症, ②妊娠高血圧, ③加重型妊娠高血圧腎症, ④子癇(しかん)の病型分類が定められている.
- 上腸間膜動脈, 肝動脈の攣縮のためHELLP症候群*を発症することがある.
  * HELLP症候群：溶血(hemolysis; H), 肝酵素の上昇(elevated liver enzyme; EL), 血小板減少(low platelet; LP)を伴う多臓器障害の症候群. 妊娠高血圧症候群の患者に発症することが多い.

Physical Assessment

❶体重増加, 浮腫 根拠▶ 妊娠中の過度の体重増加は, 主に脂肪組織または間質組織水分(水分貯留)の過度の増加が疑われる. 水代謝に関与するホルモンや循環調節因子の産生量や活性が変化することで循環血液量増加, 血漿膠質浸透圧の低下, 毛細管圧の上昇を生じ, 浮腫が起こる. 急激な体重増加や全身性の浮腫は, その後の血圧上昇につながる可能性が高い. ❷タンパク尿 根拠▶ 腎細動脈の攣縮, 腎血液量の減少, 糸球体毛細血管の内皮細胞障害, 透過性亢進, 尿細管の再吸収障害などにより起こる. ❸高血圧 根拠▶ トロホブラストの脱落膜・筋層内浸潤不全による子宮動脈の拡張不全のため胎盤形成不全に引き続いて起こる血管内皮障害, 全身の血管攣縮, 血小板活性化, 血液凝固系異常などにより高血圧が起こるとされる.	➡女性生殖機能に関する概観(全身の観察)
❹悪心, 持続する頭痛, 心窩部痛, 意識障害, 痙攣発作 根拠▶ 全身の血管攣縮のために起こる高血圧のため脳血管系の攣縮により子癇や脳内出血を発症する.	➡インタビュー

索引

記号・数字

Ia 線維　216, 229, 238
Ⅰ型アレルギー　361
Ⅰ型コラーゲン　338
Ⅰ型肺胞上皮細胞　36, 51
Ⅰ度熱傷　343, 344
Ⅱ型コラーゲン　338
Ⅱ型肺胞上皮細胞　36, 51
Ⅱ度熱傷　343
Ⅲ型コラーゲン　338
Ⅲ度熱傷　343, 344
Ⅳ型アレルギー　361
Ⅳ型コラーゲン　337, 338
α_1 アンチトリプシン　142
α アミラーゼ　134, 138, 141
α 運動神経　215
α 運動ニューロン　229, 238
α ケト酸　165
α 細胞　321
β 細胞　321
γ 運動神経　216
γ 運動ニューロン　238
δ 細胞　321
1回換気量　39
1回拍出量　74, 77, 95
1型糖尿病　325〜328
2型糖尿病　325〜328
5の法則　343
9の法則　343
12誘導心電図　73

欧文

A

A-aDo$_2$　45
ACE　30
ACTH　305, 306, 332
ACTH 産生腺腫　307
ACTH 単独欠損症　306
ADH　30, 309
ADL　202
ADP　34
AF　82
AIDS　359
ALS　110, 243
ANP　30
APDL　202
ART　387
AS　91
ATP　6, 34, 139, 150
A-V ブロック　83
A 細胞　321
A 帯　213

B

BI　343
B 細胞　66, 321, 354〜357
B リンパ球　66, 338

C

Ca チャネル　242
CCK　136
CD4　354
CD8　354
CEA　187
CI　80
COPD　44
CPG　110, 117
CRP　178
C 反応性タンパク質　178

D

DCM　84, 89
DDAVP　311
DESIGN ツール　350
DM　362
D 細胞　321

E

E$_1$　370, 374
E$_2$　370, 374
E$_3$　370, 374
ECL 細胞　139
ESR　178

F

Fe　156, 178
FSH　370, 372, 374
FT$_3$　314, 316, 317
FT$_4$　314, 316, 317

G

G6P　163
GABA　235
GCS　231, 287
GER　122
GERD　123
GFR　30, 386
GH　305, 306
GH 産生腺腫　307
GH 分泌不全性低身長　306
GID　369
GIP　135, 137
GLP-1　135, 137
GLUT　150, 323
GnRH　372
GTH　305, 306
G 細胞　139
G タンパク質　299

H

Hb　52, 178
HbA1c　326
hCG　388
HCM　84, 90
HDL　165
HELLP 症候群　389
HIV　359
HLA　356
HPV　382, 385
HSV　383
Ht　178
Hz　256
H 鎖　355

I

IFN-γ　354
IG　355
IgA(-D, E, G, M)　355
IL　354, 361
IVF　369
I 帯　213

J

JCS　231, 287
J 受容器　37

L

LCAT　165
LDL　164
LES　106, 118, 122, 123, 129
LH　370, 372
LHサージ　372, 374
LPL　165
L鎖　355

M

MEN 1 型　144
MHC　356
MHCクラスⅡ抗原　357
MMSE　287
MMT　214
MR　92
MRCスケール　45
MRSA腸炎　158

N

NASH　167
Naチャネル　242
NKT細胞　355
NK細胞　355
NYHA分類　80

O

O157　176
OAB　197
OHスケール　347, 349

P

PAC　82
PAWP　80
PEM　160
PG　375
pH, 血液の　5
PID　382, 383
PIH　389
PRL　305, 306
PRL産生下垂体腺腫　306
PRL産生腺腫　307
PSVT　82
PVC　82
P波　73

Q

QRS波　73
Q波心筋梗塞　86

R

RA　361
ROM　211
RomeⅢ分類　180

S

S-Aブロック　83
SGLT 1　150
SIADH　309
SIRS　174
SLE　159, 361, 362
SSc　361
SSS　82
STD　382
S状結腸　126, 130, 170, 172

T

T_3　300, 312〜314
T_4　300, 312〜314
TCA回路　164, 165
Tc細胞　354
Th1　354
Th2　354, 357
Th17　354
Th細胞　354
TLR　339
TNF　354
TNF-α　361
Toll様受容体　339, 352
TRH　300
TSH　300, 305, 306, 316, 317
TSH産生下垂体腺腫　306
T細胞　66, 354
T波　73
Tリンパ球　66, 338

U・V

UES　106, 118, 129
VF　82
VIP　135, 137
VIP産生腫瘍　144
VT　82

W・Z

WAIS-Ⅲ　287
WBC　178
WDHA症候群　144, 159
WPW症候群　83
Z帯　213

和文

あ

アーノルド・キアリ奇形　260
アイオドプシン　263
アイントーベンの三角形　73
アウエルバッハ神経叢　126, 127, 129, 171
青錐体　263
赤錐体　263
亜急性甲状腺炎　316
悪液質　386
悪性貧血　146, 147, 155
悪性リンパ腫　359
悪玉コレステロール　165
アクチン　212, 215
アジソン病　332, 333
アシドーシス　6
アスペルギルス　359
汗　340
アセチルCoA　164
アセチルコリン　139, 215, 242
アセチルコリン受容体　242
アセトン臭　327
圧覚　253, 255
圧挫傷　347
圧縮応力　347
圧受容器　70, 220, 279
圧負荷　93
アップルコアサイン　187
アテトーゼ　234
アデノウイルス　158
アデノシン三リン酸　6, 34, 139, 150
アデノシン二リン酸　34
アテローム硬化　99
アトピー　360
アドレナリン　13, 329, 330
アナフィラキシー　341, 361
アブミ骨　270, 271
アポクリン汗腺　340
アポタンパク質　154, 164, 165
アポトーシス　337
アミノ酸　151, 161, 165, 173
アミノ酸誘導体ホルモン　299
アミノ酸輸送体　153
アルカリ性　5
アルカローシス　6
アルツの基準　343, 345
アルドステロン　330, 331, 333
アレルギー　353, 360, 361

アレルギー性疾患　360
アレルギー反応の分類　360
鞍関節　210
アンジオテンシンⅡ　30
アンジオテンシン変換酵素　30
暗順応　252
安静狭心症　84
安定狭心症　84
アンドロゲン過剰　332
アンドロゲン欠乏　333, 334
アンモニア　173

い

胃　126, 129, 139
胃液　134, 139, 140
胃炎の非特異的症状　147
イオドプシン　263
イオン　5
イオンチャネル　239
イオンポンプ　239
胃-回腸反射　130
胃-回盲反射　182
易感染性　358, 359
閾値　252
いきみ　190
異型狭心症　85
胃-結腸反射　131, 182
医原性クッシング症候群　330
胃酸　139, 140
意識レベル　287
萎縮性胃炎　146, 147
胃消化　139
胃小窩　139
胃-小腸反射　182
異常歩行　202
異常連合運動　122
胃食道逆流　122
胃食道逆流症　108, 123
異所性妊娠　132, 385, 387, 388
胃切除後症候群　145, 146
胃切除胆石症　146
胃腺　139
イソロイシン　166
胃-大腸反射　131, 182
位置覚　253, 256
一次感覚野　254
一次視覚野　264
一次胆汁酸　143
一次免疫応答　352
溢水　30
胃底腺　139
遺伝形質　366

遺伝性非ポリポーシス大腸癌　186
意味記憶　288
異名性運動　263
胃抑制ペプチド　135
胃リパーゼ　140, 153, 154
イレウス　131, 132, 182, 183
陰窩　147
陰窩膿瘍　179
インクレチン　137
インコンチネンス　198
陰唇後交連　366
インスリノーマ　329
インスリン　163, 164, 321, 323
インスリンの作用　324, 325
インターフェロン　21, 354
インターロイキン　21, 354
咽頭　105, 126, 129
咽頭筋　104, 113
咽頭クリアランス　111, 112
咽頭反射　217
インドール　173, 174
インパルス　240
インヒビン　370, 372
陰部神経　194
韻律障害　256

う

ヴァール徴候　132, 133, 185
ヴァルサルヴァ操作　79
ヴァルサルヴァ洞　63
ウィーズ　46
ウィップルの三徴　329
ウィップル病　161
ウィリス動脈輪　62, 63
ウイルス性腸炎　158
ウィルヒョウのリンパ節　358
ウィルヒョウの3因説　98
ウートホフ徴候　246
ウェーバー試験　272, 273, 276
ウェクスラー成人知能検査　287
ウェスタン失語症検査　289
ウェッブ形成　107
ウェルニッケ失語　285, 289, 290
ウェルニッケ脳症　389
ウェルニッケ野　255, 285
ウォルフ・チャイコフ効果　318
ウォルフ・パーキンソン・ホワイト症候群　83
右心室　63, 77
右心不全　78
右心房　63

内返し　205
ウロビリノゲン　173, 174
運動　202, 231, 232
　　——に関与する神経系　216
　　——の方向　204
運動覚　253, 256
運動器　202
運動機能　206
運動機能調節　229
運動作用　208
運動失調　233, 234
運動終板　242
運動障害，腸管の　182
運動指令の伝導の障害　242
運動神経　215～217, 220
運動神経細胞　222
運動制御システム　229
運動制御中枢　232
運動性失語　256, 286, 290
運動性神経線維　222
運動前野　231
運動単位　215
運動中枢　216
運動調節機能　228
運動ニューロン　217, 238, 242
運動反射　217
運動プログラムの構築　229
運動麻痺　233
運動毛　274
運動野　255
運動連合野　231

え

衛星細胞　223
栄養素　161
栄養代謝障害　389
会陰　366
液性調節　296
液性免疫　352, 356
エキソサイトーシス　155, 298
エキソペプチダーゼ　142, 153
エクソトキシン　21
えくぼ症状　381
エクリン汗腺　340
エストラジオール　370, 374
エストリオール　370, 374
エストロゲン　301, 367～370, 372, 374
エストロゲンの作用　374
エストロン　370, 374
エネルギー基質　165
エネルギー代謝　170, 296

エピソード記憶　288
エラスターゼ　134, 141
エラスチン　338
エルシニア　177
遠位　204
遠位結腸　127
遠位尿細管　24
鉛管現象　236
鉛管像　179
塩基　6
嚥下　104, 116
　——の神経調節メカニズム　108
嚥下運動　110, 129
嚥下障害　112, 131
嚥下性無呼吸　117
嚥下中枢　108, 109, 127
遠視　265, 266
炎症期, 創傷治癒における　350
炎症性サイトカイン　174, 343, 350, 354, 361
炎症性腸疾患　158, 177, 178
炎症反応　178, 179, 181, 184, 186
遠心性運動神経　129
遠心性神経　215, 217, 220, 222
遠心性伝導路　222
延髄　108, 216, 225, 226
延髄外側症候群　110
延髄空洞症　260, 261
延髄腹外側部　70
延髄網様体　108
円柱上皮化生　106, 123
エンドクリン　134
エンドトキシン　21, 174, 184
エンドペプチダーゼ　142

お

横隔膜　42, 63
横隔膜上憩室　107
横隔膜ヘルニア　108
横行結腸　126, 130, 170, 172
黄体　367
黄体期　18, 372, 374
黄体機能不全　378
黄体形成ホルモン　370, 372
黄体ホルモン　367, 368
横断面　203
黄斑　263
横紋筋　213
大浦・堀田スケール　349
オートクリン　134, 298
オーバーシュート　240

オキシトシン　301, 303, 309
オッペンハイム反射　243
オリゴデンドロサイト　222
オリゴペプチド　151
音韻性錯語　285, 290
温覚　255
音声振盪　45
音声伝導減弱　45, 47, 49, 55
音声伝導増強　48
温度覚　253, 255
温度刺激検査　272, 273, 276, 277
温度受容器　20

か

外陰炎　382, 383
外因性発熱物質　21
外陰部　366
下位運動ニューロン　217, 238, 239, 242
回外　205
外殻温度　16
外眼筋　261, 263, 264
外頸静脈怒張　79
開口障害　120
開口分泌　155, 298
外肛門括約筋　131, 171, 172, 189
外呼吸　34, 50
介在神経細胞　222
介在ニューロン　222
介在板　74
開散　263
外耳　270
外痔核　187, 188
外耳道　270
外受容器　220
外傷　346
外傷性骨折　208
外傷性便失禁　190
外性器　366, 367
外旋　205
咳嗽反射　217
外側　204
外側膝状体　264
外側皮質脊髄路　238
外側毛帯　272
回腸　126, 130
外直筋　263, 264
外転　204
外転神経　216, 223, 263, 264
回転性めまい　276
外套細胞　223
外毒素　21

回内　205
外尿道括約筋　193
外尿道口　193
外捻　209
海馬　279, 284, 288
灰白質　222, 225
灰白色便　175
外反症　265
外反変形　209
外部環境　2, 296, 336
外分泌腺　141
解剖学的基本肢位　202, 203
解剖学的死腔　57
解剖学的シャント　56
解剖学的短絡　57
開放隅角緑内障　266, 267
開放系　170, 296
蓋膜　271
界面活性作用　153
海綿骨　207
回盲弁　170
潰瘍　341
潰瘍性大腸炎　158, 178
外来神経　170
解離性感覚障害　260
カイロミクロン　154
過角化　341
下顎呼吸　40
化学受容器　37, 220
化学受容器反射　71
下顎神経　257
化学的シナプス　240
化学的消化　126, 134, 137
化学熱傷　343
過活動膀胱　197
下気道　34, 40
下丘　272
蝸牛　270, 271
蝸牛神経　271, 272
核　222
角化細胞　336, 337
核下性顔面神経麻痺　120
核下性麻痺　110, 233
顎下腺　128, 137
顎下腺炎　120
顎関節雑音　120
顎関節症　119
拡散　34
拡散障害　54
拡散能　52
角質　336
角質層　336, 337

索引

学習　288
学習的運動制御中枢　232
核上性神経麻痺　111
核心温度　16
核性麻痺　233
拡張型心筋症　84, 89
拡張期血圧　8, 95
拡張期心不全　78
拡張末期容積　74
獲得免疫　352
角膜　261, 262
角膜炎　265
角膜潰瘍　265
角膜反射　217, 261
下行結腸　126, 130, 170, 172
下行伝導路　215, 222, 238, 239
仮骨　208
下肢　202
下肢帯　203
下斜筋　263, 264
過少月経　376, 377
過食　119
下垂体　216, 296, 302
下垂体後葉　302, 303, 309
下垂体後葉ホルモン　303, 309
下垂体疾患　305
下垂体性巨人症　306
下垂体腺腫　305
下垂体前葉　302, 305
下垂体前葉機能低下症　306〜308
下垂体前葉ホルモン　301, 305
下垂体門脈　63, 302
ガス運搬機能障害　56
ガス交換　34, 50, 54
ガストリノーマ　144
ガストリン　135, 139, 140
ガストリン産生腫瘍　144
ガス分圧　51, 52
仮性球麻痺　111, 112, 244, 289
家族性筋萎縮性側索硬化症　243
家族性大腸腺腫症　186
下腿　203
下唾液核　128
過多月経　376, 380
肩呼吸　39
過短月経　376
下腸間膜動脈　172
過長月経　376, 377
下直筋　263, 264
滑液　210
滑車神経　216, 223, 263, 264
褐色細胞腫　144

活性型ビタミンD　207
割創　346
活動電位　73, 228, 239, 240
滑膜　210
滑膜関節　210
滑面小胞体　154
果糖　150
寡動　236
可動関節　210
痂皮　341
過敏性腸症候群　159, 179
下腹神経　127, 194
下部消化管症状　176
下部食道括約筋　106, 118, 129
下部食道括約筋圧　122, 123
下部尿路　193, 194
下部尿路症状　199
過分極　240
カポジ肉腫　359
ガラクトース　150
カリクレイン　85, 86
顆粒細胞　337
顆粒細胞，輸入細動脈の　30
顆粒層　336, 337
顆粒膜細胞　374
カルシウム　156, 207, 312
カルシウムイオン　215
カルシウム濃度　312, 313, 321
カルシトニン　207, 312, 314
カルボキシペプチダーゼ　134, 141
加齢，女性の　369
加齢による皮膚の変化　349
カロテノイド　155
カロテノイド開裂酵素　155
カロリック検査　272, 273, 276, 277
眼圧　261
簡易前頭葉機能検査　292
感音機能　270, 273
感音難聴　273, 276, 277
眼窩　261, 262
感覚　252
──の小人　255
──のしくみ　252
感覚運動性多発ニューロパチー　259
感覚器　252
感覚機能　252, 253
感覚受容器　252, 254, 255
感覚障害　258
感覚神経　215, 217, 220

感覚神経細胞　222
感覚神経線維　238
感覚性失語　256, 285
感覚性失調　234
感覚ニューロン　252, 254
感覚毛　271, 274
感覚野　255
換気　34, 36, 40, 41
換気血流比　57
換気血流比不均等　58
換気障害　43
眼球　261, 262
眼球運動　263, 264
眼球運動障害　389
眼球結膜　262
眼球突出　317, 318
眼球付属器　261
環境音失認　286
環境失認　290
管腔内消化　137, 140, 141, 148, 150, 151, 159
間欠性筋緊張性筋収縮　161
眼瞼　261, 262
眼瞼外反症　265
眼瞼下垂　265, 328
眼瞼内反症　265
感光色素　263
肝硬変　166
喚語困難　285
喚語障害　286
寛骨　203
カンジダ　359
カンジダ外陰炎　383
カンジダ腟炎　383
間質液　23
間質性腎炎　27
間質性肺炎　54
緩衝作用　6
感情失禁　290
冠状動脈　63, 64
冠状面　203
眼振　389
眼神経　257
肝性口臭　167
眼性斜頸　268
肝性脳症　166
関節　209〜211
関節液貯留　214
関節覚　256
関節可動域　210, 211
関節強直　211
関節腔　210

関節拘縮　211
関節弛緩　211
関節腫脹　212
関節腫脹，RA の　362
関節水腫　214
関節痛　212
間接的能動輸送　150, 153
関節軟骨　206, 210
関節変形，RA の　362
関節包　210
関節リウマチ　361
汗腺　336, 340
感染性腸炎　176
完全麻痺　233
肝臓　126, 165, 296
肝臓グリコーゲンの分解　163
杆体　263
杆体細胞　252
癌胎児性抗原　187
肝胆汁　143
嵌頓痔核　188
嵌入爪　340
観念運動失行　286
観念失行　286
間脳　216, 225, 226, 288
カンピロバクター　177
肝不全　167
貫壁性心筋梗塞　86
眼房水　261, 266
陥没呼吸　40, 44
顔面筋　113
顔面神経　127, 128, 216, 223
顔面神経麻痺　120, 249, 259
肝門脈　63
冠攣縮性狭心症　84, 85
関連痛　85, 86, 281

き

奇異呼吸　40
奇異性分裂，ⅡA音の　92
気液界面　133
記憶　255, 288
記憶障害　288, 289, 291
機械的イレウス　131, 132, 182
機械的刺激　208
機械的消化　126, 134, 137
疑核　70, 129
気管　41
気管支　41
気管支声　50
気管支動脈　36
気管食道瘻　107

器官特異性　298
気胸　49
起座呼吸　40, 44, 55, 78
基質　338
器質性狭心症　84
器質性月経困難症　375, 376
器質性出血　376
器質性便秘　182
器質的嚥下障害　106
器質的疾患　375
基質特異性　16
偽性副甲状腺機能低下症　320
基礎体温　18, 377, 378
基礎代謝量　19, 336
吃逆　246
拮抗筋　213, 242
基底細胞　277, 336, 337
基底層　336
基底膜　51, 336, 337
気道　40
気導　270
気道狭窄　44
気道熱傷　344
気道閉塞　44
企図振戦　238, 246
希突起膠細胞　222, 223
キヌタ骨　270
機能局在　284
機能局在，脳の　254
機能血管　36
機能性月経困難症　375, 376
機能性出血　376
機能性腺腫　305
機能性便失禁　191
機能性便秘　182, 183
機能的イレウス　131, 182
機能的合胞体　74
機能的腸疾患　179
希発月経　376, 377
基本体位　203
基本的平面，身体の　203
偽膜性腸炎　158, 159
キモトリプシン　134, 141
逆蠕動　181
脚ブロック　83
逆流性食道炎　123, 144～146
逆向健忘　287, 288, 291
ギャロップリズム　93
嗅覚　253, 278
　　── の伝導路　278
嗅覚受容器　128, 278
嗅覚野　254

球関節　210
嗅球　278
球形嚢　274
嗅細胞　278
嗅索　278
嗅三角　278
吸収　126, 147
　　──，小腸における　147
　　──，大腸における　156, 172
吸収機能　147
吸収上皮細胞　147
吸収不良　160
吸収不良症候群　159, 160
吸収不良性下痢　176
球症状　244, 248
弓状束　285
嗅上皮　278
丘疹　341
嗅神経　223
嗅神経線維　278
丘疹状疣贅　383
求心性感覚神経　108
求心性神経　215, 217, 220, 222
求心性線維　238
求心性伝導路　222
急性灰白髄炎　110
急性化膿性中耳炎　272
急性冠症候群　83, 101
急性下痢　175
急性糸球体腎炎　26
急性心筋梗塞　83, 86
急性心不全　78
急性膵炎　142
急性妊娠性脂肪肝　167
急性脳症　167
急性貧血　388
急性膀胱炎　195
吸息運動　40, 42
吸息筋　38
旧皮質　225
球麻痺　110, 112, 244, 289
嗅毛　278
橋　216, 225, 226
胸郭　41, 202
胸郭運動　42
胸郭外気道狭窄　44
胸郭コンプライアンス　43
胸郭内気道狭窄　44
胸管　66
胸腔　36
胸腔内圧　42, 49
胸腔内液　36

395

索引

橋呼吸性ニューロン　38
強縮　236
胸神経　216, 225
狭心症　83, 84
胸水　49
胸髄　216, 226
共生菌　173
行政的高次脳機能障害　291
胸腺　66, 353, 357
協調運動障害　234
共同運動障害　233
頬粘膜　104
強皮症　361, 362, 363
胸部誘導　73
強膜　261
胸膜腔　34
胸膜腔内圧　42
強膜静脈洞　261
鏡面像　132, 133, 186
胸腰椎　202
局所電位　228
局所電流　240
虚血性大腸炎　180
巨人症　307
巨赤芽球性貧血　146, 147, 155
巨大結腸　133
ギラン・バレー症候群　247, 248
起立試験　72
起立失調症状　71, 72
起立性調節障害　71
起立性低血圧　71
キリップ分類　88
キロミクロン　154, 155, 161, 164
キロミクロン残余体　165
近位　204
近位結腸　127
筋萎縮　214
筋萎縮性側索硬化症　110, 243
近位尿細管　24
筋強直性ジストロフィー　113
筋緊張　113
筋原線維　212
筋細胞　212
近視　265, 266
筋ジストロフィー症　113
筋収縮　215, 242
筋小胞体　215
筋性動脈　64
筋性防御　132, 133, 185, 383
筋節　213
筋線維　212
筋層　170

筋層間神経叢　126, 171
筋層内筋腫　380
菌体　174
緊張性放電　70
筋肉　212, 213
筋腹　212
筋紡錘　215, 216, 229, 238
筋膜　212
筋力　214, 215

く

クヴォステック徴候　161, 321
隅角異常　266
空気伝導　270
空腸　126, 130
駆出音　92
駆出期　76
駆出性クリック　92
クスマウル呼吸　39
下り坂輸送　149
口すぼめ呼吸　39, 44
屈曲　204
屈曲反射　217, 229, 230
屈筋　213
靴下型しびれ　328
クッシング症候群　306, 330
屈折調節障害　265, 266
屈折の調節，眼球の　262
クッパー細胞　355
クプラ　274
くも膜　220, 226
くも膜下腔　220, 226
くも膜顆粒　226
グラーフ卵胞　367
クラスⅠ抗原　356
クラスⅡ抗原　356
グラスゴー・コーマ・スケール　231, 287
クラミジア感染症　382
クラミジア・トラコマチス　384
グリア細胞　222
グリコーゲン　163
グリコカリックス　147
グリシン抱合　143
クリッキング　120
クリプトコッカス　359
グルカゴン　321, 323
グルカゴン様ペプチド-1　137
グルコアミラーゼ　150
グルコース　150
グルコース-6-リン酸　163
グルコース・アラニン回路　163

グルコース合成　162
グルコーストランスポーター　323
グルコース輸送体　150
グレーフェ徴候　317
クレチン症　314
クレピタス音　120
クローン　352
クローン病　158, 177
クワシオルコル　167

け

毛　339
脛骨　203
軽鎖　355
形質細胞　355
軽症熱傷　345
頸神経　216, 225
頸髄　216, 226
痙性構音障害　289
痙性麻痺　233
経腸栄養剤　154
頸椎　202
頸椎椎間板ヘルニア　218
頸動脈小体　37, 69, 279
頸動脈洞圧受容器　13, 70
頸膨大　227
傾眠　389
痙攣性イレウス　132, 182〜186
痙攣性便秘　182, 183
劇症肝炎　167
血圧　4, 7, 8, 95
　──の生理的変動　10
　──の変動　10, 11
血圧値分類　98
血圧調節　12, 14
血液　66
　──のpH　5
　──の移動距離　95
　──の組成　66
　──の流れ　94
　──の流れの障害　97
　──の粘性　94
　──の働き　66
　──の流量　94
血液幹細胞　354
血液凝固異常　389
血液凝固系異常　389
血液脳関門　220
血液分布異常性ショック　184
血管　64
　──の器質的変化　99

―― の構造　65
―― の分類　65
血管運動失調症状　146
血管運動中枢　279
血管運動調節　21
血管炎症候群　363
血管径　95
血管系の内圧　96
血管雑音　318
血管作動性生理活性物質　343
血管作動性腸管ペプチド　135, 137, 144
血管抵抗　94, 95
血管透過性　343
血管内皮細胞　26
血管内皮障害　389
血管平滑筋　70
血管容量　96
血管攣縮　389
血球　66
血胸　49
月経　371, 373, 374, 375
月経異常　375, 376
月経困難症　375, 376, 379, 380
月経周期　367, 376
月経前症候群　376
月経不順　307
血漿　7, 23, 66, 195
血小板活性化　389
血性下痢　158
血性帯下　379
血清フェリチン　156
結石発作　132
結節　341
血栓発生要因　98
結腸　130
結腸ヒモ　131, 170
結腸膨起　131, 170, 179
血糖　163
血糖維持機構　163
血糖値　6, 7, 321, 323
血糖値の調節　322
血尿　160, 195
血便　175, 186
結膜　262
血流速度　95, 96
血流の配分　9
ケトーシス状態　389
解熱　22
ケモカイン　350
ケラチノサイト　336
ケラチンパターン　337

下痢　156, 157, 175
ゲルストマン症候群　286
ケロイド　351
腱　212
幻覚　389
腱器官　216
嫌気性代謝　347
嫌気的過程　34
肩甲骨　203
言語障害　289
言語野　255
原始的生体防御機構　339
原虫　359
見当識　287
見当識障害　287, 288
原尿　24, 26, 193, 195
原発性吸収不良症候群　159, 161
原発性月経困難症　375
原発性副甲状腺機能亢進症　320
原発性副腎皮質機能低下症　333
原発性不妊症　377
原発性無月経　376
原発性免疫不全症　359
健忘症　288
健忘症候群　287, 288, 289
健忘性失語　286, 289
腱膜　212

こ

抗CCP抗体　361
構音障害　111, 289
高温相　373
恒温動物　16
口蓋　104
口蓋筋群　113
効果器　217, 220, 222
口角下垂　122
抗核抗体　361
口渇　327
交感神経　70, 194
交感神経緊張症状　146
交感神経系　220, 279
交感神経節前線維　279
交感神経線維　225
後眼房　261
後期ダンピング症候群　145, 146
好気的過程　34
好気的代謝　6
抗菌物質　147
口腔　104, 105, 126, 127, 137
口腔咽頭期　117
口腔消化　137

口腔底蜂窩織炎　120
後屈　204
行軍骨折　208
高血圧症　98
高血糖　7
抗原　352, 355
膠原線維　338
抗原提示細胞　338, 355～357
抗原特異性　338
抗原非特異的免疫応答能　339
膠原病　132, 361
抗原ペプチド　356
抗レセプター　352
咬合異常　119
硬口蓋　104
後根　216, 225
虹彩　261, 262
虹彩炎　267
虹彩毛様体炎　267
後索　227
後索運動失調　234
交叉性伸展反射　217, 229, 230
交叉性片麻痺　233
膠質浸透圧　4, 8
抗シトルリン化ペプチド抗体　361
高次脳機能　225, 255, 284
高次脳機能障害　284, 285
高次脳機能障害支援モデル事業　287, 291, 292
高次脳機能障害診断基準　291
恒常性, 内部環境の　2
甲状腺　296, 311, 313
―― の組織構造　312
甲状腺機能亢進症　159, 314, 315
甲状腺機能低下症　314, 315, 318, 319
甲状腺クリーゼ　318
甲状腺刺激ホルモン　300, 305, 306, 312
甲状腺刺激ホルモン放出ホルモン　300
甲状腺腫　318
甲状腺中毒症　314, 315
甲状腺ホルモン　207, 300, 312, 313, 314
口唇　104
口唇の閉鎖障害　119
抗生物質起因性腸炎　158, 159
酵素　5
咬創　347
拘束型心筋症　84

索引

梗塞後狭心症　84
拘束性換気障害　43
抗体　352, 355
高体温　22
抗体産生細胞　355
交替性便通障害　183
交代性片麻痺　233
交代性無呼吸　39
叩打性筋強直　114
好中球　338, 352
高張食塩水負荷試験　310
高張尿　195
後天性免疫不全症候群　359
後天的反射　229
喉頭　104, 105, 129
喉頭蓋　104
喉頭筋群　113
行動性体温調節　20
後頭葉　284, 286
高二酸化炭素血症　39
更年期　369, 370
更年期障害　369, 370, 371
更年期不定愁訴症候群　369
紅斑　341
後負荷　76, 77, 93
後腹膜器官　172
興奮　240
　──の伝導と伝達　228
興奮性インパルス　241
興奮性シナプス　240, 241
興奮伝導障害　81
硬膜　220, 226
硬膜静脈洞　226
高密度タンパク質　165
肛門　170
肛門管　170, 171
肛門鏡検査　188
肛門挙筋　171, 172, 189
絞扼性イレウス　132, 182～186
抗利尿ホルモン　30, 303
光量の調節, 眼球の　262, 267
後彎　209
誤嚥　121, 124
誤嚥性肺炎　107, 121
コース・クラックル　55
鼓音　177, 185
固化　208
五感　253, 279
呼吸　34, 36
　──と血圧　12
　──の調節システム　37
　──の深さ　39

呼吸運動　36, 40
呼吸運動の調節機構　36
呼吸器　34
　──の構造　34
呼吸機能　36
呼吸筋　34, 38, 42, 48
呼吸筋麻痺　48
呼吸困難　45
呼吸数　39
呼吸性アシドーシス　6
呼吸性アルカローシス　6
呼吸性ニューロン　38
呼吸不全　6
呼吸ポンプ　97
呼吸リズム　38, 39
黒質　225
黒色便　175
固形便　172
鼓索神経　128
鼓室　270
鼓室階　270, 271
呼称障害　286
語性錯語　290
呼息運動　40, 42
孤束核　70, 108, 278
呼息筋　38
鼓腸　133, 185
骨萎縮　208
骨塩　208
骨改変　208
骨格　206
骨格筋　212, 215
骨格筋ポンプ　97
骨芽細胞　207
骨幹　206
骨幹端　206
骨形成障害　160
骨細胞　207
骨振動　270, 271
骨髄　353
骨性強直　211
骨折　208
骨粗鬆症　146, 207
骨代謝障害　146
骨端　206
骨伝導　270
骨導　270
ゴットロン徴候　362
骨軟化症　146, 160
骨盤骨　202
骨盤神経　194
骨盤底筋群　194

骨盤底筋体操　198
骨盤内炎症性疾患　382, 383
骨盤内器官　368
骨盤内消化管　127
骨盤内臓神経　127
骨盤腹膜炎　383, 385
骨皮質　207
骨変形　209
骨密度　207
骨迷路　270
骨量　207
ゴナドトロピン　305, 306, 369
ゴナドトロピン放出ホルモン　372
古皮質　225
鼓膜　270
米のとぎ汁様下痢　145, 159
固有感覚　256
固有筋層　126, 127
固有心筋　63, 74, 81
コラーゲン　207, 338
コリパーゼ　153
ゴルジ腱器官　216
ゴルジ装置　154
コルチ器　271
コルチゾール　330～333
コレシストキニン　135, 136, 141
コレステロール　161
コレステロールエステラーゼ　141, 153, 154
コロイド　312
混合性皮質性失語　289
コンチネンス　198
コンチネンスケア　198

さ

サーカディアンリズム　265
サードスペース　343
サーファクタント　36
細菌性コレラ　159
細菌性赤痢　159
細菌性腸炎　158
細菌性膀胱炎　195
最高血圧　8, 95
細小血管障害　324
細静脈　64
サイズバリア　26
臍帯　368
最大尿意　197
最低血圧　8, 95
細動脈　64

サイトカイン 21, 22, 296, 338, 354, 356, 357
サイトメガロウイルス 359
細胞外液 2, 7, 23, 195
細胞外基質 207
細胞外路 149, 156
細胞間橋 336
細胞呼吸 34
細胞傷害性T細胞 354, 356
臍傍静脈経路 63
細胞性免疫 352, 356, 359
細胞増殖因子 350
細胞内液 23, 195
細胞内受容体 299
細胞膜 299
細胞路 149, 156
サイロキシン 312
サイログロブリン 312
杯細胞 147
索 222
錯語 256, 285, 290
作話 287
鎖骨 203
坐骨 203
さじ状爪 56, 340
左心室 63
左心室ポンプ機能低下 77
左心不全 78
左心房 63
嗄声 107, 111, 113
錯角化 341
擦過傷 347
刷子縁 137, 147, 148
左右失認 286
サルモネラ 158, 176, 177
酸 6
酸塩基平衡 6
参考可動域 211
三叉神経 108, 127, 128, 216, 223, 257, 258
三次性能動輸送 153
酸性 5
酸性臭便 175
三尖弁 63
酸素の運搬 52
酸素飽和度 52
散瞳 262, 266
産道 366, 371
残尿量測定 199
霰粒腫 265

し

シーソー呼吸 40
シーハン症候群 306
視運動性眼振 264
ジェロタ筋膜 192
シェロングテスト 72
ジェンダー 368
歯牙 104
耳介 270
視蓋脊髄路 238
視覚 253, 261
痔核 187, 188
視覚機能の障害 265
視覚失認 286, 290
視覚中枢障害 286
視覚伝導路 264, 265, 269
視覚野 254
視覚連合野 264
耳下腺 128, 137
子癇 389
耳管 270
弛緩性構音障害 289
弛緩性便秘 182, 183
弛緩性麻痺 233
敷石像 178
色素 338
色素斑 341
子宮 366, 367
子宮外妊娠 132, 387
子宮外膜 367
子宮奇形 375
子宮峡部 367
子宮筋腫 375, 380
子宮筋層 367
子宮筋層炎 383
子宮頸癌 385
子宮頸管炎 383
子宮頸癌予防ワクチン 385
子宮頸部 367
子宮広間膜 368
子宮腺筋症 375
糸球体 24, 26, 192, 195
子宮体部 379
糸球体基底膜 26
糸球体上皮細胞 26
子宮体部 367
糸球体毛細血管 24
糸球体毛細血管腔 26
糸球体濾過量 30, 386
子宮内膜 367
子宮内膜炎 383

子宮内膜癌 379
子宮内膜症 375, 378
子宮傍結合組織炎 383
死腔 57
軸索 222
軸索の伝導 239
刺激-応答の仕組み 220
刺激受容器 37
刺激伝導系 63, 72, 81
耳垢 270
視交叉 264, 269
自己抗体 249, 361
篩骨 278
自己分泌 299
自己免疫疾患 249, 353, 361
自己免疫性溶血性貧血 361
視細胞 261, 263
死細胞 336, 337
視索 264
支持細胞 277
支持作用 211
四肢周囲長 214
脂質 167
脂質代謝 164
脂質の吸収 153, 155
脂質分解酵素 153
四肢麻痺 233
思春期 369
視床 216, 225, 226, 264, 274, 278
視床下核 225
視床下部 20, 216, 225, 226, 296, 302, 303
視床下部-下垂体系 302, 303
視床下部ホルモン 301, 303, 305
耳小骨 270
歯状線 171
糸状乳頭 277
茸状乳頭 277
矢状面 203
視神経 223, 263
視神経乳頭 263
ジストニア 234
ジスメトリア 233, 234
姿勢 202
姿勢反射 228, 229
耳石 274, 277
耳石膜 274, 277
脂腺 339
自然免疫 339, 352
刺創 346
舌 104
膝蓋骨 203

室間孔　225
失見当識　287, 389
失行　286, 290
失語症　256, 289, 290
失算　286
失書　286
湿疹　340
湿疹三角　341
湿性咳嗽　123
失調性構音障害　289
失調性歩行　237
失読　286
失認　286, 290
耳道腺　270
自動能　72
シナプス　215, 222, 228
　──での伝達　240, 241
　──の可塑性　232
シナプス間隙　222, 228
シナプス後細胞　240
シナプス後抑制　240
シナプス小胞　241, 242
シナプス前細胞　240
シナプス前抑制　240, 241
シナプスボタン　222
紫斑　341
篩板　278
しぼり腹　158
脂肪肝　167
視放線　264
脂肪組織　296
脂肪滴　167, 357
脂肪分解酵素　144
脂肪便　144, 160, 167
脂肪変性　167
しもやけ　343
社会的行動障害　291, 292
視野狭窄　266
尺側内転　205
尺側偏位　209
若年型ハンチントン病　234
視野欠損　269
斜視　268
車軸関節　210
視野障害　266
尺屈　205
尺骨　203
ジャパン・コーマ・スケール
　231, 287
ジャルゴン　290
斜裂　36
シャント様血流　56

集音機能　270
自由下肢　203
習慣性便秘　131
集合管　24
重鎖　355
収縮期血圧　8, 95
収縮期心不全　78
重症筋無力症　110, 115, 249, 265,
　361
自由上肢　202
重症熱傷　345
縦走潰瘍　178, 181
縦走筋　126, 181
縦走筋層　170
重層扁平上皮細胞　126
十二指腸　126, 130
十二指腸提筋　130
終脳　225, 226
終板　238
終末消化　137, 148, 151
羞明　267
絨毛　127, 148
主気管支　41
粥腫　83
粥状動脈硬化　99
縮瞳　262, 266, 328
手根骨　203
主細胞　139
手指骨　203
種子骨　206
手指失認　286
樹状細胞　356
樹状突起　222
受精　366, 367
受精卵　367
出血性腸炎　158, 159
主動筋　213, 242
受動輸送　149
腫瘍壊死因子　21, 354
受容器　217, 220, 222
主要組織適合抗原系　356
シュレム管　261
シュワン細胞　222, 223
循環　62
　──の調節機構　68
循環器　62
循環器系　62
循環虚脱　388
循環経路　62
循環血液量減少性ショック　184,
　344
循環中枢　279

循環動態　7
循環反射　71
純粋失書　286
純粋失読　286
順応　252
上位運動ニューロン　217, 238,
　239, 243
上衣細胞　223
小陰唇　366
漿液性帯下　384
上オリーブ核　272
消化　126, 134
　──, 小腸における　147
消化液　126, 134, 156, 157
消化管　170
消化管運動　127
消化管機能障害　145
消化管粘膜　126
消化管ホルモン　134, 137
消化器　126
消化器系　170
消化機能　134
消化・吸収　138
消化・吸収機能障害　157
小顎症　46
上顎神経　257
消化酵素　134
消化粥　129, 130, 136, 139, 140
消化補助作用　143
上眼瞼挙筋　265
上気道　34, 40
小球性低色素性貧血　146
掌屈　204
条件反射　139
上行結腸　126, 130, 170, 172
小膠細胞　223, 224
症候性起立性低血圧　71
上行大動脈　63
上行伝導路　215, 222, 252, 254
上喉頭神経　108
上肢　202
硝子体　261, 262
上肢帯　202
硝子体出血　328
上室性期外収縮　82
硝子軟骨　210
小脂肪滴　167
上斜筋　263, 264
脂溶性　220
脂溶性栄養素　144, 154, 161, 162
脂溶性ビタミン　155, 160, 161
脂溶性ホルモン　299

索引

掌側外転　205
掌側内転　205
上唾液核　128
小腸　126, 130
上腸間膜動脈　172
小腸絨毛萎縮　158
小腸性下痢　176
小腸粘膜　147
上直筋　263, 264
情動障害　290
情動脳　279
消毒　351
小脳　216, 217, 225, 226, 232, 274
小脳障害　289
小脳性失調　234, 246
小脳半球障害　238
上皮小体　296, 311, 312
上腹部灼熱感　144
上腹部不定愁訴　147
上部消化管症状　176
上部食道括約筋　106, 118, 129
上部尿路　192
小帽　274
情報-反応の仕組み　220
漿膜　63, 126, 170
漿膜下筋腫　380
漿膜下層　126
静脈　62, 64
静脈圧　95
静脈還流量　71
静脈血　34, 62
静脈血栓症　98
睫毛　261, 262
睫毛乱生　265
上腕　203
上腕骨　203
食塊　129
食塊形成　104, 116
食塊の移送　118
食行動異常　106
食後低血圧　71
食細胞　352, 355
食作用　355
褥瘡　346, 347
──の評価　350
──の分類，色調による　351
褥瘡危険要因点数表　349
褥瘡好発部位　349
褥瘡発生予測スケール　348
食道　126, 129
──の構造　104〜106
──の生理的狭窄部　106, 129

食道アカラシア　122
食道癌　106
食道憩室　107
食道収縮筋　113
食道裂孔ヘルニア　107, 108
触媒　16
植物状態　220
植物性機能　220
食道移送　127
食道残渣便　175
食物認知機能の障害　119
食物の到達時間　173
初経　368
助産師手位　161
処女膜　366
女性生殖器　366
──の悪性腫瘍　377, 379
──の感染防御機構　381, 382
女性生殖機能　368, 371
女性のライフステージ　369
初潮　368, 376
触覚　253, 255
触覚失認　290
触覚受容器　277
ショック　81, 184
ショック指数　184
ショックの5P　81, 184
ショ糖　150
初発尿意　197
シリアル7　289
自律神経　70, 279
自律神経遠心性線維　279
自律神経求心路　279
自律神経系　220, 280
自律神経障害　248
自律神経線維　225
自律神経ニューロパチー　259
自律神経反射　217
自律性体温調節　20
痔瘻　187, 188
心因性多飲症　310
腎盂　24, 192, 193
腎盂尿管移行部　193
侵害受容器　256
心基部　63
心筋　74
伸筋　213
真菌　359
心筋梗塞　83, 84, 86, 88
心筋症　43
心筋障害　81
腎筋膜　192

神経因性膀胱　199
神経核　222
神経芽細胞腫　144
神経筋接合部　215, 238, 242, 249
神経筋単位　215
神経系　215, 220, 222
神経原性便失禁　190
神経膠細胞　222, 223
神経根症状　218
神経細胞　215, 222, 223
神経細胞体　222
神経終末　222, 242
心係数　77, 78, 80
神経性下垂体　302
神経性食欲不振症　119
神経性調節　296
神経節　222
神経節細胞　263
神経線維　222
神経叢　225
神経組織　222
神経伝達物質　14, 215, 228, 242
神経内分泌　299, 302
神経の伝導速度　245
神経変性疾患　242
心血管系　62
心原性ショック　80
人工関節置換術　214
進行性筋ジストロフィー　113
進行性神経変性疾患　235
腎後性尿量異常　195
心室　63
心室細動　82
心室性期外収縮　82
心室中隔　63
心室頻拍　82
心室容積　74
心周期　75
心収縮力　62
真珠腫性中耳炎　272
滲出期，創傷治癒における　351
滲出性胸水　49
滲出性下痢　157, 158, 176
滲出性中耳炎　272
腎小体　24
真性球麻痺　244
腎性尿崩症　309
腎性尿量異常　195
腎性貧血症状　31
振戦　233, 234
腎前性急性腎不全　344
腎前性尿量異常　195

401

心臓　63, 296
　——の圧-容積障害　93
腎臓　24, 25, 192, 296
心臓血管中枢　70
心臓神経　70
心臓突然死　83
心臓抑制中枢　279
靱帯　210, 212
身体区分　202
身体支持作用　208
身体失認　285, 286
深達性Ⅱ度熱傷　344
腎単位　24
心タンポナーデ　78
伸張反射　217, 229, 230
伸展　204
心電図　73, 88
浸透圧勾配　27, 173
浸透圧性下痢　156, 157, 158, 176
浸透圧利尿　27, 311
振動覚　253, 256
腎動脈　192
心囊液　63
心肺圧受容器　13
心肺圧受容器反射　71
心拍出量　74, 76, 77
心拍数　76
真皮　255, 336, 338
新皮質　225
腎皮質　24
真皮深層熱傷　344
真皮浅層熱傷　344
真皮乳頭　336, 339
腎・泌尿器系の構造　24
深部感覚　253, 255, 256
深部腱反射　246
深部痛覚　253, 256, 257
深部静脈血栓症　98
心不全　78
腎不全末期　30
心房　63
心房細動　82
心房性ナトリウム利尿ペプチド　30
心房粗動　82
心房中隔　63
心房中隔欠損症　63
心膜　63
心膜腔　63
蕁麻疹　341

す

随意運動　217, 229, 231
随意筋　212
膵液　126, 130, 134, 140, 142
膵液消化酵素　141
膵液リパーゼ　140, 153
膵外分泌腺　141
髄核　210
膵管　130
水牛様肩　332
遂行機能障害　291, 292
随時血糖値　326
髄鞘　222
水晶体　261, 262, 263
膵性コレラ　145
膵臓　126, 140, 296, 321
錐体　263
錐体外路　238
錐体細胞　252
錐体路　238
錐体路症状　242
垂直注視運動　263
膵島　321
錘内筋線維　216
水分出納　24
水分摂取量　4
水分排泄量　4
水平屈曲　205
水平伸展　205
水平注視運動　263
水平面　203
水平裂　36
水疱　341
水泡音　55
髄膜　220
睡眠時無呼吸症候群　46
膵門脈系　321
水溶性栄養素　161
水様性下痢　144, 145, 159
水様性下痢低カリウム血症無胃酸症候群　144, 159
水溶性ビタミン　155
水溶性ホルモン　299
膵ランゲルハンス島腫瘍　144
膵リパーゼ　154
数唱復唱　289
頭蓋内圧亢進　273
スカトール　173, 174
スキンタグ　188
スクロース　150
ステルコビリン　173, 174
ステロイド　329
ステロイドホルモン　299
ストレス　301
ストレス学説　301
ストレスホルモン　301

せ

正円窓　271
声音振盪　45
生活関連動作　202
性感染症　382, 384
性器クラミジア感染症　384
性器出血　383
性器ヘルペス　383
制御性T細胞　354
制御性サイトカイン　351
精細胞　366
精子　366
静止電位　239
性周期　366, 372, 373, 374
成熟期，創傷治癒における　351
成熟卵胞　367, 372, 374
星状膠細胞　223
生殖　366
生殖細胞　366
生殖補助医療　387
静水圧　12
性ステロイドホルモン　372
性成熟期　369
性腺　334
性腺刺激ホルモン　305, 306
精巣　296
性早熟症　307
生体防御システム　336
生体防御反応　7
正中面　203
性徴　368
成長軟骨板　206
成長ホルモン　305, 306
性同一性障害　369
正のフィードバック　3, 300, 301, 372
生物学的消化　126, 131, 156
生物学的性　369
性ホルモン　366, 372
生命維持機能　279
生命活動　2
声門閉鎖　190
生理活性物質　338, 354
生理的無月経　376
赤核脊髄路　238
赤色便　175

脊髄　216, 217, 220, 225, 226, 227
脊髄圧迫症状　218
脊髄円錐　227
脊髄空洞症　260
脊髄後角　222
脊髄後根　279
脊髄後索-内側毛帯路　257
脊髄肛門中枢　189
脊髄視床路　257
脊髄腫瘍　259
脊髄小脳変性症　237
脊髄小脳路　257
脊髄神経　216, 224, 225
脊髄神経節　222
脊髄性失調　234
脊髄前角　222, 274
脊髄排便中枢　189
脊髄反射　189, 217, 229
脊髄分節　216, 227
脊柱　220
脊柱管　225
脊椎　225
咳反射　121
赤痢アメーバ　359
赤痢菌　158
セクレチン　135, 136, 141
舌咽神経　108, 128, 216, 223
舌音障害　289
舌下神経　127, 216, 223
舌下腺　128, 137
舌筋　104, 113
赤血球沈降速度　178
舌骨　104
舌骨下筋群　104, 113
舌骨上筋群　104, 113
切刺創　346
摂食　104
摂食・嚥下　104
摂食・嚥下運動に関わる筋群　113
摂食・嚥下過程　104, 116
摂食行動異常　106
摂食障害　106, 119
切創　346
絶対的濁音　50
絶対不応期　74
セットポイント　3
切迫性尿失禁　197, 198
切迫性便失禁　191
舌リパーゼ　153, 154
セリアックスプルー　158, 161
セリアック病　153, 161

腺　296
線維芽細胞　338
線維性心膜　63
前額面　203
前下行枝　63
全か無の法則　240
前眼房　261
浅胸筋筋膜　368
前駆体　141
前眼部　141
前屈　204
前脛骨筋粘液水腫　318
尖圭コンジローマ　382
前向健忘　287, 288, 291
仙骨　171
仙骨神経　216, 225
仙骨神経叢　217
前根　215, 216, 225
前索　227
全失語　289
線条体　225, 235
全身倦怠感　160
全身性エリテマトーデス　132, 159, 361
全身性炎症反応症候群　174
全身性強皮症　115
全身性硬化症　132, 159
仙髄　216, 226
仙髄排便中枢　131
腺性下垂体　302
浅達性Ⅱ度熱傷　344
善玉コレステロール　165
剪断応力　347
先端巨大症　306, 307
疝痛　380
前庭　270, 274
前庭階　270, 271
前庭神経　274
前庭神経核　274
前庭性失調　234
前庭脊髄路　238
前庭窓　271
先天性巨大結腸症　133
先天性甲状腺機能低下症　314
先天性ラクターゼ欠乏症　161
先天の反射　229
蠕動運動　127, 130, 181
前頭葉　284
前頭葉症状　292
前頭連合野　255
全般性注意障害　291
前皮質脊髄路　238

前負荷　76, 77, 93
腺房細胞　141
腺房中心細胞　141
喘鳴　44
せん妄　389
前立腺肥大症　200
前腕　203
前彎　209

そ

創　346
創縁切除　351
臓器感覚　253, 279
早期ダンピング症候群　145
双極細胞　263
爪甲　340
走者骨折　208
爪床　340
臓側胸膜　36, 43
臓側心膜　63
臓側腹膜　172
総胆管　130
総腸骨動脈交差部　193
早発月経　376
早発閉経　376
相反神経支配　243
爪母　340
相貌失認　286, 290
僧帽弁　63
僧帽弁閉鎖不全症　92
僧帽弁様顔貌　92
足細胞　26
側索　227
即時型アレルギー　361
足趾骨　203
促進拡散　149
測定異常　234
測定障害　233, 234, 237
側頭葉　255, 284, 286
側頭葉嗅覚野　278
側頭葉連合野　286
側脳室　225
続発性吸収不良症候群　159
続発性月経困難症　375
続発性甲状腺機能低下症　306
続発性副甲状腺機能低下症　320
続発性副腎皮質機能低下症　333
続発性不妊症　377
続発性無月経　376
続発網膜剥離　267
側彎　209
組織間液　195

403

索引

組織球　338
組織呼吸　34
咀しゃく　104, 116, 127
咀しゃく運動　127, 129
咀しゃく筋　113, 127
咀しゃく中枢　127
足根骨　203
側屈　204
外返し　205
ソマトスタチン　135, 137, 321, 323
ゾリンジャー・エリソン症候群　144, 159

た

タール便　175
第1脳神経　223
第2脳神経　223
第3脳室　225
第3脳神経　223, 263
第4脳室　225
第4脳神経　223, 263
第5脳神経　108, 127, 128, 223
第6脳神経　223, 263
第7脳神経　127, 128, 223
第8脳神経　223
第9脳神経　108, 128, 223
第10脳神経　108, 223
第11脳神経　223
第12脳神経　127, 223
体位血圧反射　71
第一次性徴　368
体位と血圧　12
体液　3, 5, 23, 195
── の恒常性　195
── のホメオスタシス　195
体液区分　23
体液調節機能　23, 25, 30
体液調節ホルモン　29
体液量　4, 29
体温　7, 16
── の生理的変動　17
体温調節　16, 18, 20
体温調節中枢　20
体温分布　16
胎芽　368
体外受精　369
体幹部　202
帯下　383, 386
対向流交換系　27
対向流増幅系　27
体肢　202

胎児　368, 387
── の免疫システム　387
胎児循環　63
大脂肪滴　167
代謝　2, 34
代謝産物　2, 62
代謝水　23
代謝性アシドーシス　6, 27, 389
代謝性アルカローシス　6
代謝性熱産生　21
体重減少　160
大十二指腸乳頭　130
体循環　62
帯状回　279, 288
代償作用　6
体性運動機能　229
体性運動性神経線維　224
体性感覚　253, 255, 258
体性感覚受容器　254, 255
体性感覚性神経線維　224
体性感覚伝導路　257, 258
体性感覚野　254, 255
体性求心性神経線維　279
体性神経　194
体性神経系　220, 224
体性反射　229
大蠕動　131, 182
大腿　203
大腿骨　203
大腿骨頸部骨折　209
体タンパク質　165
大腸　126, 130, 156, 172, 181
── の構造　131, 170
大腸癌　186
大腸菌　173
大腸性下痢　176
大動脈圧受容器　13, 70
大動脈炎症候群　100
大動脈小体　37, 69, 279
大動脈洞　63
大動脈弁　63
大動脈弁狭窄症　91
タイト結合　220
タイトジャンクション　220
第二次性徴　368
体熱平衡　7
胎囊　388
大脳　216, 225, 226
── の機能局在　225
── の連合野　225
大脳基底核　216, 217, 225, 226, 232, 233, 274

大脳基底核-脳幹系　232
大脳性失調　234
大脳動脈輪　62
大脳半球　225
大脳皮質　108, 216, 225, 254, 284
大脳皮質一次運動野　228, 231, 238
大脳皮質運動野　217
大脳皮質-基底核ループ　232
大脳皮質連合野　217
大脳辺縁系　225, 226, 278, 279
胎盤　296, 368
体表面積　336
体表面積算出ノモグラム　337
タイプA行動パターン　84, 86
代理懐胎　369
代理出産　369
対立　205
代理母　369
対流　19
多飲　310
タウリン抱合　143
唾液　134, 137, 138
唾液核　128
唾液腺　128, 137
唾液分泌　116, 120, 128, 137, 278
楕円関節　210
高安動脈炎　100
多関節炎　362
ダグラス窩　366
多シナプス反射　229, 230
唾石症　120
多臓器不全　389
脱水　175
脱髄　245
脱分極　73, 239, 240
脱落膜様変化　374
多尿　195, 310
多尿・多飲　327
多発性筋炎　110, 115, 362
多発性硬化症　246
多発性内分泌腫瘍1型　144
多発性ニューロパチー　259
多発性脳梗塞　111
多発びらん　181
打撲傷　347
タマネギの皮状骨膜反応　261
樽状胸郭　44
ダルリンプル徴候　318
単一視　268
胆管　130
短環フィードバック　301

索引

短期記憶　288
単球　353, 355
単極肢誘導　73
短骨　206
短鎖脂肪　154
短鎖脂肪酸　154, 161
炭酸-重炭酸緩衝系　6
単シナプス反射　229, 230
胆汁　130, 134, 143
胆汁酸　143, 144, 153, 160
胆汁色素　175
単純拡散　149
単純性イレウス　132
単純性脂肪肝　167
単純ヘルペスウイルス　383
弾性線維　338
弾性動脈　64, 97
単層円柱上皮細胞　126
淡蒼球　225
断続性副雑音　48, 55
短腸症候群　158, 159
単糖　150, 161
胆嚢　126
タンパク産生障害　30
タンパク質　165
　── の吸収　151, 152
タンパク質栄養失調　167
タンパク質・エネルギー栄養失調症　160
タンパク質分解酵素　142
タンパク尿　389
ダンピング症候群　145
単麻痺　233

ち

チェーン・ストークス呼吸　39
知覚　252
蓄尿　194, 196
蓄尿障害　197, 200
蓄尿反射　197
恥骨　203
地誌失認　290
地誌的記憶障害　286, 290
地誌的見当識障害　290
腟　366, 371
　── の自浄作用　381
腟炎　382, 383
腟カンジダ症　383
チック　234
腟前庭　366
窒素平衡　165
遅発月経　376

遅発閉経　376
緻密斑　14, 29
チモーゲン顆粒　141
チャージバリア　26
着衣失行　286
チャドック反射　243
注意障害　291
中間密度リポタンパク質　164, 165
中鎖脂肪　154
中鎖脂肪酸　154, 161
中耳　270
中耳炎　272
中手骨　203
中心窩　263
中心性肥満　307
虫垂　170
中枢　222
中枢温度受容器　20
中枢神経　220, 221, 225
中枢神経系　215, 216, 220
中枢神経脱髄　245
中枢性化学感受領野　37
中枢性摂食異常症　106
中枢性尿崩症　309, 310, 311
中枢性パターン形成器　110, 117, 128
中枢性麻痺　233
中枢リンパ組織　353
中性脂肪　153, 154, 161, 164, 167, 338
中足骨　203
中等症熱傷　345
中脳　216, 225, 226
中脳水道　225
中和反応　355
腸-胃反射　130
腸液　172
聴覚　253, 270, 272
聴覚機能　270, 272
聴覚失認　286, 290
聴覚伝導路　272
聴覚野　254, 272, 286
聴覚理解障害　285
腸管運動異常による下痢　157, 159, 176
腸管壊死　132
長管骨　206
腸肝循環　143
腸管の運動障害　182
腸管の狭小化　133
腸管の通過障害　182

長環フィードバック　301
腸間膜　130, 172
腸間膜血管閉塞　132
長期記憶　288
腸球菌　173
腸クロム親和性細胞様細胞　139
蝶形紅斑　361
腸結核　158
腸骨　203
長骨　206
長索路症状　217
長鎖脂肪　154, 161
長鎖脂肪酸　154
腸雑音　133
腸軸捻転　132
腸重積症　132
腸絨毛　130, 147
腸上皮化生　147
聴神経腫瘍　273
聴神経鞘腫　273
聴性脳幹反応　274
調節ホルモン　303
腸腺窩　147
腸蠕動音　133, 177, 185
蝶番関節　210
超低密度リポタンパク質　164
腸内異常発酵　175
腸内ガス　157
腸内環境　173
腸内細菌　131
腸内細菌叢　173, 177, 184
超皮質性運動性失語　285, 289
超皮質性感覚性失語　285, 289
超皮質性失語　289
腸閉塞　131, 182
聴放線　272
跳躍伝導　240
聴力検査　272, 273, 276, 277
直腸　126, 130, 170～172
直腸子宮窩　366
直腸静脈叢　172
直腸性便秘　182, 183
直腸内圧　131, 188, 189
直腸壁の伸展受容器　189
直腸膀胱窩　366
チョコレート嚢胞　378
陳旧性心筋梗塞　86
陳述記憶　288
チン小帯　261

つ

椎間孔　216, 225

405

索引

椎間板　210
対麻痺　233
痛覚　253, 255, 256
通過障害　131, 182
ツェンカー憩室　107
ツチ骨　270
爪　340
爪白癬　340
つわり　387, 388

て

低アルブミン血症　166
低温相　373
低温熱傷　343
低カリウム血症　175
低カルシウム血症　160, 321
底屈　204
低血圧症　98
低血糖　7, 166
低血糖発作　146
抵抗血管　64
低酸症　145, 147
低酸素血症　6
低体温　22
低タンパク血症　30, 160
低ナトリウム血症　311
低二酸化炭素血症　39
低密度リポタンパク質　164
デーデルライン腟桿菌　381, 383
笛音　46
適合刺激　252
適刺激　252
デスモソーム　336, 337
デスモプレシン　311
テタニー　160, 161, 321
鉄　156, 178
鉄欠乏性貧血　146, 178, 380
手続き記憶　288
テネスムス　158, 176
デヒドロエピアンドロステロン　329
手袋型しびれ　328
手袋・靴下型感覚障害　259
デブリードマン　351
デュシェンヌ型，進行性筋ジストロフィー　113
転移性脊髄腫瘍　259
伝音機能　270
伝音難聴　272
電解質　5
電解質コルチコイド　329, 330
電解質組成，体液の　5

電気的勾配　173
電気的シナプス　240
電撃傷　343
点状出血　160
伝導，興奮の　228
伝導，熱の　19
伝導性失語　285, 289, 290
伝導路　215, 222
テント切痕ヘルニア　273

と

糖衣　147
頭蓋骨　202, 220
導管　340
導管細胞　141
動眼神経　216, 223, 263, 264
動眼神経核　274
洞機能不全症候群　82
橈屈　205
頭頸部　202
瞳孔　262
瞳孔調節障害　266
橈骨　203
糖質コルチコイド　329, 330
糖質の吸収　150, 151
糖質の消化酵素　150
糖新生　162, 324
洞性徐脈　82
洞性頻脈　82
洞性不整脈　82
透析導入基準　32
凍瘡　343
闘争-逃走反応　301
橈側外転　205
橈側偏位　209
糖代謝　161, 323
糖タンパク　355
頭頂葉　255, 284, 286
糖尿病　323, 325
糖尿病3大合併症　324
糖尿病足病変　327
糖尿病神経障害　324
糖尿病腎症　324
糖尿病診断基準　325, 326
糖尿病性動眼神経麻痺　259
糖尿病性ニューロパチー　247, 259
糖尿病性脳神経麻痺　259
糖尿病網膜症　324, 327
糖尿病予備軍　323
動物寄生性病原体　177
動物性機能　220

洞房結節　72
洞房ブロック　83
動脈　62, 64
動脈圧　8, 95
動脈圧受容器反射　71
動脈解離　99, 101
動脈管開存症　63
動脈血　34, 62
動脈血酸素(O_2)分圧　6, 51
動脈弁　63
動脈瘤　99, 101
同名性運動　263
同名半盲　269
動揺関節　211
等容性弛緩期　76
等容性収縮期　75
兎眼　121
トキソプラズマ　359
特異抗体　338
特異的防御機構　352
特異的免疫担当細胞　338
特殊感覚　253
特殊心筋　63
特定心筋症　84
特発性アジソン病　333
特発性顔面神経麻痺　120
特発性起立性低血圧　71
特発性肺線維症　47
特発性副甲状腺機能低下症　320
特発性浮腫　30
特発性便失禁　190
徒手筋力検査法　214
ドナー　356
ドパミン　235
トライツ靱帯　130
トリアシルグリセロール　165
トリカルボン酸回路　164
トリコモナス外陰炎　383
トリコモナス原虫　383
トリコモナス腟炎　383
トリプシン　134, 141
トリプシン阻害因子　142
トリヨードサイロニン　312
努力呼吸　39
努力性発語　290
努力性発声　289
トルソー徴候　161, 321
トレムナー反射　243
トレランス　361
呑酸　115
貪食　355
貪食細胞　338

な

内因子　155
内因性発熱物質　7, 21
内頸静脈の拍動触知　79
内肛門括約筋　131, 171, 172, 189
内呼吸　34
内在神経　170
内耳　270, 274
内痔核　187, 188
内耳神経　223
内耳性めまい　276
内受容器　220
内性器　366, 367
ナイセリア・ゴノレア　385
内旋　205
内臓感覚　253, 279
内臓求心性線維　279
内臓性運動性神経線維　224
内臓性感覚性神経線維　224
内臓性反射　229
内臓痛覚　253, 281
内側　204
内側膝状体　272
内直筋　263, 264
内転　204
内毒素　21
内尿道括約筋　193
内尿道口　193
内捻　209
内反症　265
内反変形　209
内部環境　2, 8, 296
　　——の恒常性　2
内分泌　296, 299
内分泌系　296, 302
内分泌系器官　297
内分泌細胞　298
内分泌腺　141, 296
内分泌反応　217
ナチュラルキラー細胞　355
軟口蓋　104
難消化性食物繊維　131
難治性潰瘍　144
難聴　276, 389
軟膜　220

に

肉芽形成期　351
二酸化炭素の運搬　53
二次性起立性低血圧　71
二次性高血圧症　98
二次性能動輸送　150, 153
二次胆汁酸　143
二次免疫応答　352
二足歩行　202
日常生活動作　2, 202
二糖類　150
二峰性心尖拍動　90, 92
ニボー　132, 133, 186
乳化　153
乳管　368
乳癌　381
乳酸回路　163
乳酸加リンゲル液　344
乳児下痢症　159
乳汁分泌　308
乳腺　368
乳腺小葉　368
乳糖　150
乳頭　368
乳糖不耐症　161
乳頭分泌物　381
乳び管　155
乳び槽　66, 357
乳房　366, 368, 381
ニューモシスチス　359
ニューモシスチス肺炎　359
ニューロパチー　247
ニューロン　215, 222, 223
尿意　197
尿管　24, 192, 193
尿腔　24, 26
尿細管　193, 195
　　——での再吸収　28
尿細管間質性腎炎　29
尿細管障害　27, 29
尿細管性アシドーシス　27
尿失禁　198
尿線途絶　200
尿中ケトン体陽性　389
尿道　24, 193
尿道括約筋　193
尿毒症性物質　31
尿毒素　31
尿の性状異常　195
尿の生成　192, 195
尿の排泄　192, 194
尿排出障害　199, 200
尿崩症　309
尿流測定　199
尿量異常　195
認識　255, 284
妊娠　368, 386

妊娠維持機構　386
妊娠悪阻　388
妊娠可能年齢　369
妊娠高血圧症候群　389
妊娠高血圧腎症　389
妊娠中毒症　389
妊娠尿糖　386
認知　252

ね

ネガティブ・フィードバック　3, 140, 300
寝たきり　202
熱産生　7
熱傷　343, 346
熱傷指数　343
熱傷初期の輸液公式　346
熱傷予後指数　343
熱帯性スプルー　161
ネットワーク説　38
熱の産生　18
熱の放散　18, 19
ネフローゼ症候群　30, 31
ネフロン　24, 25, 195
粘液細胞　139
粘液水腫　319
粘液便　175
粘血便　158, 186
捻髪音　48
粘膜　170
粘膜下筋腫　380
粘膜下神経叢　126, 170
粘膜下層　126
粘膜下組織　170
粘膜筋板　126, 127
粘膜固有層　126
粘膜上皮　126
粘膜上皮細胞　147
粘膜層　126
粘膜粗糙像　179

の

脳　220, 226
　　——の機能　226
　　——の機能局在　254
　　——の連合野　254
脳幹　216, 217, 225, 226
脳幹反射　216, 217, 229
脳梗塞　112
脳死状態　220
脳室　220, 224, 225, 227
脳実質　225

索引

脳死判定　231
嚢腫　341
濃縮尿　388
脳神経　216, 223, 224
脳神経核　129
脳神経麻痺　259
膿性帯下　385
脳脊髄液　220, 225
脳卒中　289
脳-腸管ペプチドホルモン　134
脳-腸相関　180
能動輸送　139, 149
濃度勾配　34, 149
脳波聴力検査　274
膿疱　341
上り坂輸送　149
ノルアドレナリン　296, 303, 329, 330
ノロウイルス　176
ノンレム睡眠　85

は

パーキンソニズム　235
パーキンソン症候群　235
パーキンソン病　235
把握性筋強直　114
ハートナップ病　153
パイエル板　148
肺気腫　54
背屈　204
敗血症　184, 359
肺血栓塞栓症　98
肺呼吸　34
肺コンプライアンス　43
肺循環　56, 58, 62
肺伸展受容器　37
肺水腫　30, 54, 344
肺性心　78
排泄　170
排泄器官　170
肺線維症　47
肺尖部　36
背側呼吸性ニューロン群　38
肺塞栓症　58
肺弾性収縮力　42, 47
肺底部　36
肺動静脈瘻　59
肺動脈楔入圧　80
肺動脈弁　63
排尿　170, 192, 194, 196, 199
排尿記録　198
排尿筋　193

排尿困難　200
排尿中枢　197, 199
ハイブリッド説　38
排便　170, 188, 189, 190
排便障害　190
排便中枢　189
排便反射　131, 182, 189
肺胞　36, 50
肺胞気動脈血酸素分圧較差　45
肺胞死腔　57
肺胞上皮細胞　36, 51
肺胞壁　51, 54
肺毛細血管内皮細胞　51
肺門部　36
廃用症候群　209
廃用性筋萎縮　214
排卵　367, 372
排卵期　18, 374
排卵性月経　376
ハウストラ　131, 179
破壊性甲状腺中毒症　314, 315
歯ぎしり　119
麦芽糖　150
白質　222, 225
白色便　175
バクスター法　345, 346
白体　367
バクテリアル・トランスロケーション　174
白内障　265
麦粒腫　265
歯車現象　236
跛行　202
破骨細胞　207
橋本病　314, 319, 361
バセドウ病　315, 316, 318
バソプレシン　30, 303, 309
バソプレシン試験　310
バソプレシン分泌過剰症　309
パチニ小体　256, 339
ばち指　48, 340
発汗量　340
白血球数　178
発酵　126, 156, 173
発語失行　290
発熱　21, 22
発熱物質　21
バッファローハンプ　332
パネート細胞　147
馬尾　225
バビンスキー反射　243
パラクリン　134, 299

パラソルモン　144, 312, 314, 320
バリズム　234
バリン　166
バルトリン腺炎　383
バルトリン腺膿瘍　383
バルトリン腺嚢胞　383
バレット食道　106, 123
斑　341
反回神経　107
反回神経麻痺　112
汎下垂体機能低下症　308
半関節　210
半規管　270, 274
パンクレオザイミン　135
半月ヒダ　131, 170
半月弁　63
瘢痕性食道狭窄　108, 123
反射　217, 229
反射弓　217, 229, 279, 281
反射性頻脈　71
反射中枢　217, 229
板状硬　133
斑状出血　160
半側空間無視　286, 291, 292
反跳痛　133
ハンチントン病　234, 235
汎発性腹膜炎　133
半盲　269

ひ

非Q波心筋梗塞　86
非アルコール性脂肪性肝炎　167
ビオー呼吸　39
皮下気腫　49
被殻　225
皮下結節, RAの　362
皮下脂肪　338
皮下組織　338
非貫壁性心筋梗塞　86
非機能性腺腫　305
皮丘　336, 340
皮溝　336
肥厚性瘢痕　351
腓骨　203
尾骨神経　216, 225
皮脂　339
皮質延髄路　238, 289
皮質聾　286
脾腫　358, 364
微絨毛　130, 137, 147, 148
尾状核　225
微小循環　62, 65, 66

微小突起　130
皮疹　340, 342, 362, 363
非神経因性過活動膀胱　197
鼻唇溝平坦化　122
尾髄　226
ヒス束　72
ヒスタミン　139
脾臓　353, 357, 358
肥大型心筋症　84, 90
ビタミン　155
——　A　155
——　B$_{12}$　155
——　B$_{12}$欠乏性貧血　146, 147
——　B群　155
——　C　155
——　D　155, 160
——　E　155
——　K　155, 160
——　K依存性血液凝固因子　160
左回旋枝　63
左冠状動脈　63
左鎖骨下静脈　357
左大脳半球　225, 284
非陳述記憶　288
引っ張り応力　347
非定型抗酸菌　359
非特異的免疫担当細胞　338
ヒト絨毛性ゴナドトロピン　288
ヒトパピローマウイルス　382, 385
ヒト免疫不全ウイルス　359
皮膚　336
ビフィズス菌　173
皮膚筋炎　115, 362
皮膚硬化　361, 362
皮膚節　224, 225
皮膚腺　340
皮膚・粘膜付属リンパ組織　353
皮膚付属器　339
皮膚分節　124, 225, 257
飛蚊症　327
非ヘム鉄　156
肥満細胞　338
びまん性甲状腺腫　318
ヒュー＝ジョーンズ分類　45
病原菌　173
病原性大腸菌　176
表在感覚　253, 255
病識欠如　287
標準肢誘導　73
表情筋　120

表層性胃炎　146
病態失認　285, 286
標的器官　298
病的呼吸　38
病的骨折　208
標的細胞　298
病的反射　242, 243
病的無月経　376
表皮　336, 338
表皮幹細胞　337
表皮突起　336
表皮熱傷　344
鼻翼呼吸　39
日和見感染　358, 359
日和見菌　173
びらん　341
ビリベルジン　175
非流暢性言語障害　290
ビリルビン代謝　173, 174
鼻涙管　262
ヒルシュスプルング病　132, 133
非裂孔原性網膜剥離　267
疲労骨折　208
ピロリ菌　146
貧血　56, 160, 178, 179
頻発月経　376
頻脈　315, 318

ふ

ファーター乳頭　130
ファイン・クラックル　48
不安定狭心症　83, 84
フィードバック　3, 300
——, 正の　3
——, 負の　3
不育症　377
フィッシャー症候群　247
フィッシャー比　166
フェオメラニン　338
フォレスター分類　80
不感蒸泄　23, 340
腹圧性尿失禁　198
副眼器　261, 262
腹腔　172
腹腔内消化管　127
副交感神経　70, 194
副交感神経系　220, 279
副交感神経線維　225
副甲状腺　296, 311, 312, 313
副甲状腺機能亢進症　320
副甲状腺機能低下症　320
副甲状腺ホルモン　207, 312, 320

複合ミセル　144, 153
複合ミセル形成不全　160
複合免疫不全症　359
複雑性イレウス　132
複視　246, 268
輻射　19
復唱障害　285, 289
副腎　296, 329
副腎アンドロゲン　329, 330, 331
副神経　216, 223
副腎髄質　303, 329, 330
副腎皮質　329
副腎皮質機能低下症　332
副腎皮質刺激ホルモン　305, 306
副腎皮質ホルモン　330
輻輳　263
腹側呼吸性ニューロン群　38
腹大動脈　172
腹膜炎　185
腹膜腔　171, 172
腹膜刺激症状　132, 133, 185, 383, 385
腹膜内器官　172
不減衰伝導　240
浮腫　5, 30, 31, 160, 389
不随意運動　233, 234
不随意の反射運動　113, 117
不整形潰瘍　178
不正性器出血　375, 379, 386, 388
不整脈　81
不整脈原性右室心筋症　84
不全麻痺　233
物質代謝　170
舞踏運動　234
不動関節　209
ブドウ糖　150
ぶどう膜　261
不妊　380, 385
不妊症　377, 379
負のフィードバック　3, 300, 301, 372
腐敗臭便　175
浮遊耳石置換法　277
プラーク　83
ブラウン＝セカール症候群　259
ブラキシズム　119
ブラジキニン　85, 86
プラトー相　74
フランク・スターリングの心臓の法則　74, 77
プランマー・ヴィンソン症候群　107

索引

振子運動　182
ブリストル大便チャート　175
ブルイ　318
ブルースト効果　279
プルキンエ線維　72
フルクトース　150
ブルンベルグ徴候　132, 133, 185, 383
ブレーデンスケール　347, 348
プレバイオティクス　173
ブレンステッドの定義　6
ブローカ失語　286, 289, 290
ブローカ野　255, 285, 286
フローラ　173
プロゲステロン　367, 368, 370, 372, 374
プロ酵素　141
プロスタグランジン　21, 22, 375
プロテオグリカン　338
プロトンポンプ　139
プロバイオティクス　173
プロラクチノーマ　306
プロラクチン　305, 306, 320
糞塊　156
分化型胃癌　147
分岐鎖アミノ酸　166, 167
分時換気量　39
分節運動　130, 181
分泌　296
分泌性下痢　157, 159, 176
糞便　172
噴門　129, 139

へ

閉眼筋　265
閉眼障害　121
平均血圧　8, 9, 95
閉経　369, 370, 376
平衡覚　253, 274
平衡砂　274, 277
閉塞隅角緑内障　266, 267
閉塞性イレウス　182〜186
閉塞性換気障害　43, 44
ベインブリッジ反射　71
ペースメーカー　73
ペースメーカー説　38
ベーチェット病　267
ヘーリング・ブロイエル反射　38
壁在神経叢　126, 127
壁細胞　139
壁側胸膜　36, 43
壁側心膜　63

壁側腹膜　172, 368
壁内反射　189
ペクトリロキー　50
ペプシノゲン　140
ペプシン　134, 140
ペプチド　151, 153
ペプチドホルモン　299
ペプトン　140
ヘマトクリット　178
ヘミデスモソーム　337
ヘム鉄　156
ヘモグロビン　52, 178
ヘモグロビン酸素解離曲線　52
ヘリオトロープ疹　362
ペルオキシダーゼ　138
ベルクロ・ラ音　48
ベル現象　121
ヘルパーT細胞　354, 356, 357
ヘルペスウイルス感染症　259
ベル・マジャンディの法則　225
ベル麻痺　120, 249, 259
便　172, 174, 181
便意　131, 182, 188, 190
辺縁葉　279
変温動物　16
便塊　131
変換運動障害　233
変形性膝関節症　214
便失禁　190
便潜血　187
便柱狭小　182, 186
便通異常　159
扁桃　358
扁桃炎　358
扁桃体　279
便培養検査　177
便秘　174, 182, 186, 190
扁平骨　206
片麻痺　233
片利共生菌　173
ヘンレ係蹄　24, 27

ほ

ポアズイユの法則　94
膀胱　24, 193
膀胱炎　195
抱合型胆汁酸　144, 176
抱合型ビリルビン　173
膀胱子宮窩　366
膀胱刺激症状　383
方向性注意障害　292
芳香族アミノ酸　167

膀胱直腸窩　366
膀胱内圧　193, 199
膀胱排尿筋　193
放散痛　85, 86
傍糸球体細胞　14, 30
傍糸球体装置　14, 24, 30
房室結節　72
房室ブロック　83
房室弁　63
放射状筋　262
放射線肺炎　158
放射線熱傷　343
膨疹　341
乏尿　195
傍分泌　299
ボウマン腔　26
ボウマン腺　278
ボウマン嚢　24
傍濾胞細胞　312
ホーマンズ徴候　99
歩行　202
母指圧痕像　181
ポジティブ・フィードバック　3, 300
補助外性器　366, 368
補助ポンプ　95, 98
ホスホリパーゼA_2　141, 153, 154
補足運動野　231
補体　355
歩調とり　73
発作性上室性頻拍　82
ボツリヌス中毒　115
骨　206, 207
ホフマン反射　243
ホムンクルス　255
ホメオスタシス　2, 279, 296
ポリオ　110
ポリペプチド　140
ホルネル症候群　266, 328
ホルモン　296, 298, 369, 370
ホルモン-受容体複合体　299
ホロクリン分泌　339
本態性起立性低血圧　71
本態性高血圧症　98
ポンプ機能, 心臓の　72, 77

ま

マイスナー小体　256, 339
マイスナー神経叢　126, 127, 170
巻き爪　340
膜結合抗体　357
膜受容体　299

膜消化　6, 137, 148, 150, 151, 160
膜消化酵素　137, 148, 150
膜電位　239
膜ペプチダーゼ　151
膜迷路　270
マクロファージ　338, 352, 355〜357
マジャンディ孔　226
マスト細胞　383
街並失認　290
まつげ　262
末梢温度受容器　20
末梢化学受容器　37
末梢感覚受容器　108
末梢循環障害　362
末梢神経　217, 220, 221, 224
末梢神経系　215, 216, 220
末梢神経障害　247
末梢神経性失調　234
末梢性嚥下誘発　108
末梢性顔面神経麻痺　120, 249
末梢性麻痺　233
末梢リンパ組織　353, 358
麻痺性イレウス　132, 182, 183
マリー・フォア反射　243
マルターゼ　150
マルトース　150
マルピーギ小体　24
満月様顔貌　307
慢性胃炎　146, 147
慢性下痢　175
慢性甲状腺炎　314
慢性心不全　78
慢性多関節炎　361
慢性中耳炎　272
慢性閉塞性肺疾患　44
慢性膀胱炎　195

み

ミオクローヌス　234
ミオシン　212, 215
ミオトニー　113
味覚　253, 277
味覚受容器　128, 277
味覚障害　121, 273
味覚性発汗　278
味覚物質　277
味覚野　278
右冠状動脈　63
右鎖骨下静脈　357
右大脳半球　225, 286
右中大脳動脈閉塞　286

右-左短絡　59
右リンパ本幹　66, 357
ミクログリア細胞　355
味孔　277
味細胞　277
水制限試験　310
水中毒　311
水利尿　311
道順障害　290
密着結合　220
ミトコンドリア　6, 139
ミネラル　207
見張りいぼ　188
耳鳴り　276, 389
耳　270
味毛　277
脈圧　8, 78, 95
脈圧比　78
脈絡叢　225
脈絡膜　261
三宅式記銘力　289
味蕾　128, 277

む

無機質　156
無気肺　46
無月経　307, 375, 376, 388
無酸症　145, 147
無条件反射　139
無神経節性巨大結腸症　133
無髄神経　222
ムスカリン様レセプター　13
むずむず脚症候群　31
むせ　121
無性生殖　366
無痛性甲状腺炎　316
無尿　195
胸焼け　115, 144
無排卵周期症　377
無排卵性月経　377

め

眼　261
明順応　252
迷走神経　108, 216, 223
迷走神経背側核　70
迷走-迷走神経反射　139
迷路　270
迷路性失調　234
メサンギウム細胞　14
メッケル憩室　132
メニエール病　276

めまい発作　276
メラニン　338
メラニンキャップ　338
メラノサイト　338
メラノソーム　338
メルケル細胞　338, 339
メルゼブルクの三徴　315, 317, 318
免疫応答　352, 353
免疫寛容　353, 361
免疫関連タンパク　353
免疫記憶　352
免疫機能低下　358, 359
免疫グロブリン　355
免疫系　352
免疫担当細胞　353, 354
免疫担当リンパ系組織　357, 358
免疫トレランス　353
免疫不全症　358, 359

も

モイランの基準　343, 345
盲管症候群　144, 145, 146, 158
毛細血管　64
毛細血管圧　95
毛周期　339
盲腸　126, 130, 170, 172
盲点　263
毛包　339
毛包幹細胞　339
網膜　261, 262, 263
網膜剥離　267
毛様体筋　261, 262
毛様体小帯　261
網様体脊髄路　238
毛隆起　339
モチリン　135
門脈　62
モンロー孔　225

や

夜間多尿　310
夜間発作性呼吸困難　89
ヤギ声　50
薬疹　343

ゆ

優位半球　255, 285
有郭乳頭　277
有棘細胞　336
有髄神経　222, 240
有性生殖　366

遊走因子　338
有窓型毛細血管　65
誘導血管　64
ユーメラニン　338
有毛細胞　271
幽門　129, 139
遊離アミノ酸　151
遊離サイロキシン　314
遊離トリヨードサイロニン　314
輸液公式，熱傷初期の　346
輸出細動脈　24
輸出リンパ管　66
癒着性イレウス　132
輸入細動脈　24
輸入リンパ管　66

よ

要介護状態　202
溶血　355
溶質　5
葉状乳頭　277
腰神経　216, 225
腰神経叢　217
腰髄　216, 226
腰仙骨神経叢　227
腰内臓神経　127
溶媒　5
腰膨大　227
容量血管　65
容量負荷　93
抑制性インパルス　241
抑制性シナプス　240, 241
抑制反射　130

ら

ライ症候群　167
ラクターゼ欠損(乏)症　161
ラクトース　150
らせん器　271
ランヴィエ絞輪　222, 240
卵円窓　271
ランガー割線　336, 337
卵割　367
卵管　366
卵管炎　383
卵管采　367
卵管妊娠　387, 388
卵管膨大部　367
卵形嚢　274
ランゲルハンス細胞　338
ランゲルハンス島　321
卵細胞　366

乱視　265, 266
卵子　366, 367
卵巣　296, 366, 367
卵巣炎　383
卵巣周期変化　373, 374
卵巣腫瘍　380
卵巣腫瘍茎捻転　381
卵胞　367
卵胞期　18, 372, 374
卵胞刺激ホルモン　370, 372
卵胞ホルモン　367, 368
卵膜　368

り

リウマトイド因子　361
リウマトイド結節　362
裏急後重　158
梨状陥凹　104
リゾチーム　138
リパーゼ　134, 138, 141, 144
リボザイム　16
リポタンパク質　154, 164, 165
リポタンパクリパーゼ　164
リモデリング　208
硫化水素　173
流涎　119, 121
流早産　385
流暢性言語障害　290
両耳側半盲　269
両親媒性　165
良性発作性頭位眩暈症　276
両方向伝導　240
緑色便　175
緑内障　266
淋菌　385
りんごの芯様像　187
輪状咽頭筋　118
輪状筋　126, 181, 262
輪状筋層　170
輪状軟骨　104
輪状ヒダ　130, 148
鱗屑　341
リンネ試験　272, 273, 276, 277
リンパ液　357
リンパ管　66, 155, 357
リンパ球　66, 338, 352, 353
リンパ球クローン　352
リンパ系　63, 66, 357, 363
リンパ小節　148
リンパ節　66, 353, 357, 358
リンパ節腫脹　363, 364
リンパ節生検　364

リンパ浮腫　357, 363
淋病　385

る

涙液　261, 262
涙器　261, 262
ループス腎炎　361
ルシュカ孔　226

れ

冷覚　255
レイノー現象　115, 361
レシチンコレステロールアシルトランスフェラーゼ　165
レシピエント　356
レストレスレッグ症候群　31
レチノール　155
裂肛　187, 188
裂孔原性網膜剝離　267, 268
裂傷　347
レニン　29
レニン-アンジオテンシン-アルドステロン系　15, 30, 68, 195
レビー小体　235
レム睡眠　85
レルミット徴候　246
連合野，脳の　254
連続7減算　289
連続性副雑音　46

ろ

ロイシン　166
瘻管　187
瘻孔　187, 188
労作性狭心症　84
漏出性胸水　30, 49
漏出性腹水　30
漏出性便失禁　191
濾過機能，糸球体の　26
ロキタンスキー憩室　107
ロタウイルス　158, 176
ロタウイルス感染性腸炎　159
肋骨　41
ロドプシン　263
濾胞　312

わ

ワニの涙　122
ワルテンベルグ反射　243
ワルトン管　120
ワレンベルグ症候群　110
腕神経叢　217, 227